악교합학 입문

– 젊은 임상의와 치과기공사를 위한 –

조 영 환 역

日本顎咬合學會 編
上野 道生 감저
(일본악교합학회 이사장)

荒木 久生
岩田 健男
上田 秀朗
小川 智
加々美惠一
鈴木 尙
田村 勝美
夏見 良宏
南 清和
山影 俊一
吉木 邦男
李 一孝
脇本 貢

dh 대한나래출판사

DaehanNarae Publishing, Inc.

Deokwon Bldg. #202
102-65 Yongdu-dong
Dongdaemun-gu
SEOUL 130-820, KOREA
TEL: +82-2-922-0840
FAX: +82-2-922-0841
E-mail: dhpub@chol.com
Website: www.dhpub.com

Title of the original Japanese language edition:
顎咬合學入門 －若き臨床医と歯科技工士のための－
日本顎咬合學會 編

Translated into Korean by DaehanNarae Publishing, Inc.

ISBN 978-89-5741-097-4

Printed in Korea

서문

동경에서 개최된 학회를 마치고 집으로 돌아와 다음날 이른 아침 후쿠오카로 출발, 다시 나가사키를 향한다. 계속해서 다음 강연이 약속되어 있다. 빡빡한 일정 때문에 한동안 돌아갈 수 없다고 느끼던 차에 "악교합학 입문"의 교정본이 도착하였다. 24시간 이내에 서문을 써달라는 사사키 사장의 편지도 함께 들어있었다.

우선 강연 준비를 마치고 교정에 임하면서 솔직히 그 내용에 압도당하였다. Gnathology의 기초가 알기 쉽게 기술되어 있음은 물론이고, 교합평면이나 근육 문제같은 아직 해명되지 않은 Gnathology의 수많은 주제에도 접근하고 있다. 공동저자인 田村, 岩田, 吉木 선생은 나와 함께 작업을 한 동료로서 의견이 일치하는 것은 당연한 일이나 그보다 젊은 선생이 Gnathology에 맞서 당당히 의견을 펴고 있는 데 감동을 받았다.

1980년대 초반 미국에서 악관절질환의 발현에 교합이 관여하지 않는다는 가설이 나와 교합에 대한 관심이 갑자기 수그러진 적이 있었다. 그럴 즈음 Stuart, Thomas 선생이 타계하면서 미국 교합학은 리더를 잃고 소멸되고 말았다. 현재 임플란트가 보급되고 있지만 그 실패의 90%가 교합 stress로부터 유래함이 밝혀졌다. 그러나 이미 때는 늦어 미국에는 교합 지도자가 없다. 임플란트 교합에 관한 유치한 구미의 논문이 그것을 여실히 말해주고 있다. 교합은 블랙박스에 갇혀 치과기공사의 손에 내맡겨지고 있는 것이 현실이다.

그동안 일본악교합학회는 끊임없는 연마를 통해 매력적인 후계자를 길러내게 되었다. 그러한 분들이 모여 본 서를 집필하게 된 데에 깊은 감사를 드린다. 본 서를 교재로 사용해 더 많은 후학들이 양성되기를 기원한다. 많은 Gnathology 책을 써왔던 본인도 나이가 들면서 그 시각이 바뀌어가고 있으며, 본 서는 현대적인 견지에서 교합문제에 접근하고 있다고 생각한다. 그러한 의미에서 젊은 독자에게 쉽게 다가갈 수 있는 서적이라 할 수 있다.

나는 치과의 진수는 교합에 있다고 믿고 있다. 이것을 무시한 환자의 QOL은 생각할 수 없다. 일본악교합학회 교합스코어 위원의 최신 조사에서도 튼튼한 치아를 갖고 살 씹을 수 있는 사람은 진신상대가 양호하다는 통계적인 증명을 볼 수 있다. 치과보철치료는 자연치 대상의 치료로부터 임플란트 대상의 치료로 이동하고 있지만 technique에 관계없이 치료의 주체는 살아있는 인간임에 틀림없다. 환자를 만족시키기 위해서는 교합이 중요하며 본 서의 가치는 거기에 있다고 생각한다.

일본악교합학회 초대회장

Sumiya Hobo

역자 서문

악교합학이란 1913년 Dr. McCollum이 말했던 것처럼 stomatognathic system을 하나의 기능단위(a functional unit)로 진단 및 치료를 하기 위해 연구하는 학문이다. 그러기 위해서는 개개의 치아단위가 아닌 상하악의 상호관계나 관계근육 및 신경시스템, 그리고 악관절의 생리학을 종합적으로 이해해야 할 필요가 있다. 하악 운동의 메커니즘을 이해해야 하고 그의 임상에의 응용을 위해 교합기운용이라는 대명제를 이해해야 한다. 이는 stomatognathic system을 하나의 functional unit으로 다룸으로써 neuromuscular system과 교합과의 harmony를 이루어내기 위함이다. 악교합학(Gnathology)은 그와 같은 철학적 배경 위에서 발전을 거듭해왔고 치의학사에 뚜렷한 실용적인 업적들을 이루어내고 있는 것이다. 치과의사로서 교합학을 경시한다는 것은 치과의사라는 정체성에 커다란 문제를 앓게 되는 것이다.

악교합학 입문이라는 책을 번역하게 된 것은 악교합학이 가까운 일본에서 치과의사와 치과 기공사들의 협조로 일종의 치의학의 르네쌍스를 이루어내고 있고 비교적 자상하게 그들의 술식을 거짓 없이 서술하고 있어 젊은 치의학도들의 교합학에 대한 이해를 돕고자 하는 생각에서이다.

이 작은 번역서가 여러분들의 임상수준을 한 단계 높이는 데 도움이 되었으면 하는 바람이다.

조 영 환

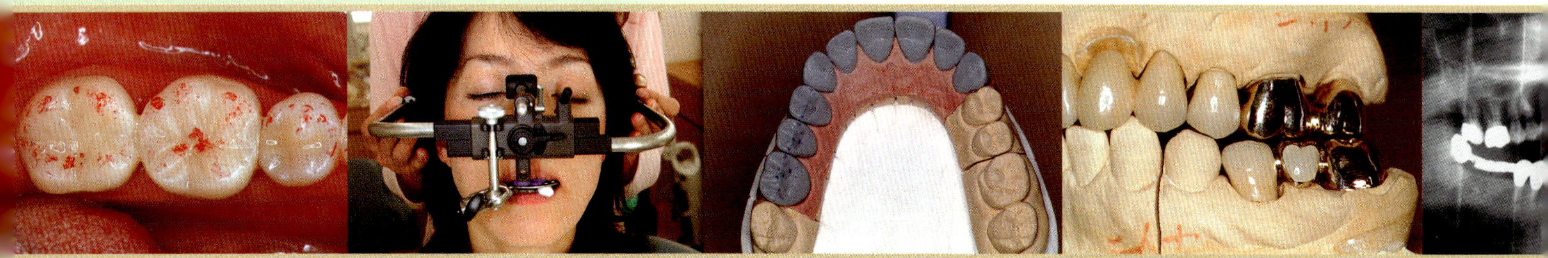

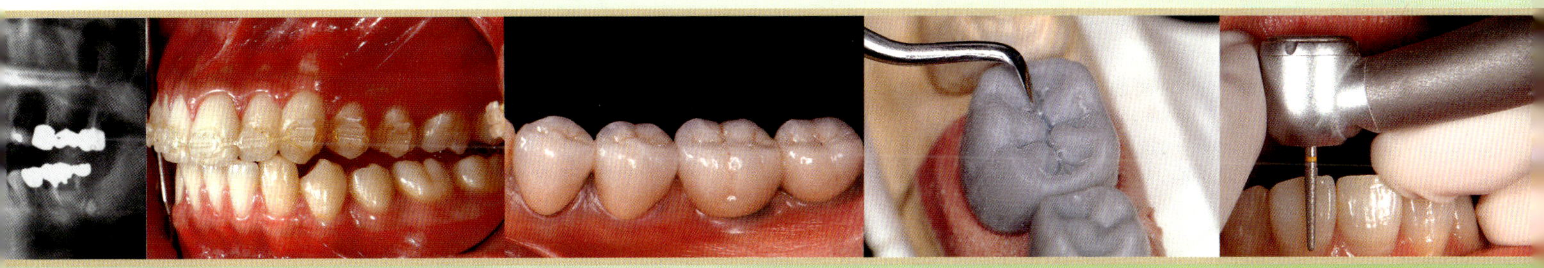

교합학의 기초

脇本치과의원
脇本 貢

제 1 장

1. 임상에서 교합학의 필요성

일상임상을 생각해 보면 보철치료 및 교정치료에서 근관 및 치주 치료에 이르기까지 교합과 떨어져 진행할 수 있는 처치는 많지 않다. 그림 1-1처럼 치질의 붕괴가 크지 않고 centric stop이 확실하게 확립된 증례는 다른 부위에 문제가 없다면 특히 교합학의 지식이 없더라도 잔존치질의 형태를 모방해 주변과 조화를 이루는 충전물 및 수복물을 제작 및 장착하면 임상적인 문제는 적다고 생각한다. 그러나 치관이 크게 붕괴되면 그 수복에는 교합학이라는 과학이 필요하게 된다. 또한 치관수복 뿐만 아니라 치과임상 치료를 원활하게 진행하기 위해서는 교합에 관한 지식이 필요하다고 생각한다.

2. 기능적인 교합계(A functional unit)

우리 치과의사의 치료목표가 구강의 기능회복이라면 치아에만 주목하는 것이 아니라 저작근이나 악관절도 포함한 '기능적인 교합계'[1]로 교합을 파악하지 않으면 안 된다(그림 1-2).

3. 저작운동의 관찰

교합이라고 하면 교합기에 재현되는 한계운동 시의 교합을 떠올리는 분이 대부분이라 생각하는데, 저작운동시 악운동을 ME기기를 사용해 관찰하면 한계 운동로를 베이스로 한 교합과는 약간의 차이를 보인다.

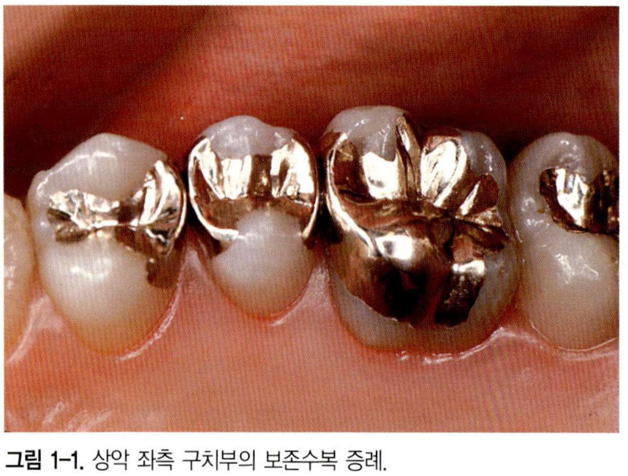

그림 1-1. 상악 좌측 구치부의 보존수복 증례.

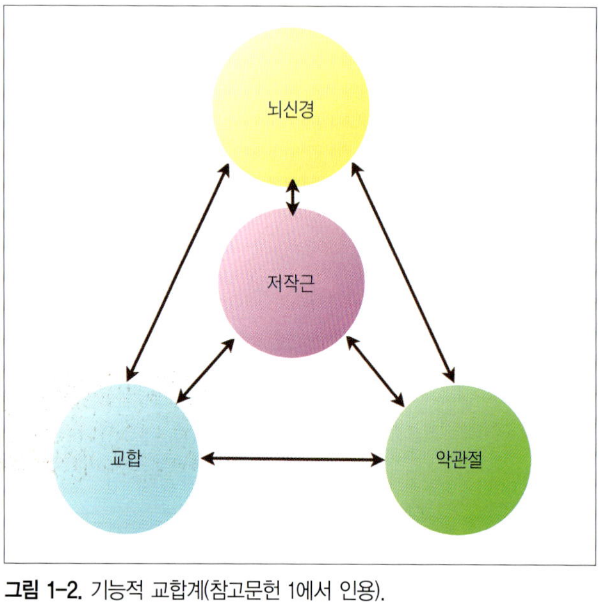

그림 1-2. 기능적 교합계(참고문헌 1에서 인용).

시로나소그래프를 이용하여

시로나소그래프는 하악 중절치 순측에 자석을 달아(그림 1-4) 하악운동에 의해 발생하는 자장의 변화를 구강외 자기 센서로 포착해 컴퓨터 해석하는 악운동 진단장치이다(그림 1-3). 이것은 나소헥사같은 하악체의 3차원적인 운동을 파악하는 것이 아니라 어디까지나 절치점의 3차원 운동만을 파악하는 것으로 구강에 장착하는 장치가 소형이기 때문에 보다 생리적인 악운동을 관찰할 수 있다.

그림 1-5는 시로나소그래프에 의해 해석된 저작운동 시 각각의 저작패턴을 표시한 것이다. 이렇게 관찰하면 각 저작패턴의 운동경로는 미묘하게 다르다는 것을 알 수 있다.

그림 1-6에서 감합위는 한 점이지만 그 운동궤적에는 어느 정도 폭이 있는 것으로 관찰된다. 그림 1-7과 1-8은 동일한 피험자가 일반 껌과 단단한 실험용 껌을 씹었을 때의 저작패턴을 나타낸다. 그림 1-7의 일반 껌을 씹었을 때와 비교해 그림 1-8의 단단한 실험용 껌을 씹었을 때 운동궤적이 넓게 확대되고 있는 것이 관찰된다. 이것을 통해 저작운동경로는 음식의 단단한 정도에 영향을 받음을 알 수 있다.

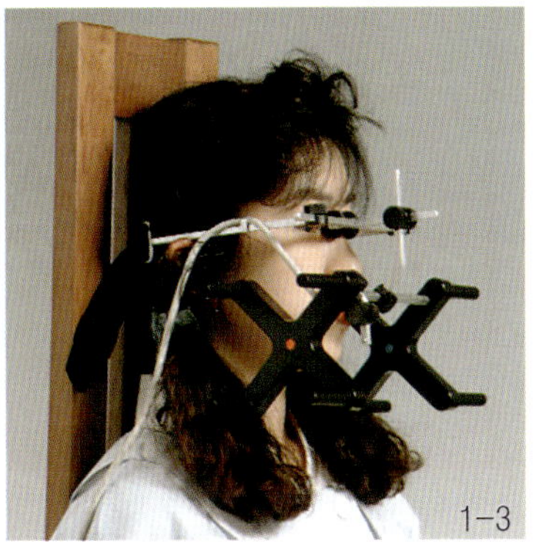

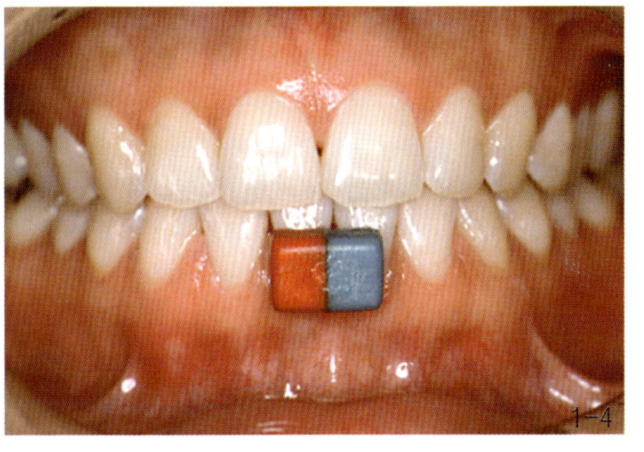

그림 1-3, 1-4. 시로나소그래프의 장치.

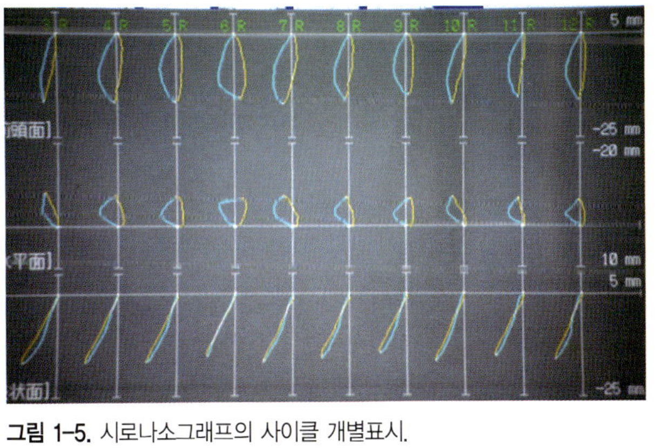

그림 1-5. 시로나소그래프의 사이클 개별표시. 상단이 전두면, 중단이 수평면, 하단이 시상면.

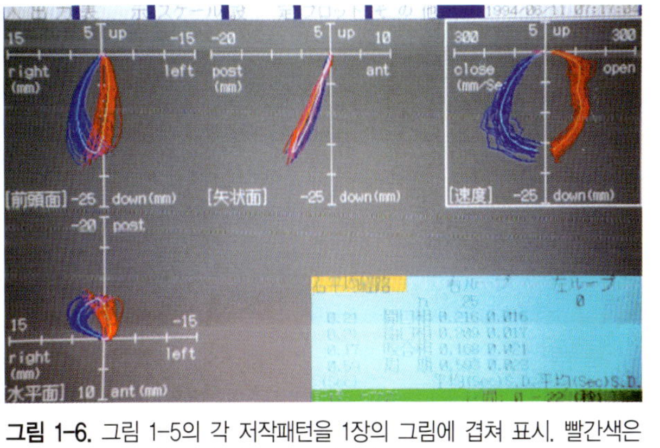

그림 1-6. 그림 1-5의 각 저작패턴을 1장의 그림에 겹쳐 표시. 빨간색은 개교운동로, 파란색은 폐구운동로를 나타낸다.

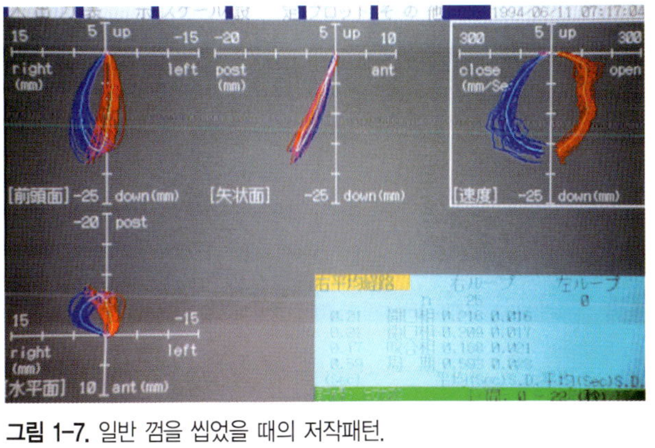

그림 1-7. 일반 껌을 씹었을 때의 저작패턴.

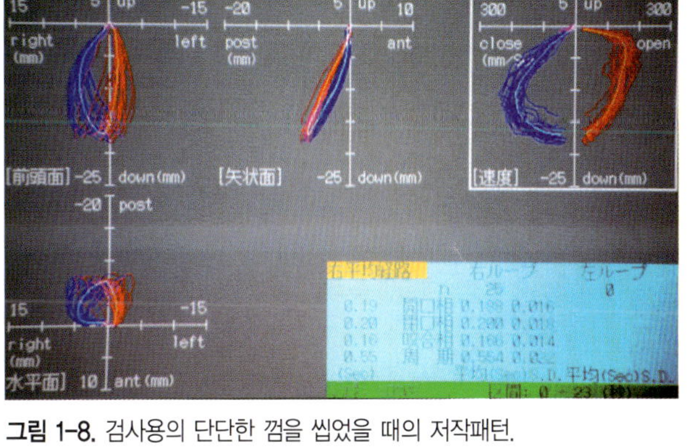

그림 1-8. 검사용의 단단한 껌을 씹었을 때의 저작패턴.

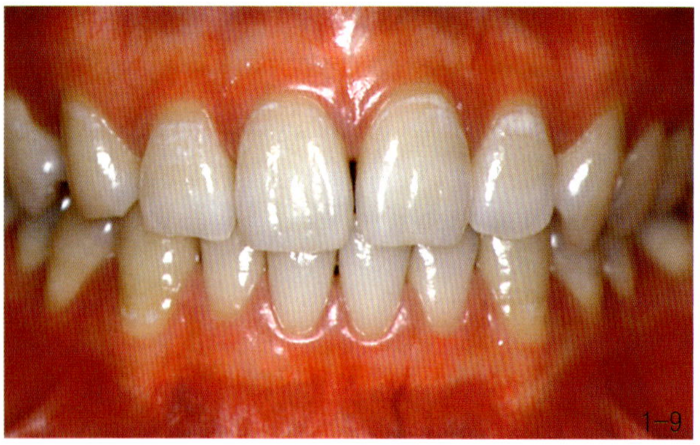

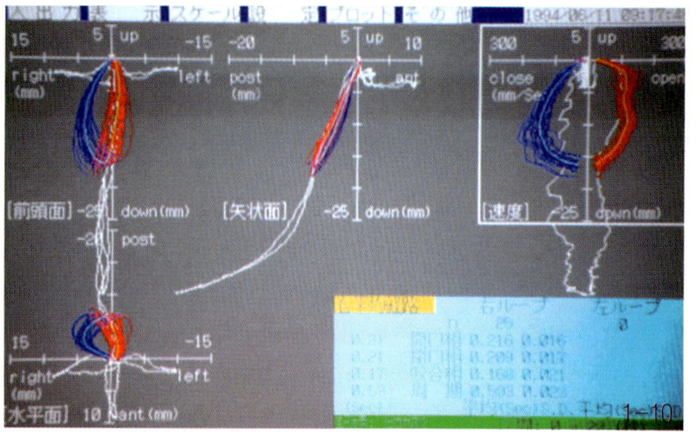

그림 1-9, 1-10. 증례 1-1. 피개, 치관형태 모두 표준적인 증례의 정면과 그 저작패턴. 흰선은 한계운동로를 나타낸다.

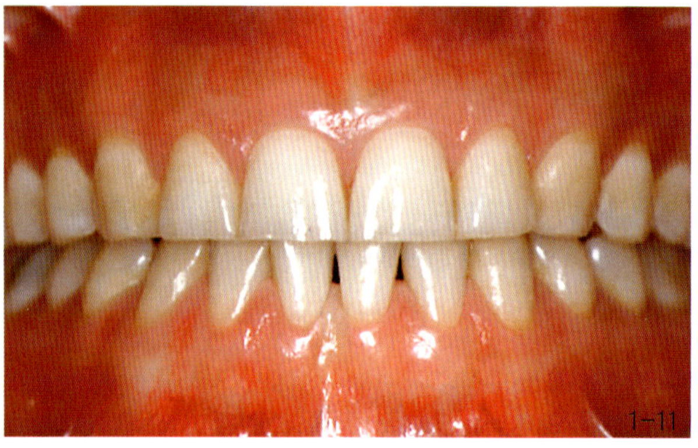

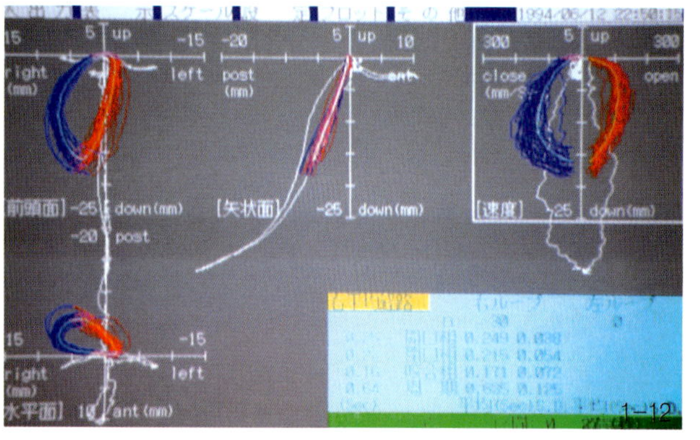

그림 1-11, 1-12. 증례 1-2. 피개도 거의 없고 치관형태도 평평한 증례의 정면과 그 저작패턴. 흰선은 한계운동로를 나타낸다.

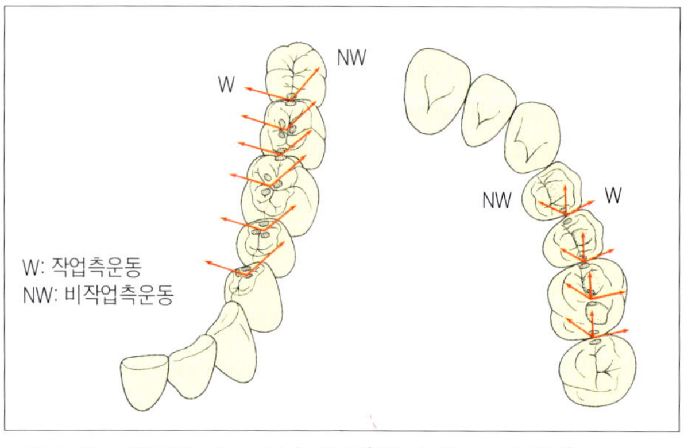

그림 1-13. 대합치의 기능교두 통과방향(참고문헌 2에서 인용).

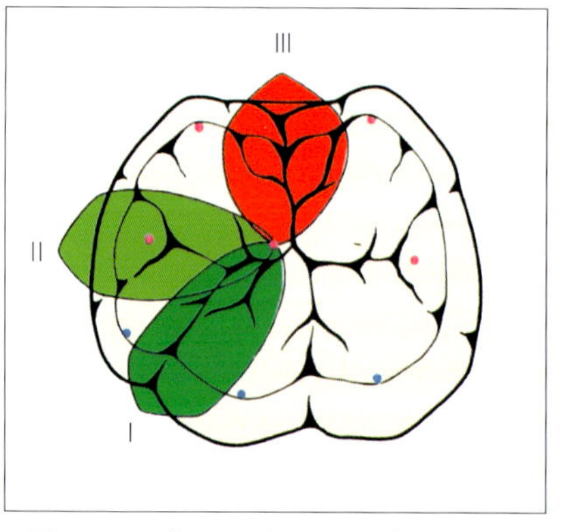

그림 1-14. 기능교두의 통과영역(Dr. P. Neff, 'Occlusion and Function'에서 인용).

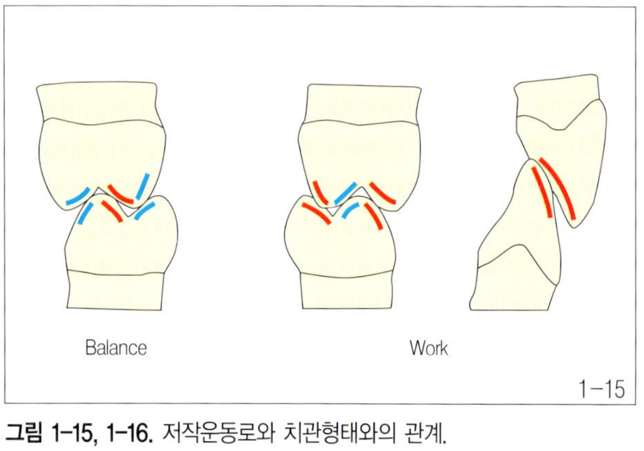

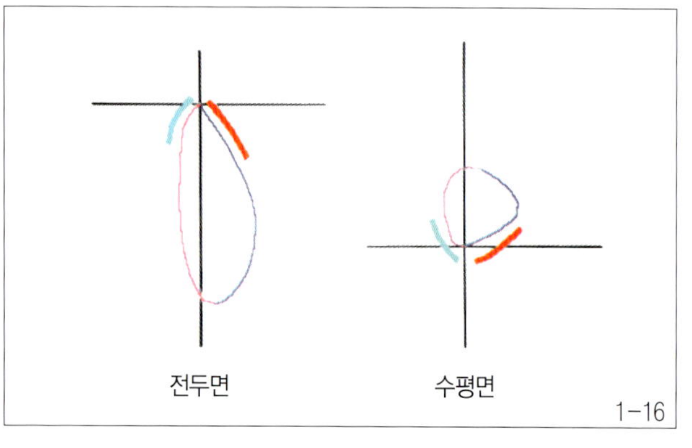

그림 1-15, 1-16. 저작운동로와 치관형태와의 관계.

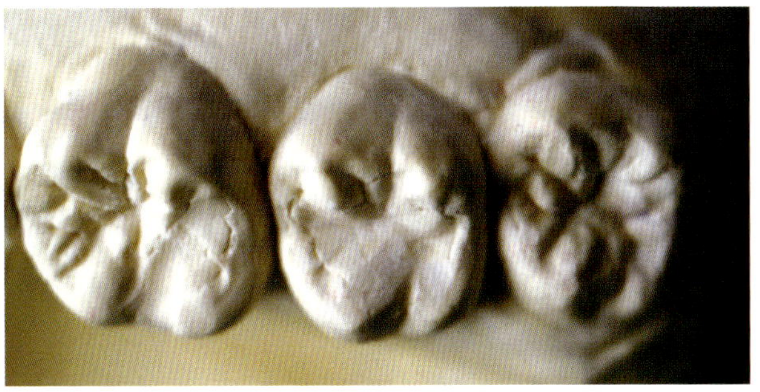

그림 1-17. 상악 대구치에서 자주 볼 수 있는 facet.

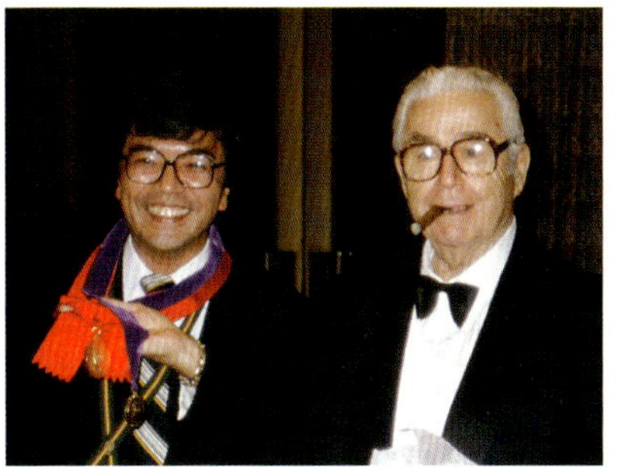

그림 1-18. 저명한 gnathologist P.K. Thomas와 河原英雄(일본악교합학회 전회장).

증례 1-2(그림 1-11, 1-12)는 증례 1-1(그림 1-9, 1-10)과 비교해 저작패턴이 넓고, 폐구로 및 개구로 모두 감합위에서 3mm 정도는 한계운동로와 중복되고 소위 grinding type의 운동양식이 관찰된다. 이것을 통해 저작운동의 운동경로는 교합양식에 따라 다르다는 것을 알 수 있다.

그림 1-13은 교합학의 입문서에서 자주 볼 수 있는 그림인데, 대합치의 기능교두 통과방향이 화살표로 표시되어 있다. 한계운동의 개념에서는 화살표와 같은 방향이 된다. 그러나 위의 시로나소그래프에 의한 저작운동관찰에서도 알 수 있듯이 기능운동의 개념에서는 이 화살표는 반대를 향해야 하지 않을까? 선 형태의 이미지로 악운동을 파악하는 것이 아니라 3차원적인 어느 정도의 폭을 갖는 영역으로써 악의 기능교두의 진입로를 파악해야 하지 않을까?

4. 교합면 형태

저작운동 시 기능교두는 폐구하면서 교두감합위로 진입하고 접촉하면 동시에 개구하면서 이개해 간다. 그 진입경로(그림 1-14, Ⅲ의 빨간색으로 표시되는 영역, 그림 1-15, 1-16의 작업측 빨간색으로 표시되는 부분)가 너무 좁으면 교두간섭이 일어나기 쉽다. 순조로운 저작을 위해서는 이 진입경로에 3차원적인 적절한 여유가 필요하다.

악모형(그림 1-17)으로 알 수 있듯이 제2대구치 부근에 평형측 교두간섭을 보이는 facet을 쉽게 볼 수 있다. 제1대구치나 제2대구치를 치관 보철할 때는 Stuart groove를 부여하고 교두간섭을 피하는 것이 임상적으로 현명하다고 생각한다.

증례 1-2처럼 넓은 저작패턴을 보이는 증례는 기능교두의 폐구 시 진입로뿐만 아니라 개구 시 전개되는 초기 각도가 완만해 교두간섭이 잘 발생하므로 주의가 필요하다. 이러한 증례에 일반 교두전개각을 부여하면 교두간섭으로 이어지고 교합성 외상을 일으킨다. 소수치 보철의 경우는 잔존치의 형태를 모방해 주변과 맞추면 되므로 현명한 치과의사나 치과기공사가 이러한 실수를 범하리라고는 생각하기 어렵지만 다수치 보철이 필요한 증례는 provisional restoration을 이용해 시행착오를 거치면서 그 환자 입장에서 적절한 교두전개각, guidance를 구하는 수밖에 없다.

Full mouth reconstruction을 진행할 경우 증례 1-2의 임상 예에 갑자기 증례 1-1같은 교합양식을 부여했을 때 적응하는 예는 드물고 환자는 '음식을 씹을 수 없다', '음식을 자를 수 없다', '치아가 겨우 대합한다'라고 불만을 토로할 것이다.

5. Full mouth reconstruction의 포인트

필자가 대학을 졸업한지 얼마 되지 않아 河原英雄 선생께 배운 full mouth reconstruction시 두 가지 포인트를 소개하겠다.

1. 안정적인 centric stop의 부여
2. 적절한 anterior guidance를 부여

2개의 짧은 문장이지만 의미심장한 내용을 담고 있다.

6. 중심위에 대하여

1921년 McCollum(그림 1-19)에 의해 중심위가 제창되었다. McCollum은 과두를 하악와의 최후벽으로 강하게 밀어 하악을 개폐운동시키면 하악이 순수한 회전운동을 한다는 것을 hinge axis locator라는 기구를 이용해 증명하였다. 이 하악위를 중심위(centric relation)라 명명하고 그 회전축을 terminal hinge axis라 칭하였다. 그리고 회전축

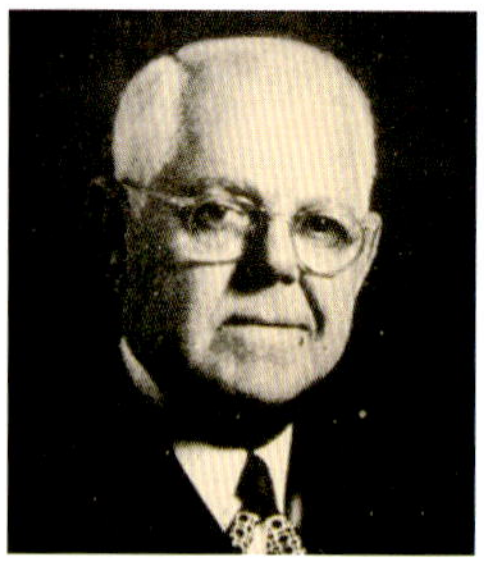

그림 1-19. McCollum.

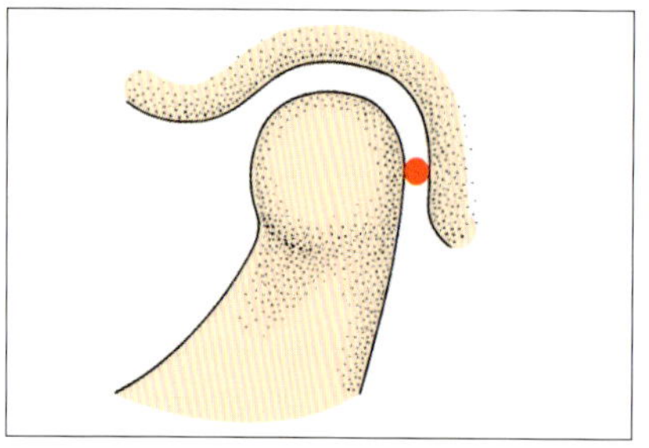

그림 1-20. McCollum, 1921, Rearmost(최후퇴위).

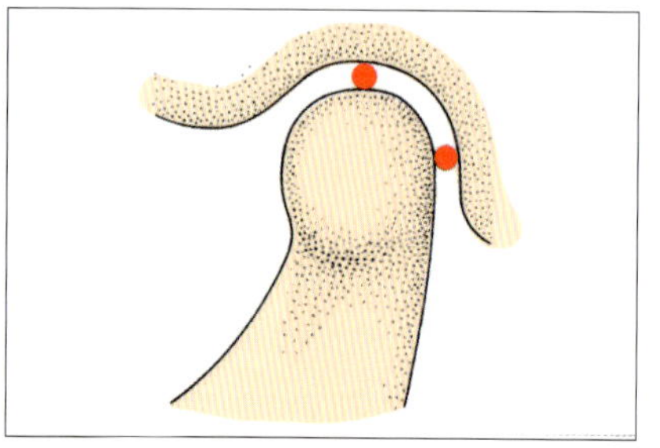

그림 1-21. Granger, Rearmost Uppermost(후상방위).

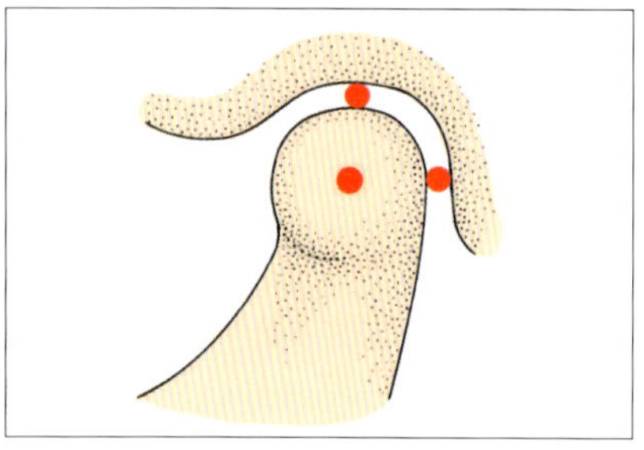

그림 1-22. Stuart, Rearmost Uppermost Midmosta(RUM position).

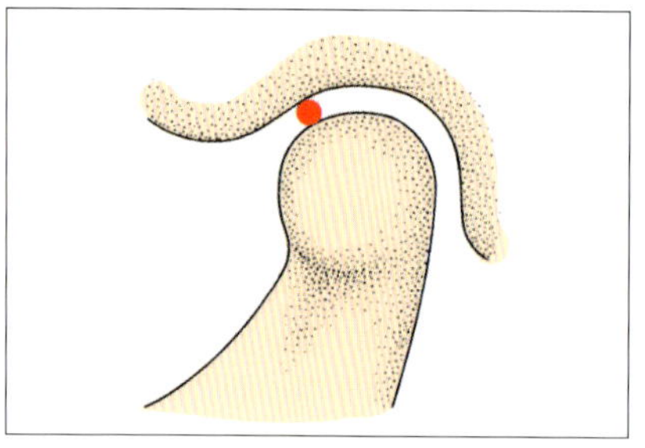

그림 1-23. Celenza, 1984~1985(전상방위).

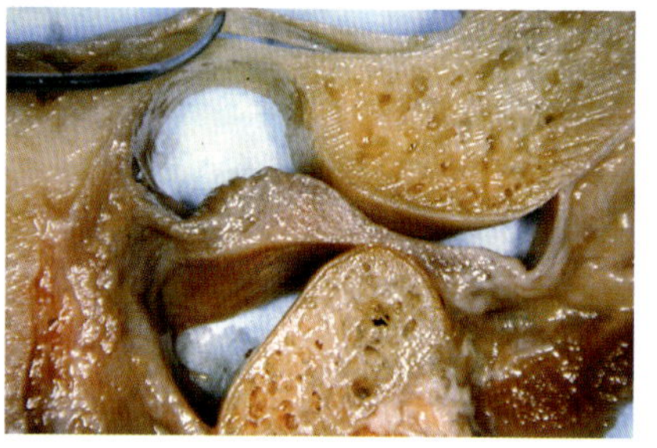

그림 1-24. 일본악교합학회 인정의연수회 자료에서.

※**그림 1-20~1-23**은 참고문헌 4에서 인용.

과 교합기의 회전축을 일치시킴으로써 환자의 하악 개폐운동을 교합기상에 transfer시키는 작업을 세계 최초로 가능하게 만들었다. 또한 이 교합기 상에서 보철물의 교두감합위를 부여해 결과적으로 중심위와 교두감합위를 일치시켰다. 이것이 Gnathology 학파의 견해이다.[4]

McCollum은 중심위를 후벽 1점으로 생각했는데 그 제자들에 의해 1점보다 2점, 2점보다 3점이 더 안정적이라고 그 견해는 변천해 왔다(그림 1-20, 1-21). Stuart가 제창한 과두를 후방과 상방, 내측방의 3점으로 지지한다는 견해는 RUM position이라 불린다(그림 1-22). 이 고전적인 중심위의 견해는 약 50년간 지속되어 왔다.

1973년 Celenza는 RUM position에서 point centric을 부여하고 full mouth reconstruction 처치 후 2~12년이 경과한 32증례를 분석하였다. 이중에서 중심위와 교두감합위가 완전히 일치한 예는 2증례밖에 없고 그 외에는 0.02~0.36mm의 오차가 있었다고 보고하였다. 이 결과에서 Celenza는 과두를 강하게 후방으로 밀어붙여 중심위를 채득해도 시간이 흐름에 따라 생리적인 수정이 따르지 않을까 하는 의문을 갖고 RUM position은 적절한 과두위가 아니라는 생각을 갖게 되었다. 과두 후부에는 bilaminar zone이라 불리는 신경과 혈관이 풍부한 연조직이 있으며, 관절와 최심부는 골조직이 얇아 강한 힘을 수용할 수 있는 구조가 아니다.

하악와 내에서 교합력에 의한 응력을 수용하는 데 적합한 유일한 연조직은 관절원판이며, 이는 치밀한 결합조직으로 이루어져 특히 관절원판의 중앙부분은 내압성이 뛰어나며, 신경이나 혈관은 존재하지 않는다. 또한 관절와의 전방은 치밀골 층이 특히 두껍게 형성되어 있다. 1984~1985년, Celenza는 전상방위가 악관절이 과두를 유지하고 있는 해부학적 위치관계와 생리적 조직구조에 적응한 하악위라고 주장하였다(그림 1-23, 1-24).

이렇게 중심위에 대한 견해가 180° 바뀌면서 적정과두위(해부학적 · 생리적 · 기능적으로 적절한 과두위)에 한없이 가까워졌다.

1994년 GTP-6의 중심위에 대한 정의에 따르면 '두 과두를 최전상방에 위치시키는 하악의 임상적으로 결정된 위치. TMJ의 동통과 악관절 내장을 동반하지 않는 환자에의해 결정된다'(Ramfjord, 1993)[4]고 한다. 그러나 임상적으로 생각하면 full mouth reconstruction을 필요로 하는 환자는 지금까지 교합이 붕괴되는 과정에서 TMJ에 어떠한 문제를 안고 있는 경우가 많다. 그렇다면 그러한 증례는 중심위가 어떻게 정리되어야 할까?

7. Splint 요법

TMD 환자의 증상을 개선하는 방법으로 필자는 splint 요법이 지름길이며, 그 증상이 개선된 후 중심위의 교합을 채득해야 한다고 생각한다.

그림 1-25는 장착한 stabilization type의 splint 전치부에, 하악 중절치부에 장착한 핀으로 기록된 gothic arch를 표시한다. Splint를 장착한지 3주 된 상태인데 아무 형태가 없다. 당연히 이러한 시기에 교합을 채득하면 중심위는 얻을 수 없다.

12주가 경과하자 흉쇄유돌기, 승방근의 증상은 거의 소실되고 목을 돌릴 수 있게 되어 어깨 결림도 편해졌지만 splint를 며칠 풀면 증상이 다시 나타난다(그림 1-28). 그것이 6개월 경과하자(그림 1-31) 아직 약하기는 하지만 편심운동의 중심같은 존재가 나타나고 있다. 이 시기가 되면 TMD 증상은 거의 소실된다. 이 증례의 악위 변화를 Denar사의 베리체크를 사용해 관찰하였다(그림 1-32). 각 치료단계에서 채득한 바이트를 사용해 과두위의 변화를 플롯하였다(그림 1-33). 상단이 수평면(하방이 전방), 하단이 시상면(그림의 중심이 전방, 후방이 후방), R이 우측, L이 좌측을 나타낸다.

그림 1-25. 치료를 시작한지 3주 후 gothic arch.

그림 1-26. 초진시 구강주위근의 상태.

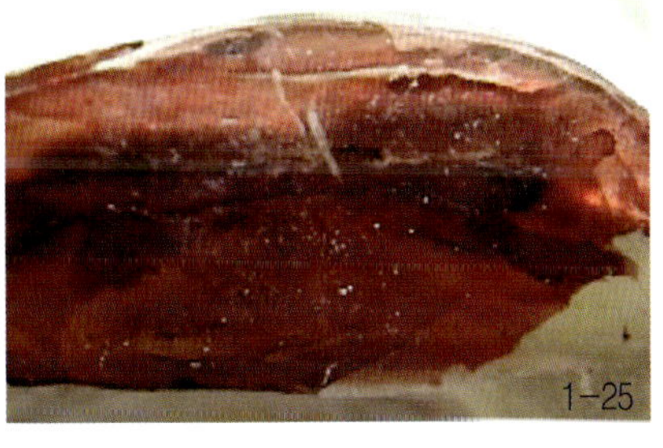
1-25

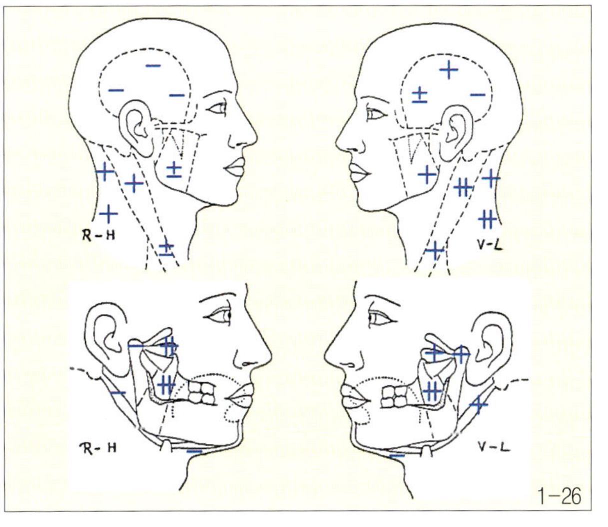

1-26

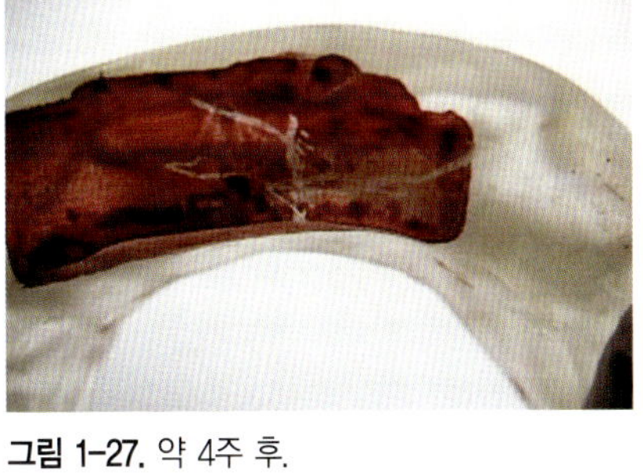

그림 1-27. 약 4주 후.

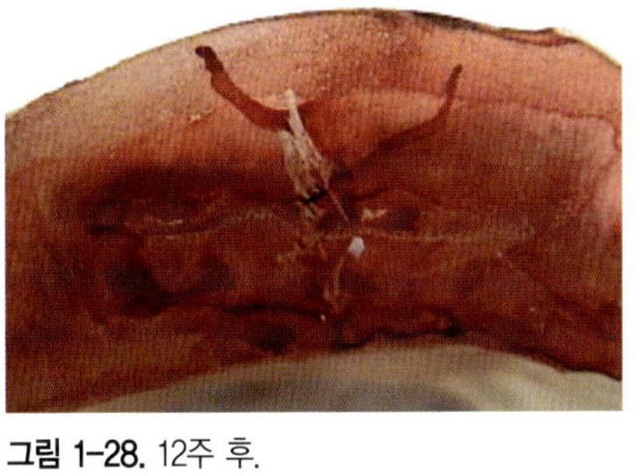

그림 1-28. 12주 후.

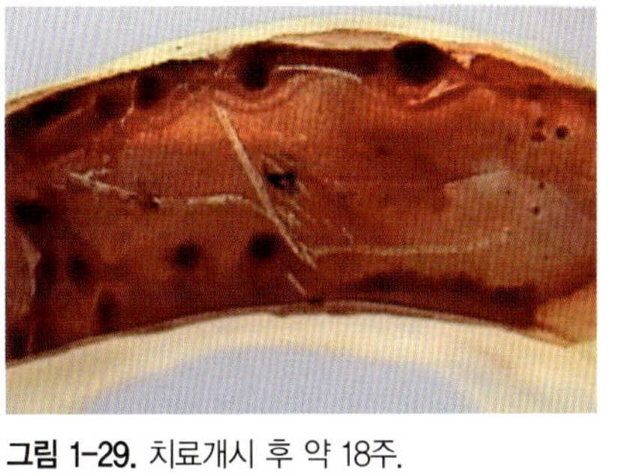

그림 1-29. 치료개시 후 약 18주.

그림 1-30. 약 20주 후.

그림 1-31. 치료개시 후 약 26주(약 6개월 후) 후 gothic arch. 여러 증상이 거의 소실.

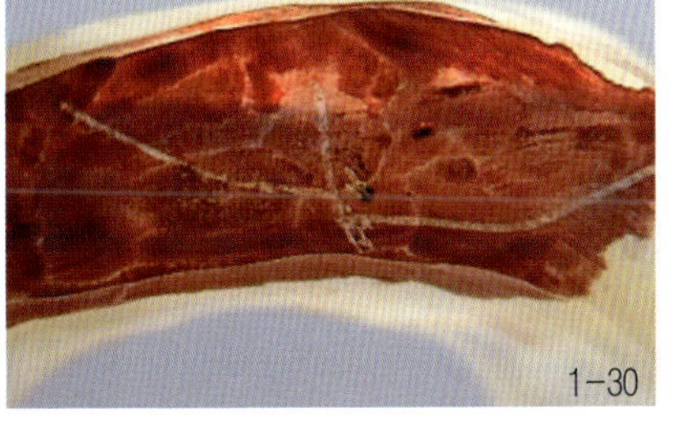
1-30

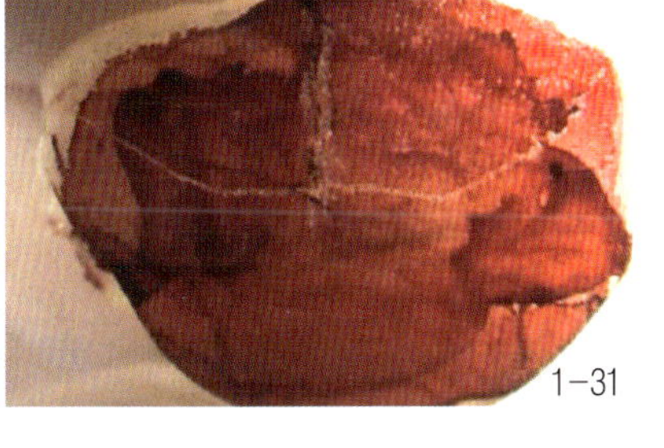
1-31

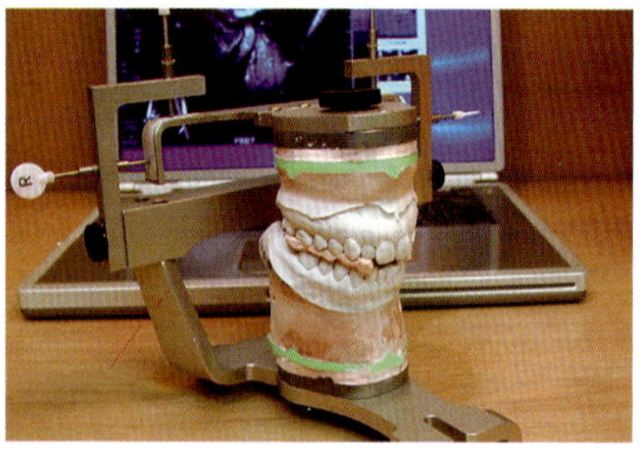

그림 1-32. Denar사 베리체크.

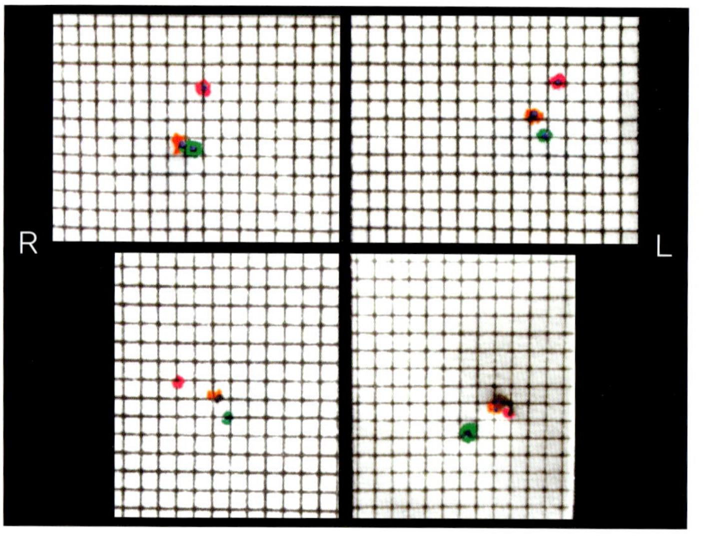

그림 1-33. 베리체크상에 표시된 악위의 변화.

빨간색이 교두감합위(CP)이고, 녹색이 splint 치료 개시 시 교합채득한 위치이다. 교두감합위와 비교해 수평면상에서 우측 비스듬하게 전방으로 약 3mm, 시상면에서 전하방으로 약 3mm 되는 곳에 위치한다. 교합채득은 anterior jig를 사용해 소위 안가이드법으로 채득하였다. 주황색은 치료개시로부터 약 6개월 후의 위치이다. TMD 증상이 거의 소실된 12주 후 위치도 플롯하고 있는데 주황색의 점과 거의 중복되어 식별이 곤란하다. 이렇게 악위는 3차원적으로 변화하는 것으로 관찰된다. TMD 증상이 개선됨에 따라 악위는 서서히 수속되어 간다. 이 시기가 되면 중심위의 교합채득은 가능해진다.

임상에서는 교합이 심하게 붕괴되어 splint를 장착할 수 없는 증례도 적지 않은데, treatment denture를 사용해 가능한 한 조기에 우선 섭식할 수 있는 환경을 만들고 저작기능의 rahabilitation을 통해 앞에서 소개한 기능적인 교합계의 조화를 도모하면서 안정적인 악위를 모색하고 간과한 부분을 찾는 것이 중요하다.

8. 적절한 anterior guidance란?

Anterior guidance에 관해서는 河野[5]의 전방활주운동시 과로와 절치로와의 관계를 연구한 문헌이 있다(그림 1-34, 1-35). 이는 28명의 정상기능자에게서 볼 수 있는 시상과로각과 시상절치로각의 관계를 조사한 것으로 그 내용을 보면

1. 임상적인 정상교합을 갖고 정상적인 기능을 발휘하는 예에서는 시상과로각보다 완만한 경사를 보이는 시상절치로각은 거의 존재하지 않는다.
2. 시상절치로각은 시상과로각과 동일하거나 급경사를 보이는 것이 원칙인데, 20° 이상의 급경사를 보이는 경우는 드물다.

이 결과에서 시상과로와 조화를 이루며 전방활주운동이 가능한 시상절치로가 되기 위한 요건은

1. 시상과로보다 완만한 경사의 시상절치로는 바람직하지 않다.
2. 시상절치로각은 시상과로각과 각도가 동일해야 한다고 생각한다.
3. 시상절치로는 시상과로보다 20° 정도 급한 각도를 취할 수 있다고 생각한다.

라고 기술하고 있다. 과로각과 동등하거나 +20° 정도의 범위 내에서 절치로를 부여할 수 있다면 문제는 없다. 즉 condyle이 회전하는 방향이 하악의 개폐방향과 일치하도록 절치로를 부여하면 악은 자연스럽게 활주하게 된다.

임상에서는 provisional restoration으로 편심운동시 구치에 교두간섭이 발생하지 않고 환자가 쾌적하고 순조롭게 편심운동할 수 있는 가이드를 시행착오를 거치면서 찾아내고 그것이 문제없이 환자에게 수용되어 기능하는지 확인한 후 그것을 final restoration에 transfer하는 방법이 실패가 적은 방법이라고 생각한다.

학술모임에서 '견치유도를 부여하였다'는 표현을 자주 듣는데 술자가 부여한 것과 부여한 상태가 환자에게 수용되어 기능한지에는 커다란 차이가 있다고 필자는 생각한다.

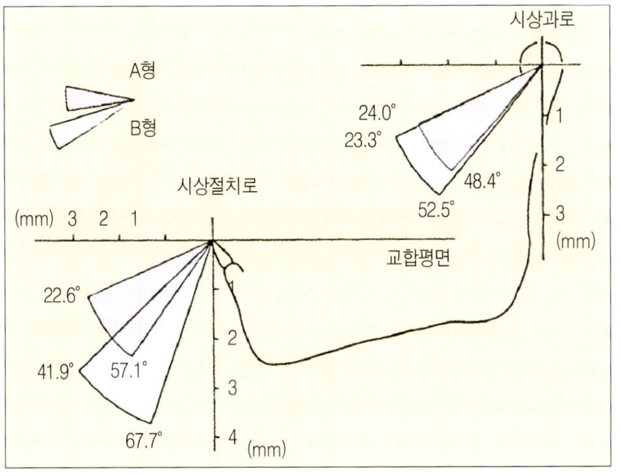

그림 1-34. 시상과로와 시상절치로의 관계.
A형: 과두의 회전량 약 0°. 교두감합위에서 절단교합위로 평행이동하고 있으며, 시상절치로각과 시상과로각은 거의 비슷한 각도를 보이는 그룹(28증례 중 13증례).
B형: 과두의 회전량 0.3~0.4°. 교두감합위에서 과두가 개구방향으로 회전하면서 절단교합위로 이동하고 시상절치로각이 시상과로각보다 10~20° 급경사를 보이는 그룹(28증례 중 15증례).

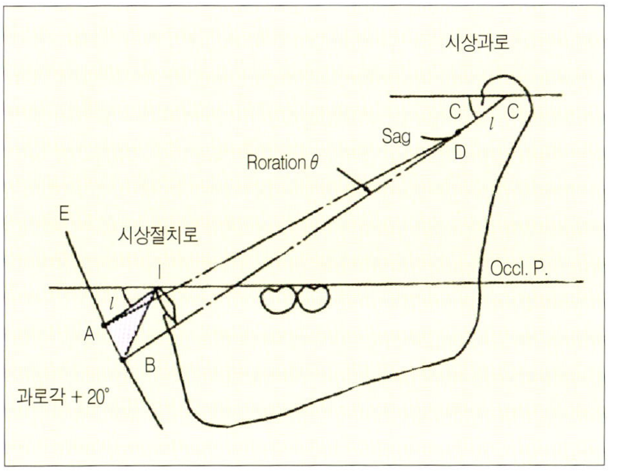

그림 1-35. 과로와 조화를 이루는 절치로의 결정법.
절치로는 IAB로 둘러싸인 사선 내에 설정하면 된다.

※**그림 1-34~1-35**는 참고문헌 5에서 인용.

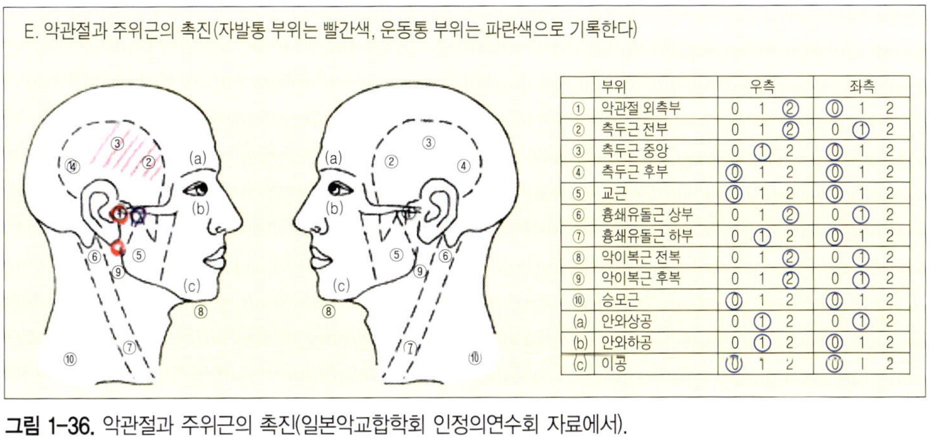

그림 1-36. 악관절과 주위근의 촉진(일본악교합학회 인정의연수회 자료에서).

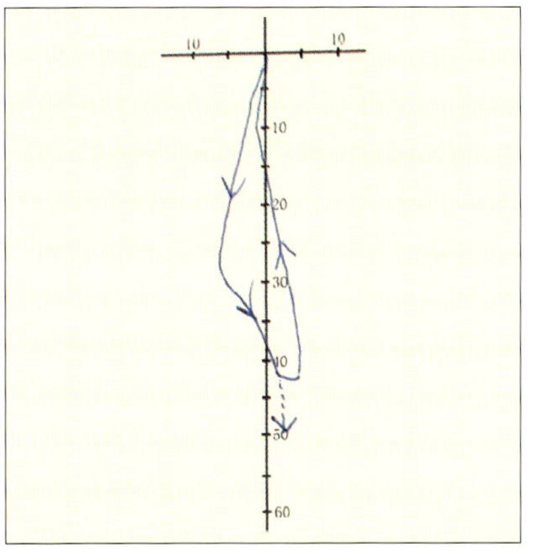

그림 1-37. 개폐구운동로(일본악교합학회 인정의연수회 자료에서).

즉, 보철처치가 가능한지에 대한 술전검사

예를 들어 제1대구치 1치결손의 브릿지 증례의 경우 즉시 터빈을 잡는 것이 아니라 그 전에 악관절과 주위근을 촉진할 것을 젊은 치과의사에게 권한다(그림 1-36). 만약 환자가 교근이나 내측익돌근 부근에 압통을 호소한다면 그 증상을 해소한 후 보철처치에 들어가야 한다. 악운동의 관찰도 악관절의 상태를 검사하는 간편한 방법이며(그림 1-37), 이 방법들은 1~2분이면 끝나는 간단한 방법이다.

지금처럼 스트레스가 많은 시대에는 잠재된 TMD 환자 예비군이 다수 존재한다. 치과의사가 TMD 발증의 방아쇠를 당기지 않도록 반드시 이들 검사를 임상에서 실천하기를 당부하고 싶다. 환자에게 유익하다고 생각해 진행한 처치라도 지식부족으로 인해 결국 환자와 술자와 그 가족까지 고통스럽게 만들 수 있다. 국민의 행복을 위해 보다 양질의 치과의료를 제공할 수 있도록 매일 노력했으면 한다.

河原英雄 일본악교합학회 전 회장은 "치아를 치료하는 일은 사랑을 전하는 직업"[6]이라는 저서에서 "치과의료에서 가장 중요한 것은 임플란트를 처치하거나 denture를 장착하는 것도 아니라고 생각합니다. 환자가 '평생 자신의 치아로 먹을 수 있도록' 우리들이 예방치과에 전력을 다하는 것이야말로 진정한 치과의료라고 생각합니다. Dr. Peter K. Thomas는 'One ounce of prevention is worth more than one ton of care – 1회의 예방은 100회의 치료보다 가치가 있다"고 기술하고 있습니다"라고 치과의료에 대한 마음자세를 전하고 있다. 교합학의 지식을 붕괴된 교합의 재구축에 활용하는 것은 당연하지만 환자가 '평생 자신의 치아로 먹을 수 있도록' 넘어지기 전에 지팡이를 준비하는 마음자세로 예방치과에도 교합학의 지식을 활용했으면 한다.

본 고를 마치며 이러한 기회를 주신 고 上村恭弘 일본악교합학회 부회장의 명복을 빌며 학회 관계자 분들께 깊은 감사를 드린다.

참고문헌

1. 丸山剛郎. 臨床生理咬合　顎口腔機能の診断と治療. 東京：医歯薬出版, 1994.
2. 羽賀通夫. 咬合学入門. 東京：医歯薬出版, 1980.
3. 保母須弥也(監修). 咬合学. 東京：クインテッセンス出版, 1995.
4. 保母須弥也(編集). 新編咬合学辞典. 東京：クインテッセンス出版, 1998.
5. 河野正司　前歯の咬合と機能. 歯科ジャーナル 1984；19(1).
6. 河原英雄, 糸瀬正通他. 歯を直すは愛の業. (株)トーデント九州.

교합기
(선택기준에서 모형장착까지)

나고야시 개업
吉木邦男

제2장

서론

치과치료의 목적은 구강영역에서 염증과 힘을 조절하고 악구강계의 건강을 유지하며 환자의 QOL에 공헌하는 데 있다. 특히 힘을 조절하는 데 있어서 교합기는 반드시 필요한 기계이지만 근육, 점막, 신경 및 표정은 재현할 수가 없다.

교합기는 '상하악 모형을 삼차원적으로 생체와 동일한 위치관계로 고정하고 악위나 하악운동을 재현하며 진단이나 보철물 제작을 위해 사용하는 기계이다'라고 정의된다. 무기질의 교합기를 사용해 기능적 및 생리적으로 조화를 이루며 살아있는 표정을 부여할 수 있도록 보철물을 제작하려면 교합기의 특성을 이해한 후 능숙하게 사용하는 것이 중요하다.

최초의 교합기는 1805년 Gariot이 제작한 접번운동만을 재현한 금속 교합기이며, 그 후 하악운동의 연구성과를 반영해 많은 교합기가 개발되었다(그림 2-1a, b). 그 결과 교합기의 종류가 많아져 하악운동의 재현방법이나 내용이 달라지고 사용방법에 차이가 생겨 교합기 알러지를 일으키게 되었다.

보철 · 교합치료의 장기적인 안정과 심미성이 요구되는 현재의 임상에서 교합기를 어떻게 사용할지에 대해 교합기의 선택기준에서 모형장착까지 순서대로 기술하겠다.

교합기의 선택기준

교합기의 선택은 환자 고유의 교합양식, 치료교합(보철치료의 목표가 되는 교합양식)의 교합양식, 보철하는 범위 및 진단목적에 따라 선택하는 기준은 달라진다. 여기에서는 교합기의 선택기준에 대해 다음의 순서대로 해설하겠다.

1. 구조적인 교합기의 선택기준
2. 부여할 교합양식(치료교합)의 변화와 그에 따른 선택기준
3. 전방결정요소(anterior guidance) 변경의 유무에 따른 선택기준
4. 정밀도에 의한 선택기준
5. 진단목표에 따른 교합기의 선택기준

1. 구조적인 교합기의 선택기준

역사적으로 하악운동의 재현에 중점을 두고 많은 교합기가 개발되어 왔는데, 어느 교합기를 선택할지 구조적인 특징에서 선택기준을 찾아보겠다.

1. 인간의 악과 동일한 크기를 갖는다.
2. Centric latch가 확실하다.
3. Anterior guide pin을 갖는다.
4. Mounting ring의 재장착 정밀도가 좋다.
5. Arcon형 교합기이다.
6. 어느 정도 조절기능을 갖는다.

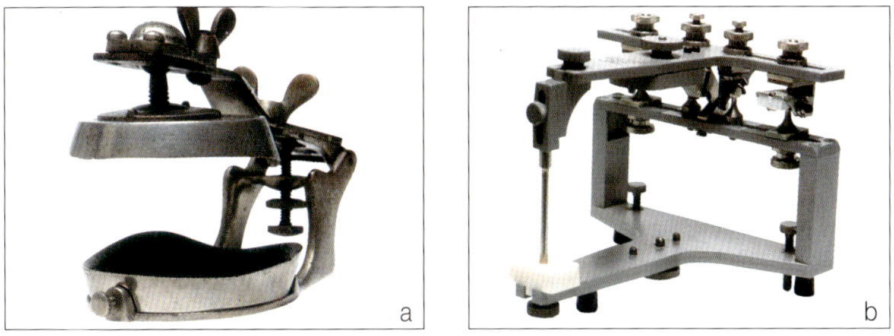

그림 2-21. 세계 최초의 교합기(a)와 최고(最高)의 과로재현기구를 갖는 완전조절성교합기(b). **a,** 1805년 Gariot에 의해 개발된 세계 최초의 금속제 평선교합기. **b,** 1955년 Stuart에 의해 개발된 팬토그래프 하악운동기록을 재현하는 완전조절성교합기이며, 현재 최고의 조절성을 갖는 교합기이다.[3]

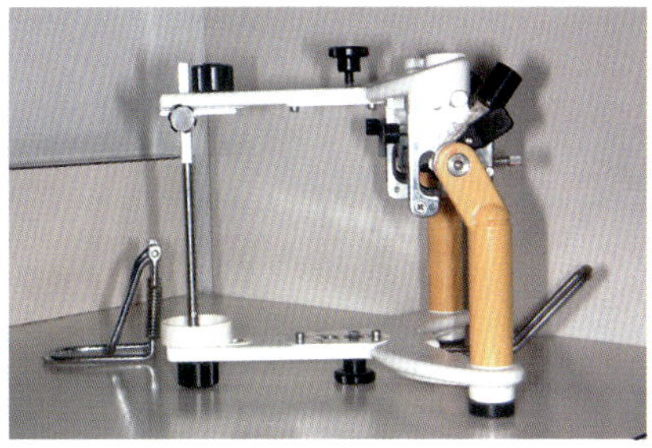

그림 2-2. 크기가 인간의 턱과 비슷하다는 특징은 치열모형의 적절한 장착과 교합면 형태의 부여에 필요하다. 동시에 조작이 용이한 형태(가볍다, 술자의 손이 어디에서든 쉽게 들어간다)가 되어야 한다.

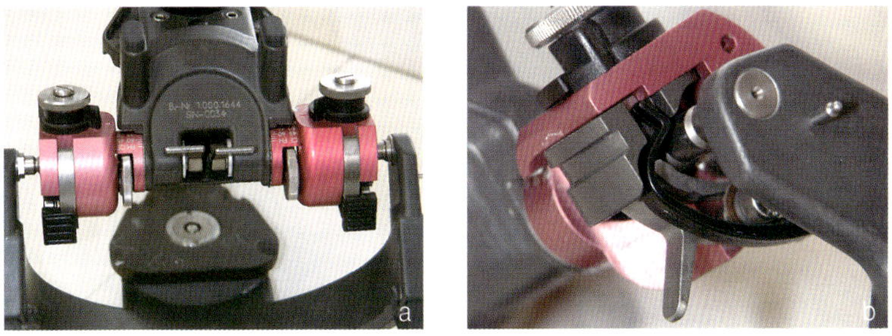

그림 2-3a, b. 상궁의 간단한 분리는 기공조작에 필요하며, 확실한 centric과 원할한 편심운동의 재현은 교합기의 가장 중요한 기구이다. 기구는 double lock type이 뛰어나다.

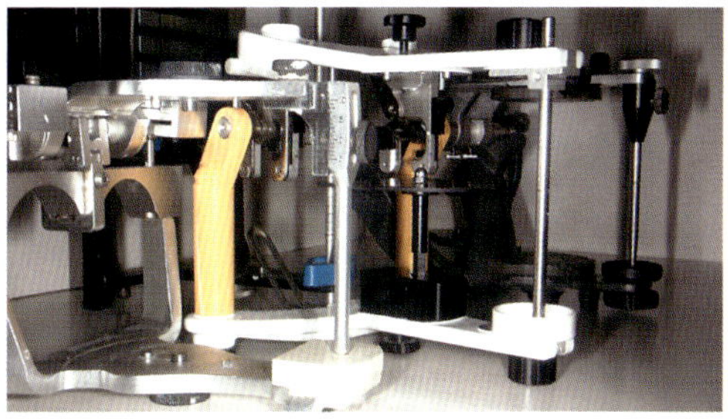

그림 2-4. Anterior guide pin은 교합기상에서 수직악간거리의 유지나 변경에 사용된다. 또한 석고모형의 마모 및 파손을 방지한다.

이상의 조건을 갖는 교합기의 사용이 바람직하다. 다음은 각 항목에 대해 기술하겠다.

(1) 인간의 악과 동일한 크기를 갖는다(그림 2-2).

하악운동은 과두에 의한 활주 · 회전운동이며, 회전중심(악관절부)에서 치아까지의 거리는 교합면 형태(교두의 높이 · 열구의 방향)에 영향을 미친다. 따라서 사용하는 교합기는 인간의 턱의 크기와 비슷할 필요가 있다.

(2) Centric latch가 확실하다(그림 2-3).

교합진단이나 보철물 제작에서 가장 중요한 것은 centric의 재현이다. Centric latch가 centric을 정확하게 재현하는 것은 교합기의 가장 중요한 기구이다. Centric latch는 centric 재현시 접번운동만을 진행하며, 편심운동시에도 centric으로 돌아가기 쉬운 기구를 가질 필요가 있다.

(3) Anterior guide pin을 갖는다(그림 2-4).

Anterior guide pin이 있다면 교합기상에서 수직악간거리의 유지, anterior guide table을 사용해 anterior guidance를 변경할 수 있다.

(4) Mounting ring의 재장착 정밀도가 좋다 (그림 2-5).

장착된 모형은 보철물이 완성될 때까지 교합기에서 철거하지 않는 것이 이상적이다. 그러나 임상에서는 동시에 복수의 증례를 진행하므로 그 수만큼 교합기를 준비할 수가 없다. 교합기에서 치열모형을 철거하고 재장착할 때마다 centric이 변위하면 교합기를 사용할 수 없다. 따라서 mounting ring의 재장착 정밀도는 필수조건이다.

(5) Arcon형 교합기이다(그림 2-6).

Condylar형 교합기는 centric의 안정은 뛰어나지만 운동이 제한을 받기 쉽고 동시에 교합기상에서 수직악관계거리를 변경하면 시상과로각이 변화하는 단점을 갖고 있으므로 arcon형 교합기를 사용하는 것이 좋다.

(6) 어느 정도 조절기능을 갖는다(그림 2-7).

保母[10]는 과로와 안형(顔形) 체적의 각 요소상대치를 연구한 결과 이론상 교합면 형태에 영향을 미치는 시상과로각과 베넷각의 조정기구를 갖는 반조절교합기를 선택할 필요가 있다고 기술하고 있다.

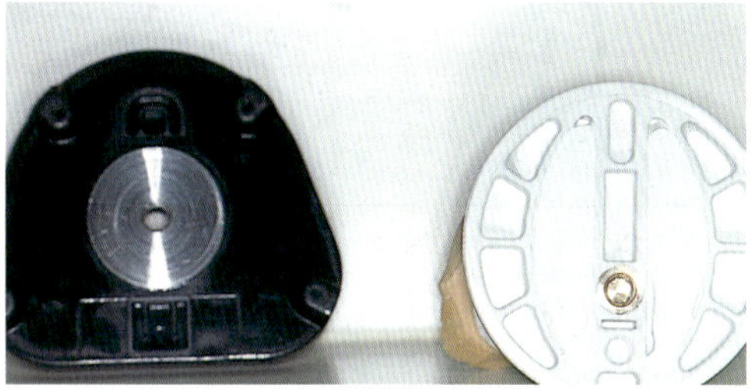

그림 2-5. Mounting ring에는 기계공학 레벨의 재장착 정밀도가 필요하며, 장착면에는 석고가 달라붙지 않도록 주의한다. 나사고정은 나사를 조일 때 회전 토크가 가해지지 않도록 주의가 필요하다. 구조상 자석에 의한 고정은 재현정밀도가 뛰어나다.

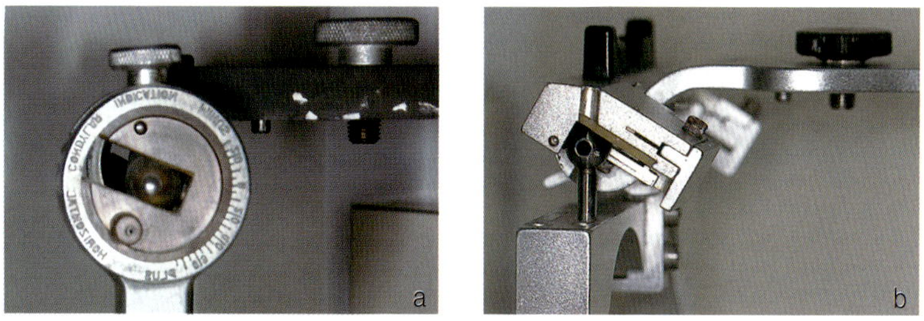

그림 2-6. a, Condylar형 교합기. **b,** Arcon형 교합기. Condylar형 교합기의 상하악궁은 생체의 상하악 위치관계와 역전되어 있으며, 하악운동을 이미지하기가 곤란하다. 교합기의 상하악궁이 생체와 동일한 위치관계에 있는 arcon형 교합기를 사용하는 것이 좋다.

제1대구치의 교합조정 $0.09mm^3$에 필적하는 각 요소의 비교치

요소	값	비교치
시상과로 경사도	3°	38%
Progressive side shift	6°	9%
Immediate side shift	0.1mm	38%
과두간거리	10mm	7%
안형 체적 전후직경	13mm	5%
안형 체적 상하직경	4mm	3%

그림 2-7. 제1대구치의 교합조정 $0.09mm^3$에 필적하는 각 요소의 상대 비교치를 보면 임상상 교합기에는 안형의 조절기구가 필요 없다는 것을 시사하고 있다(참고문헌 10에서 인용).

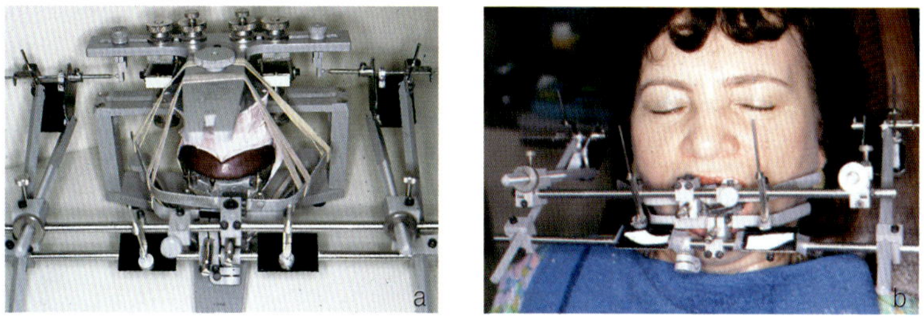

그림 2-8a, b. Stuart 교합기의 팬토그래프법. 팬토그래프법으로 하악경계운동을 수평면과 시상면에 연속적인 경로로 기록한 후 교합기에 그 운동경로를 재현한다. 교합기에 운동로 재현과 악관절의 기능상태 검사에 이용하였다.

2. 부여할 교합양식(치료교합)의 변화와 그에 따른 선택기준

과거 교합기의 목적은 얼마나 정확하게 많은 운동로를 재현하는가이며, 과로운동로의 재현 정도가 교합기 선택기준에 있어서 중요한 요소였다. 1955년 팬토그래프를 사용해 하악운동을 정확하게 재현한 완전조절성 교합기인 Stuart 교합기가 탄생하였다(그림 2-8).

그리고 점점 하악운동을 해석하게 되면서 치료교합양식(보철치료로 재현하고자 하는 교합양식)은 변화해 왔다.

B. B. McCollum이 제창한 full balanced occlusion에서 C. H. Schuyler가 제창한 group functioned occlusion으로 이행하고 현재는 H. Stallard가 제창한 mutually pretected occlusion이 지지를 받고 있다. Mutually protected occlusion은 '교두감합위에서는 구치가 전치를 과잉접촉으로부터 보호하고 편심운동시에는 전치가 구치를 이개시키는 교합양식. GTP-6 1994'으로 정의되며 임상응용의 우위성은 荒井 · 河野[9](1997)의 가이드 치아의 변화와 과두의 변위양상이라는 연구 등에서 지지를 받고 있다(그림 2-9).

전치부 가이드(anterior guidance)가 교합면에 미치는 영향은 田中[12](1970)이 악관절질환 환자의 교합치료를 통해 anterior guidance를 변경하면 과로운동로(immediate side shift의 양)가 변화한다고 하였다.

그 후 절치로경사도와 과로경사도의 관계는 西[13](1989)의 '양자의 차이는 평균 2.4°이며 절치로경사도가 더 크다', McHorris[14](1979)의 '절치로경사도는 과로경사도보다 크고 5°가 바람직하다'는 연구에서 구치 교합면 형태에 미치는 영향은 후방결정 요소(과로)보다 전방결정 요소(anterior guidance)가 우위하게 영향을 미친다는 것을 알 수 있었다(그림 2-10).

이것을 통해 전악적인 교합재구성 증례는 안정적인 기능을 갖는 provisional restoration의 anterior guidance를 사용하고 평균치 이상의 조절기능을 갖는 교합기를 선택하는 것이 바람직하다.

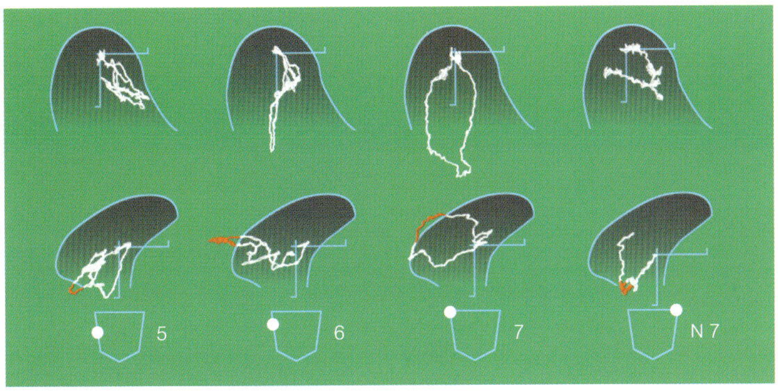

그림 2-9. 가이드 치아의 변화와 과두의 변위양상에 관한 연구. 대구치가 가이드 치아가 되면 교합의 지렛대원리가 바뀌어 과두의 이동량이 유의차를 갖고 증대된다(참고문헌 9에서 인용).

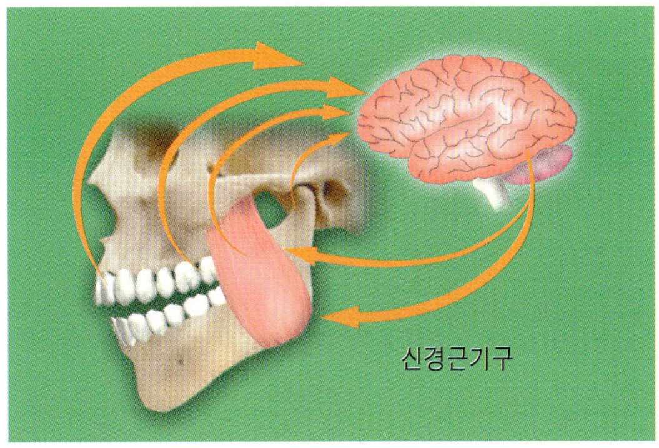

그림 2-11. 치근막 감각수용기에서의 반사궁에 의해 조기접촉이나 교두간섭은 이상한 근반사의 원인이 된다. 그 결과 악관절 잡음을 포함하는 악관절질환 증상을 일으키기 쉽다(참고문헌 11에서 인용).

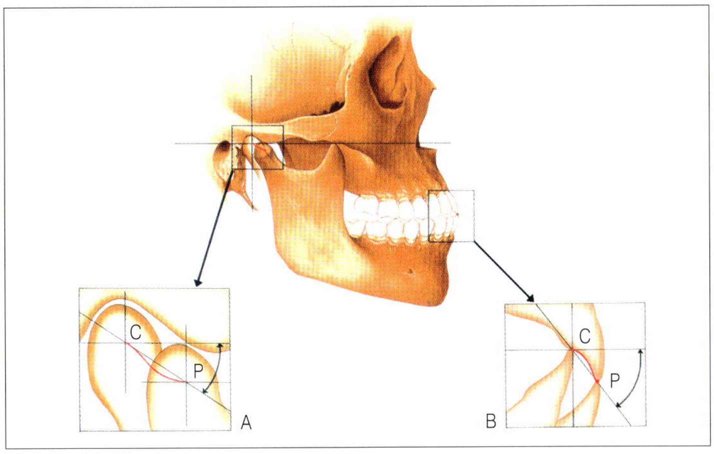

그림 2-10. 후방결정요소(과로)보다 전방결정요소(anterior coupling)가 교합면 형태에 더 영향을 미친다(참고문헌 10에서 인용).

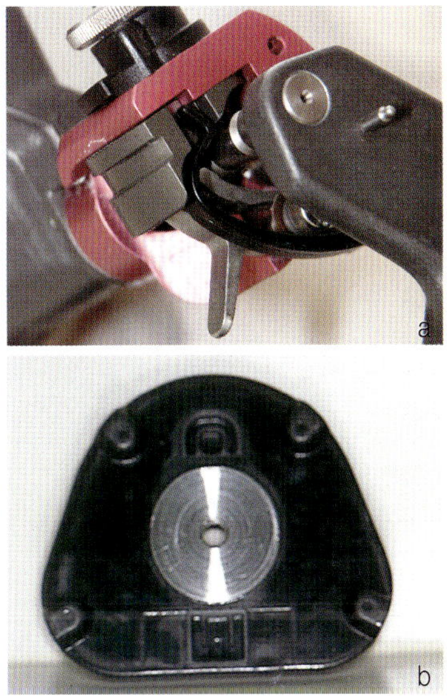

그림 2-12a, b. 교합기의 선택기준 중에 최우선되는 것은 확실한 centric latch와 공학 레벨에서 재장착 정밀도가 좋은 mounting ring의 존재이다.

3. 전방결정요소(anterior guidance) 변경의 유무에 따른 선택기준

구치부 이개교합을 부여하는 임상 증례의 경우 교합기는 환자의 고유한 하악운동의 많은 부분을 재현할 필요는 없으므로 전방결정요소(anterior guidance)의 상황을 보고 교합기를 선택해야 한다.

(1) 적절한 전방결정요소를 갖고 그대로 이용하는 증례

과로운동로를 조정할 필요가 없는 비조절성교합기(평균기교합기)를 사용해도 된다.

(2) 전방결정요소를 변경 · 결정하는 증례

반조절성교합기(작업측 · 비작업측 조정기능을 갖는다)를 사용하고 과로운동로와 조화를 이루는 anterior guidance를 교합기상에서 부여해 provisional restoration에 있어서 구치부 이개기능과 심미성을 구강내에서 확인하고 결정한다.

4. 정밀도에 의한 선택기준

치근막의 감각수용은 머리카락 1개(평균 30㎛)의 검지능력을 갖고 있으며 조기접촉이나 교두간섭은 이상한 근반사의 원인이 된다. 따라서 교합면의 정밀도는 30㎛가 요구되며 선택하는 교합기도 동등한 정도의 정밀도가 필요하다(그림 2-11).

악위의 기준은 centric이며, 정확한 교합면접촉을 달성하려면 centric latch와 mounting ring의 정확한 재현기구를 갖는 교합기의 선택이 가장 중요한 포인트이다(그림 2-12).

Protar evo MH 교합기(그림 2-13, 2-14)

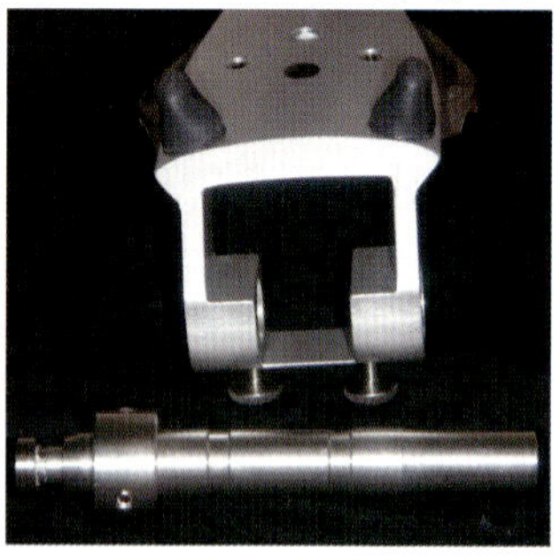

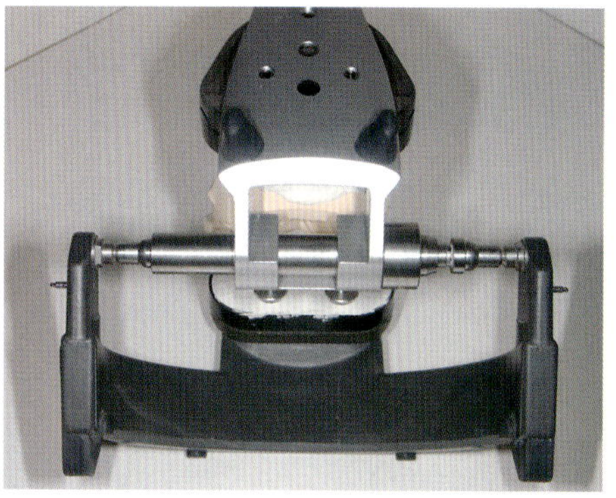

그림 2-13. 과두 부위에서 연결되어 있는 hinge pole을 풀어 상하궁을 완전히 free하게 할 수 있으며, hinge pole을 장착해 교합기는 hinge 운동만을 재현한다. 마운트된 모형은 다른 Protar 교합기와 동일한 위치관계로 재장착할 수 있다.

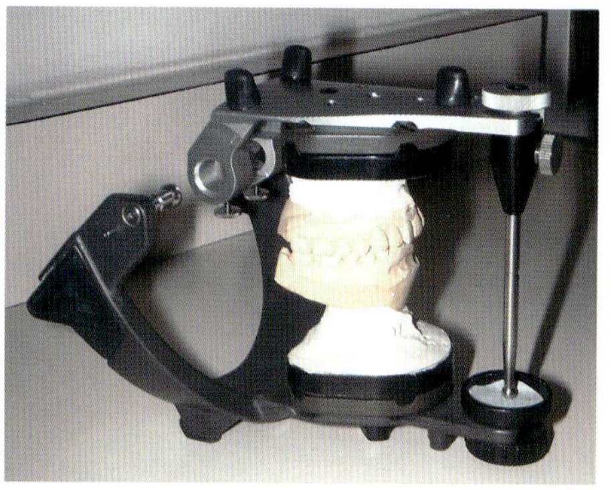

그림 2-14. Hinge pole을 철거하면 fossa box의 규제를 받지 않고 조기접촉을 검사할 수 있다. Hinge pole을 장착하면 접번운동만의 평선교합기가 되고, 보철물의 centric stop을 확립하는 데 유리하다. 임상형식 중에서 많은 가능성을 갖고 있다.

5. 진단목적에 따른 교합기의 선택기준

Centric의 검사 및 진단목적으로 개발된 교합기에 Proter evo MH가 있다. 하악위의 변화를 파악하거나 anterior coupling의 상태를 진단할 수 있으며, 치료 후 상태(이미지)를 술전에 현실적으로 재현할 수 있다(그림 2-13, 2-14).

모형의 교합기 장착

치열모형은 환자에게서 얻은 해부학적 및 형태학적 정보를 참고하면서 상악, 하악순으로 교합기에 장착된다. 교합기 장착의 순서는 다음과 같다.

1. 상악모형의 교합기 장착

(1) 교합평면판에 의한 장착

교합평면판을 사용하면 모형은 교합기의 상하 · 좌우 중앙에 위치하게 되며 camper plane과 평행하게 모형에 장착할 수 있어 무치악환자의 보철에 사용된다.

(2) Facebow transfer에 의한 장착

Facebow(악관절에 대한 상악의 위치관계를 기록하고 동일한 관계에서 교합기 개폐축에 상악모형을 설치하기 위한 기구)를 사용해 두개에 대한 상악치열의 위치관계를 계측하고 상악모형을 교합기에 장착하는 일련의 조작이 facebow transfer이다(그림 2-15).

Facebow의 후방기준점은 악관절에 대한 상악의 수평적 위치관계를, 전방기준점은 수직적 위치관계를 기록한다. 동시에 상악치열의 위치관계를 bite fork상에 기록함으로써 악관절과 동일한 위치관계에서 교합기의 개폐측에 상악모형을 설치할 수 있다(그림 2-16).

Facebow transfer의 분류

Facebow transfer는 기준점에 따라 세 가지로 분류할 수 있다.

① 전방기준점

i . Frankfort plane(그림 2-17)

전방기준점에 안와하연을 사용하고 두개를 수평으로 횡절개하는 해부학적 기준점이며 안이평면이라고도 불린다. 재현성이 있으므로 하악의 위치나 운동을 측정하는 수평기준면으로 사용된다.

ii . Camper plane(그림 2-18)

전방기준점에 비익하연을 사용하고 교합평면에 대해 평행하며 보철학적 평면이라 불린다. 무치악환자의 교합평면을 설정하는 데 사용한다.

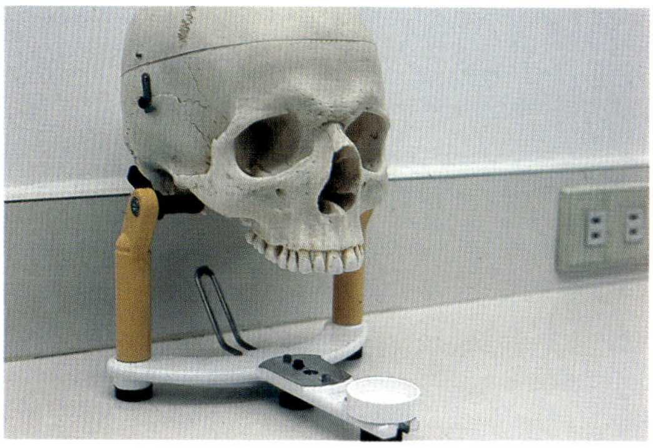

그림 2-15. 해부적 기준점(후방기준점 · 전방기준점)을 이용해 facebow transfer하면 교합기상에 환자의 상악치열을 두개와 동일한 위치관계로 장착할 수 있다.

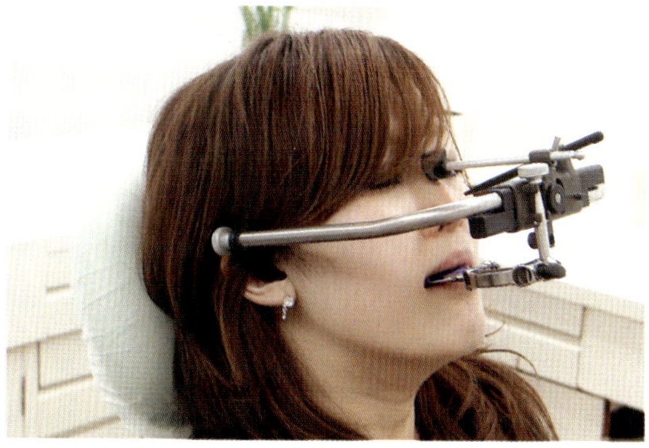

그림 2-16. Facebow transfer는 bite fork와 후방기준점을 기록하는 earpiece, 전방기준점을 기록하는 pointer로 구성된다. 후방기준점을 찾는 방법은 hinge bow와 simple bow로 구분되며, 전방기준점을 찾는 방법에는 Frankfort plane, Axis plane, Camper plane으로 나눌 수 있다.

전방기준점을 찾는 방법

그림 2-17. Frankfort plane. 임상에서 교합기 장착된 치열모형과 방사선 세팔로간에 호환성이 있으며, 해부학적으로 재현성이 높아 보철의, 교정의 및 구강외과의가 치료계획을 입안할 때 사용된다(참고문헌 2에서 인용).

그림 2-18. Camper plane. Frankfort plane보다 약 12° 앞으로 경사져 있으며, 비익하점과 외이도 하연을 연결하는 비청도선과 동일한 목적으로 사용된다. 무치악환자의 교합평면을 설정하는 데 이용된다(참고문헌 2에서 인용).

그림 2-19. Axis plane. Spee만곡은 중절치에서 제1소구치까지 수평적이며, 그 후 원심으로 갈수록 상방으로 경사진다. Frankfort plane보다 약 7.5° 앞으로 경사져 있으며 교합기상에서 교합평면은 더 수평적인 상태가 되어 보철조작이 용이하다(참고문헌 2에서 인용).

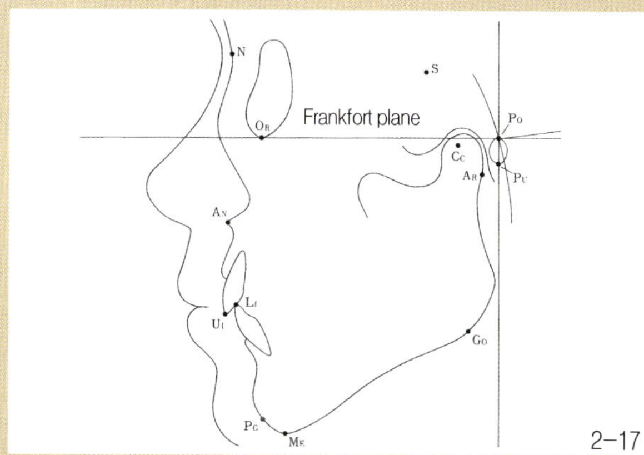

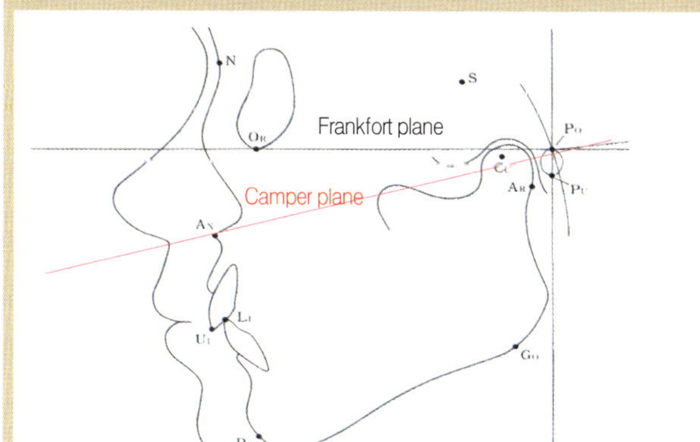

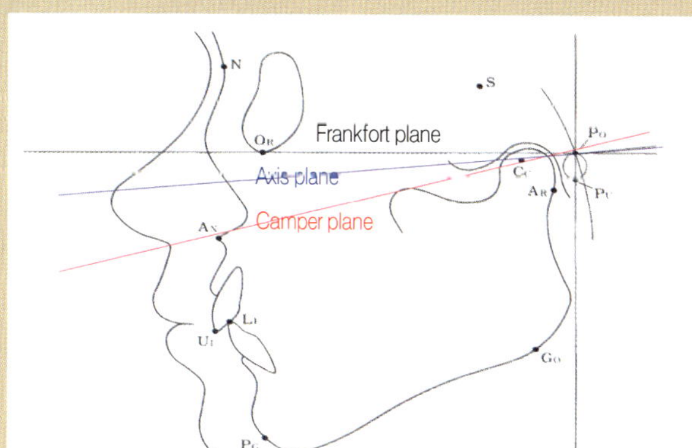

iii. Axis plane(그림 2-19)

Guichet에 의해 제안된 가상평면이며 전방기준점에 상악 우측 중절치 절연에서 안와방향 43mm의 가상점을 사용한다.

② 후방기준점

실측법과 목측법(평균치법)이 있다.

i. Hinge bow(실측법)

Terminal hinge axis를 구해 생체와 교합기의 개폐축을 정확하게 일치시키는 방법(그림 2-20, 2-21).

ii. Simple bow(목측법)

후방기준점의 위치 차이가 교합기 과로에 미치는 영향이 적고 임상적으로 무시할 수 있는 오차이다. 현재는 평균치

후방기준점을 찾는 방법 - 실측법

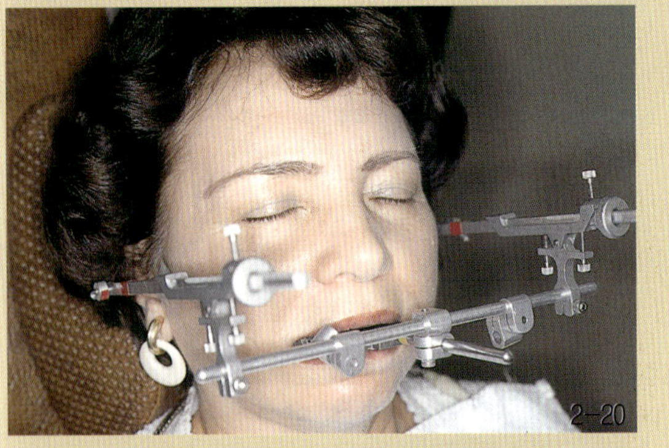

그림 2-20. Hinge axis locator를 사용해 시행착오를 거쳐 가면서 후방경계 개폐운동시 개폐축(terminal hinge axis)을 실측하고 후방기준점에 사용한다.

그림 2-21a, b. 실측된 후방기준점은 side arm의 stylus로 가리키고 reference pointer로 전방기준점을 가리켜 facebow transfer한다. 계측된 hinge bow는 transfer board로 상악모형을 장착하고 환자의 terminal hinge axis를 교합기의 개폐축과 일치시킨다.

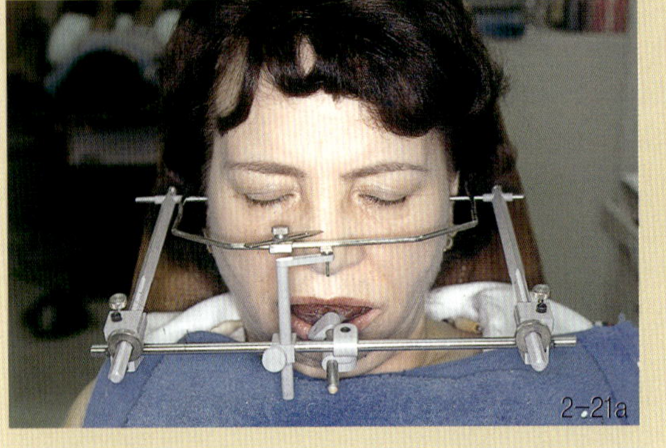

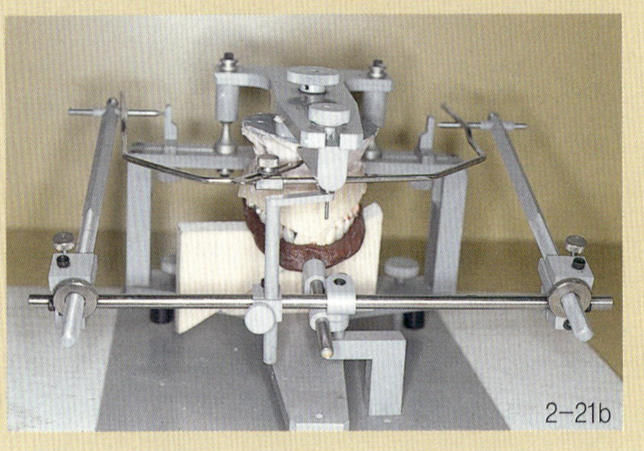

후방기준점을 찾는 방법 - 목측법

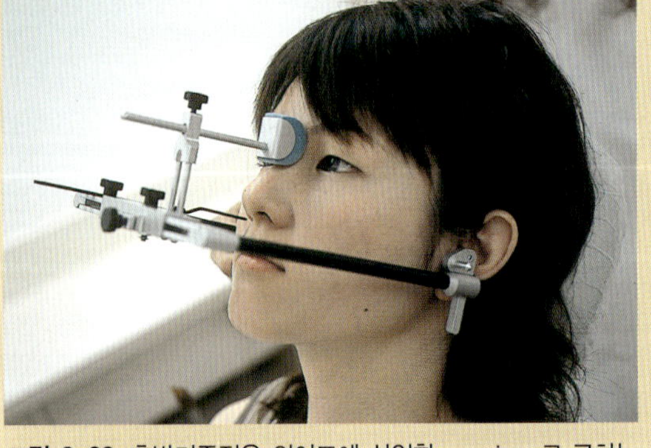

그림 2-22. 후방기준점은 외이도에 삽입한 earpiece로 구하는 경우가 많기 때문에 simple bow는 ear bow라고도 불린다.

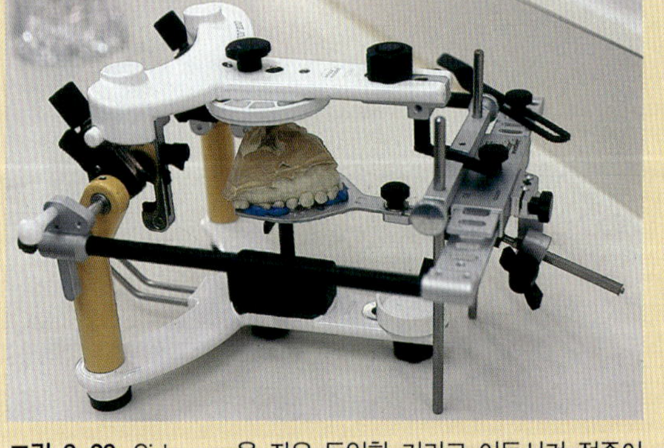

그림 2-23. Side arm을 좌우 동일한 거리로 이동시켜 정중이 틀어지지 않도록 주의하고 후방기준점을 교합기에 transfer해 orbital pointer로 전방기준점을 교합기에 transfer한다. 상악모형의 무게로 틀어지지 않도록 cast support로 bite fork을 지지한다.

(축안와평면상 외이도 상연에서 전방 13mm)를 사용하고 simple bow라 불린다(그림 2-22, 2-23).

③ 안면기준(그림 2-24, 2-25)

현재의 치과보철물에는 생리적으로 조화를 이루며 기능성과 함께 건강한 심미성이 요구된다. 그래서 facebow transfer할 때 환자의 양동공선을 교합기상에 재현하는 방법이 이용된다.

i. Functional mount를 응용한 경우(그림 2-26)

해부학적 후방기준점을 사용해 기능적인 교합면 작성을 목적하는 facebow transfer법을 functional mount라 부른다.

두 외이공과 동공선 높이의 차이를 수정하기 위해 동공선

안면기준을 찾는 방법

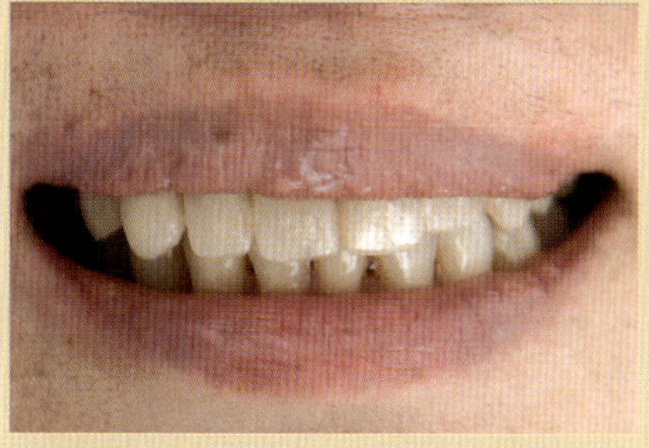

그림 2-24. 치료 중에 사용하고 있는 temporary는 치료 시야가 좁고 안모기준에서 크게 틀어져 있는 경우가 있어 환자의 치료 의욕을 떨어뜨리고 실망스러운 치료결과로 이어진다.

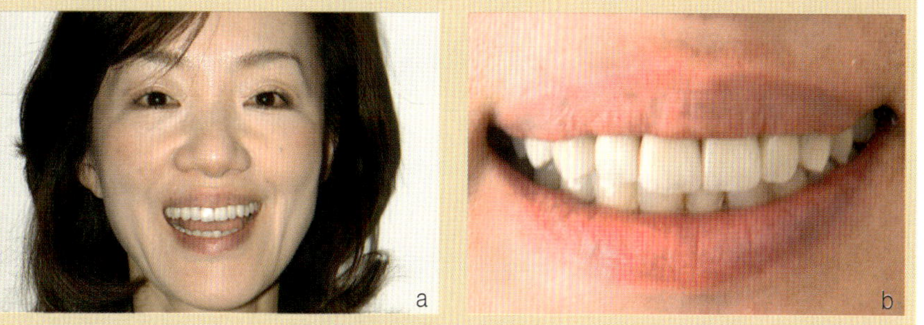

그림 2-25a, b. 안면기준(동공선 · 안모 정중)과 조화를 이루는 치아 및 치열 형태는 생리적 및 기능적인 보철물을 완성하는 데 중요하다.

Functional mount

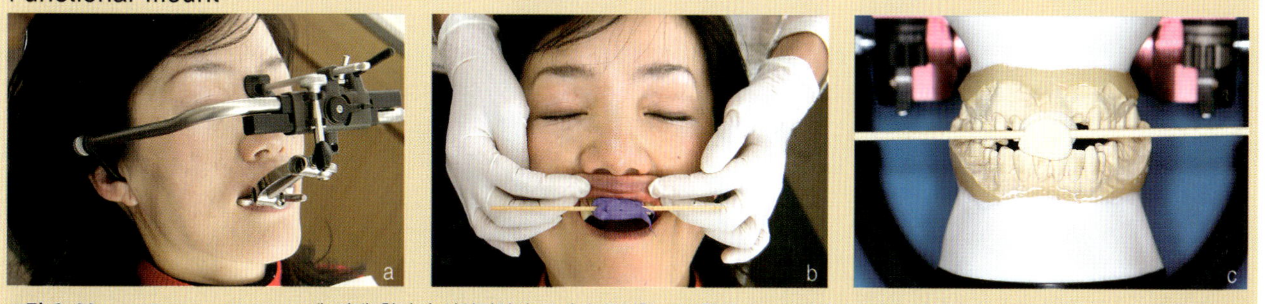

그림 2-26a~c. Functional mount에 의해 환자의 상악치열이 두개와 동일한 해부학적 위치관계에서 장착된 상악모형상에 환자의 동공선과 평행하게 설치한 나무 꼬챙이를 연결해 모형상에 동공선을 기록한다.

Esthetic mount

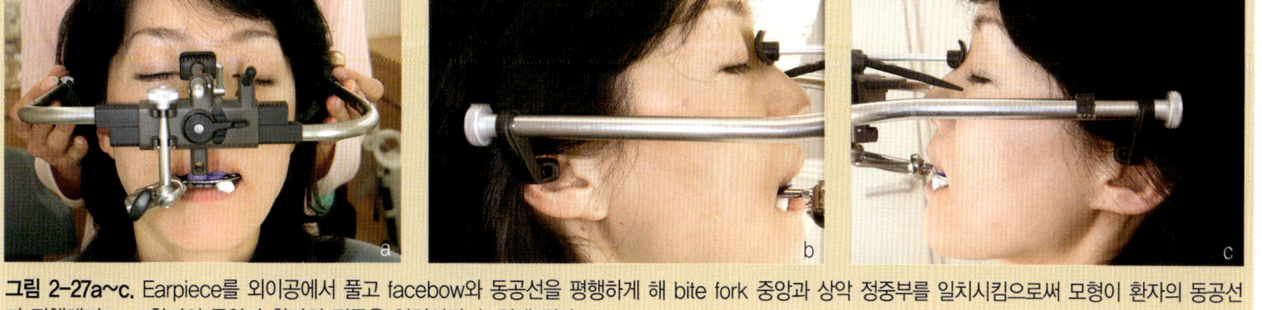

그림 2-27a~c. Earpiece를 외이공에서 풀고 facebow와 동공선을 평행하게 해 bite fork 중앙과 상악 정중부를 일치시킴으로써 모형이 환자의 동공선과 평행해지고, 교합기의 중앙과 환자의 정중을 일치시킬 수 있게 된다.

과 평행하게 나무막대를 끼워 수평기준선을 모형상에 기록한다.

ii. Esthetic mount(그림 2-27)

안면의 수평기준을 환자의 동공선에 구하고 교합기 상궁을 동공선과 평행하게 상악모형을 장착하기 위한 facebow transfer법

iii. 구순형태의 재현(그림 2-28~2-30)

심미적인 smile line을 부여하기 위해 환자의 고유한 구순형태의 재현을 목적하는 칼코 시스템

구순형태의 재현

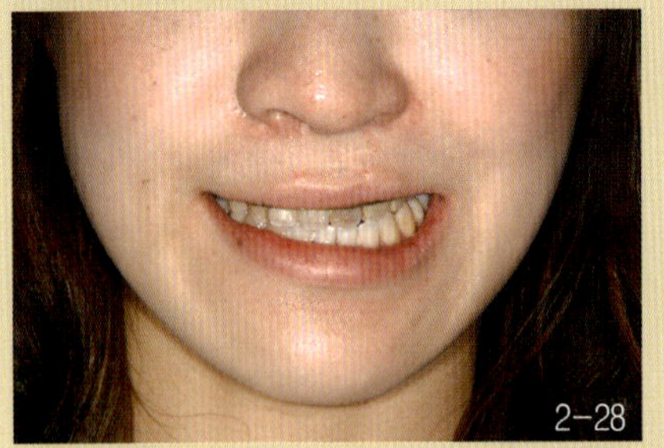

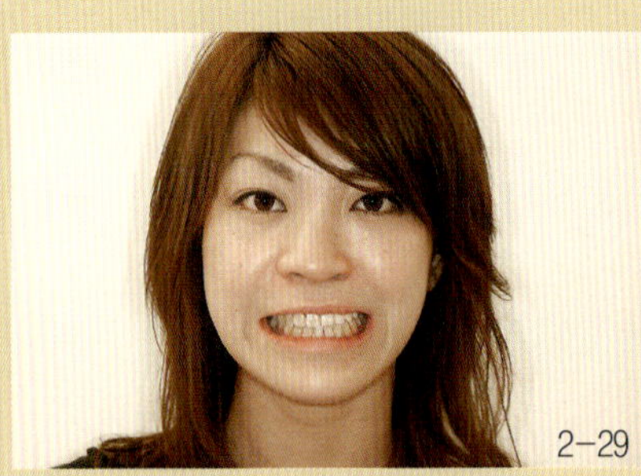

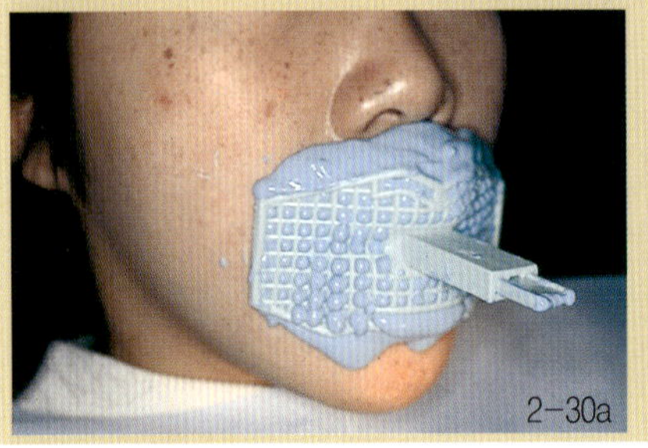

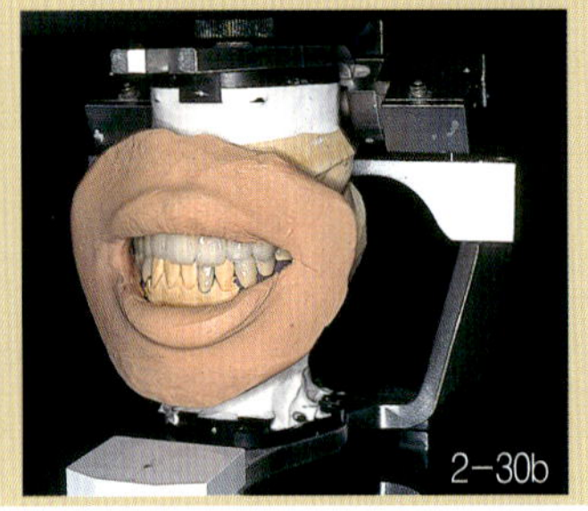

그림 2-28. 술전 안모. Facebow transfer된 치열모형만으로는 재현되지 않는 안면기준의 정보(정중 · 구순형태)를 전하는 것이 심미적인 보철물 제작에 필요하다.

그림 2-29. Provisional 장착시. 심미적인 보철물작성에는 보다 많은 안면정보가 필요하다. 신경근기구와 조화를 이루고 기능적이며 심미적인 보철물은 환자의 QOL에 크게 공헌한다.

그림 2-30a, b. 칼코시스템. 구순의 인상을 채득하고 교합기상에 형태를 재현하는 시스템. Smile line이 안모와 조화를 이루도록 하는 수단으로 사용된다. 현재는 구순재현에 사용하는 실리콘재가 공급되지 않아 다른 재료를 사용하고 있다.

중심위

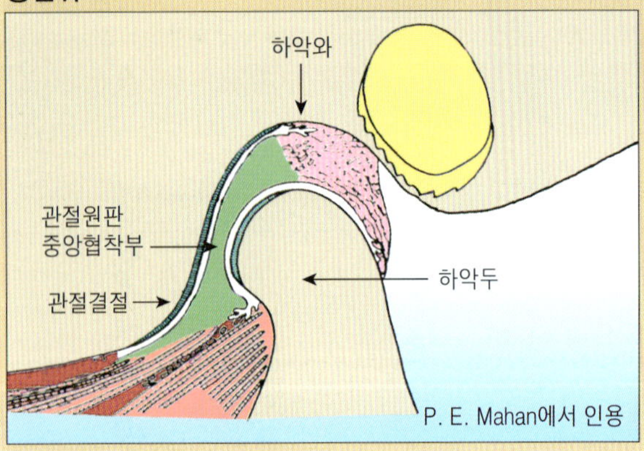

그림 2-31. 중심위는 '좌우 과두가 각각 하악와 내의 전상방부에서 관절결절의 전방사면에 대향하며, 관절원판의 가장 얇은 부분과 감합하는 상하악의 위치관계' 이다.

2. 하악모형의 장착

교합채득의 왜곡은 하악위의 왜곡으로 이어지며 그 후 모든 조작에 영향을 미친다. 따라서 교합채득의 의미를 이해하고 신중하게 진행할 필요가 있다.

(1) 교합채득에 사용하는 하악위

교합채득에 이용되는 하악위에는 치아위인 교두감합위와 과두위인 중심위가 있다.

① 교두감합위

교두감합위란 상하악에 상대하는 교두와 사면이 최대면적에서 접촉하고 교두가 긴밀하게 감합해 안정된 교합위이며, 건전 치열자는 상당히 안정적이며, 상하 치아의 감합관계에 의해 위치가 결정된다. 그러나 부정교합에 의한 치아, 치열의 위치이상 등 치아의 환경변화로 인해 안정을 보이던 교두감합위도 편위되고 악관절의 병적 및 기질적 변화, 저작시 종말위의 수직적 및 수평적 변위를 초래한다.

② 중심위(그림 2-31)

중심위란 하악두와 하악와(골 대 골)의 위치관계에서 잔존치 상태에 영향을 미치지 않는 하악위이며, 보철치료나 교합진단의 기준위로서 이용된다. 중심위와 교두감합위가 일치하지 않는 교합상태를 중심교합위라 부르며 교합재구성의 교합위로써 이용된다.

(2) 교합채득의 실제

① 교두감합위의 교합채득(치아위)(그림 2-32)

상하악 치아가 최대면적으로 감합하는 치아위이다. 그 위치는 안정적이며 재현성이 뛰어나므로 정확하게 채득할 수 있다.

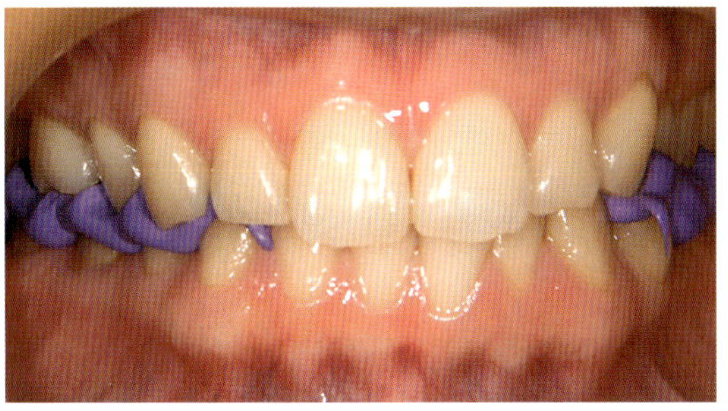

그림 2-32. 교두감합위의 교합채득은 치아의 감합상태를 확실하게 채득하며 mushbite라 부른다. 재현성이 풍부하며 안정적인 하악위 기록이지만 1회에 승부를 거는 채득법이므로 채득전 치열상에 표시를 해 확실하게 감합되었는지 확인한다.

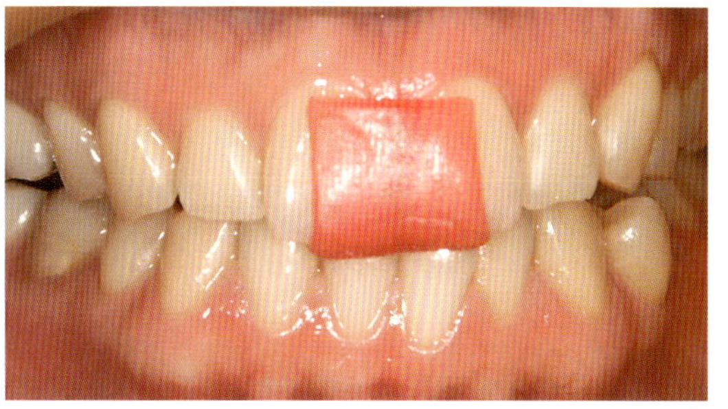

그림 2-33. 중심위의 교합채득. 중심위는 과두위(골 대 골의 위치관계)이며 치아가 접촉해서는 안 된다. 전치부 치아와 아슬아슬하게 접촉하지 않을 정도의 두께의 파라핀 왁스 anterior jig를 장착해 압흔을 남기고 하악 절치가 동일한 위치로 되돌아오는지 확인한다.

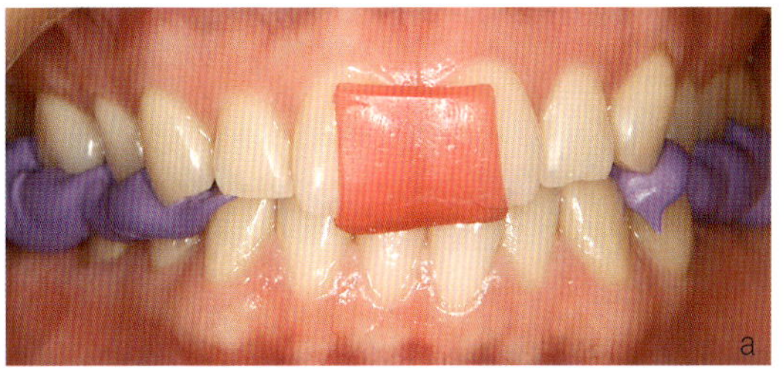

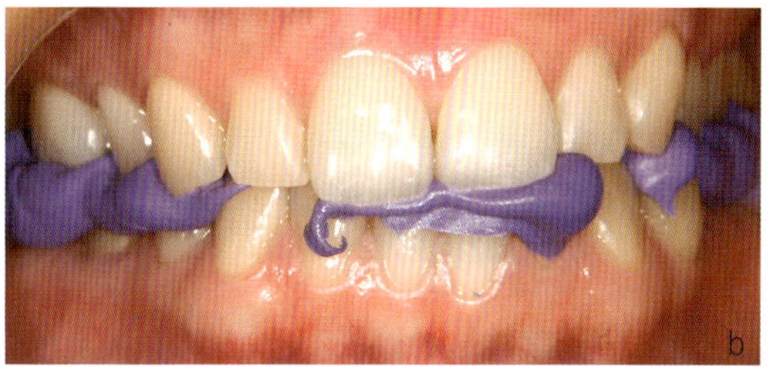

그림 2-34a, b. 중심위의 교합채득. 구치부에 치아접촉이 없는지를 확인하고 구치부 공간에 바이트재를 넣어 교합채득한다. 그 후 anterior jig를 제거해 전치부 교합을 채득한다.

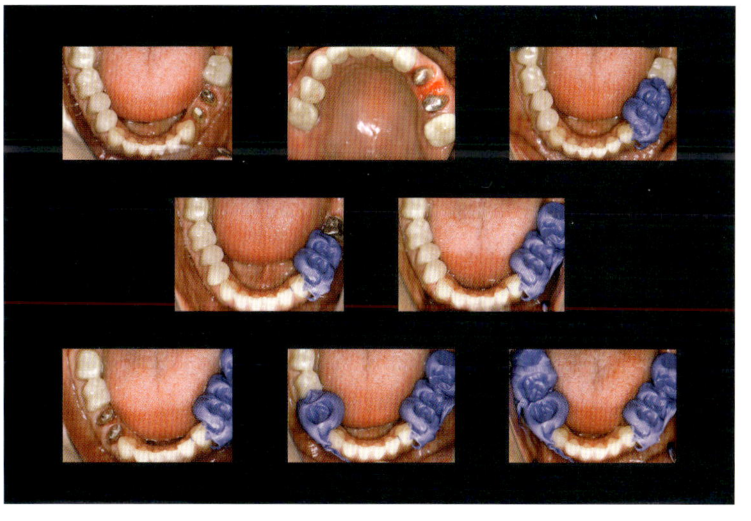

그림 2-35. Provisional restoration을 사용해 교합채득 한다. 편측 구치 중간부위의 provisional을 철거해 그 부위부터 교합을 채득하고 점점 범위를 확대해 치아위로서 교합을 채득할 수 있다.

② 중심위의 교합채득(과두위)(그림 2-33, 2-34)

하악두와 하악와(두개 대 하악골)의 3차원적인 위치관계이며 악관절부의 인대 및 근육에 의해 위치가 결정된다. 따라서 악관절부의 주변 환경, 두위 및 술자의 잘못된 유도법 등에 의해 편이(偏移)된다. 중심위의 교합채득시 일단 치아가 접촉하면 치근막 감각수용기에 의한 근반사로 인해 교두감합위로 편이된다.

③ Provisional restoration을 이용한 교합채득(그림 2-35)

Provisional restoration을 사용해 중심위(중심교합위)를 채득하기 쉬운 치아위(교두감합위)에서 교합을 채득할 수 있다.

(3) 비이트재의 필요조건과 채득시 주의사항 (그림 2-36~2-38)

구강 내에 들어가는 바이트재는 악위에 영향을 미치는 않는 소재의 제품을 사용한다. 환자의 머리 위치에 주의하고 술자가 유도하지 않는 교합위를 채득한다.

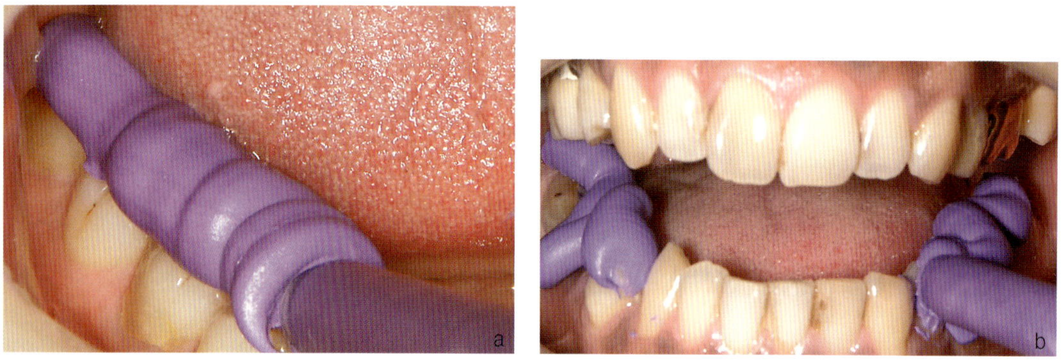

그림 2-36a, b. 바이트재의 사용법과 선택. 편측 바이트만 필요하더라도 바이트재는 반드시 좌우 구강 내에 넣어 반사적인 편측 교합이 되지 않도록 주의한다. 바이트재는 자극이 있거나 너무 단단해서는 안 되며, 치근막반사 감각수용기에 의한 이상한 반응이 발생하지 않는 제품을 선택한다. 임상에서는 즉효성(即效性)이 있는 부가중합 실리콘 바이트재가 편리하다.

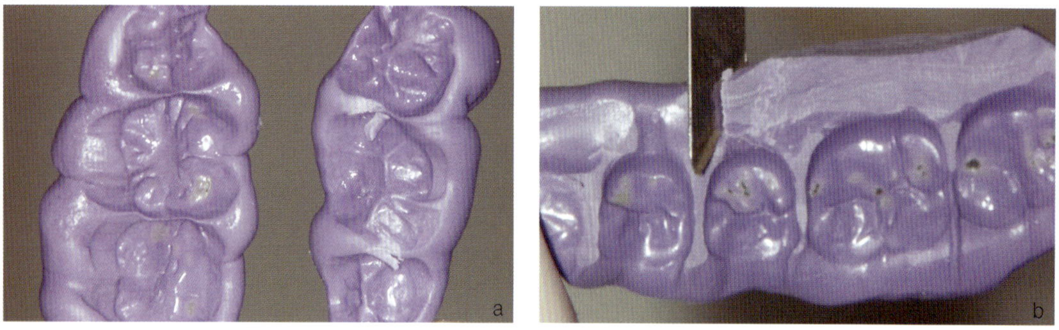

그림 2-37a, b, 바이트재의 트리밍. 교두감합위의 기록(mushbite)은 치아위이며 occlusal stop이 빠진다. 중심위의 기록은 과두위(골 대 골의 위치관계)이며 바이트재가 치아접촉에 의해 빠져서는 안 된다. Bite record의 연조직부, 인접면 및 소와열구 부위를 트리밍하고 석고모형에 정확하게 적합시킨다.

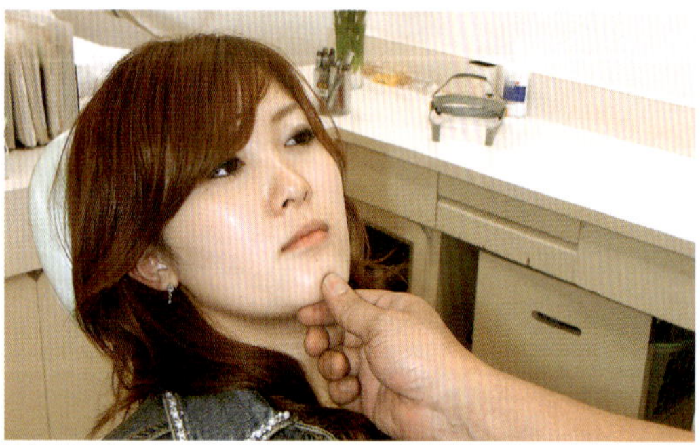

그림 2-38. 교합채득시 자세. 술자는 환자 정면에서 대면하는 악위를 강제적으로 유도하는 것이 아니라 가볍게 이부를 잡고 부드러운 언어로 몇 차례 연습시켜 환자가 정확하게 폐구할 수 있도록 한 후 채득한다. 환자의 두위는 치료의자의 등과 head rest를 20~30° 경사시켜 악위가 자세로 인해 영향을 받지 않도록 주의한다. 교합채득시 변위는 그 후 모든 조작을 무효로 만든다. 채득기록에 자신이 없다면 다시 채득하는 용기와 노력이 필요하며 납득할 수 있는 기록을 채득한다.

결론

환자의 정보를 교합기상에 정확하게 재현하는 데서 교합검사나 보철치료는 시작된다. 교합기는 단순히 보철물 작성을 위해 존재하는 것은 아니다. 구강내 검사로는 볼 수 없는 정보를 얻을 수 있으며, 치과의사와 치과기공사 입장에서 중요한 communication의 수단이 된다. 치과의사와 치과기공사간의 지식 공유와 정확한 조작을 통해 금속 덩어리인 교합기에 혼이 들어간다. 교합기에 휘둘리는 것이 아니라 적절하게 사용하는 것이 개발에 기여한 많은 선배들의 노력과 성과에 보답하는 일이라 필자는 생각한다.

앞으로 많은 분들의 치과인생에 교합기가 보다 중요한 도구가 되기를 바란다.

참고문헌

1. 井出吉信，小出馨．チェアサイドで行う顎機能診査のための基本機能解剖．東京：医歯薬出版，2004.
2. 保母須弥也ら．新編咬合学事典．東京：クインテッセンス出版，1998.
3. 田中久敏．咬合器・200年その歴史と進歩の足跡．東京：松風，2003.
4. 山﨑長郎．コンベンショナルレストレーション．東京：医歯薬出版，2004.
5. McNeill，C．顎関節機能障害治療．東京：クインテッセンス出版，2002.
6. 近藤弘．検査・診断・治療計画にもとづく基本総義歯治療．東京：医歯薬出版，2003.
7. 山﨑長郎．臨床咬合補綴治療の理論と実践．東京：クインテッセンス出版，2003.
8. 石橋成六．臨床生理咬合と TMJ 機能障害．東京：書林，1979.
9. 荒井良明，河野正司．ガイドの歯種の変化が側方位クレンチング時の顆頭に及ぼす影響．補綴誌 1997；41：468 - 480.
10. 保母須弥也，一田英二，Lily T. Garcia．オッセオインテグレーテッドインプラントとその咬合．東京：クインテッセンス出版，1988.
11. Refenach, C., Lee, R. Fundamentals of Esthetics. Quintessence. USA 1990.
12. 田中良種．パントグラフサーベイの臨床的応用の一考察．顎咬合誌 1979；1：19 - 30.
13. 西克師，水野亮，井上匡，加藤一誠，林豊彦，石岡靖．顆頭運動の解析点としての全運動軸点の信頼性，下顎運動機能と EMG 論文集，第 5 輯：49 - 54，1987 - 09.
14. McHORRIS, WH. Occlusion with particular emphasis on the functional and parafunctional role of anterior teeth. Part I., J. clin. Orthodont. 1979；13，606 - 620.

교합채득과 check bite

夏見치과의원
夏見良宏

제3장

서론

치과치료에서 보철물을 제작하고 장착하는 작업은 구강 내에서 상실된 자연치의 기능을 회복시키는 데 그 목적이 있다. 환자 입장에서 '치아를 넣는다'는 것은 상실된 자신의 치아의 기능을 재현시켜 줄 것이라 생각하게 되므로 이 점을 충분히 이해하지 않으면 안 된다.

치아의 주요 기능은 저작, 발음 및 연하 등이며, 그중에서 가장 중요한 기능이 생명유지를 위한 음식의 섭취 및 저작이다. 음식을 저작할 때 상하악의 치아가 대합하고 그 운동이 원활하게 진행되지 않으면 저작은 충분히 이루어지지 않는다. 즉, 보철물의 제작 및 장착은 인레이나 크라운에서 의치에 이르기까지 얼마나 잘 저작할 수 있느냐가 가장 중요하다.

아무리 훌륭한 보철물이라도 구강 내에서 기능하지 않으면 단순한 공작물에 불과하며 나아가 교합을 붕괴시키는 이물질에 지나지 않는다.

교합채득이란

교합채득이란 '중심교합위를 어느 하악위로 구성하느냐를 3차원적으로 결정하는 작업이다'.[1] 그러나 일상임상에서 일련의 보철물 제작공정을 거쳐 교합을 채득하고 제작된 보철물의 완성도는 단적으로 말하면 잘 씹을 수 있느냐, 없느냐에 달려 있다. 악관절, 근, 치열, 중추 및 치주 등의 모든 악구강계에 있어서 기능적인 조화가 달성되지 않는다면 결코 '잘 씹을 수 없게 된다'.

즉 교합채득이란 상악치열에 대해 하악치열이 중심교합위에서 교합하는 하악위를 3차원적(상하, 좌우, 전후)으로 결정하는 작업[1]이며, 그 작업으로 얻은 하악위는 악관절, 저작근, 중추신경, 치주 및 치열 등과 조화를 이루며 자연스럽게 저작할 수 있는 위치에 있게 된다. 즉 교합채득이란 잘 씹을 수 있는 위치를 찾아 결정하는 작업이 된다.

교합채득법의 선택

교합채득법의 선택에는 교합이 안정되었는지, 그렇지 않은지를 진단하는 것이 가장 중요하다.

여기에서는 세 가지 교합채득법에 대해 소개하겠다.

1. 교합이 안정된 증례
   교두감합위(중심교합위)에서의 교합채득→mushbite
2. 교합이 불안정한 증례
   중심위에서의 교합채득→centric bite
3. Vertical stop이 상실되어 교합이 불안정한 증례
   교합고경이 결정된 후 중심위에서 교합채득

1. 교합이 안정된 증례의 교합채득법

Mushbite(그림 3-1, 3-2)

Mushbite란 교두감합위(중심교합위)에서 상하악 관계를 기록하는 방법이다. Mushbite법으로 교합을 채득하면 상하악 치아의 위치관계만이 재현되며 악위는 기록할 수 없다.[2]

임상적으로 수직적 및 수평적 악위가 안정되고 그 상태에서 자연스럽게 잘 저작할 수 있는 경우는 악위(교두감합위)를 변경하지 않고 현재의 치아접촉관계를 재현하는 교합채득법으로 mushbite법(그림 3-3~3-5)을 선택하는 것이 좋다.

Mushbite법

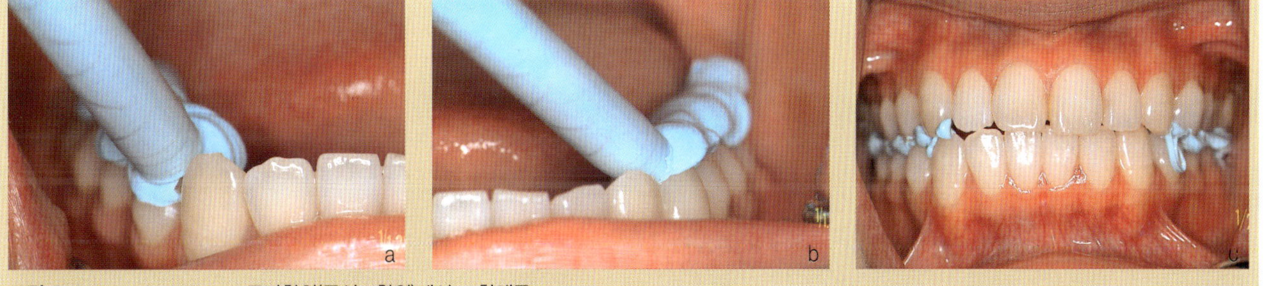

그림 3-1a~c. Mushbite. 교두감합위(중심교합위)에서 교합채득.

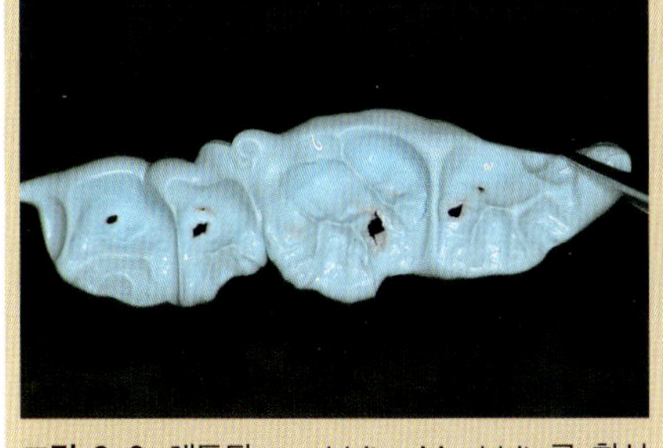

그림 3-2. 채득된 mushbite. Mushbite를 확실하게 교합시키기 위해 바이트재가 철거된 상태에서 채득된다. 교합시 저항성이 없고 흐름성이 좋다, 경화 후 단단하며 변형이 없는 재료가 바람직하다. 보통 ZOE paste(Super bite 등) 부가중합형 실리콘바이트재를 사용한다.

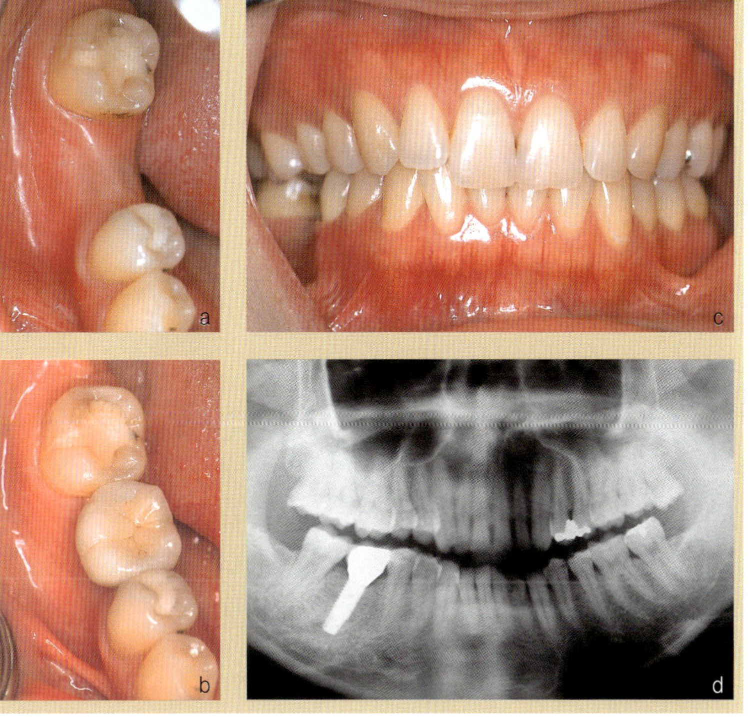

그림 3-3a~d. 6|에 대해 교두감합위(중심교합위)에서 교합을 채득해 제작한 임플란트 보철.

Mushbite법

그림 3-4a~d. 6 5|의 임플란트 보철. 악위가 안정된 경우 그 악위에 변화를 주지 않는 보철처치가 필요하다.

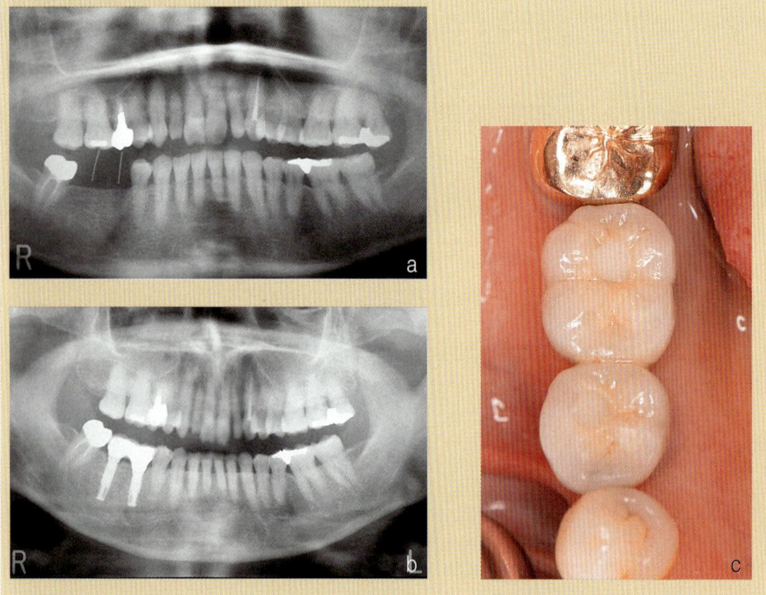

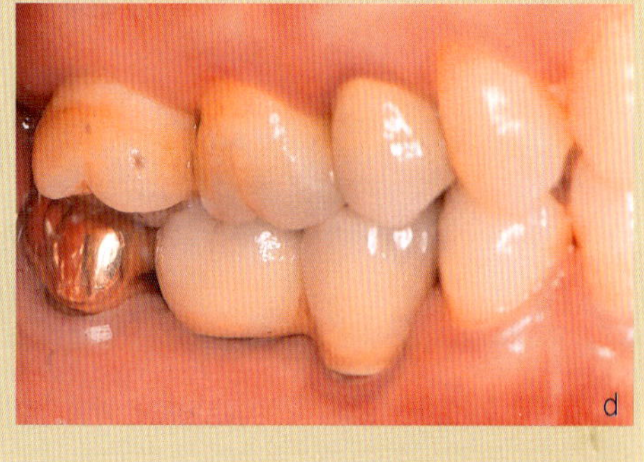

그림 3-5a~d. 하악 좌측 대구치부의 임플란트 보철. Provisional restoration으로 악위가 안정되었는지 확인하고 교두감합위(중심교합위)에서 mushbite로 교합을 채득한다.

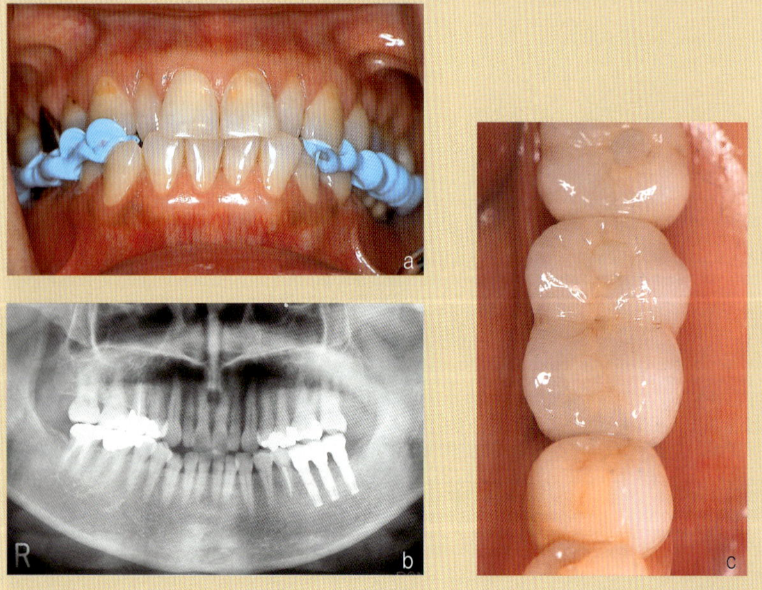

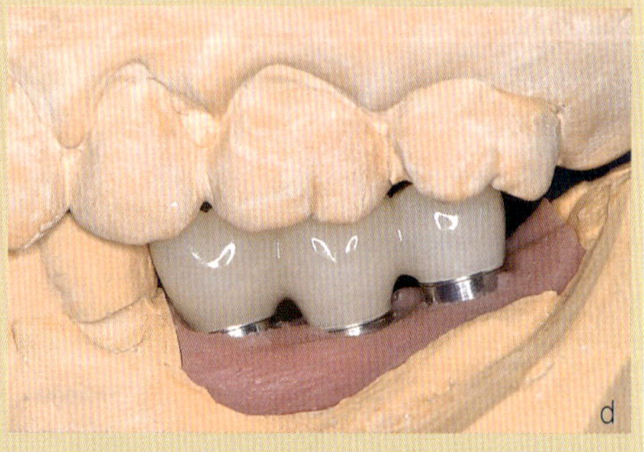

2. 교합이 불안정한 증례의 교합채득법

Centric bite(그림 3-6)

Centric bite는 중심위(과두안정위)에서 상하악관계를 기록하는 방법이며, 살짝 개구시켜 상하악치아가 접촉하지 않은 상태에서 채득된다. Centric bite는 근육이 긴장되어 그 위치가 변위하기 쉽고 1회 채득으로는 그 정확성에 의문이 남는다. 따라서 여러 차례(보통 3회) 채득해 정밀도를 확인한다. 채득한 Centric bite의 정밀도를 확인하는 방법에는 splint cast technique(그림 3-7, 3-8)이 있으며 유효하다.

'중심위란 좌우 과두가 각각 하악와 내의 전상방에 있어서 관절결절의 경사부와 대향하며 관절원판의 가장 얇은 구혈적(驅血的)인 부분과 감합하는 상하 위치관계'[1](그림 3-9, 3-10)라고 정의되고 있다. 이 중심위의 재현방법으로는 임상적으로 일찍이 하악두를 하악와 내의 최후퇴위에 위치시키는 '이 유도법'(그림 3-11c)이 지지를 잃게 되면서 최전상방에 위치시키는 'three finger법', 'bilateral법(돈슨 테크닉)'(그림 3-11a, b) 등의 하악 유도법, 근의 자연스러운 수축에 위임되어 술자가 유도하지 않고 폐구시키는 '안가이드법'이나 'anterior jig', 'lip gauge법'(그림 3-12a,

Centric bite(그림 3-6)

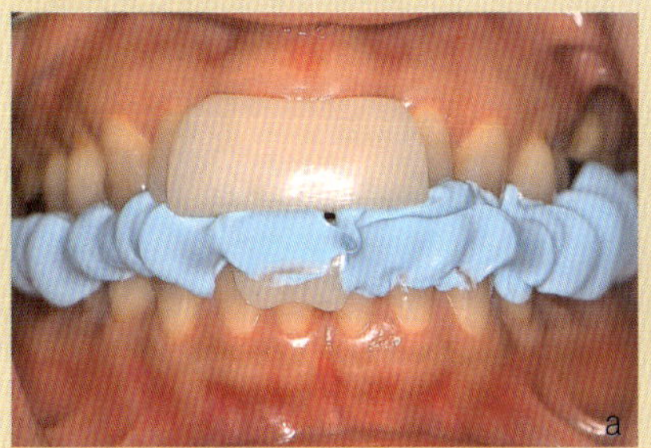

그림 3-6a. Anterior jig를 사용한 centric bite.

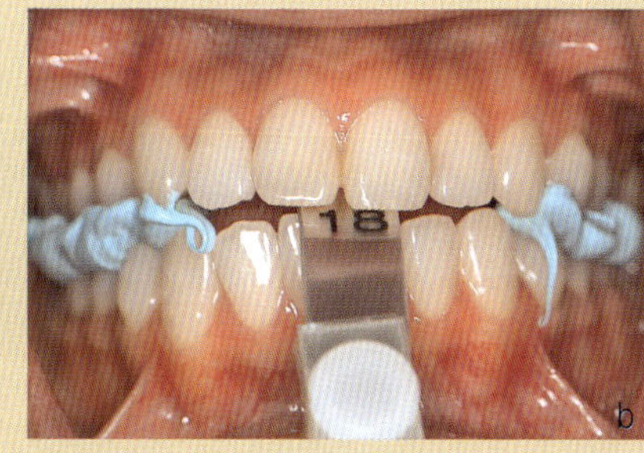

그림 3-6b. Lip gauge를 사용한 centric bite.

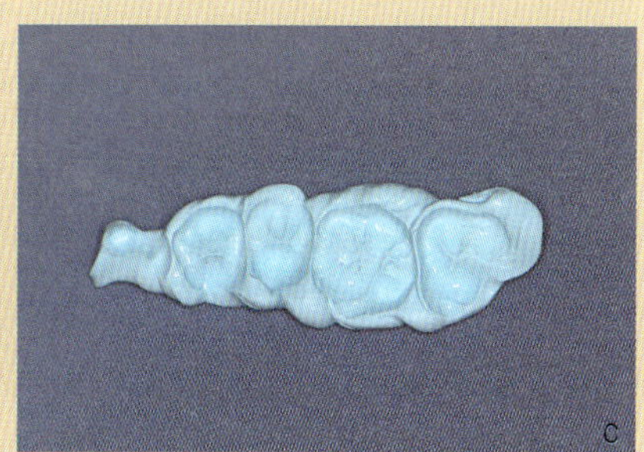

그림 3-6c. 채득된 centric bite. 상하악 치아의 접촉이 없는지 확인한다.

Splint cast technique(그림 3-7, 3-8)

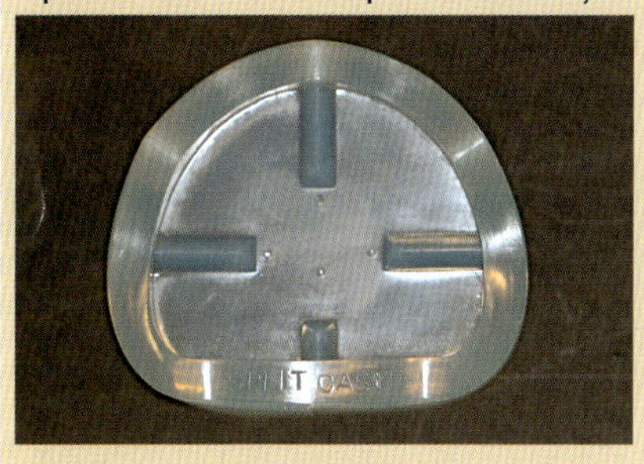

그림 3-7a. 기성 splint cast former.

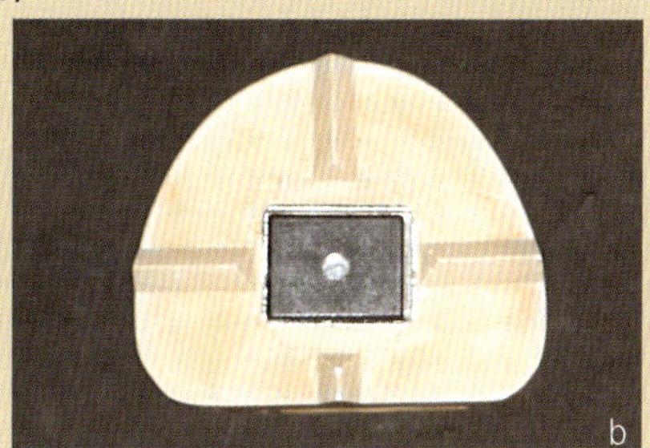

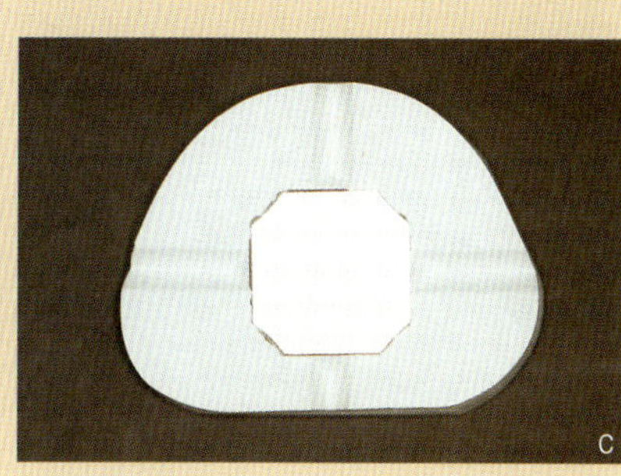

그림 3-7b, c. 볼록한 형태, 오목한 형태의 기저면.

Splint cast technique

교합기상에 설치한 치열모형의 centric의 정밀도를 확인하는 방법. 치열모형의 기저부에 V자형 notch를 새기고 mounting ring의 홈과 맞추어 마운트하는 방법. 이 방법을 이용하면 centric bite 채득시 오차, 석고모형 제작시 오차 및 교합기 설치시 오차를 ±1/80mm의 정밀도에서 확인할 수 있다고 한다.

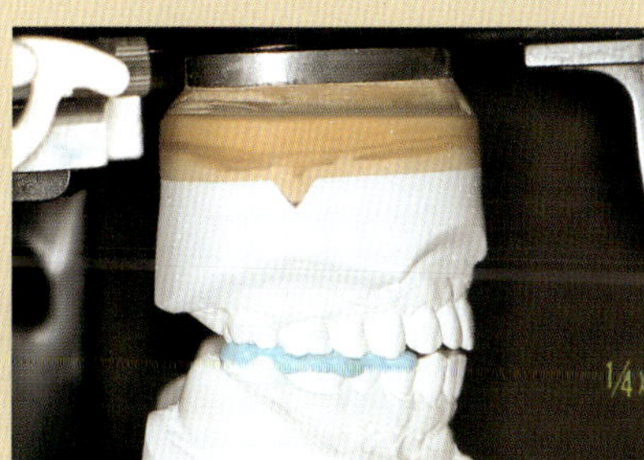

그림 3-8a. 중심위에서 마운트되어 있는 상태.

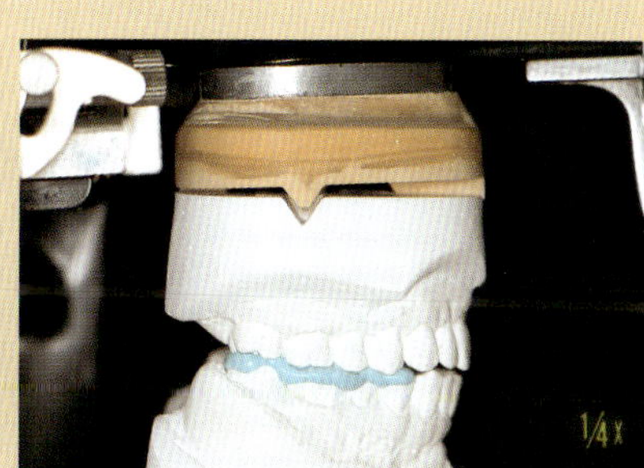

그림 3-8b. Centric bite는 보통 3회 채득하고 splint cast technique으로 동일한 위치에서 바이트가 채득되어 있는지 확인한다.

중심위(그림 3-9, 3-10)

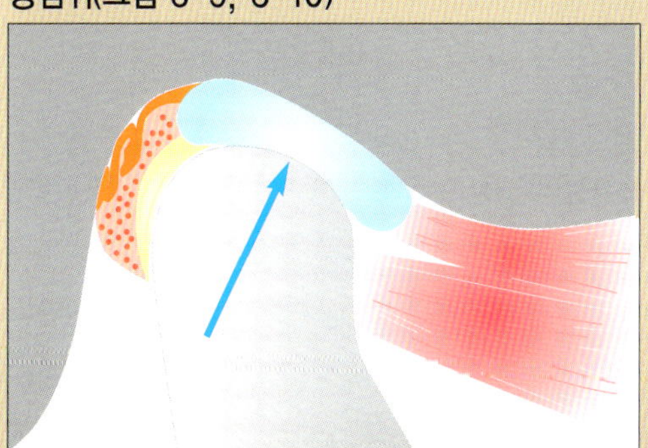

그림 3-9. 중심위(과두안정위). 하악두가 악관절의 최전상방에 위치하며 관절원판이 거의 변형되지 않고 측두골과 하악두 사이에 존재해 가장 넓은 범위로 힘을 분산시킬 수 있는 위치(참고문헌 1에서 인용).

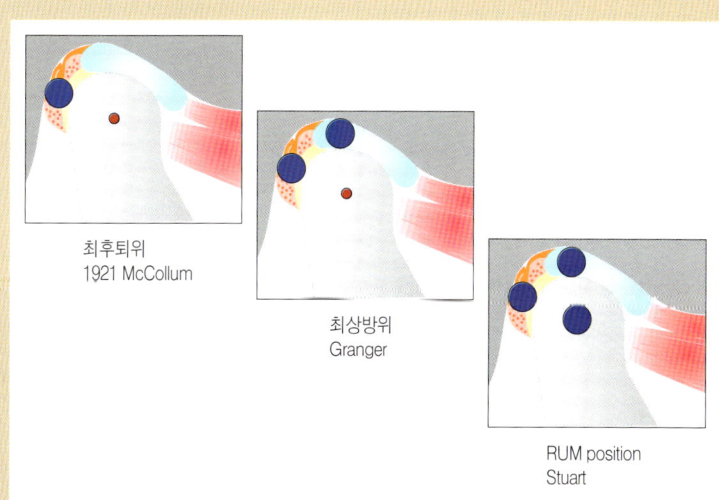

그림 3-10. Centric 이론의 변천(참고문헌 1에서 인용).

하악 유도법(그림 3-11)

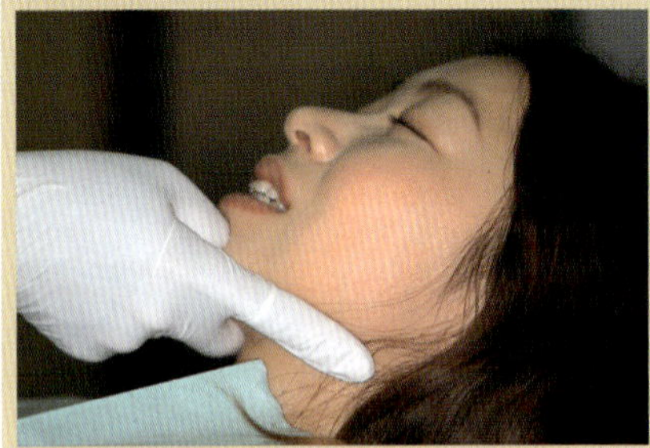

그림 3-11a. Three finger법.

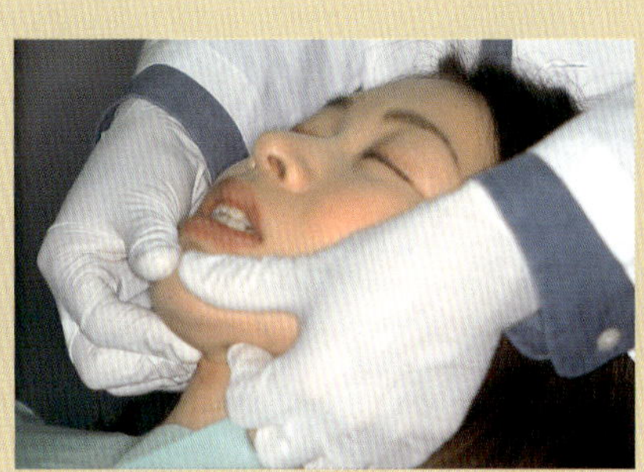

그림 3-11b. Bilateral법(돈슨 테크닉).

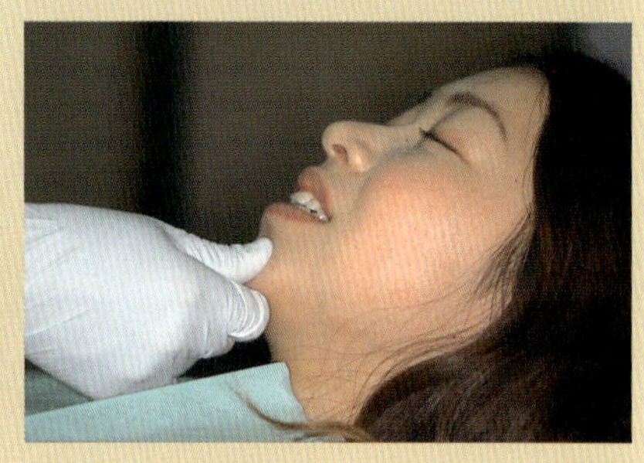

그림 3-11c. 이 유도법.

Lip gauge법(그림 3-12)

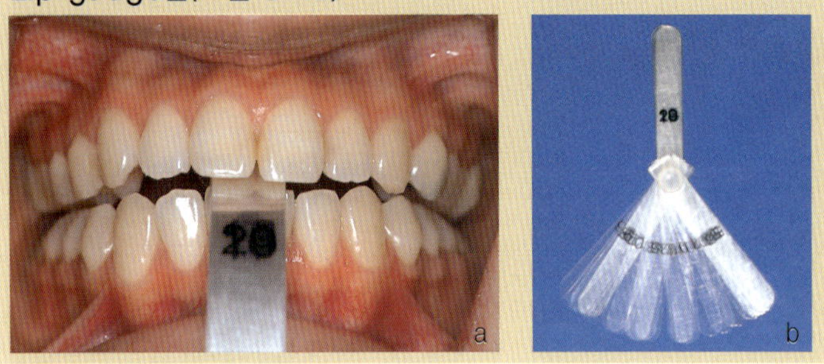

그림 3-12a, b. 여러 장의 시트를 상하악 전치간에 끼우고 상하악 치아가 살짝 벌어진 상태에서 폐구시켜 일시적으로 신경근기구를 블록한 상태에서 centric bite를 채득할 수 있다.

b)이 이용되고 있다.

3. Vertical stop이 상실되어 교합이 불안정한 증례의 교합채득

교합이 불안정한 증례는 우선 교합고경을 결정한 후 중심위를 결정해야 한다(그림 3-13a~f).

교합고경, 수직악간거리(Vertical Dimension)의 결정방법에는 목측법, 방사선 세팔로그램법, 바이미터법, MKG 하악 키네지오그래프, EMG근전도 및 provisional restoration을 이용한 방법이 있다.

(1) 교합고경의 결정

교합고경의 결정방법에는 오래 전부터 교합고경=하악안정위-안정공간양(평균 2mm)이 결정기준으로 이용되어 왔는데, 하악안정위는 자세에 커다란 영향을 받고 안정공간양도 개인차가 크기 때문에 일찍이 교합고경=하악안정위-안정공간양은 2~3mm의 차이를 보인다. 그래서 최근에는 교합고경=구순을 기준으로 구한 고경-안정공간양[1](그림 3-14)이 폭넓게 이용되고 있는데, 역시 임상에서는 한 가지 방법으로 결정하는 것이 아니라 이들 방법을 참고로 provisional restoration이나 treatment denture(그림 3-15-1~2)를 제작해 시행착오를 거치면서 정밀도 높은 위치를 결정하는 것이 좋다고 생각한다.

(2) 중심위의 결정

교합고경을 결정한 후 중심위를 결정한다. 그 방법에 대해서는 전술했는데 이번에는 총의치나 국소의치, 다수치 임플란트 증례에 많이 이용되는 gothic arch 묘기법에 대해 소개하겠다.

Gothic arch 묘기법

Gothic arch 묘기법은 적절한 수평적 악위, 즉 중심위를 구하는 방법으로 매우 유효하다(그림 3-16). Gothic arch 묘기법은 묘기바늘과 묘기판으로 구성되며 우선 적절한 교합고경을 결정한 후 하악치열 중앙에 묘기바늘을 설정하고 상악 교합평면에 대해 수평으로 묘기판을 설치한다. 그 후 전방운동, 측방운동, 개폐운동 및 tapping 운동을 통해 gothic arch가 묘기되고 중심위가 기록된다.

Gothic arch 묘기법에는 무치악이나 다수치결손증례에 사용하는 Gothic arch 묘기장치(그림 3-17-1~2)와 유치악에 사용하는 anterior jig(그림 3-18, 3-19)가 있다.

교합이 불안정한 증례의 교합채득법

[교합이 불안정한 증례(그림 3-13)]

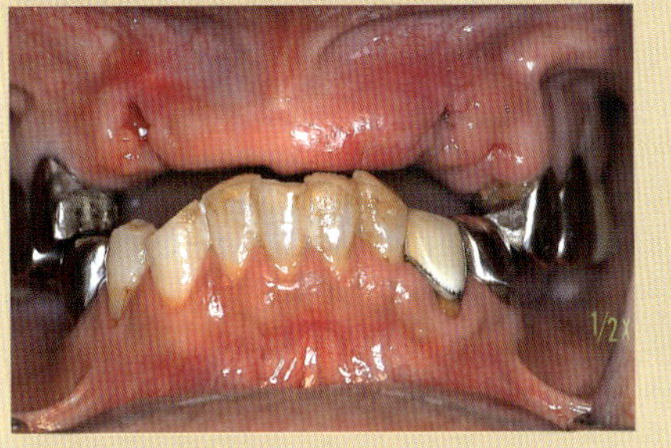

그림 3-13a. 편위교합 증례.

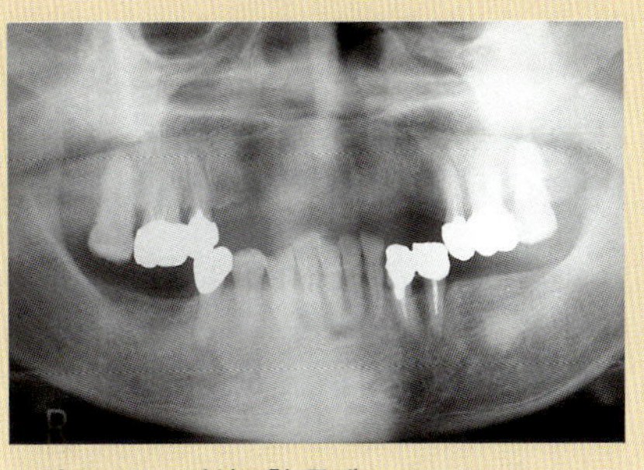

그림 3-13b. 편위교합 증례.

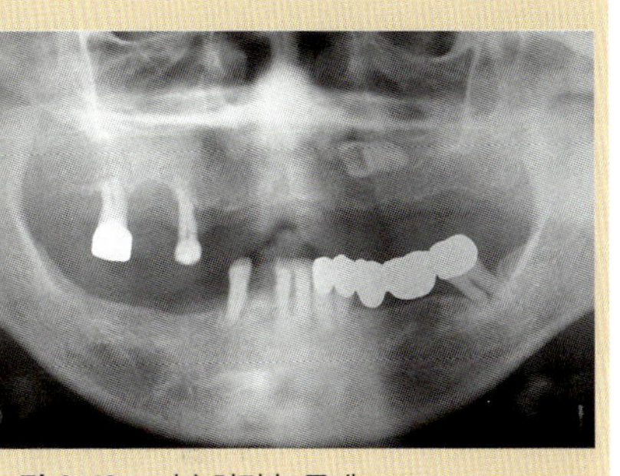

그림 3-13c. 다수치결손 증례.

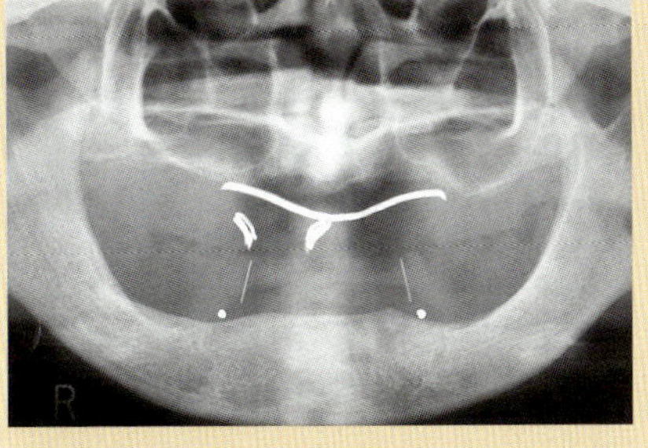

그림 3-13d. 교합붕괴 증례.

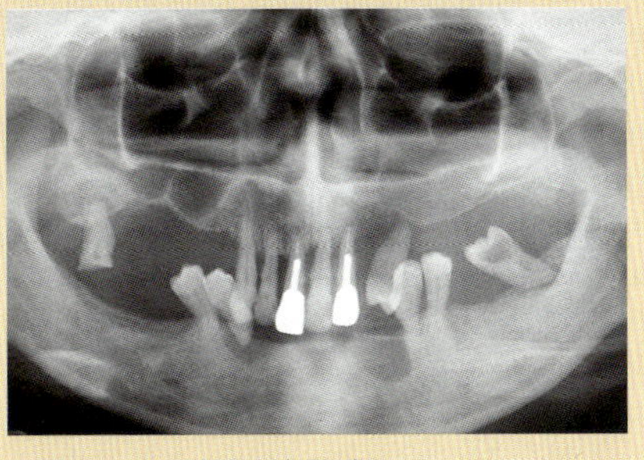

그림 3-13e. 악위변위 증례.

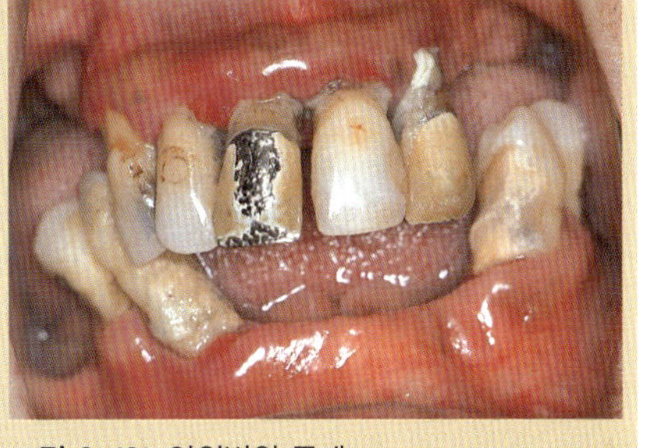

그림 3-13f. 악위변위 증례.

그림 3-14a~c. 적절한 교합고경.
교합고경=안정위(구순을 기준에 구한 고경)-안정공간양.
안정공간양 1.8~3.8mm.

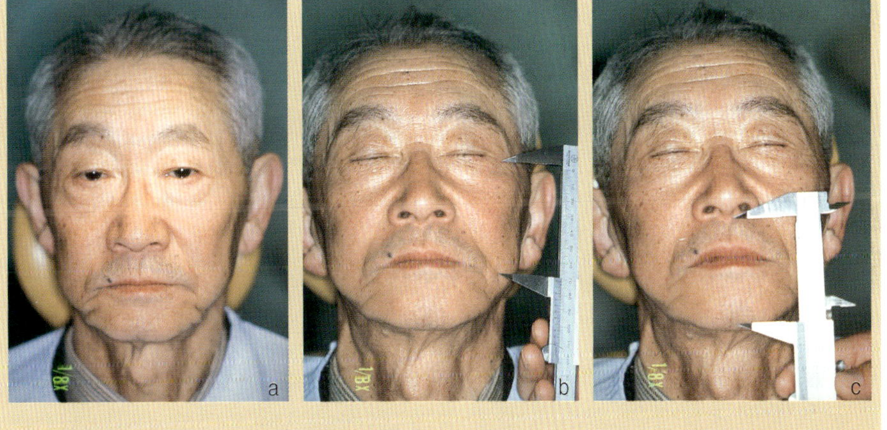

그림 3-15-1. Provisional restoration. **a,** Provisional restoration에 의한 교합고경의 결정. **b,** 최종보철.

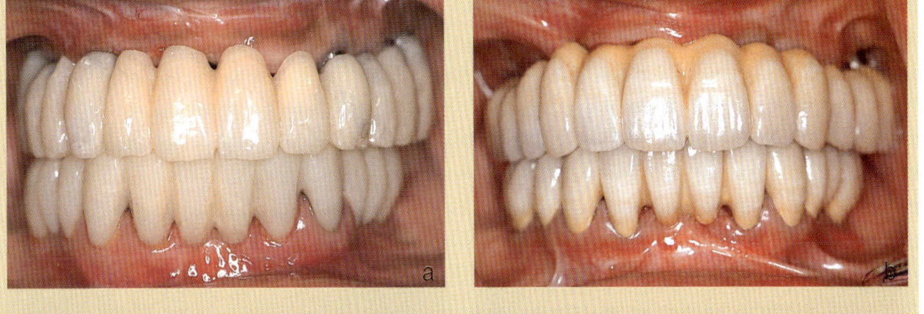

그림 3-15-2. Treatment denture. **a,** Treatment denture에 의한 교합고경의 결정. **b,** 최종보철.

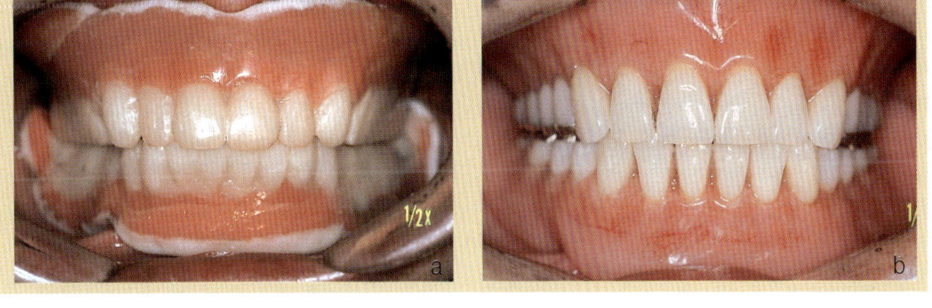

Gothic arch 묘기법

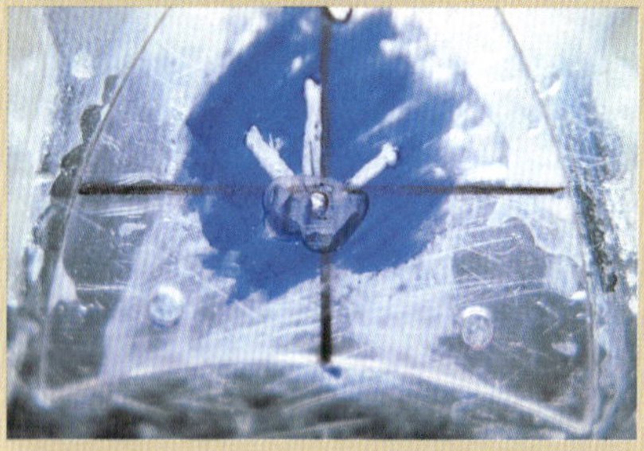

그림 3-16. Gothic arch 묘기법. 하악의 측방경계운동시 절치점 근처의 점에 의해 수평면에 묘기되는 운동로. 1개의 정점(apex)을 갖고 좌우로 측방운동로를 갖는 알로 형태이다. Gothic arch의 정점부가 중심위가 된다.

그림 3-17-1a, b. Gothic arch 묘기장치를 사용한 중심위의 결정.

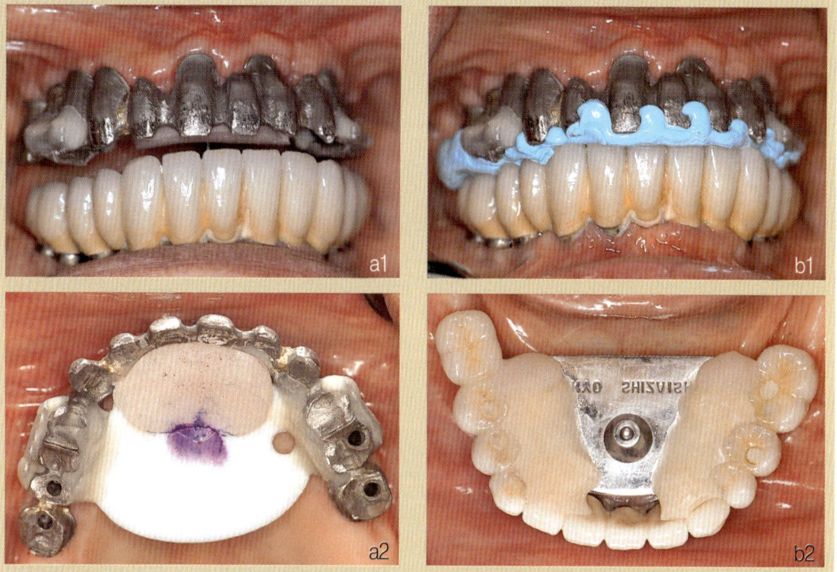

a1~2. 상악에 설치된 gothic arch 묘기법.

b1~2. 하악에 설치된 gothic arch 묘기법.

그림 3-17-2a~f. 제작한 상하악 임플란트 보철.

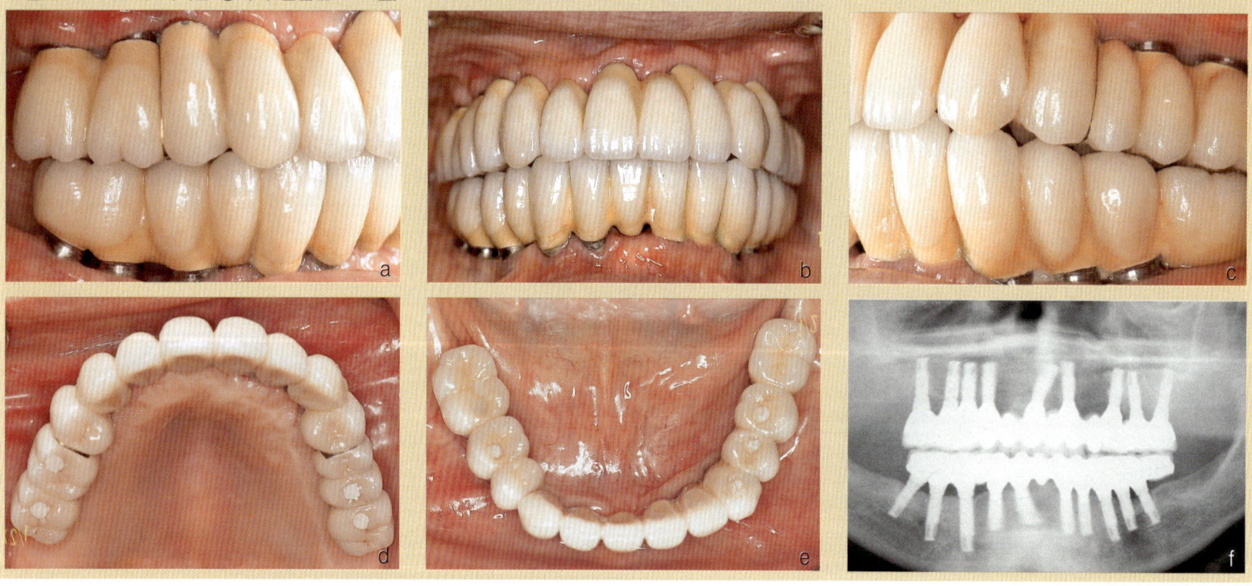

Anterior jig

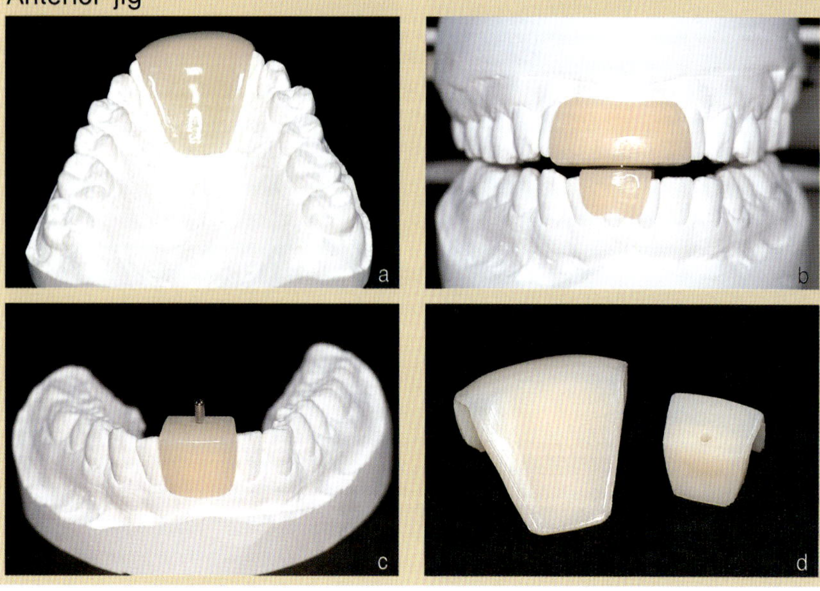

그림 3-18a~d. Anterior jig.

Anterior jig를 이용한 gothic arch 묘기법(그림 3-19)

그림 3-19a. 전방운동.
그림 3-19b. 우측방운동.
그림 3-19c.
그림 3-19d. 좌측방운동.
그림 3-19e. 중심위.

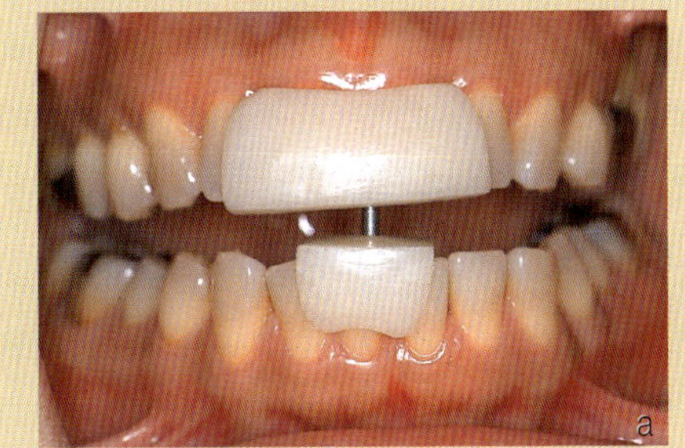

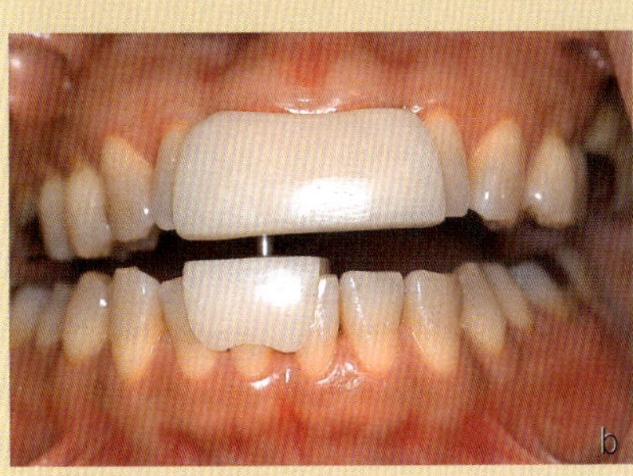

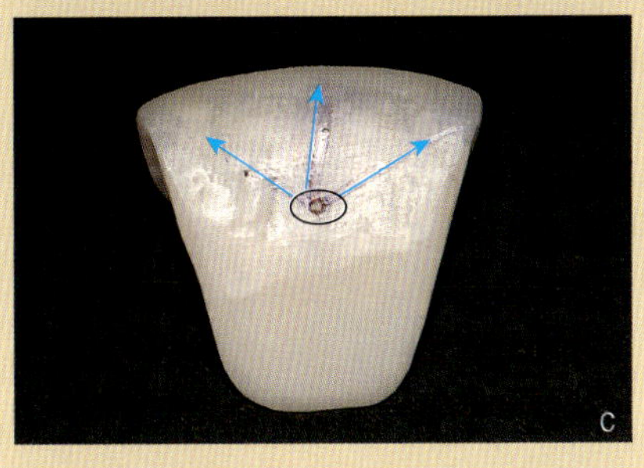

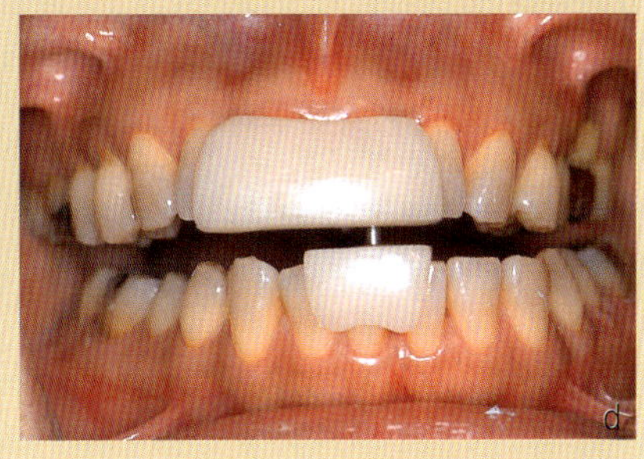

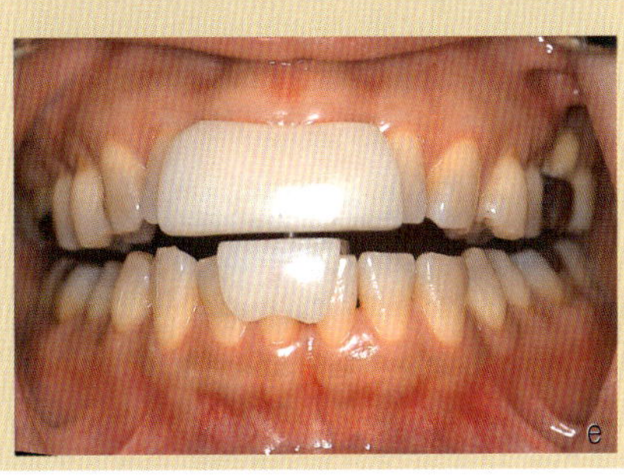

하악운동

수식적(교합고경), 수평적 악위(중심위)를 결정하기 위해 교합을 채득한 후 악구강기능과 조화를 이루는 보철물을 제작하려면 교합기상에 하악운동을 정확하게 재현할 필요가 있다.

하악운동은 개폐기능, 전방운동, 측방운동 세 가지의 기본운동으로 구성된다(그림 3-20).[2]

하악운동의 재현방법에는 check bite법, pantograph법, direct analyzing법 및 chewing법이 있다. 이번에는 간편하고 유효성이 높아 임상에 널리 유용되고 있는 check bite법에 대해 소개하겠다.

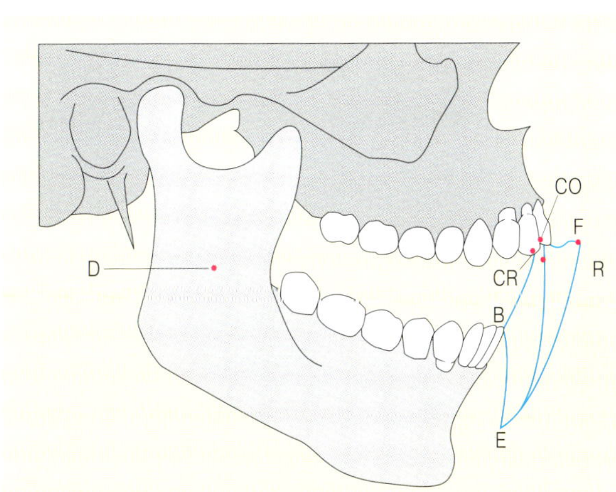

그림 3-20. 하악운동. 모든 하악운동은 재현성이 있는 한계운동 범위 내에서 진행된다. 시상면에서 하악 한계운동.

1. Check bite법

Check bite법은 하악운동 측정법의 한 가지이며, 상하악의 악간관계를 교합채득재료로 사용해 기록하거나 반조절성교합기의 과로를 조정하기 위해 하악의 전방위(전방 check bite)나 측방위(측방 check bite)에서 상하악의 위치관계를 기록하는 방법이다. 상하악 위치관계의 기록은 생체에 있어서 과로의 출발점과 과로상의 임의의 한 점을 연결한 직선이 각 기준평면과 이루는 경사도를 기록한다. 그러나 생체의 과로는 만곡되어 있으며, check bite법은 만곡된 과로의 운동을 기록하는 방법이 아니라 두 악위간의 각도를 기록하는 방법이므로 운동경로는 직선으로밖에 재현할 수 없다. 따라서 하악의 편심운동시 교두간섭이 예상되는데 하악의 편심이동 거리가 5mm 되는 위치에서 check bite를 채득하면 각 과로의 재현정밀도는 임상에서 문제가 되지 않는다고 한다. 또한 특별한 장치도 필요 없고 술식도 간단해 단시간에 가능하다는 장점이 있어 하악운동의 측정법으로 임상에서 널리 응용되고 있다.

(1) 전방 check bite측과 측방 check bite

Check bite법으로 계측되는 시상과로에는 시상전방과로경사도와 시상측방과로 경사도 두 가지가 있다(그림 3-21, 3-22). 일반적으로 시상측방과로 경사도는 시상전방과로경사도보다 각도가 크다고 한다. 시상과로경사도를 조정할 때 각도가 적은 시상전방과로경사도를 이용하면 보철물의 교두가 낮아지고 교두간섭이 잘 일어나지 않는다고 한다.[2] 그러나 전방운동과 비교해 측방운동의 기능적인 중요성이 중요하므로 좌우측방 check bite만을 채득해 각각의 과로를 조정하는 것이 더 합리적이라고 할 수 있다.[1]

① 시상과로경사도(그림 3-23, 3-24)

시상면 내에서 계측한 과로가 수평기준면과 이루는 각을 시상과로경사도라 부르고 여기에는 하악의 전방운동 중에 나타나는 시상전방과로경사도와 측방운동 중에 나타나는 시상측방과로 경사도가 있다.[2]

② 수평측방과로각(그림 3-25, 3-26)

측방운동 중에 수평면에서 계측한 비작업측 과로가 시상면(정중)과 이루는 각을 수평측방과로각(bennet각)이라 부른다. 측방운동 중 작업측 과두는 회전하면서 외측방으로 살짝 변위한다.[2]

Check bite법으로 과로를 측정할 때는 반조절성교합기(시상과두경사도, 작업측측방과로각, 비작업측측방과로각의 조정기구가 구비되어 있다)와 개폐운동을 교합기에 재현하기 위해 facebow transfer할 필요가 있다.

전방위 check bite 채득(그림 3-21)

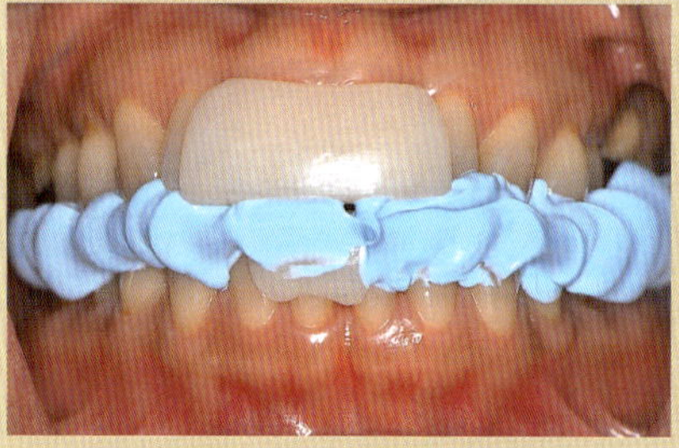

그림 3-21a. 중심위의 check bite 채득.

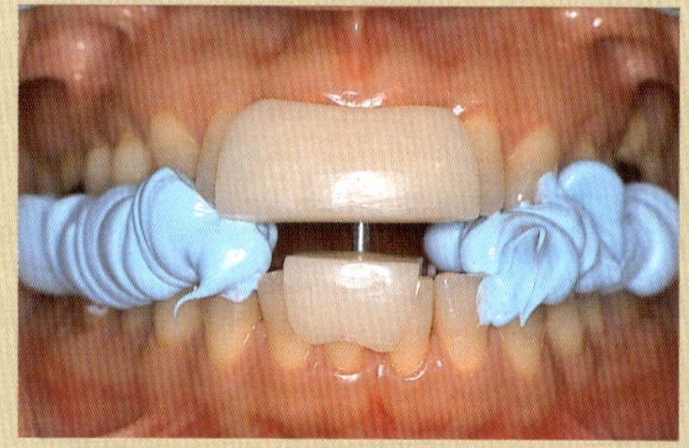

그림 3-21b. 전방위 check bite 채득.

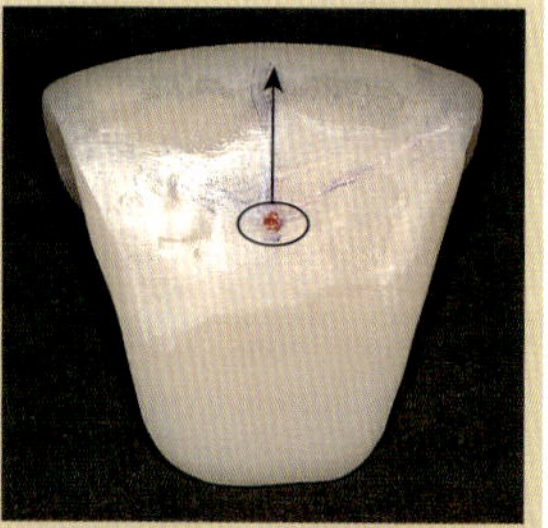

그림 3-21c. 전방운동시 gothic arch.

측방위 check bite 채득(그림 3-22)

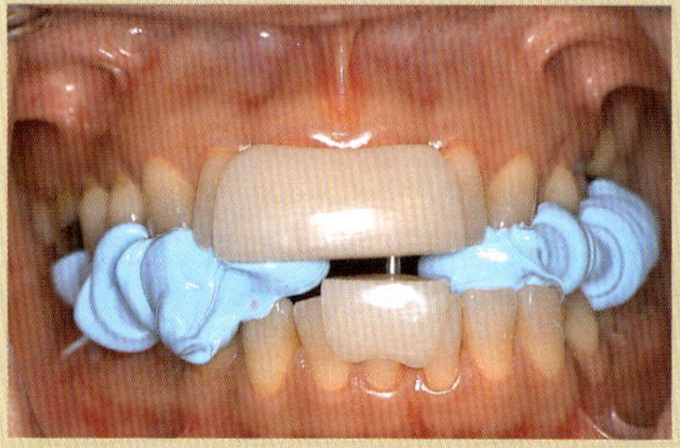

그림 3-22a. 좌측방 check bite 채득.

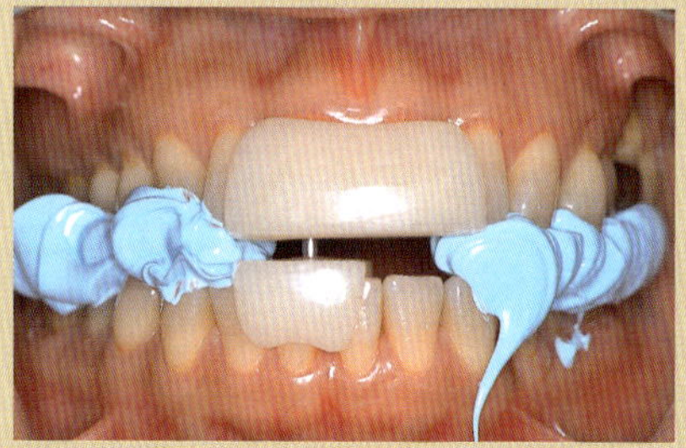

그림 3-22b. 우측방 check bite 채득.

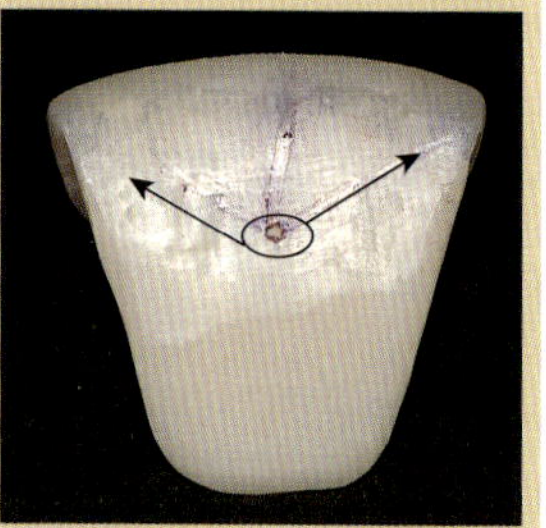

그림 3-22. 좌우측방 운동시 gothic arch.

시상과로경사도(그림 3-23, 3-24)

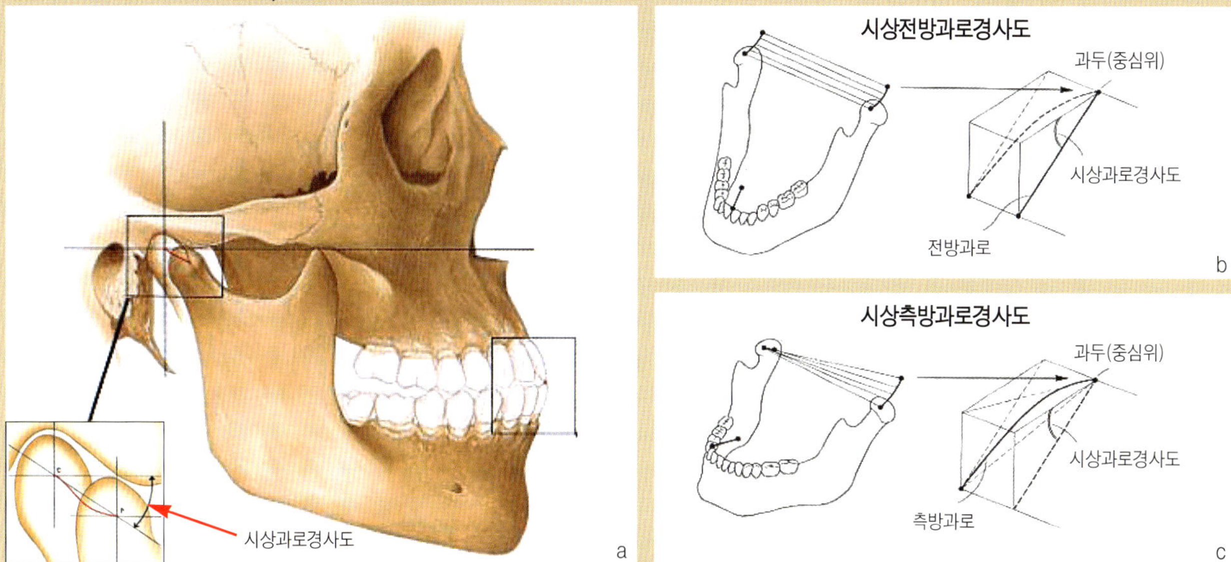

그림 3-23a~c. 시상과로경사도. 시상과로가 수평기준면과 이루는 각도.

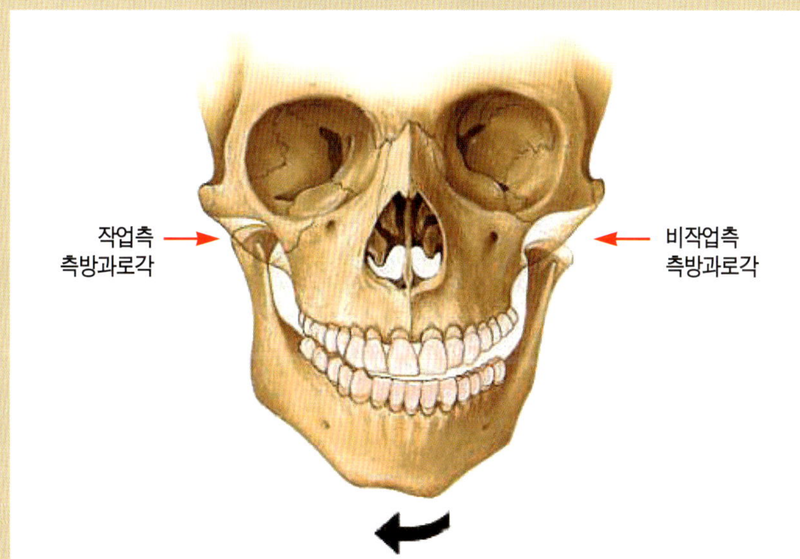

그림 3-24. 측방과로각.

수평측방과로각(그림 3-25, 3-26)

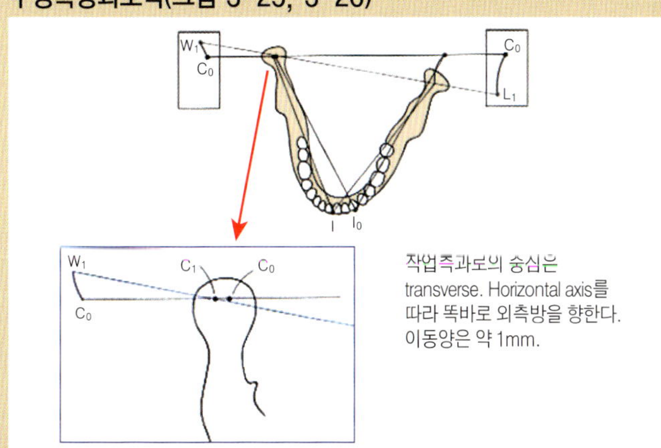

그림 3-25. 작업측 측방과로각.

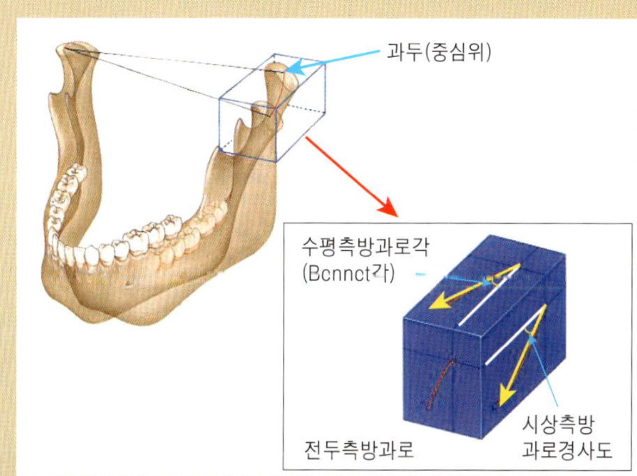

그림 3-26. 비작업측 측방과로각.

※**그림 3-23a, 3-24~3-26**은 참고문헌 4에서 인용. **그림 3-23b, c**는 참고문헌 2에서 인용.

Facebow transfer

Facebow는 상악치열과 두개의 3차원적인 위치관계를 계측하고 상악 치열모형을 교합기에 설치하는 기구이다(그림 3-27a, b). 이것을 사용하는 조작은 facebow transfer라 불린다. 이를 통해 하악의 개폐운동축과 교합기의 개폐운동축이 일치하므로 개폐운동이 정확하게 재현된다.

상악과 악관절의 위치관계를 기록하기 위해 임의의 기준점이 사용된다. 보통 이 기준점은 1개의 전방기준점과 2개의 후방기준점이 사용된다.

전방기준점은 교합기마다 그 위치가 다르지만 임의의 1점을 전방기준점으로 하고 좌우 하악두를 후방기준점으로 하면 좌우 악관절에 대한 상악치열의 3차원적인 위치관계가 재현된다(그림 3-28a, b). 많은 교합기에 부수된 facebow는 평균적 과두점을 이용하는 simple bow이며, 외이공에 earpiece를 삽입하면 환자의 접번개폐운동(그림 3-29a, b)과 교합기의 개폐축이 임상에서 문제가 없는 위치에서 비슷해진다.

Facebow transfer(그림 3-27, 3-28)

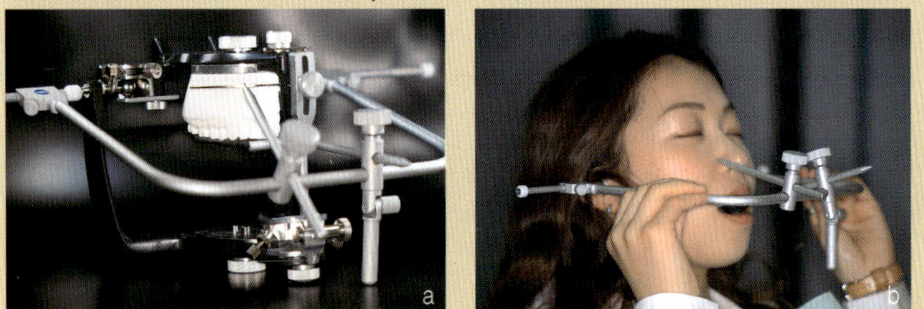

그림 3-27a, b. Facebow transfer. 좌우 악관절에 대한 상악치열의 위치관계를 교합기상에 옮기는 작업.

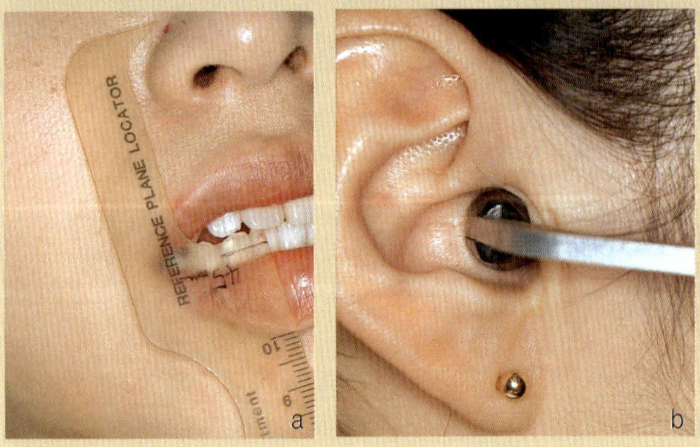

그림 3-28a. 전방기준점의 기록. 교합기마다 다르지만 사진은 전방기준점을 상악 전치 우측 중절치 절단에서 내안각을 향해 45mm되는 곳에 기록.
그림 3-28b. 후방기준점. 평균적 과두점을 사용하는 simple bow에서는 외이공에 이어피스를 삽입하면 평균적 과두점과 교합기의 수평기준축이 자동으로 일치하게 된다.

접번운동[하악 종말접번운동](그림 3-29)

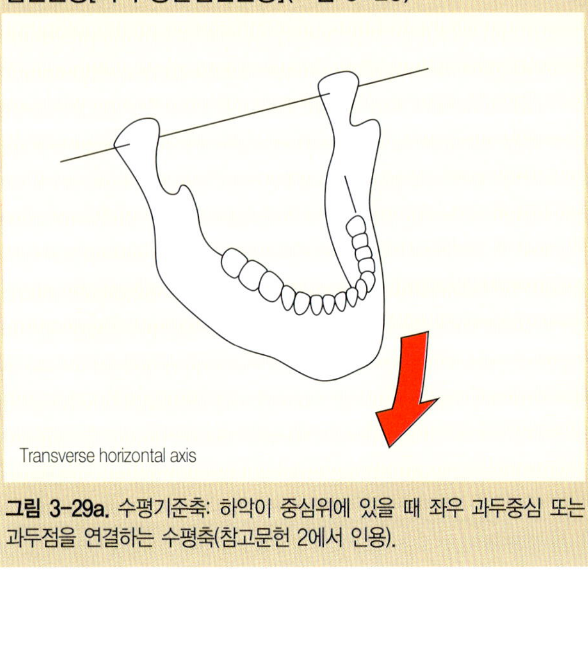

그림 3-29a. 수평기준축: 하악이 중심위에 있을 때 좌우 과두중심 또는 과두점을 연결하는 수평축(참고문헌 2에서 인용).

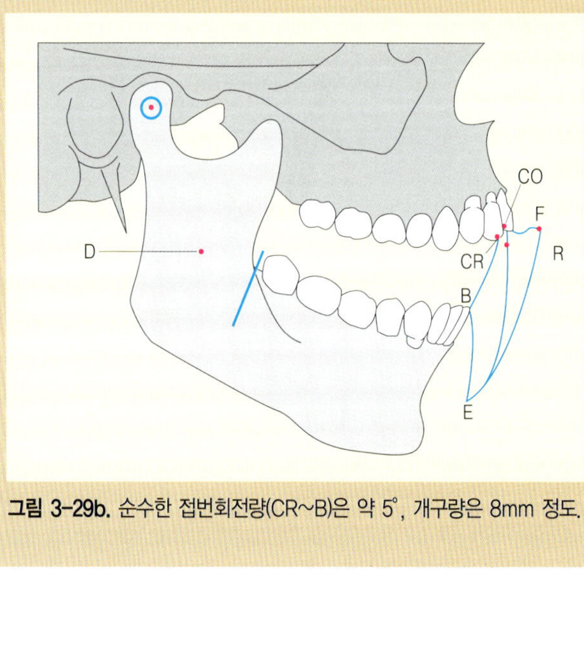

그림 3-29b. 순수한 접번회전량(CR~B)은 약 5°, 개구량은 8mm 정도.

교합기 장착과 과로조절

Facebow를 사용해 교합기상에 상악모형을 장착해 교합을 채득하고 교합기에 하악 작업모형을 장착한다. 그 후 채득한 check bite를 사용해 전방위기록 교합기에 적합, 측방위기록 교합기에 적합시키고 교합기의 과로를 조정한다.

표 3-1처럼 환자의 고유한 하악운동을 정확하게 교합기상에 재현했을 때 비로소 잘 씹을 수 있는 보철물이 제작된다.

표 3-1.

교합기의 과로조정	
전방 check bite ➜	시상전방과로 경사도
측방 check bite ➜	1. 시상측방과로 경사도
	2. 비작업측(평형측) 측방과로각
	3. 작업측 측방과로각

교합기 장착

그림 3-30a, b. 교합기 장착. Facebow transfer로 교합기상에 생체와 유사한 위치에서 상악모형을 장착할 수 있다.

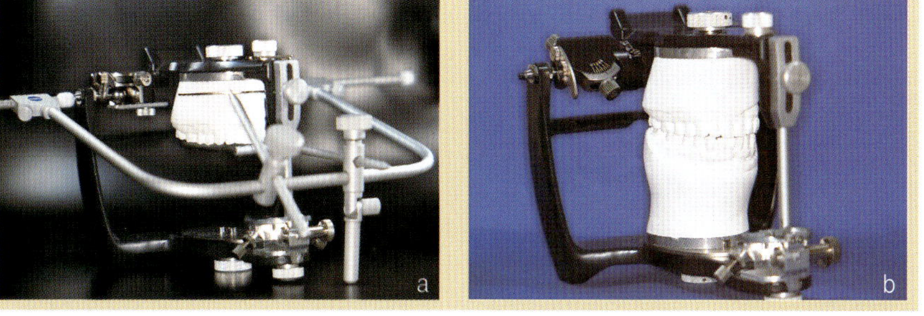

교합기의 과로조정

그림 3-31a, b. 교합기의 과로조정. 전방 check bite의 교합기에 적합(시상전방과로경사도). 교합기에 고정된 작업모형에 전방 check bite를 끼워 교합기의 전방과로경사각을 조정한다.

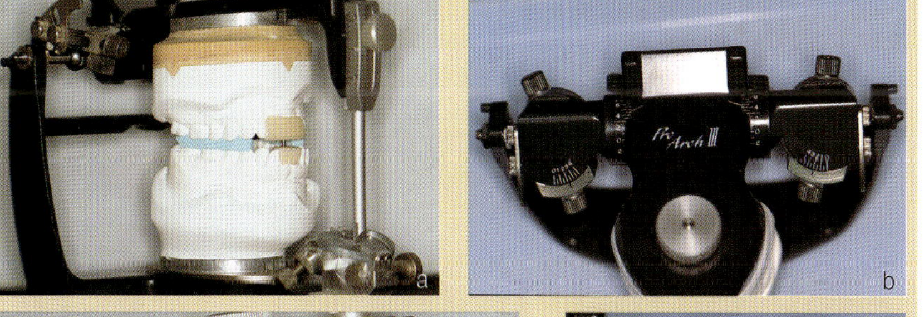

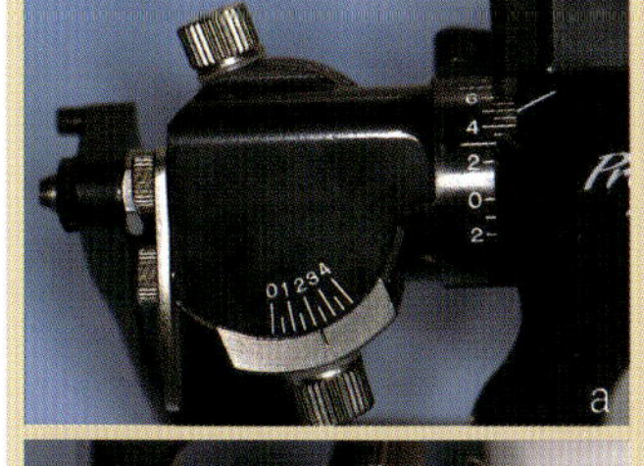

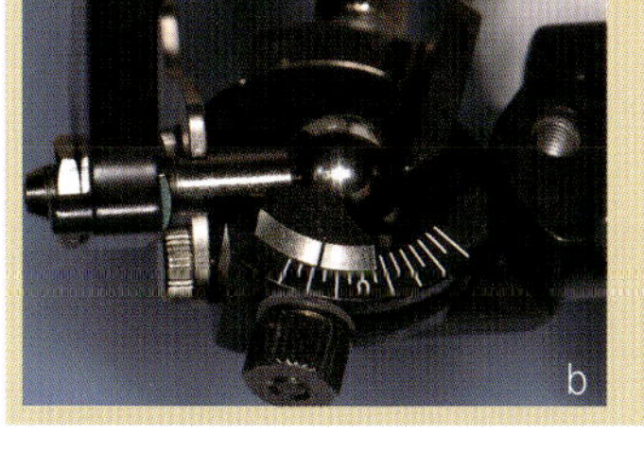

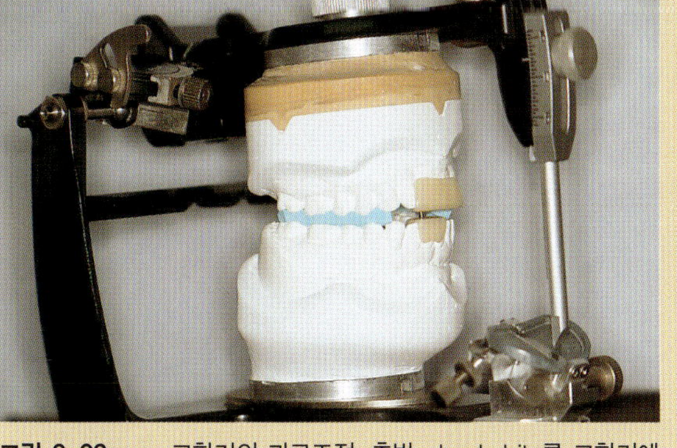

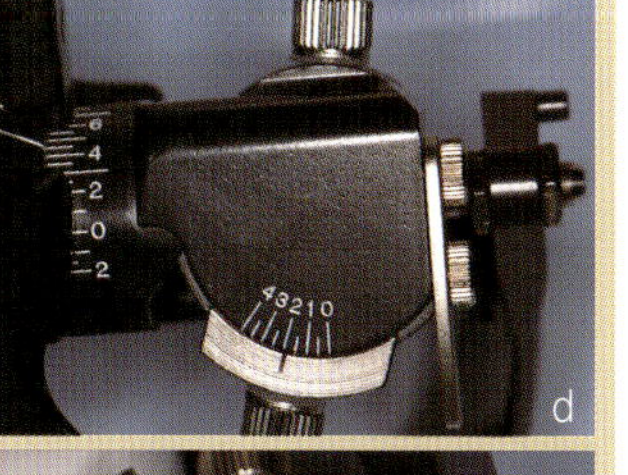

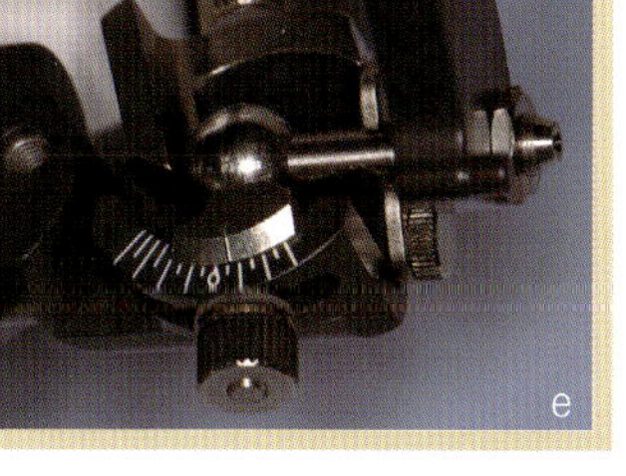

그림 3-32a~e. 교합기의 과로조정. 측방 check bite를 교합기에 적합. 좌우 측방 check bite를 끼워 교합기의 시상측방과로 경사각, 비작업측방과로각, 작업측 과로각을 각각 조정한다.

참고문헌

1. 小出馨, 西川義昌. 図解・咬合採得. 補綴臨床別冊 2001.
2. 保母須弥也, 高山寿夫, 波多野泰夫. 新編　咬合学事典. 東京：クインテッセンス出版, 1998.
3. 保母須弥也. 顎咬合学用語と最新の定義. 東京：日本顎咬合学会.
4. 保母須弥也, 一田英二, Lily T. Garcia. オッセオインテグレーテッド　インプラントとその咬合. 東京：クインテッセンス出版, 1988.

결손의 판독

네오치과클리닉
鈴木 尙

제4장

결손을 판독한다는 것은 무슨 의미일까? '판독'과 '진단'은 같은 의미인가?

1. 결손치열이란 무엇인가?

인간의 건전한 치열은 상하 약 28개의 치아로 형성되어 있으며 연속성을 갖고 있다. 치열은 상악과 하악에 존재하며, 대부분 상하악이 함께 다양한 구강기능을 담당한다(그림 4-1). 이들 치아가 어떠한 이유에서 결손되어 치아의 개수가 감소하고 연속성을 유지할 수 없게 된 치열을 '결손치열'이라 부른다. 건전한 치열이 담당하는 다양한 구강기능은 치아결손에 영향을 받는다. 그리고 그 결손이 어디에 존재하느냐에 따라 받는 영향도 변화한다. '치열'이 수행하는 구강기능은 매우 다양하지만 그중에서도 가장 중요한 것은 저작기능이다. 저작기능이 충분히 발휘되기 위해서는 상악에 대한 하악의 위치가 확실하게 정해져 있어야 한다. 이렇게 건전한 교합에 의해 형성된 확고한 하악의 위치를 교두감합위라 부르며 치과학에서는 교합이나 하악위에 관한 중요한 기준위이 되고 있다. 즉 하악위가 교두감합위로 유지되기 위해서는 상하악의 건전한 치열이 필요하다.

표 4-1.

결손치열의 주요 분류
Kennedy 분류
Eichner 분류
宮地의 교합삼각

2. 결손치열의 분류

결손치열의 분류는 몇 가지가 있는데(표 4-1), 그중에서도 하악위의 안정성으로 비교하는 분류는 이해하기 쉬워 자주 인용된다. 여기에서는 Eicher의 분류를 해설하겠다.

Eicher는 하악위의 유지에 중요하다고 생각되는 구치부의 교합관계에 주목하고 있다. 그 기본은 교합의 안정성을 보기 위해 좌우 소구치군과 대구치군을 각각의 교합영역으로 생각한다. 즉 구치부의 교합을 좌우 4개의 영역으로 분류하고 영역별로 대합이 있는지를 검사해 그 조합을 10가지로 분류한다(표 4-2). 결손이 없는 치열에서 소구치군과 대구치군의 교합관계를 보면 어느 군에서나 상하로 대합하고 있는 동명치의 개수는 각 2곳씩이다. 이렇게 상하 치아가 교합하고 있는 것을 '교합지지가 있다'고 표현한다. 즉 이 경우는 2곳의 '교합지지가 있다'고 한다. 즉, 일반 치열에

표 4-2. 교합지지영역의 분류는 크게 세 가지로 분류되며, 더 세부적으로 분류하면 전부 10가지로 나뉜다.

교합지지영역을 이해한다.

Eichner A
수복이나 결손이 있어도 4곳의 교합지지영역이 있다.
A1 A2 A3

Eichner B
4곳의 교합지지영역 중에서 어딘가가 상실되었다.
B1 B2 B3 B4

Eichner C
무치악도 포함해 대합치간에 치아의 접촉이 없다.
C1 C2 C3

건전한 치열

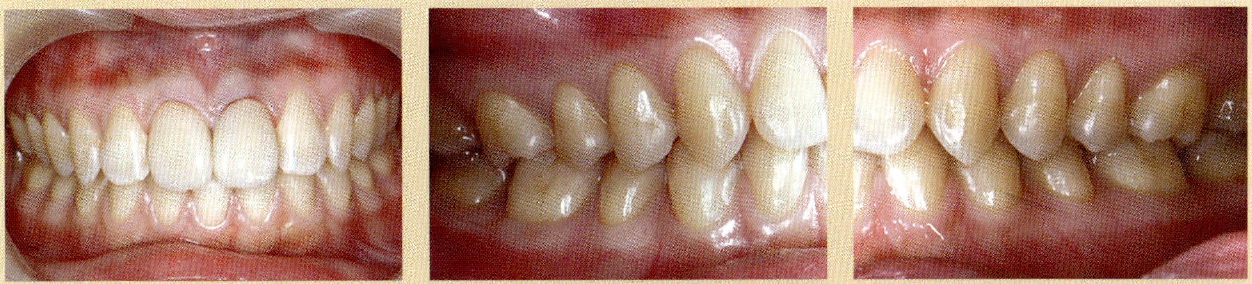

그림 4-1. 23세, 여성. 건전한 치열은 상하 28개의 치아가 모두 잔존해 있으며, 하악위가 안정되어 각 기능이 지체 없이 진행된다.

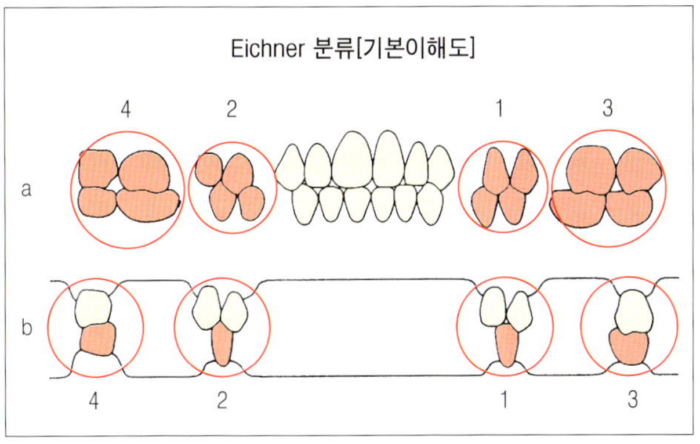

그림 4-2. Eichner의 분류를 이해하려면 '교합지지영역'의 개념을 이해하지 않으면 안 된다. **a,** 완전한 치열을 갖는 4곳의 교합지지영역. **b,** 결손치열. 치아 개수가 적은 4곳의 교합지지영역.

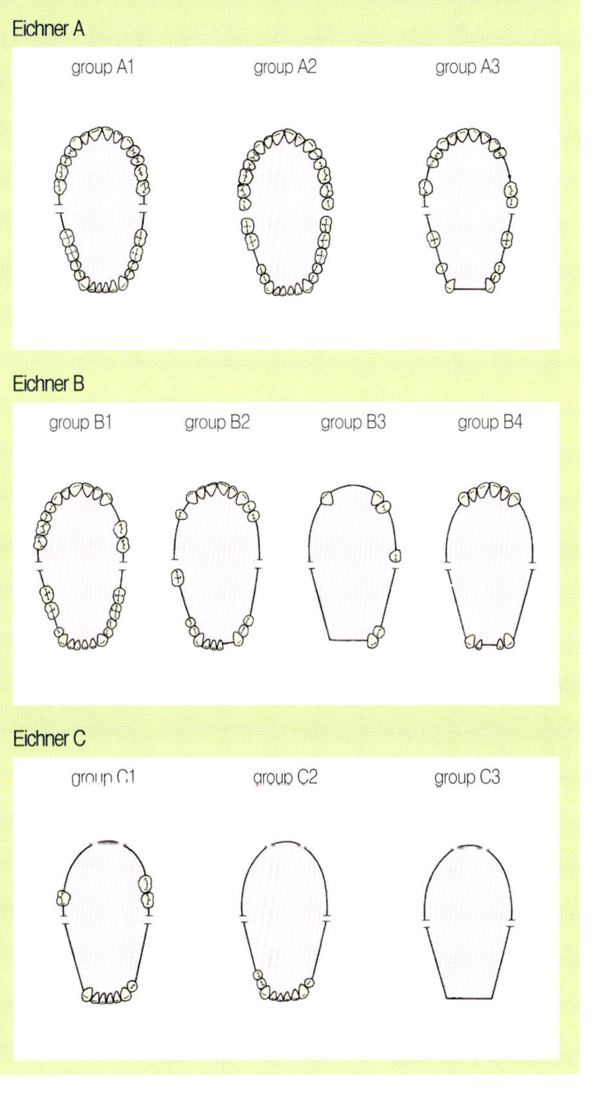

그림 4-3. Eichner의 분류도.
A. 4개의 지지영역 모두에 대합접촉이 있는 경우.
- A1. 1치에 치관수복되어 있지만 상하 모든 치아가 잔존해 있는 경우.
- A2. 편악에는 모든 치아가 잔존해 있지만 대악에는 부분적으로 결손이 있는 경우.
- A3. 상하악에 결손이 있지만 4개의 지지영역에 모두 지지가 있는 경우.

B. 4개의 지지영역에는 대합접촉이 없는 경우.
- B1. 3개의 지지영역에 대합접촉이 있는 경우.
- B2. 2개의 지지영역에 대합접촉이 있는 경우.
- B3. 1개의 지지영역에 대합접촉이 있는 경우.
- B4. 지지영역 외에(전치부에) 대합접촉이 있는 경우.

C. 대합접촉이 전혀 없는 경우.
- C1. 상하악에 잔존치가 있지만 대합접촉이 없는 경우.
- C2. 편악은 무치악이며 대악에 잔존치가 있는 경우.
- C3. 상하악 무치악의 경우.

서 소구치군과 대구치군은 각각 2곳의 교합지지가 있으며 좌우의 경우 그 개수는 전부 8곳이 된다. 2곳씩 교합하고 있는 각각의 군을 Eicher는 '교합지지영역'(stutzzonen)이라 명명하였다(그림 4-2). 그리고 그 '교합지지영역'을 한 단위로 교합지지의 유무를 검사하고 분류하였다. 상세한 내용은 그림 4-3을 통해 이해할 수 있듯이 Eicher의 분류에는 A, B, C의 대분류가 있고, 더 상세히 A1~C3으로 전부 10가지로 분류된다. 기본은 상실된 교합지지 영역의 개수이다. 즉 이 수치는 구치부 교합의 안정도를 표시하는 것으로 예를 들어 'Eicher B2'라면 2곳의 교합지지영역을 갖는 결손치열이라 이해할 수 있으며 교합의 안정도는 중등도 정도로 상상할 수 있다.

Eichner의 분류와 치식

B3의 분류표시만으로는 정보가 부족하다

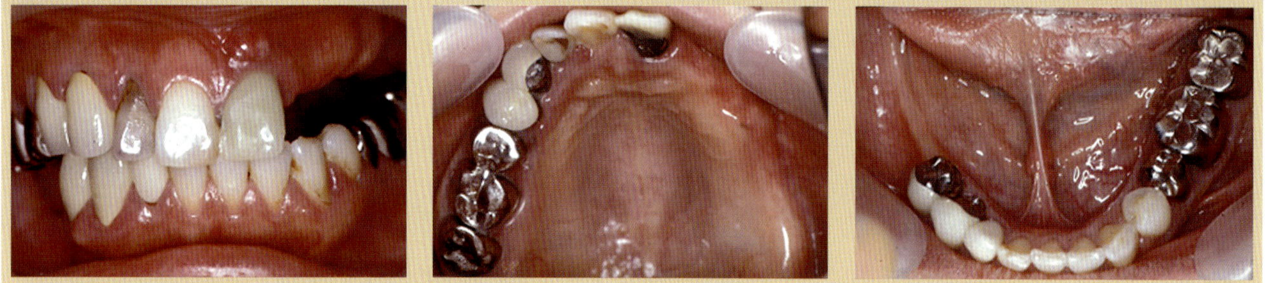

그림 4-4. B3이라는 분류기호만으로는 3개의 교합지지영역을 상실한 내용밖에는 알 수 없다. 실제는 어떠할까? 이 증례에서는 4321|이 교합하고 있지만 교합지지영역은 우측 소구치 1곳에 치우쳐 존재하고 있다.

B4의 분류표시로는 결손에 관한 상세한 내용을 알 수 없다.

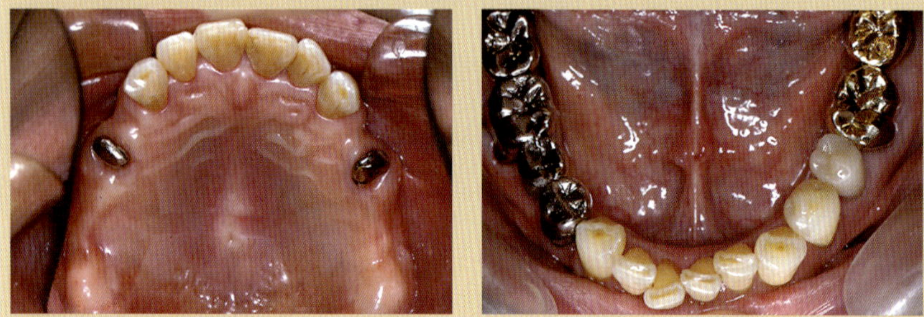

그림 4-5a, b. 교합면을 보면 B4의 분류표시도 조금은 알 수 있다.

```
    5   3 2 1|1 2 3     5
7 6   4 3 2 1|1 2 3 4 5 6 7
```

치식이 있다면
결손의 형태도 이해할 수 있다.

그림 4-6. B4의 분류표시외에 치식이 있다면 교합지지영역의 장소도 정확하게 알 수 있다(5|5는 cap으로 되어 있다).

B4 증례이며 교합지지의 존재를 파악하기가 어렵다

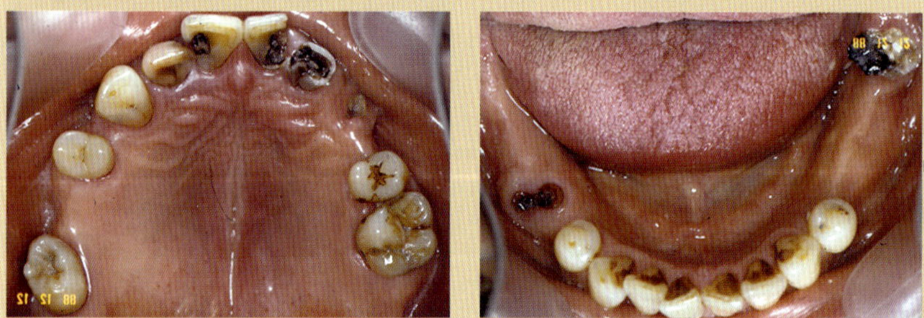

그림 4-7a, b. B4 증례이다. 그림 4-5의 증례와 전혀 다른 결손이다.

```
7   5   3 2 1|1 2       5 6
        4 3 2 1|1 2 3 4
```

구치는 잔존해 있지만 교합지지영역이 없다.
B4이지만 전치부에도 교합유지가 있다.

그림 4-8. 치식을 표시하면 B4라는 것을 알 수 있다. 그러나 치식 자체는 결손치열을 평가하는 의미가 없다.

그러나 이 정도로는 '결손 판독'에 정보가 부족하다. 즉 이 분류를 포함해 모든 분류에는 단점이 있다.

3. Eicher 분류의 단점 보완

말굽형의 치열이 상하로 교합하고 안정성을 갖는 입체형을 상상할 때 어느 부분의 치아가 결손되면 교합이 불안정해지는지 바로 알 수 있다. Eicher의 분류에서는 상실된 교합지지 영역의 개수로 악위의 안정성을 대충 판단할 수 있다. 그러나 결손치열을 보다 확실하게 평가하려면 상실된 교합지지영역의 장소나 상실된 치아부위도 파악하는 것이 좋다. 즉 이 분류만으로는 '결손 판독'에 정보가 부족하다는 것을 알 수 있다(그림 4-4).

우리들이 일상 임상에서 많이 사용하는 '치식'은 간단한 도식이며 Eicher의 분류와 같은 의미를 갖지는 않지만 결손된 구치부위나 Eicher의 분류에는 없는 전치의 잔존상태도 한 눈에 알 수 있다. Eicher의 분류에 이 치식을 보충하면 결손치열상을 보다 확실하게 사고할 수 있다(그림 4-3~4-8, 4-21~4-24).

증례 4-1 초진(1988. 5)

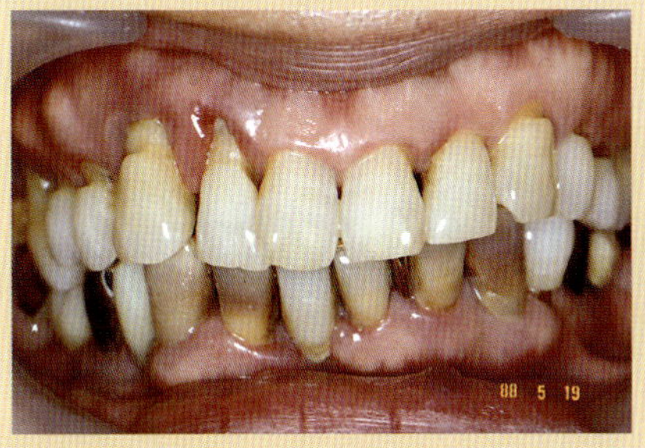

그림 4-9. 정면. 우측 전치부에 flare out이 관찰된다. 교합평면은 평평하지 않다. 결손이 발생하기까지, 또는 결손치열이 된 후 치열과 기능이 변화했다고 생각한다.

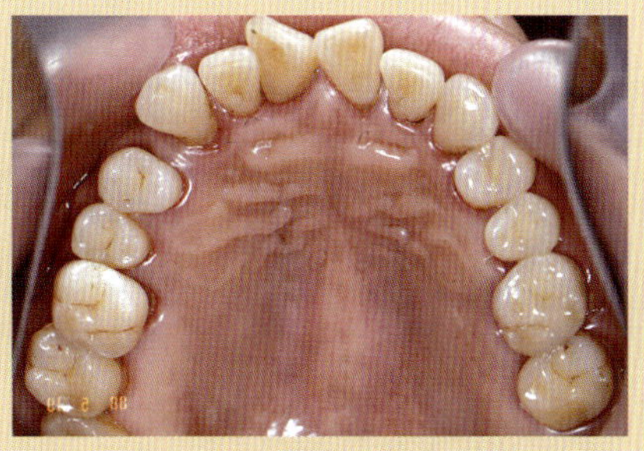

그림 4-10. 상악 교합면. 우측 치열궁이 외측으로 밀려 나왔다. 특별히 커다란 교모는 볼 수 없다.

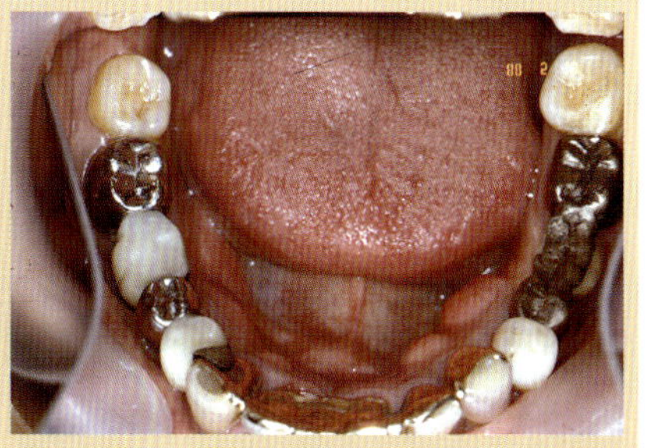

그림 4-11. 하악은 전체적으로 보철이 완료된 상태이며 그 상황은 불량하다. 특히 우측 브릿지는 지대치의 골결손이 현저하다.

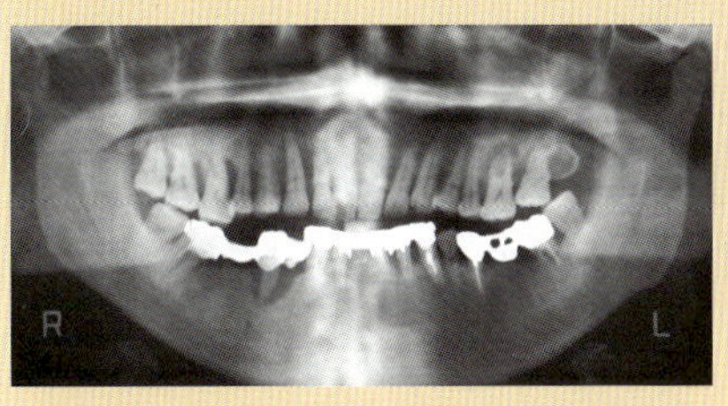

그림 4-12. 파노라마 방사선사진. 전체적으로 치주질환이 존재하며 region이나 골결손이 있다. 교합평면도 평평하지 않다.

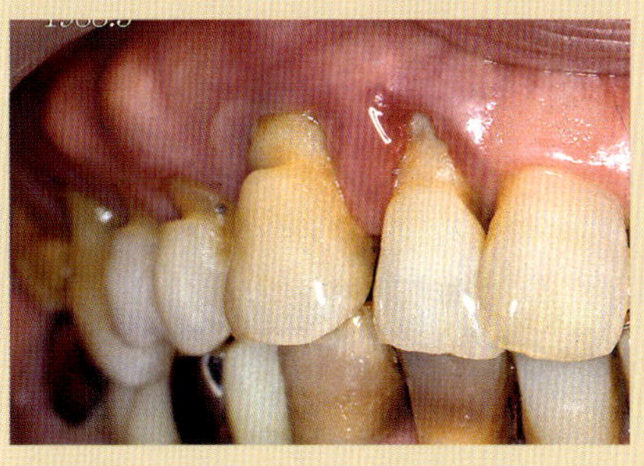

그림 4-13. 2|와 3|의 치주질환이 현저하다. 설상결손도 있다.

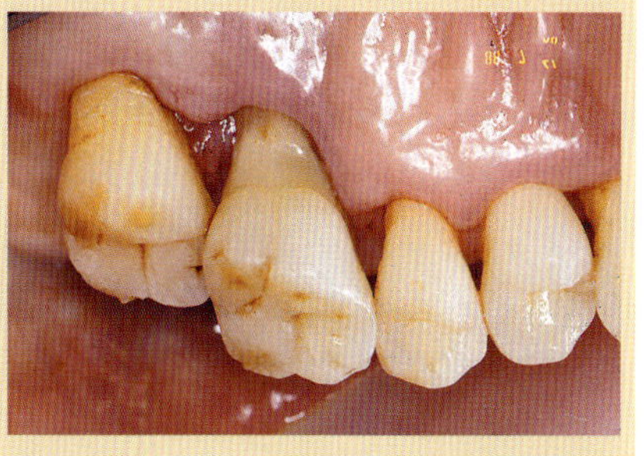

그림 4-14. |6 은 치주질환으로 크게 정출해 있다.

증례 4-2 초진(2001. 3)

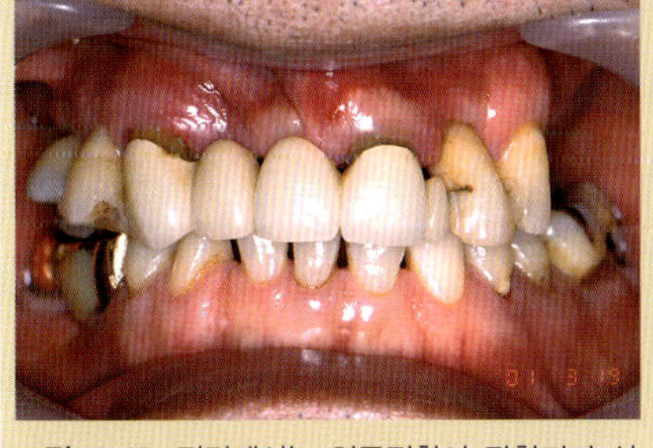

그림 4-15. 정면에서는 치주질환이 관찰되며 상악 좌측 구치부의 결손, 우측 소구치의 전위, 전치부의 flare out 등 복잡한 병태가 관찰된다.

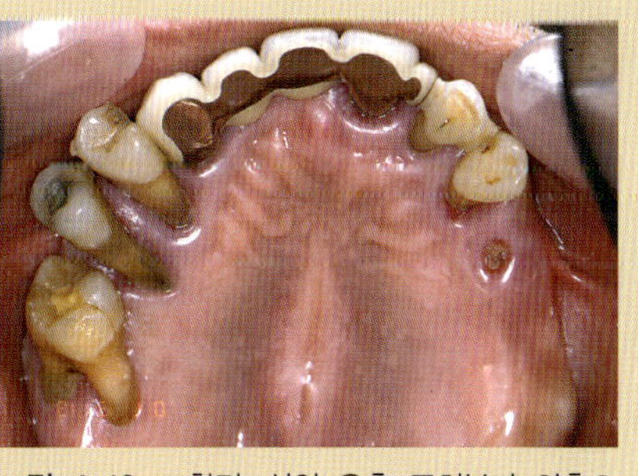

그림 4-16. 교합면. 상악 우측 구치부가 외측으로 크게 flare out되어 있다. 전치부 브릿지는 공간을 폐쇄하기 위해 보철극(隙)을 사용하고 있다.

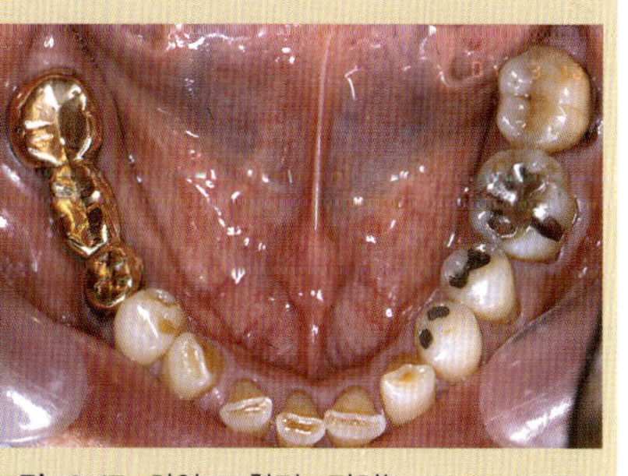

그림 4-17. 하악 교합면. 전치는 three incisal 상태인데 치열에 커다란 형태변화는 볼 수 없다. 그러나 전치부를 중심으로 교모가 관찰된다.

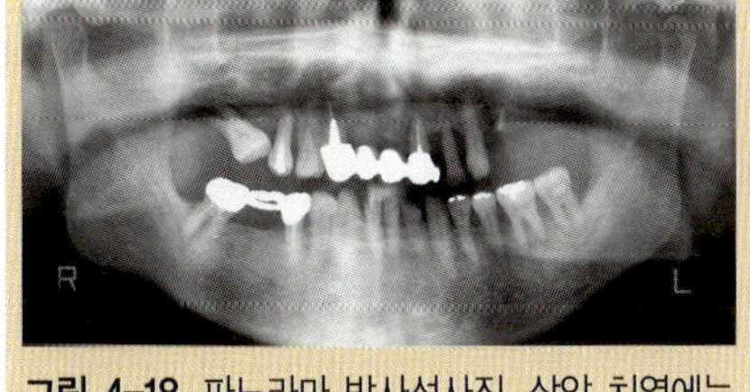

그림 4-18. 파노라마 방사선사진. 상악 치열에는 심각한 치주질환이 관찰된다.

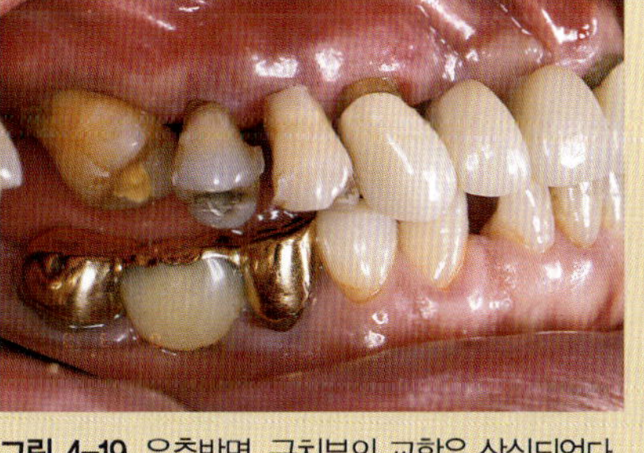

그림 4-19. 우측방면. 구치부의 교합은 상실되었다.

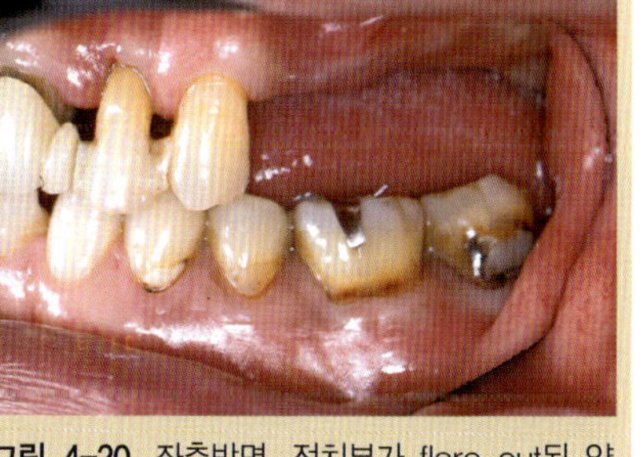

그림 4-20. 좌측방면. 전치부가 flare out된 양만큼 교합고경이 저하된 것 같다. 현증은 병태의 복합성을 표현하고 있다.

증례 4-3 C1 증례 '편위교합' 초진(1989.2)

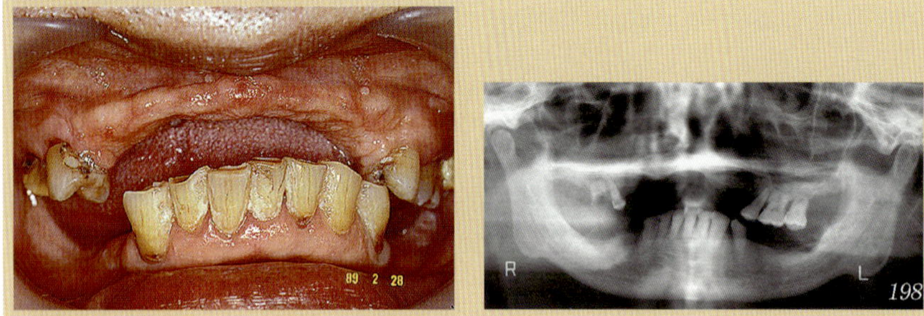

그림 4-21. 교합지지가 완전히 상실된 C1 증례는 '편위교합'이라 불린다. 제시한 증례는 65세의 남성, 전후로 편위된 증례이다. 대악에 치아가 있는 좌우 구치부의 악제는 크게 흡수되어 있다.

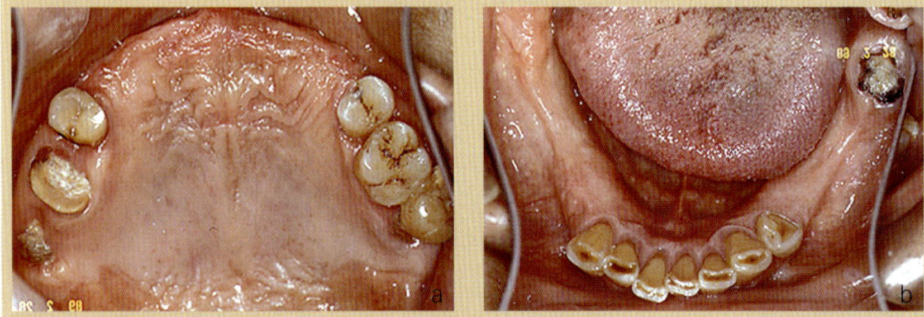

그림 4-22a, b. 초진시 상하악 교합면. 좌측에 감합이 있는 것처럼 보이는데 상악은 ⌊5, 하악은 ⌈4 라는 것을 그림 4-23을 통해 알 수 있다.

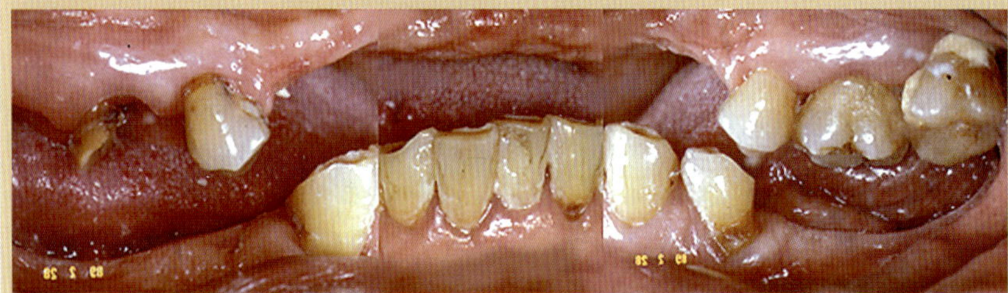

그림 4-23. Eichner C1은 모든 교합지지영역을 상실하고 있다. 즉, 잔존치에 의한 악위의 안정은 기대 할 수 없는 증례이다.

편위교합증례

7 6 5	5 6 7
3 2 1	1 2 3 4 　 8

Eichner C1　　교합지지수 0

그림 4-24. 치식을 써 보면 잔존치가 '편위하고 있다'는 것을 알 수 있다.

4. 결손치열의 병태

결손치열은 치아가 단순히 결손된 상태를 말하며 질병은 없다고 한다. 치아가 결손된 치열만을 보면 그렇다. 치아가 결손된 이유는 외상을 제외하고 여러 치아나 주위조직에 다양한 질환이 있는 경우가 많다. 결국 질환이 있는 치아가 치열 내에서 상실되면 그곳에는 질병이 존재하지 않는다는 견해이다. 그러나 일반적인 임상상을 관찰해 보면 반드시 문제가 없는 치열만 있는 것은 아니다. 물론 문제를 안고 있는 결손치열이 더 많다. 왜냐하면 치아가 어떠한 질병을 갖고 결손되기까지의 과정은 상당히 오랜 시간을 거치기 때문이다. 즉 우식이나 치주질환은 만성질환으로써 그 병상은 느리게 진행되는 경우가 많기 때문에 대부분 주위조직에도 영향을 미친다. 또한 치아는 원래 생리적인 동요가 있다. 즉 치아는 '움직인다'. 종종 조건만 구비되면 위치를 크게 바꾸기도 하며 그렇게 되면 치열전체의 형태변화로 이어진다. 임상에서는 구강기능이 치열의 형태변화로 인해 방해를 받는다고 여겨지는 증례도 많이 경험한다. 이렇게 되면 기능과 형태변화의 악순환이 일어나고 잔존치는 교합성 외상이 되어 치아의 상실로 이어진다. 즉 결손치열은 단순히 결손만이 아니라 병태를 안고 있는 경우가 대부분이라고 할 수 있다(그림 4-9~4-25).

5. 결손보철의 진단항목

결손치열은 반드시 보철을 해야 한다는 의료목표가 있는 것은 아니다. 그러나 일단 보철을 요청받으면 확실한 처치방침을 세우지 않으면 안 된다. 그것은 가능한 이론적인 필요가 있으며 일반적으로 이것을 보철의 진단이라 한다. 진단의 요소는 증례의 모든 정보를 갖고 있지 않으면 안 된다.

즉, 진단에는 환자의 개인 정보가 필요하다. 당연히 여러 항목이 있겠는데 그중에서 핵심이 되는 항목을 들어 해설을 하겠다(표 4-3).

증례 4-3의 결손보철 종료(1989. 12)

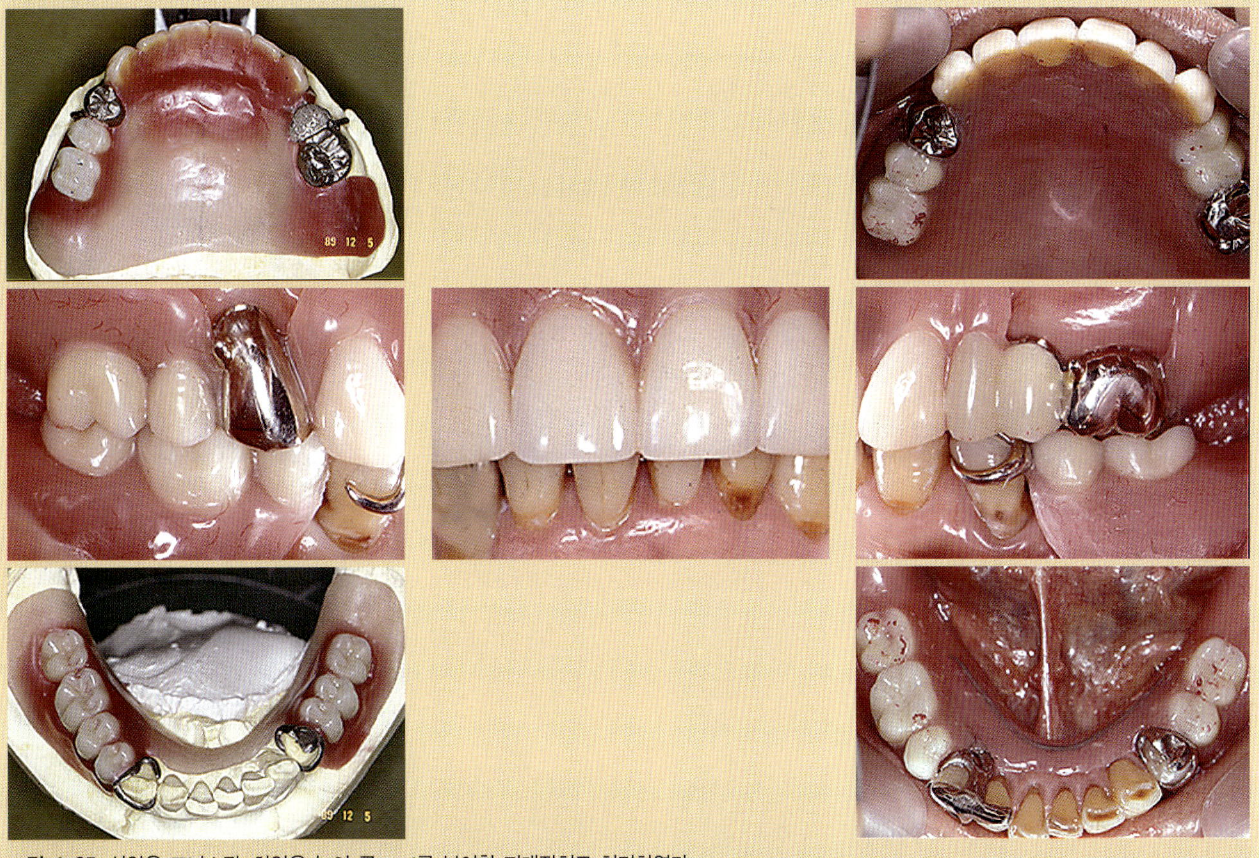

그림 4-25. 상악은 코너스관, 하악은 눈이 큰 rest를 부여한 지대장치로 처리하였다.

표 4-3. 결손보철시 우선 4가지 요소를 고려한다.

결손보철에 관한 4가지 요소
1. 교합지지
2. 결손형태
3. 잔존치의 건강도
4. 교합력

표 4-4. 교합지지의 영향과 그것을 평가하는 사항

교합지지
• 하악위의 안정도
• 보철목표의 명확성 Eichner의 분류 교합지지수 宮地의 교합삼각

(1) 교합지지(표 4-4)

'교합지지' 라는 용어의 설명은 Eicher의 분류항에서 이미 해설했는데 구치부의 교합관계가 어느 정도 남아 있는가이다. 그를 통해 대충 교합의 안정도를 추정할 수 있다. 그러나 Eicher의 분류에서는 전치부의 교합평가가 무시되고 있어 전악에서의 교합지지수를 셀 필요도 있다. 그것을 시각적으로 판단하려면 치식이 중요하다고 이미 언급한 바 있다.

건전한 치열의 경우 교합지 지수는 전체적으로 14곳이 되며, 동명치가 상하로 상실되거나 동명대합치가 상실되면 교합지 지수는 1곳이 된다. 교합의 안정은 주로 구치부에서 성립된다는 것이 정설인데 대부분의 임상에서는 구치뿐만 아니라 견치나 전치도 여기에 기여하는 바가 많다(그림 4-40~4-44). 의료에서 진단은 개인적이어야 하며 그를 위해서도 해당 환자에 관한 많은 정보와 섬세한 관찰이 필요하다. 이 항목의 검사사항으로는 우선 Eicher의 분류에서 구치부의 교합지지영역을 판단한다. 이어 교합지지수의 확인,

증례 4-4 유리단결손보철의 지대치 선택(1984. 11~1986. 9)

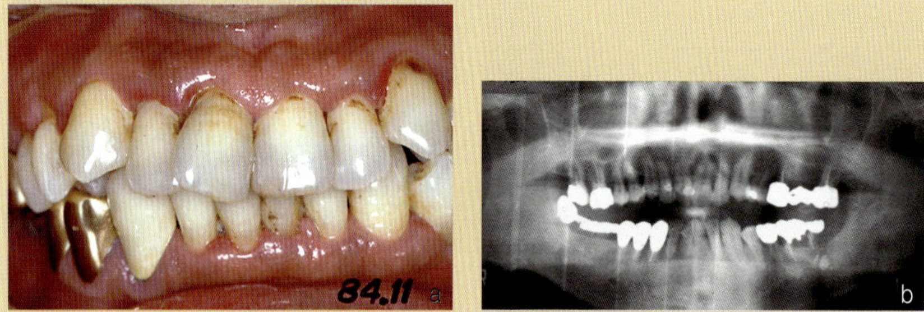

그림 4-26a, b. 유리단결손보철은 지대치를 잘못 선택하면 지대치가 상실된다.
1984년 11월, 51세의 남성. 파노라마 방사선사진에서는 단순한 치주질환이라 판단할 수 없다.

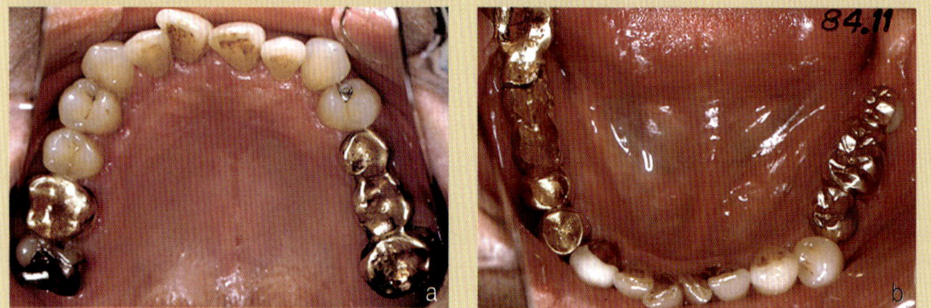

그림 4-27a, b. 하악 구치부에 보철물과 지대치의 붕괴가 관찰되었다. Grinding은 볼 수 없지만 힘의 영향도 의심된다.

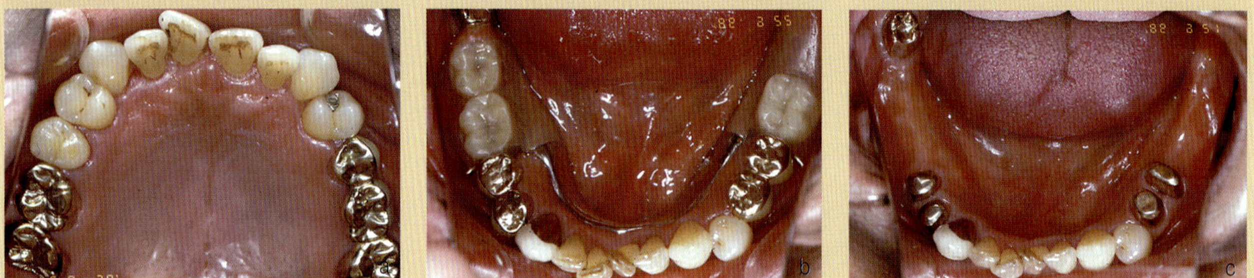

▲ **그림 4-28a~c.** 1986년 9월, 편측 유리단결손의 하악은 코너스관으로 수복하였다.

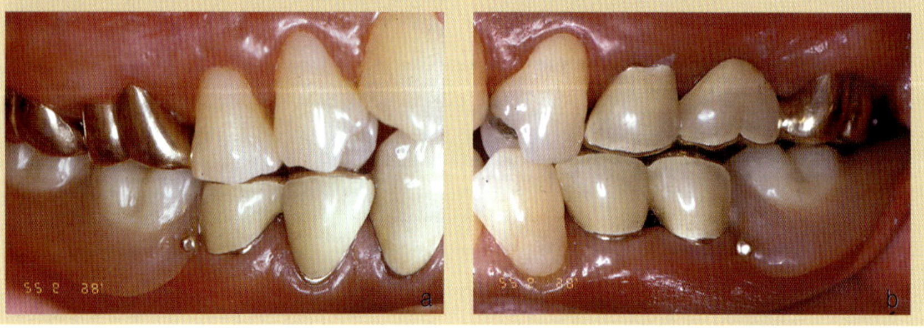

◀ **그림 4-29.** 양측방면.

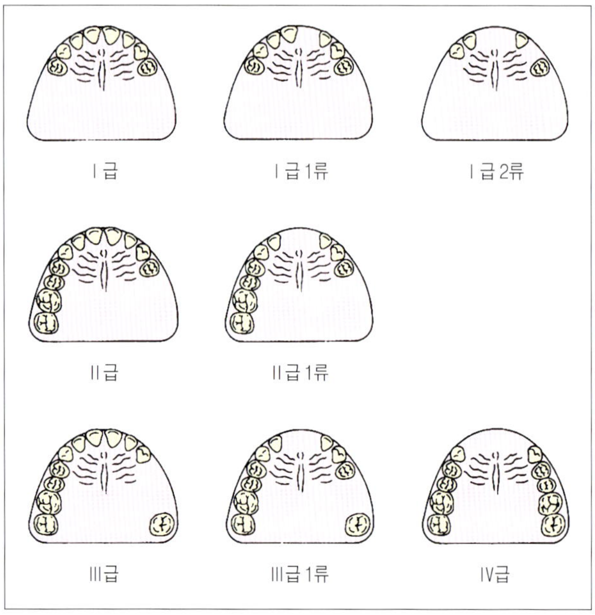

표 4-5. 결손보철을 고려할 때 중요한 요소인 '결손형태'는 보철의 안정도에 영향을 미친다.

결손형태

- 보철의 안정도
- 지대치의 예후

케네디 분류
유리단결손
중간결손
} 지대장치의 선택

그림 4-30. 케네디 분류.
I 급은 양측 유리단결손. 중간결손의 수에 따라 1류, 2류로 분류된다.
II 급은 편측 유리단결손. 중간결손이 1개라면 … 1류가 된다.
III 급은 중간결손. 여기에 1개의 중간결손이 추가되면 … 1류가 된다.
IV 급은 전방치의 결손.

증례 4-4의 보철 후 경과(1989. 2~2001. 8)

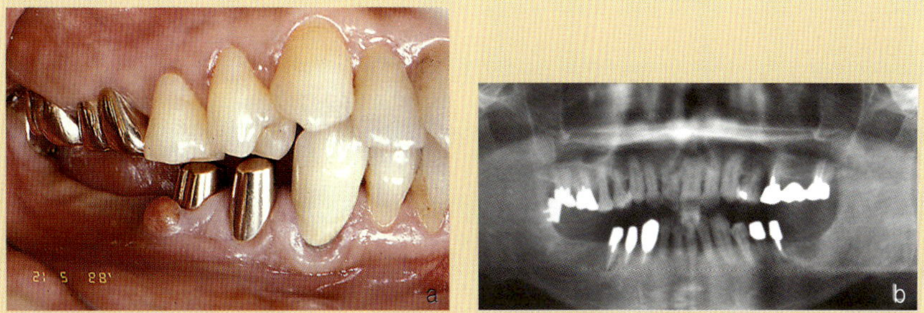

그림 4-31a, b. 2년 10개월 후 1989년 2월, 5|에 휘스텔이 출현하였다. 우측 방사선사진상에서도 동일한 그림자가 관찰되었다.

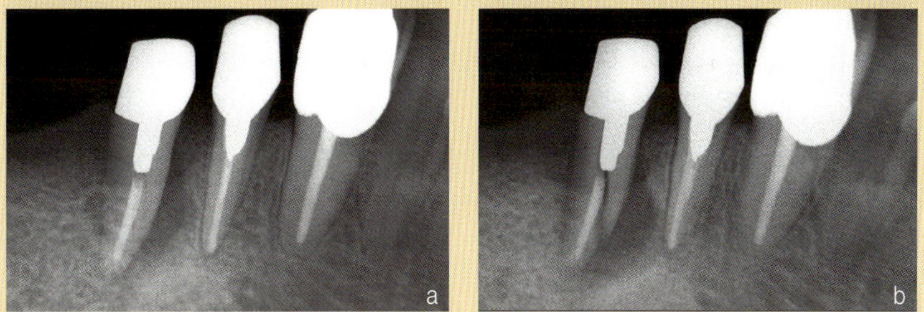

그림 4-32a, b. 치과 방사선사진에서는 6개월간 치조골의 파괴상이 관찰된다. **a,** (1989. 5). **b,** (1989. 12).

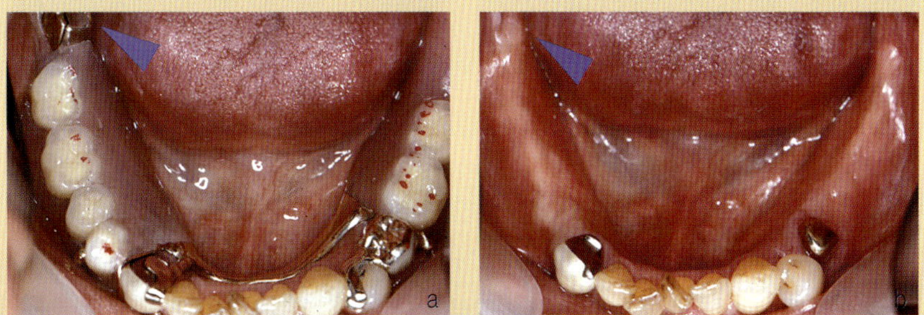

그림 4-33. a, |5를 short coping으로 처리하고 3|은 RPC로 처리하는 마일드한 partial denture가 되었다(1993. 8). **b,** 그 후 8|을 발치한 교합면(1993. 12).

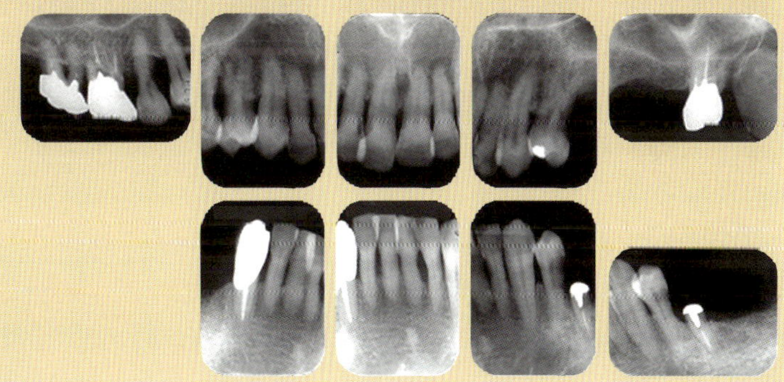

그림 4-34. Full mouth 방사선사진은 지대장치를 변경한 후 지대치의 건강한 상태를 보여주고 있다(2001. 8).

어느 치아가 결손되었는지를 보기 위해 치식으로 표시해 볼 필요가 있다. Eicher의 분류와 치식을 통해 잔존하는 교합지지영역이 좌우대칭적으로 남아 있는지, 아니면 구치부 뿐만 아니라 전치부에도 교합지지가 편침되는지 등의 상세한 정보가 있을 때 비로소 정확하게 판단할 수 있다.

예를 들어 Eicher B2로 표시되는 증례는 4곳의 교합지지영역 중 2곳이 상실되어 있다. 그러나 이 표시로는 우측 교합지지영역 2곳이 연속적으로 소실되어 있거나 좌우에 1곳씩 소실되거나 또는 좌우가 전후로 번갈아 상실되는 경우 등 다양한 결손형태가 있어 어디에 해당되는지 확실치가 않다. 분류상 동일한 범주에 들어가더라도 결손양상에 따라 교합의 안정도는 달라진다는 것을 쉽게 상상할 수 있다. 그때 치식을 보면 같은 B2 group이라도 보다 정밀도 높게 평가를 내릴 수 있다. 이 교합지지는 잔존치에 의한 교두감합위의 안정도를 표시하게 되고 안정도가 높은 타입은 보철처치의 예후도 안정된다고 할 수 있다.

(2) 결손형태(표 4-5)

결손형태와 보철처치는 치과보철학에서 가장 활발하게 연구되어 온 내용이다. 대부분은 치근막부담과 점막부담으

증례 4-5 B4 증례(1993. 4~1997. 7)

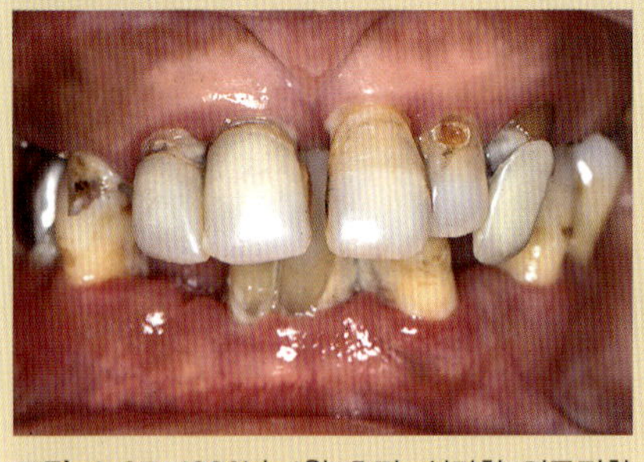

그림 4-35. 1993년 4월 초진. 심각한 치주질환이 있는 53세 여성의 면. Eichner B4의 증례도 잔존치의 건강도에 따라 다르게 대응한다.

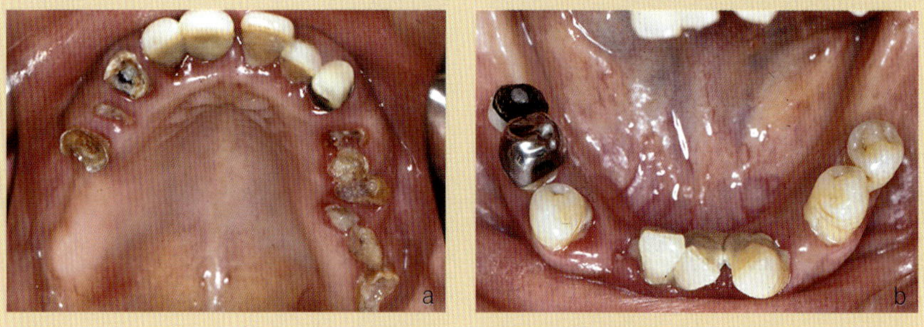

그림 4-36a, b. 초진시 상하 교합면. 잔존치는 거의 모든 치아가 절망에 가까운 상태를 보였다.

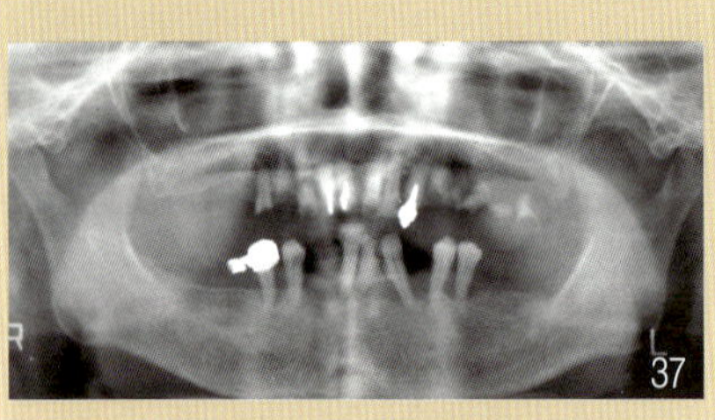

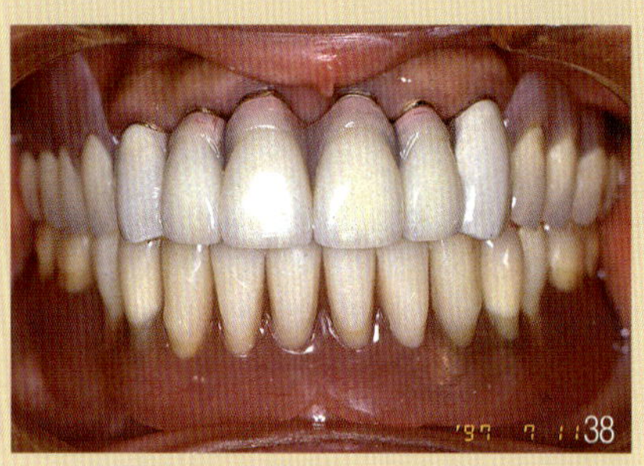

그림 4-37. 초진시 파노라마 방사선사진. 치주질환은 심각하지만 치조골이 남아 있는 치아도 있다.

그림 4-38. 지대장치를 내관과 short coping으로 처리한 over denture. 1997년 7월, 완성한 보철처치의 정면.

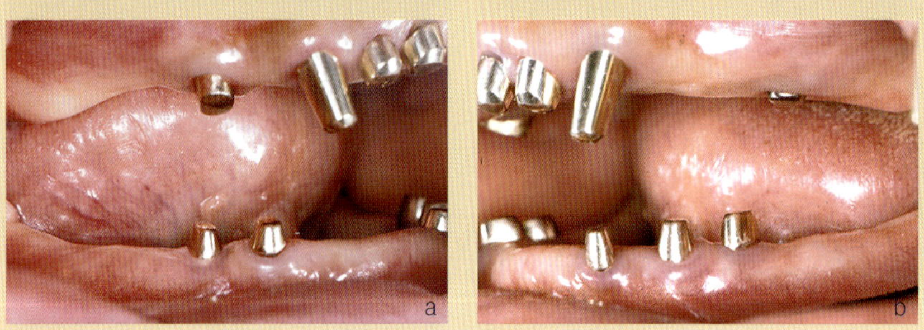

그림 4-39a, b. 의치를 철거한 상태의 좌우측방면. 결손이 진행되었을 때 사후대응으로 편리한 설계이다.

로 대표된다. 이 항목에도 분류법이 존재한다. 케네디분류는 결손치열의 형태를 네 가지로 분류해 표시하고 있다. 상세한 내용은 그림 4-30에 소개하고 있다. Ⅰ급은 양측유리단결손이며, Ⅱ급은 편측유리단결손, Ⅲ급은 중간결손으로 표시하며, Ⅳ급은 전치부 결손이다. 이들 기본형에 중간결손이 1치, 2치…로 추가되면 각각 1류, 2류…로 표현한다. 결손을 편악으로 표현하는 것이 Eicher의 분류와 다른 부분이며 가장 중요한 차이이다.

여기에서 문제되는 것은 중간결손인지 유리단결손인지로 좁혀진다. 많은 증례를 통해 임상적으로 고찰하면 유리단결손증례 중에 예후가 불안정한 증례가 많다. 특히 결손보철의 첫 번째 목적인 저작이 만족스럽게 기능하기 위해서는 동요가 적은 의치가 요구된다. 그러기 위해 필요한 지대장치의 요건은 동요가 적은(rigid한) 장치이다. 이 목표를 추구한 denture를 장착하면 환자의 평가는 좋지만 많은 증례

표 4-6. 잔존치의 건강도에 영향을 받는 사항

잔존치의 건강도

- 보철방법의 선택
- 교합양식의 결정

질병의 기왕
치근막의 양 확인
동요도의 확인
지대치의 처치

에서 경과가 불량하였다. 그 이유는 유리단결손이라는 결손형태에 기인한다. 그것은 치근막과 점막의 피압축도의 차이, 의치상의 원심부분에서 동적인 제어가 불가능하다는 피할 수 없는 두 가지 이유 때문이다. 이러한 증례는 우선 보철의 안정도가 결여된 경우가 많고 지대치의 예후에도 주의

증례 4-6 B4 증례(1995. 6~2000. 11)

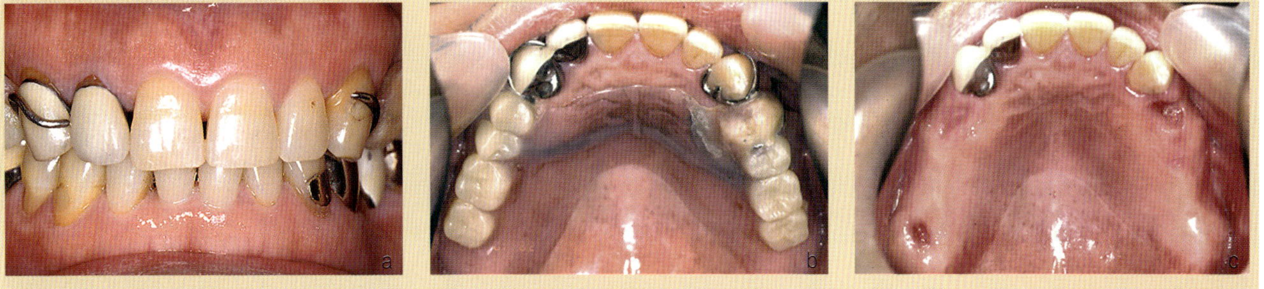

그림 4-40a~c. Eichner B4로 분류되는 제2증례. 58세의 남성으로 1995년 6월 초진. 상악은 6전치가 잔존해 있다. 가의치로 저작상태나 장착감을 테스트한다.

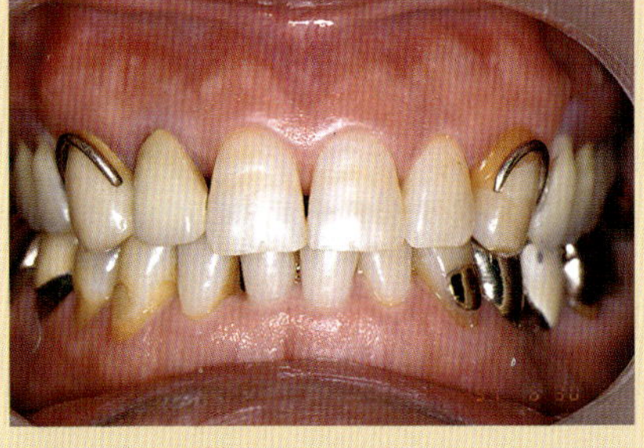

그림 4-41. 완성한 상악보철의 정면. 가의치와 거의 비슷하게 설계되었다.

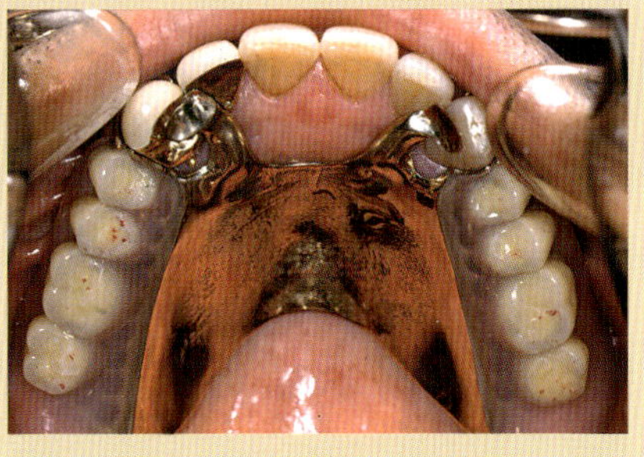

그림 4-42. 완성한 상악보철의 교합면. 금속상의 치이며, 강도가 증가한 만큼 상의 두께를 줄일 수 있었다.

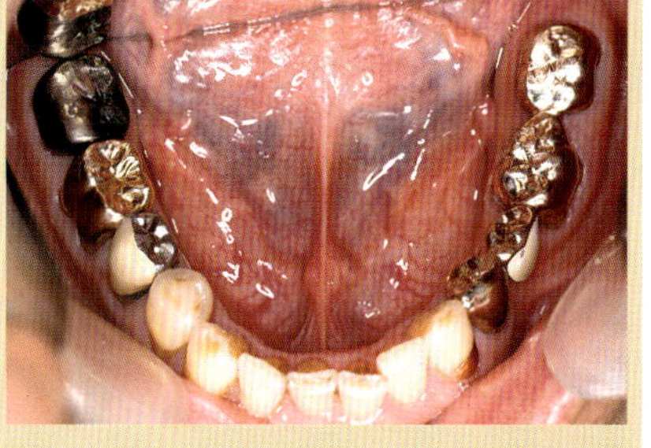

그림 4-43. 하악의 교합면.

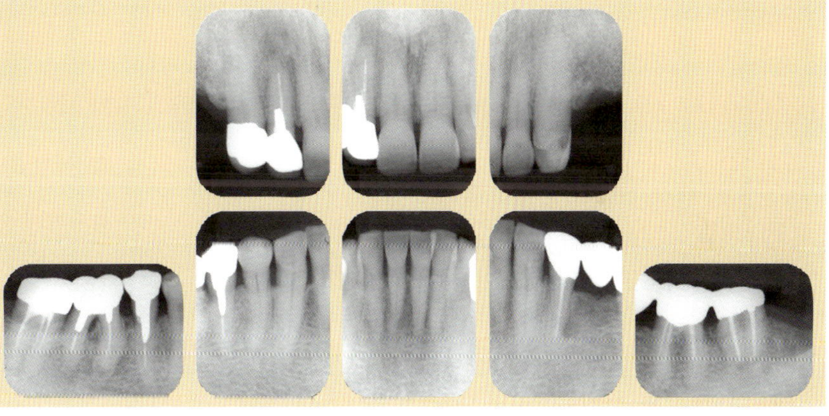

그림 4-44. 2000년 11월, 치료 종료시 full mouth 방시선사진. B4증례이지만 상악의 모든 잔존치는 양호한 치주조직을 옹호하고 있다.

를 하지 않으면 안 된다(그림 4-26~4-34).

그러나 중간결손은 어떠한 지대장치를 사용하든 이러한 걱정이 적다. 물론 최후방치가 존재하기 때문이다.

(3) 잔존치의 건강도(표 4-6)

결손보철이 성립되는 이유는 잔존조직에 위임된 부하(교합력)에 의거한다. 즉 지대장치나 의치상이 대악으로부터의 교합력을 저지함으로써 기능을 수행할 수 있기 때문이다. D. M. Watt는 발치 후 생기는 악제점막의 면적은 지지능력이 크게 부족하다는 내용을 하악 제1대구치의 치근막 면적과 발치 후 악제면적의 비교로 설명하고 있다. 제1대구치의 치근막 면적은 약 450mm^{2}인데 발치 후 악제점막면적은 1/4밖에 되지 않는다. 즉 치아가 있었을 때와 비교하면 지지가 75%나 부족하다. 너무나도 큰 지지력의 감소를 보인다. 그러나 그것을 다른 측면에서 고찰하면 의치는 점막부담보다 치근막부담에 많이 의지한다고 볼 수 있다. 그래도 결손보철이 성립하는 이유는 의치에 의해 자연치와 같은 교합력을 회복할 수 없기 때문이다. 즉, 출력측도 power가 down되고 있다. 그렇게 생각하면 잔존조직도 이러한 power down을 어느 정도 조장하는 측면도 있을 것이다. 그러나 그것을 빼더라도 결손보철의 지지는 압도적으로 부족하다. 일반적으로 악제의 지지면적이 적은 양만큼 잔존치로의 치근막지지가 증가하므로 지대치의 치근막 면적은 클수록 유리하다. 즉 치근형태가 우형(優形)일수록 좋다.

증례 4-7 교합력에 의한 파절(1989. 9~1998. 10)

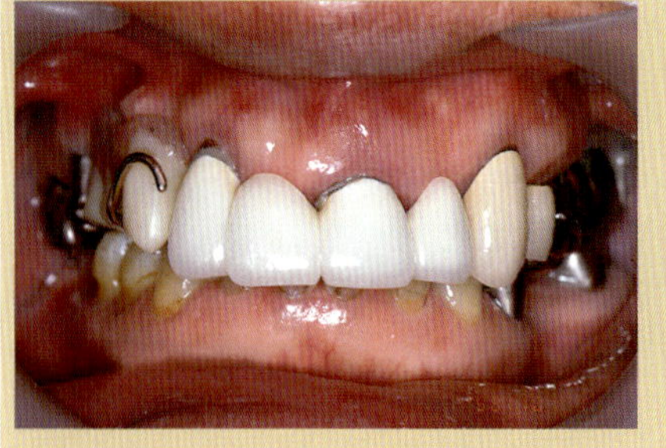

그림 4-45. 1998년 9월 초진시 72세 남성. 정면에서 교합의 특징을 추측할 수 있다.

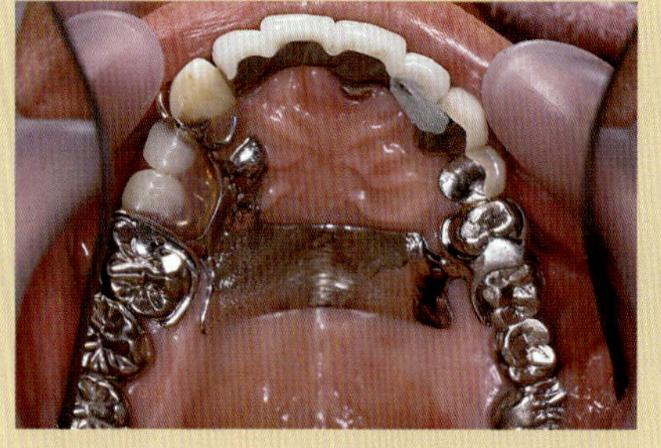

그림 4-46. 초진시 상악 교합면. 전치부 브릿지는 파괴되어 있다. ⌊4 5는 가철성 의치이며, 그 후 브릿지의 지대장치였던 3⌋이 발치되었다. 정말 이상한 denture이다.

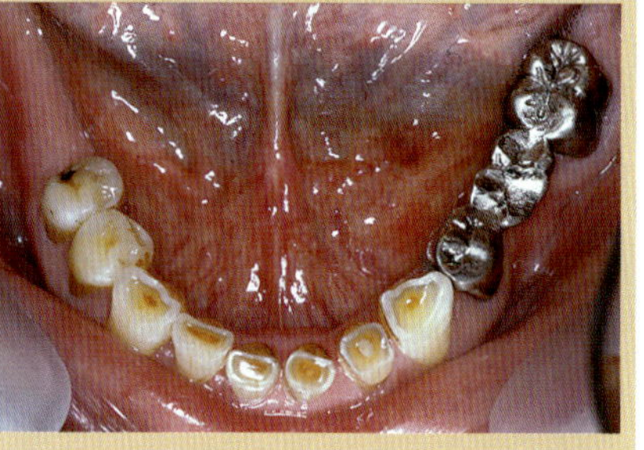

그림 4-47. 하악 우측 대구치군은 결손되었으며 전치부의 교모가 심각하다. 교합력도 상당한 것 같다.

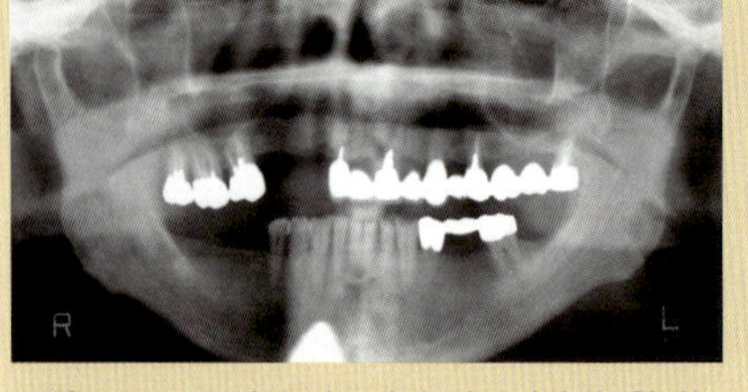

그림 4-48. 초진시 파노라마 방사선사진. 환자는 하악 우측에 denture를 장착했는데 위화감이 있어 현재는 장착하지 않는다.

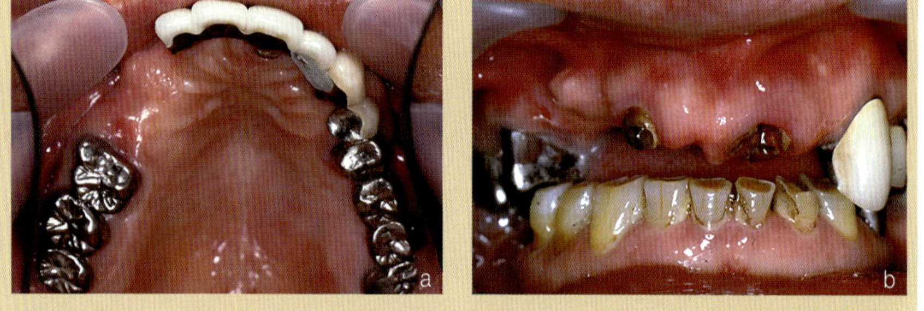

그림 4-49a, b. 브릿지의 탈락은 치근파절에 기인한 것으로 보인다. 파괴된 이유를 말하자면 하악 전치가 교모된 이유와 일치하지 않을까?

표 4-6. 교합력에 의해 영향을 받는 사항

교합력

- 잔존치의 예후
- 보철의 예후
  - 교모 · 마모가 현저하다
  - 파절이나 외상의 기왕
  - Parafuntion
    - 교합기능훈련의 필요성

만약 이 치근형태가 열형(劣形)이라면 교합력에 대해 수명을 연장하는 조치를 취하지 않으면 안 된다. 보통 견치의 치근은 소구치의 그것보다 길고 두껍다. 따라서 Eicher B4인 증례는 결손치열 내에 견치의 유무가 보철설계에 커다란 영향을 미치게 된다. 결손치열의 잔존치는 교합지지치로써의 역할 뿐만 아니라 지대치로써도 제기능을 하지 않으면 안 되며, 커다란 힘을 계속해서 받게 된다. 따라서 결손치열의 보철을 전제로 생각한다면 잔존치의 건강은 보철방법의 선택에 크게 관여하며 교합양식의 선택에도 영향을 미친다(그림 4-35~4-44).

(4) 교합력(표 4-6)

전술했듯이 결손치열이 보철을 필요로 할 때는 계속해서 힘의 세례를 받는다. 따라서 결손치열을 판단할 때 그 환자가 갖는 교합력의 크기는 중요한 요소가 된다. 특히 최근에는 스트레스를 받는 일이 많은 탓인지 결손의 유무와 관계없이 치관이 파절되거나 치근이 파절되고 있다(그림 4-45~4-49). 물론 무수치 뿐만 아니라 유수치에도 발생한다. 이러한 경향이 있는 환자는 결손치열이 되면 그 위험은 배가된다. 유리단결손 증례는 지대치에 가해지는 응력이 특히 문제가 된다(그림 4-26~4-34). 후방 지대치가 존재하지 않는 증례 중에 강한 교합력이 가해지는 증례는 최악이다. 지대치와 점막의 피압축도의 차이가 일단 증가하기 때문이다. 따라서 지대치에 가해지는 부하는 지대장치의 기구에 커다란 영향을 미친다. 코너스관처럼 지지력, 파지력 및 유지력이 최대로 발휘되는 장치는 의치의 동요와 함께 확실하게 동요한다. 'Rigid한 의치는 동요가 적다'는 것이 '동요가 없다'는 것을 의미하는 것은 아니다. 어디까지나 '동요가 적을 뿐이다'. 조금이라도 동요하면 지대치는 확실히 좋지 않은 영향을 받는다. 그 동요정도는 지지, 파지 및 유지에 적이 되며 지대치에 'jiggling'으로 전달된다. 의치의 동요가 감소하면 잘 씹을 수 있게 된다. 당연히 환자의 평가가 좋기 때문에 술자는 이러한 관점을 망각하기 쉽다. 기능을 확실하게 발휘하는 결과가 지대치의 확실한 상실로 이어져서는 기능회복의 의미가 없어진다. 교합력의 크기는 그 영향이 가장 크고 절대적이다. 따라서 이것이 잔존치의 예후, 보철 자체의 예후를 좌우하는 예가 적지 않다. 기본적으로 이러한 일이 발생하지 않도록 '증례를 읽을 필요' 가 있다. 즉 '결손치열을 읽는다' 는 것은 '결손보철을 진단한다' 로 바꿔 말할 수 있다.

결론

'결손치열 판독' 은 그렇게 간단하지 않다. 처음에는 결손의 존재를 분류해 치료법을 찾아내려고 생각하는데 진행하다 보면 쉽지 않다는 것을 알 수 있다. 그것은 20여 년 전부터 언급되어 왔듯이 각 요소가 복잡하게 얽혀 있어 어렵기 때문이다. 졸업한지 얼마 되지 않은 임상의는 이 증례를 어디서부터 손을 대야할지 그 치료순서를 입안하는 데 고심하는데, 그 해답은 손을 대기 전에 병태를 정확하게 파악하는 것이 우선일 것이다. 임상에서 볼 수 있는 병태는 단순한 것 같지만 내용은 그렇지 않다. 본 고에서 언급했듯이 하악위의 편위나 치열의 형태변화 등 결손치열과 직접적 및 간접적으로 관계가 있는 현상은 많이 있다. 환자의 수만큼 존재한다고 해도 과언이 아니다. 이렇게 다양하기 때문에 모든 증례를 보편적인 사항으로 몰아 EBM의 도마에 올리는 것은 불가능할 것이다. 그것을 대신하는 것이 있을까? 그것은 현증의 면밀한 관찰이다. 관찰은 진단에 크게 기여한다. '5 결손보철의 진단항목' 에 소개한 4항목은 보편성을 갖는 기본사항이다. 그러나 이러한 항목도 임상의 1명의 임상 예에서 추출한 항목에 지나지 않는다. 몇 사람의 임상의의 동의를 얻었다하더라도 결코 EBM이 될 수 없다.

임상은 앞에 있는 환자와 직접 만나 교류하는 의료의 장이므로 병상을 개선하기 위해 무엇을 '하도록' 강요받는다. 발치나 치아 삭제 등 보철치료 과정에서 되돌릴 수 없는 처치도 많다. 따라서 치료개입이 긴박해질 수밖에 없다. 그 중요성에 응답하기 위해서는 증례의 현증을 잘 관찰하고 숙고하는 방법 외에는 최선책이 없다고 생각한다. 확실히 EBM이 없다면 더욱 그렇다.

결손보철의 목표는 결손이 발생하기 전의 치열로 돌아가는 일이며 치과의료의 목표는 구강이 건전하게 기능할 수 있도록 회복하는 데 있다. 형태와 기능은 치료가 종결된 후 일체화되지 않으면 안 된다. 그리고 최소의 의료개입으로 최대의 효과를 발휘할 수 있는 처치를 진행하는 것이 명제가 된다.

진단과 치료계획

명해대학 치학부 교수
荒木久生

제5장

진단의 포인트 - 치주, 교합 및 심미

검사, 진단, 문제점의 추출, 개선방침의 입안, 치료계획의 작성, 치료 및 일련의 과정을 거쳐도 양호한 치료결과를 기대할 수 없는 경우가 있다. 그것은 적절한 진단에 기초한 최선의 치료계획이 입안되지 않았기 때문이다. 진단과 치료계획은 밀접한 관계가 있다. 치료는 다양하며 그 치료에 대한 진단을 모두 기술하기는 곤란하다. 그래서 본장에서는 진단을 다음과 같이 7개 항목으로 나누어 검토하겠다.

1. 치주조직(결손부 악제의 상태를 포함)
2. 교합
3. 저작근
4. 하악운동
5. 악관절
6. 치열부정
7. 심미보철

1. 치주조직의 진단

치주질환의 치료는 염증의 조절과 교합력의 조절인데 치주질환의 개선은 예지성이 있는 보철을 진행하는 데 있어서 가장 중요하다. 치주조직의 염증이 없고 치주조직(경조직과 연조직)의 형태가 적절한 상태로 개선될 것을 요구한다. 따라서 이갈이가 있는 환자(그림 5-1, 5-2)에 대해서도 치태지수, 치주낭의 깊이 및 치아의 동요 같은 치주질환의 임상 parameter 뿐만 아니라 방사선검사를 이용한 치조골흡수나 치조골형태의 진단(표 5-1)이 필요하다. 이들 진단에 기초해 각종 치주외과수술이 적용된다. 최근 골흡수 증례에 대해 GTR(enamel기질 단백[그림 5-3a, b])이 진행되면서 임상에 응용되고 있다.

한편 임플란트 치료시에는 해부학적 위험요인(그림 5-4), 실제 식립수술시에는 악골의 폭과 길이, 식립위치나 크기에 대한 진단(그림 5-5)이 필요하다. 다만 GBR, 자가골이식, socket lift나 sinus lift 등 해부학적 위험인자를 개선하는 방법이 적극적으로 이용되면서 임플란트 치료의 적응증은 확대되고 있다.

표 5-1.

보철치료에 필요한 치주조직의 진단항목
1. 깊은 치주낭(병적인 치주낭)
2. 근분기부 병변
3. 골연하결손
4. 결손부 치조제의 형태이상
5. 부착치은(치은치조점막)의 이상

2. 교합의 진단

교합의 진단은 저작의 이상을 호소하는 증례에서 반드시 필요한 진단항목이다.

(1) 중심위

중심위의 정의는 '관절원판에서 가장 얇고 혈관이 없는 부분이며 관절원판이 하악두와 하악와 사이에 정확하게 들

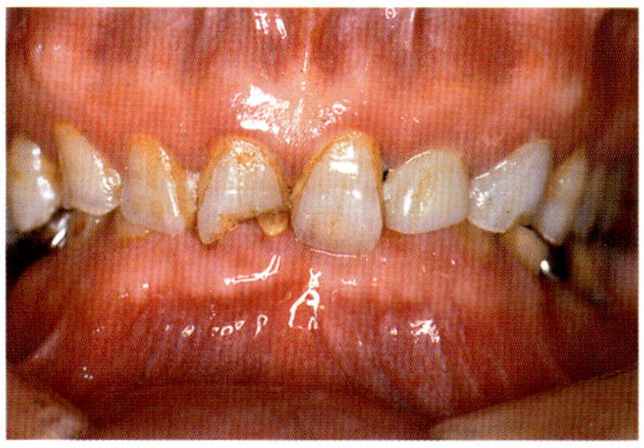

그림 5-1. 이갈이 증례. 전악적으로 치은 염증이 관찰되며 우측 하악 구치부의 결손과 현저한 교모로 교합고경의 저하가 확인되었다. 이러한 증례에 전치부 치관보철을 진행할 때는 치은이나 치조골의 두께에 관한 진단이 필요하다.

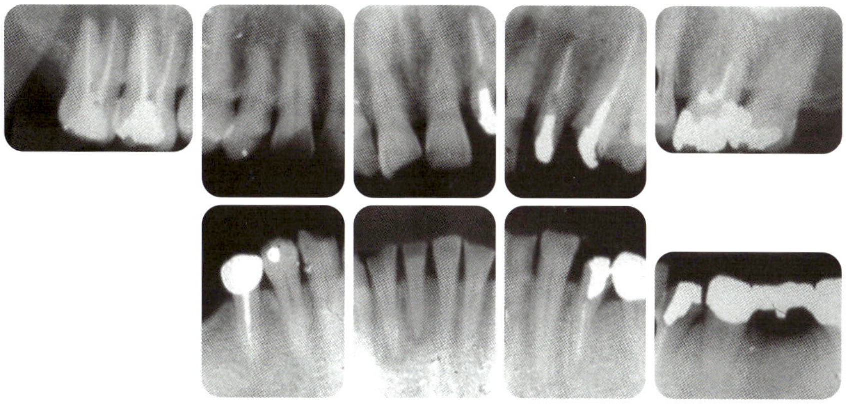

그림 5-2. 그림 5-1 증례의 치과 방사선사진. 상하악 잔존치에 치근막강의 확대와 수직성 골흡수상이 관찰된다. 이갈이 증례를 보면 과잉 교합력에 대응해 치조골이 치밀골화되어 있는 경우가 많다.

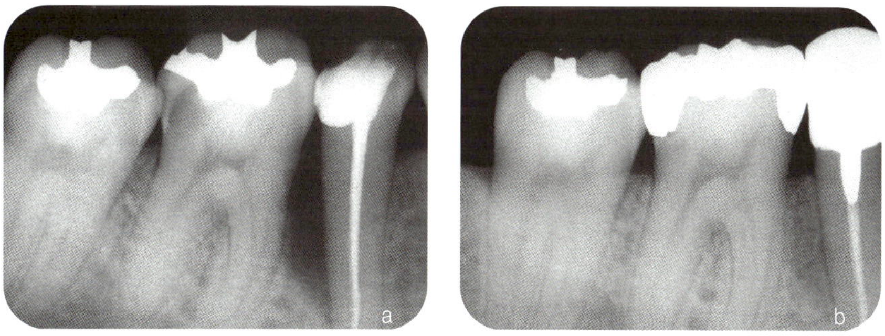

그림 5-3. a, 42세 남성. 5| 원심에 수직성 골흡수가 관찰되었다. Debridement 이후 엠도게인을 사용해 골유도재생술(GTR)을 진행하였다. **b,** 술후 1년이 경과했을 때 수직성 골흡수는 재생골로 채워져 있었다.

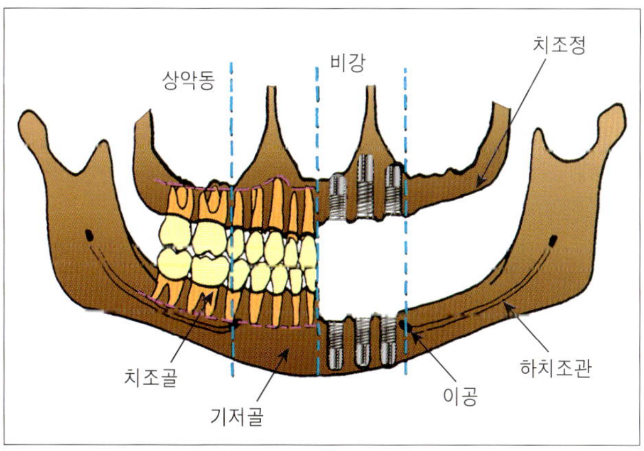

그림 5-4. 임플란트 수술시 해부학적 주의사항. 악골내 병변의 유무, 치조골의 높이, 상악에서는 비강저, 상악동저, 절치관, 하악에서는 이공, 하악관(하치조신경, 이신경), 인접치근의 위치를 진단한다.

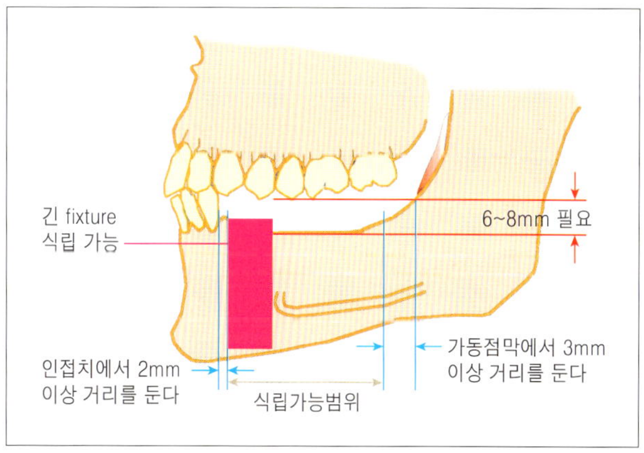

그림 5-5. 하악에 식립할 때 공간조건. 임플란트의 종류, 직경에 따라 다소 차이는 있지만 임플란트간 거리, 잔존치와 임플란트간 거리, 임플란트 주위의 치조골폭, 임플란트 식립가능부위 등을 정밀검사한다.

어있는 상태'(그림 5-6)이다. 관절원판의 위치가 부정한 증례는 중심위가 결정되지 않는다. 따라서 적절한 중심위(그림 5-7)를 결정할 수 있느냐 없느냐에 따라 치료계획도 달라진다. 중심위에 대해서는 중심위를 결정할 수 있느냐 없느냐의 중심위를 결정할 수 없을 때에는 재구성이 가능한가, 또한 중심위에서의 조기접촉 유무에 관해 진단한다.

(2) 교두감합위

그림 5-8은 black silicone으로 교두감합위의 교합상태를 채득한 결과이다. 교두감합위는 교합접촉(접촉부위, 접촉형태, 접촉면적)이 치열의 전후, 좌우 각 치아마다 조화를 이루는지 진단한다. 교합지로 진단할 수 있지만 실리콘 인상재로 교합을 채득하면 술전, 술후를 쉽게 비교할 수 있다. 또한 치과프레스케일(그림 5-9)과 occlusor를 사용해 교합

중심위

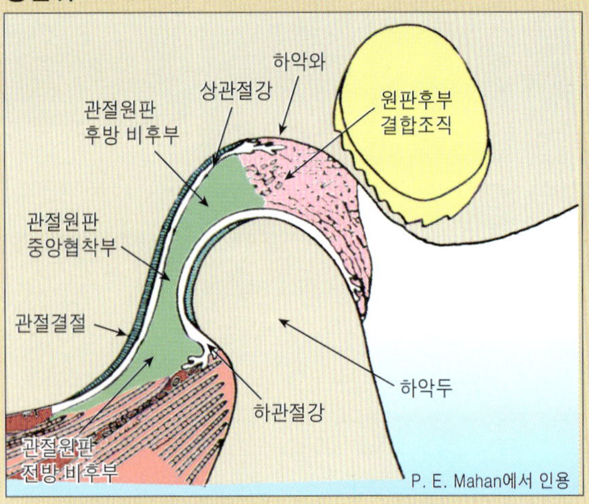

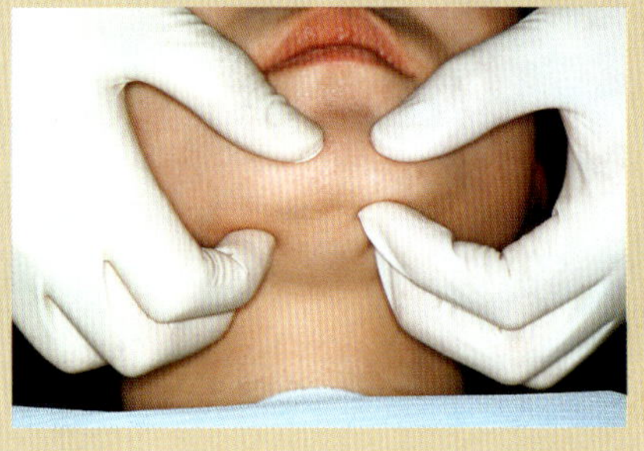

그림 5-7. 중심위로 유도. Dawson법을 이용해 환자가 수평위에 오도록 하고 술자는 12시 방향에서 두 손을 사용해 중심위로 유도한다. 이때 하악을 무리하게 누르지 않도록 한다. 중심위에서의 조기접촉을 표시할 때는 조무사의 도움이 필요하다.

그림 5-6. 악관절의 모식도. 하악두의 위치는 외측익돌근, 관절원판 및 관절포인대에 쉽게 영향을 받는다. 관절원판의 후부결합조직은 전방과 비교해 상당히 빈약하며 길항하지 않기 때문에 관절원판은 전방전위되기 쉽다.

교두감합위

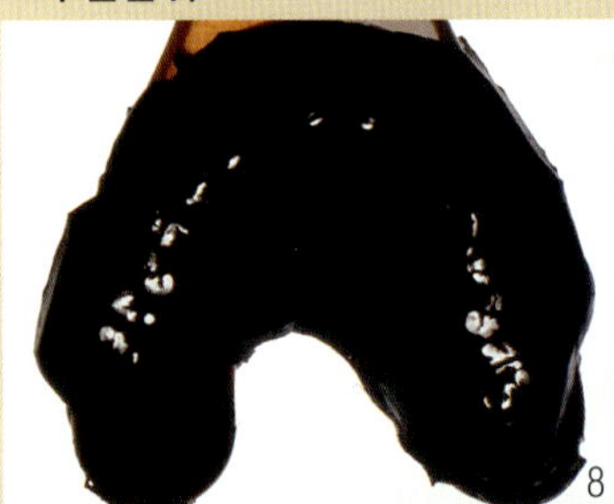

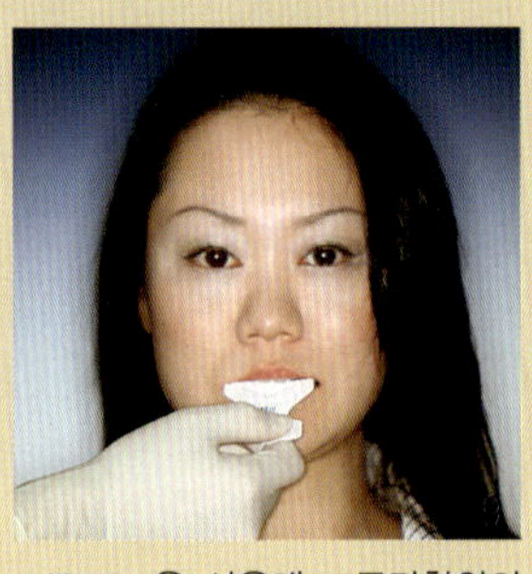

그림 5-8. 교두감합위에서 교합접촉. Black silicone을 사용해 교두감합위의 교합접촉 상태를 진단한다. 강하게 교합하는 부분은 실리콘의 두께가 얇아 빛이 투과된다. 치열내 전후좌우 교합의 균형을 진단할 수 있다.

그림 5-9. 치과 프레스케일. 치과 프레스케일을 피험자에게 물리고 전용 분석장치(occlusor)로 해석한다. 한 피험자당 3회 자료를 채득해 이중에서 동일한 측정결과를 대표치로 사용한다.

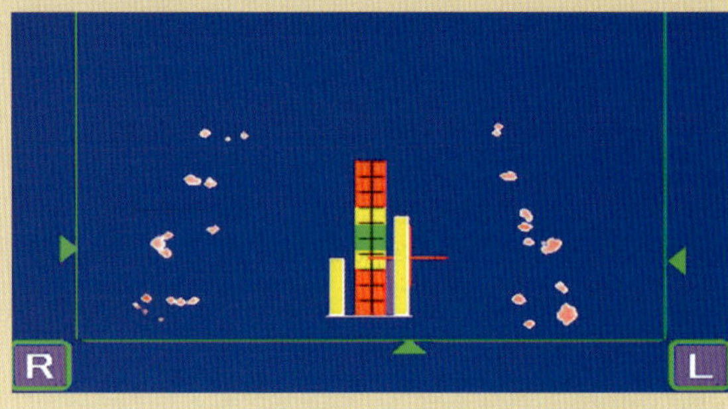

면적	평균압	최대압	교합력
27.9mm^2	30.0MPa	120.0MPa	839.8N

그림 5-10. 교합의 균형을 측정. 치열내 교합의 균형과 교합력(힘)을 진단한다. 또한 occlusor 수치로 교합접촉면적을 측정할 수 있다. 실측치보다 수치는 감소한다.

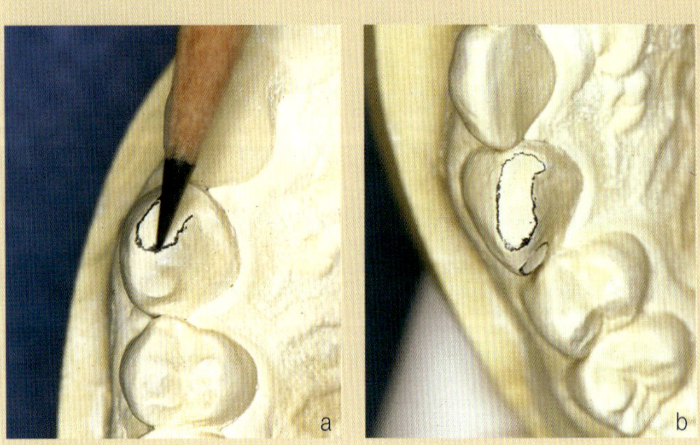

그림 5-11a, b. 교합 소면의 검사. 빛이 비스듬하게 들어오는 환경에서 4H 연필로 교합 소면(해부학적인 형태와는 다른 경계가 명확한 평면)의 윤곽을 표시한다. 상하악 대합치에 대응하는 교합 소면을 반드시 확인한 후 주의하면서 관찰한다.

압의 균형(그림 5-10)이나 occlusor 수치(교합접촉면적)를 측정할 수 있다. 교두감합위에서 커다란 교합접촉면이 치열 전체에 관찰되는 경우는 교모, 소구치라면 교두간섭을 의심한다.

또한 연구모형의 교합 소면(facet)을 검사한다(그림 5-11a, b). 교합 소면은 치아가 맹출한 후부터 교합면의 역사가 새겨져 있다. 상하악 치아는 교합 소면 내에서 교합접촉하는 데 모든 교합 소면이 접촉하는 것은 아니다. 교합 소면은 자연치 외에 금속치나 metal bond crown에서도 관찰된다. 또한 교합 소면은 교두감합위 이외의 편심운동시 교합접촉에서도 발생하므로 어느 하악위에서 발생했는지를 진단한다.

(3) 중심위와 교두감합위의 차이

중심위와 교두감합위가 어느 방향으로 어느 정도 틀어져 있는지, 절치지도판상에서 진단한다(그림 5-12a, b). Lauritzen은 중심위와 교두감합위의 수평적 차이를 3 type(THIOP: 중심위와 교두감합위가 일치, MIOP: 중심위에 대해 교두감합위가 전방으로 틀어져 있다, LIOP[W-, NW-]: 중심위에 대해 교두감합위가 측방으로 틀어져 있다)으로 분류하였다. 편위에 대한 진단은 전후적으로 2mm 이내, 좌우적으로 0.5mm 이내가 정상이다. 수치가 이보다 큰 경우 특히 측방으로의 편위는 발현빈도가 높고 악관절이나 주위근군에 장애를 일으키는 경우가 많다.

(4) 유도치

측방운동시 상하악 치아의 접촉관계는 견치유도(canine protected articulation)(그림 5-13a, b), group function(그림 5-14a, b), balanced occlusion(full balanced occlusion)으로 분류된다. 치열이 비교적 정돈된 20세 전후의 환자는 견치유도가 많다. 보철시 부여하는 교합양식은 견치유도 또는 group function이 적절하다.

Group function은 후방구치순으로 이개되고 최종적으

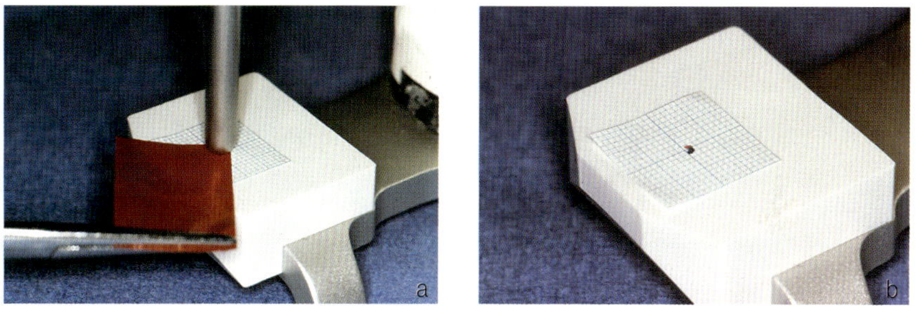

그림 5-12. a, 절치지도판상에서 진단. 절치지도판상에 모눈종이를 붙인다. **b,** 기록. 모눈종이에 교두감합위(파란색)와 중심위(빨간색)를 표시한다. 2점간 거리와 방향을 측정하고 교두감합위와 중심위의 변위방향과 양을 진단한다.

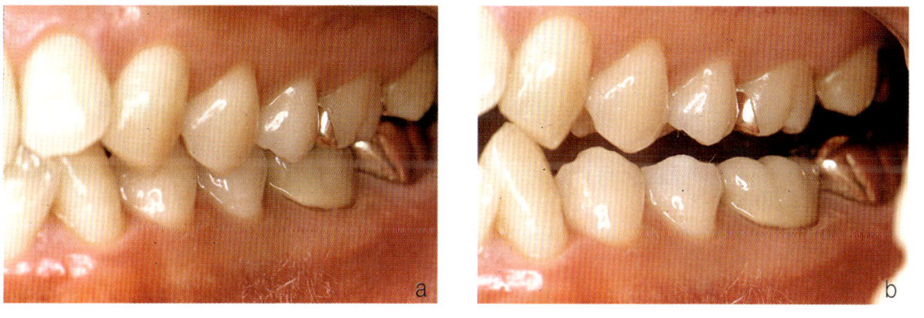

그림 5-13a, b. 견치유도 증례. 상하악 견치가 하악 편심운동중에 처음부터 마지막까지 접촉하면서 구치를 이개시키는 교합유도양식. 측방운동시에는 구치부에 수평응력이 가해지지 않는 교합양식이다.

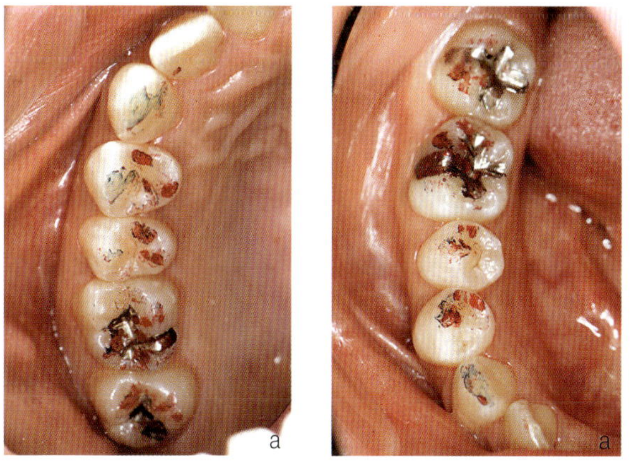

그림 5-14a, b. Group function. 측방운동 작업측에서 복수의 상하악 지아가 동시에 접촉하고 그룹으로 수평교합력을 분산시키는 교합양식. 유두접촉상태를 기록. 교두감합위는 빨간색으로, 측방운동 작업측은 파란색으로 표시하였다.

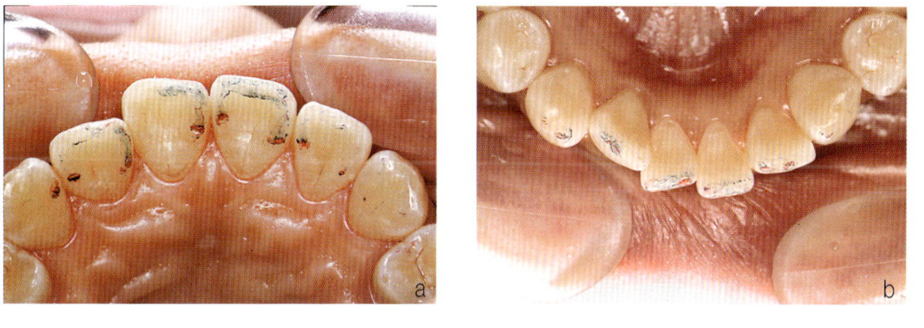

그림 5-15a, b. 전방운동은 상하악 6전치가 균등하게 교합접촉(유도)하는 것이 중요하다. 소수치에 의한 유도는 접촉하는 치아에 가해지는 힘이 외상력(外傷力)이 되어 작용하고 교합성 외상을 일으키기 쉽다. 특히 측절치 단독 접촉에 주의한다.

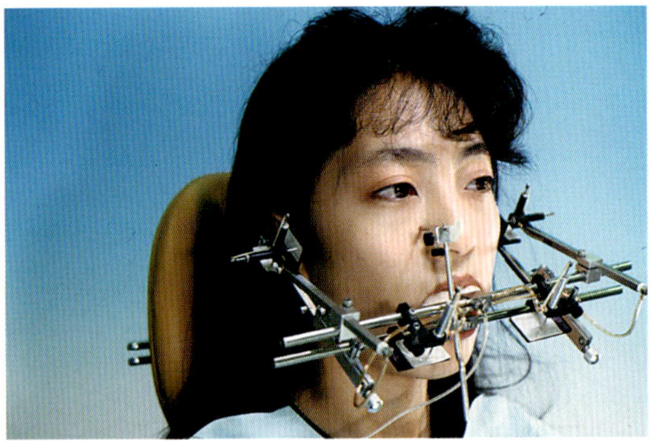

그림 5-16. Denar pantograph. Pantogrape를 응용하면 평형측 과로뿐만 아니라 작업측 과로를 측정할 수 있다. 예전에는 임상에 자주 이용되었는데 복잡하고 시간이 걸려 현재는 잘 사용하지 않는다.

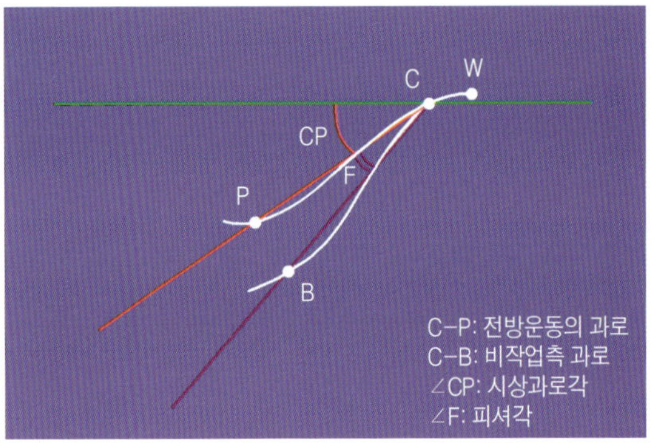

그림 5-18. 시상전방절치로와 시상전방과로. 시상전방절치로는 약 4mm. 시상전방절치로각은 40~60°이며 시상전방과로각보다 5° 크다. 이 차이가 감소하면 교두간섭이 잘 발생한다.

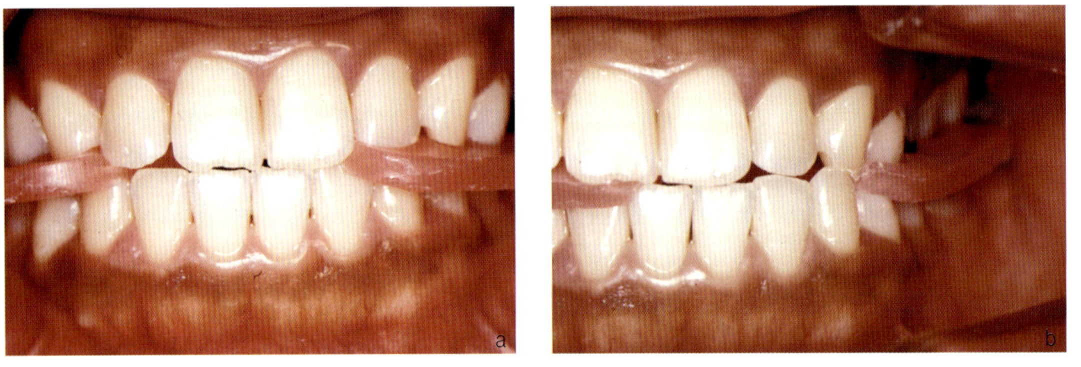

그림 5-17. Check bite. **a,** Check bite. **b,** 측방 check bite. Check bite는 교두감합위에서 5mm 편심운동한 하악위, 즉 절단위와 견치첨두위에서 채득한다. Check bite 채득에는 check bite wax를 사용했는데 현재 판매되지 않아 파라핀왁스(하드)를 소프트 메탈로 보강해 사용한다.

로 상하악 견치끼리 접촉하게 된다. 또한 balanced occlusion은 총의치의 이상교합이다. 한편 전방운동은 전치로 유도(그림 5-15a, b)하고 구치는 접촉하지 않는 것이 바람직하다.

(5) 과로와 절치로

팬토그래프(그림 5-16)로 과로경사각도를 측정하면 실제 과로에 가까운 각도를 측정할 수 있는데 check bite(그림 5-17a, b)로 측정하면 55°, 60°의 큰 수치가 나온다. 이것은 실제 과로가 아니라 견치 치관축의 경사 또는 견치 설면의 경사각도를 측정한 결과이다. 과로와 절치로의 차이가 5° 이상, 또는 시상측방과로 경사각도가 전방과로경사각도보다 급하면(그림 5-18) 악관절이나 주위조직에 장애를 일으킨다. 시상측방과로 경사각도가 완만한 경우 교두간섭을 피하기 위해 교두경사각을 평평하게 만든다. 교합기상에서 구치의 이개상태를 진단해 보철한다. 견치를 보철하지 않을 때는 환자의 고유한 유도각도를 중시한다.

(6) Side shift

Side shift는 immediate side shift와 progressive side shift의 두 성분으로 구성되어 있다.

Immediate side shift(그림 5-19)는 하악이 작업측을 향해 측방으로 이동함에 따라 발생하는 비작업측과두의 내측 이동이며 mm 단위로 표현된다. Immediate side shift는 중심구부근의 교합면형태와 관계가 있으며 측방운동시 교두간섭과 관계가 있다(그림 5-20). Progressive side shift(그림 5-21)는 비작업측과두가 전내방으로 이동하는 직선적인 운동경로이며 각도로 표현된다. 평균 7.5°라고 한다. 큰 경우는 교두를 평평하게 만들고 작은 경우는 경사를 급하게 할 수 있다(그림 5-22).

(7) 조기접촉과 교두간섭

조기접촉의 진단에는 light tapping에 의한 진단이 반드시 필요하다. Light tapping은 1초간 2~3회 정도로 가볍게 tapping을 반복하고 조기접촉부를 조사하는 방법이다.

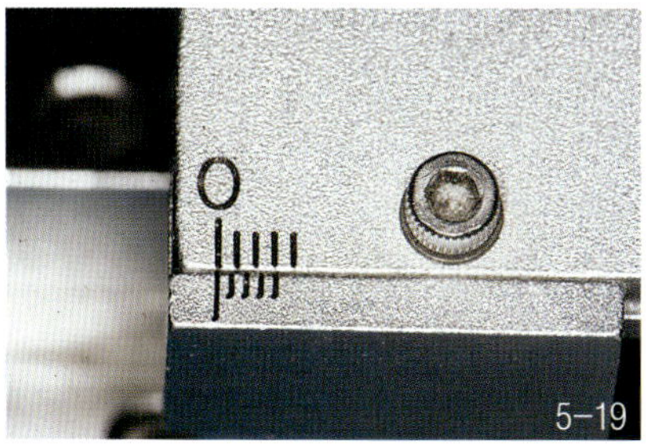

그림 5-19. Immediate side shift의 조정. Dear Mark II 교합기의 immediate side shift 조절기구. 작은 눈금이 있어 0.1mm 단위로 조절할 수 있다. Progres-sive side shift를 고정해 조절하는 경우가 많다.

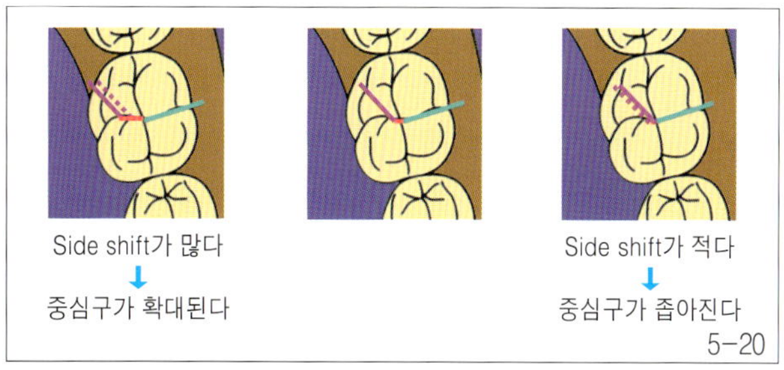

그림 5-20. Immediate side shift의 영향. 중심구부근의 교합면 형태에 영향을 미친다. 다만 immediate side shift를 생체의 허용범위 내로 생각하는 설도 있으며 합의된 견해는 없다.

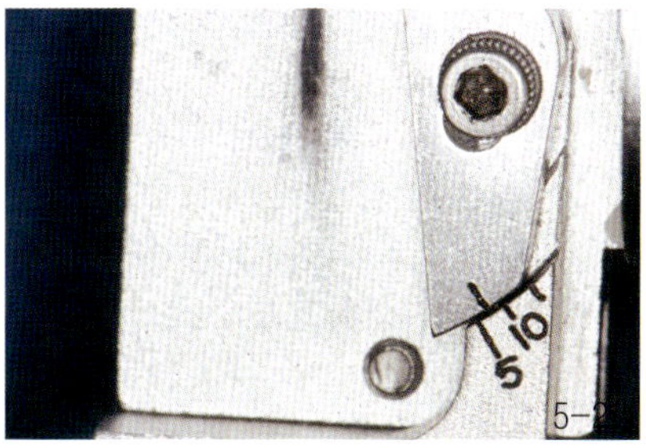

그림 5-21. Progressive side shift의 조정. Dear Mark II 교합기의 progressive side shift 조절기구. 5~15° 범위 내에서 조정할 수 있다. 평균치인 7.5°로 고정해 사용하는 경우가 많다.

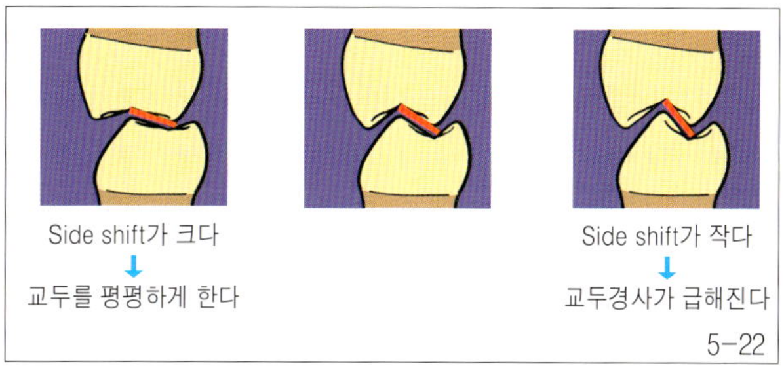

그림 5-22. Progressive side shift의 영향. Progressive side shift는 교두경사각과 관계가 있다. 단 교두간섭을 피하기 위해 경사각을 너무 강하게 만들지 않는 것이 좋다.

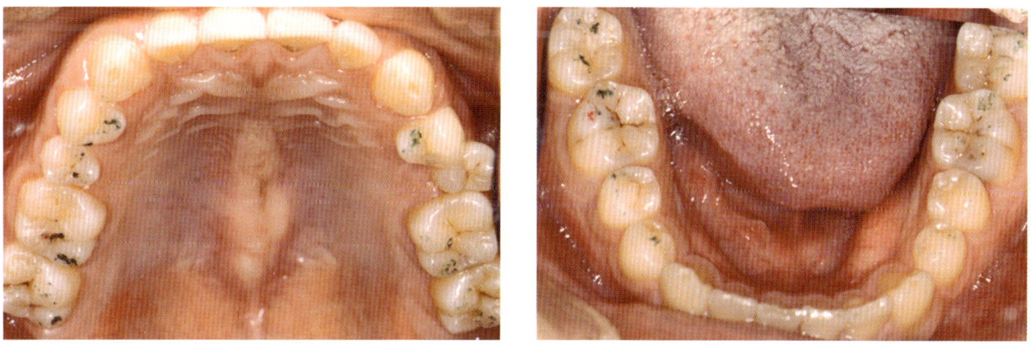

그림 5-23a, b. Light tapping으로 교두감합위의 조기접촉 기록(파란색), 감합된 하악위, 즉 교두감합위의 기록(빨간색). Light tapping을 필요 이상 길게 반복하면 환자가 피곤해하고 정확한 결과를 얻을 수 없다.

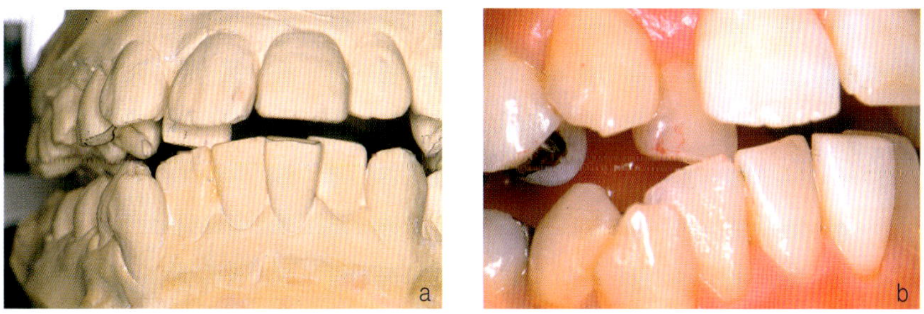

그림 5-24. a, 조기접촉 확인. 중심위에서 교합기에 장착한 연구모형상에서 검사했더니 우측 상하악 측절치에 조기접촉이 관찰되었다. 또한 연구모형의 교합 소면은 정밀검사를 마친 상태이다. **b,** 구강 내에서 똑같이 검사했더니 모형과 동일한 부위에 중심위의 조기접촉이 관찰되었다.

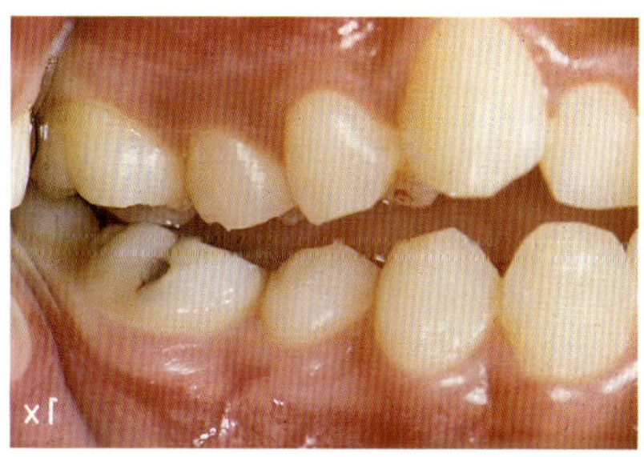

그림 5-25. 측방운동 비작업측에서의 교두간섭. 대구치부에서 교두간섭이 관찰되었다. 견치에 과도한 교모가 관찰되는 경우 반대측 최후구치에 측방운동 비작업측에서의 교두간섭이 관찰된다. 비작업측에서의 교두간섭은 위해성이 강하다.

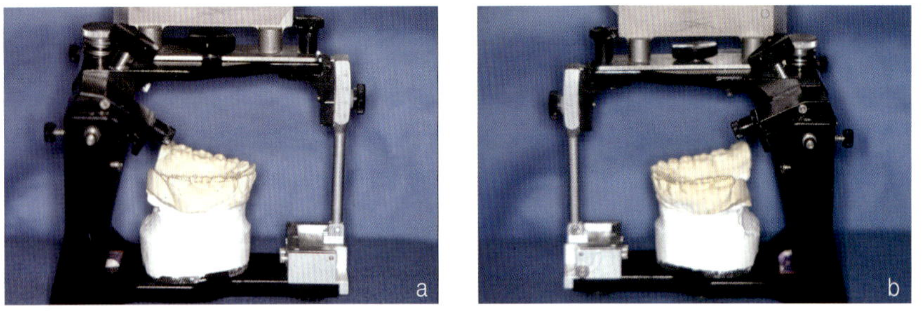

그림 5-26a, b. 브로드릭 교합평면분석장치. 반경 4인치의 교합평면을 설정할 수 있다. 좌우 교합평면이 다르게 설정되는 경우도 있으므로 좌우 또는 그 중간 어디가 적절한지 진단해야 한다.

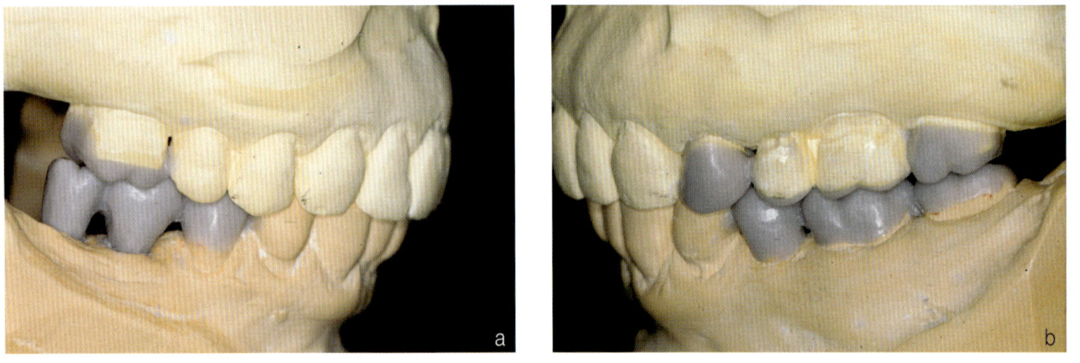

그림 5-27a, b. 실제 진단용 wax up. 이 증례에서는 우측 하악 구치부에 임플란트를 예정하고 있다. 교합평면분석장치를 사용해 설정한 교합평면을 참고로 wax up한다. 양측 모두 교합평면을 쉽게 설정할 수 있었다.

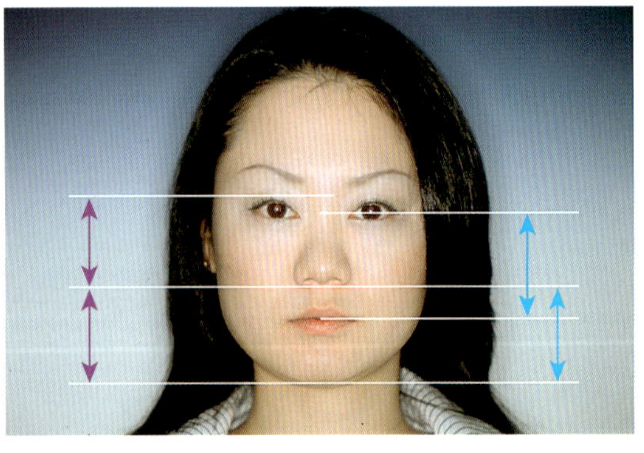

그림 5-28. 계측법을 이용한 교합고경의 진단. 윌스법(파란색): 동공의 중심과 구각의 거리가 비하점과 이저간 거리와 동일하다. Crowford법(보라색): 비근 정중점과 비하점간 거리, 비하점과 이저간 거리가 동일하다.

Light tapping으로 조기접촉을 검사한 후 꽉물면 교두감합위가 된다(그림 5-23a, b). 이 방법은 총의치나 임플란트 보철에도 응용할 수 있다.

조기접촉(교합시 상하악의 치아가 접촉하기 전에 치열 내에 1개 또는 몇 개의 대합치가 접촉하는 상태), 교두간섭(편심위에서 발생하는 이상한 교합접촉)의 진단은 중요하다. 교합을 재구성하기 전에 구강내 환경을 정돈하기 위해 치관의 형태수정을 포함해 교합을 조정하는 경우가 있다. 또한 교합조정은 삭제조정 뿐만 아니라 견치유도를 확립하기 위해 상악 견치의 설면에 레진을 추가하는 첨가조정도 포함된다. 교두감합위나 중심위의 조기접촉(그림 5-24a, b), 측방운동 비작업측에서의 교두간섭(그림 5-25)에 주의한다.

(8) 교합평면

교합평면은 하악 중절치 근심우각(절치점)과 하악 제2대구치 협측원심 교두정을 연결한 아래로 볼록한 만곡을 그리는 완만한 곡면이며, camper plane과 거의 평행하다. 교합평면의 분석에는 브로드릭의 교합평면 분석장치가 사용된다. 브로드릭의 교합평면 분석장치는 하악의 견치, 제2대구치를 기준점으로 사용하는데(그림 5-26a, b) 만곡이 다소 강하다는 단점이 있다. 교합평면을 분석한 후 진단용 wax up을 시행한다(그림 5-27a, b).

(9) 교합고경(수직악간거리)

교합고경은 교모의 진행이나 구치부 결손 등으로 저하되는 경우가 많다. 또한 편측만 저하되는 경우도 있다. 진단방법에는 계측법(그림 5-28)과 기능응용법이 있으며, 전자의 대표적인 방법이 윌스법이다. 후자의 대표적인 방법이 하악 안정위와 안정공극을 이용하는 방법이다. 한 가지 방법에만 의지하는 것이 아니라 계측법과 안정공극을 이용해 종합적으로 진단한다.

3. 저작근의 진단

저작근의 진단은 근전계 같은 ME기기를 사용하는 방법(그림 5-29)도 있는데 보통은 촉진으로 진행한다. 촉진부위를 그림 5-30에 소개한다. 촉진항목은 ① 동통-국소성(특히 근속부)·방산성, ② 압통점(trigger point)의 촉진, ③ 유발 테스트와의 연관성, ④ 근긴장의 항진상태, ⑤ 근의 비대·종창, ⑥ 운동제한, ⑦ 관련통이 있다. 또한 촉진시 주의사항은 ① 좌우 동명근을 동시에 촉진한다; ② 근의 촉진순서를 지킨다; ③ 같은 근을 여러 차례 촉진하지 않는다; ④ 한 환자를 같은 술자가 촉진한다 등의 4항목을 들 수 있다. 또한 좌위(그림 5-31)와 수평위(그림 5-32)의 위치에서 촉진할 수 있는데 좌위에서의 검사는 후경부 등의 근을 촉진할 수 있으므로 응용범위가 넓다.

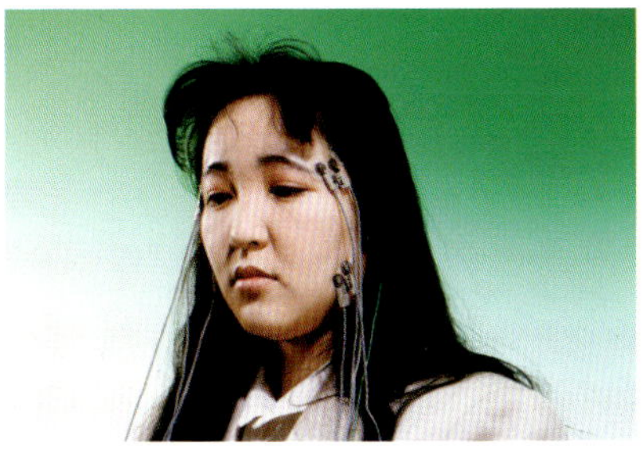

그림 5-29. 근전계. 근전계를 이용해 근활동을 측정할 때는 실드룸 설비가 필요하므로 일반적이지 않다. 그러나 저작근의 활동상태를 개폐구 타이밍과 동시에 측정할 수 있어 편리한 ME기기이다.

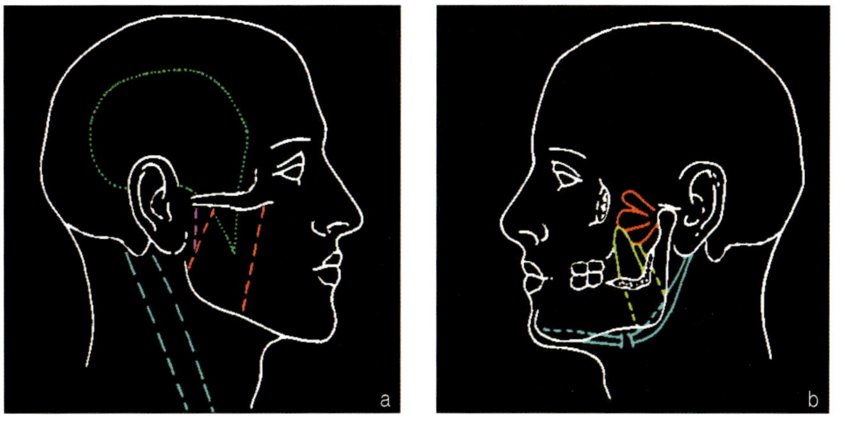

그림 5-30a, b. 근의 촉진부위. 촉진부위가 적기 때문에 순서를 기억해 둔다. 다만 외측익돌근은 해부학적으로 촉진할 수 없는 경우가 많다. 또한 촉진이라기보다 압진(壓診)이 되기 쉬워 경험이 필요하다.

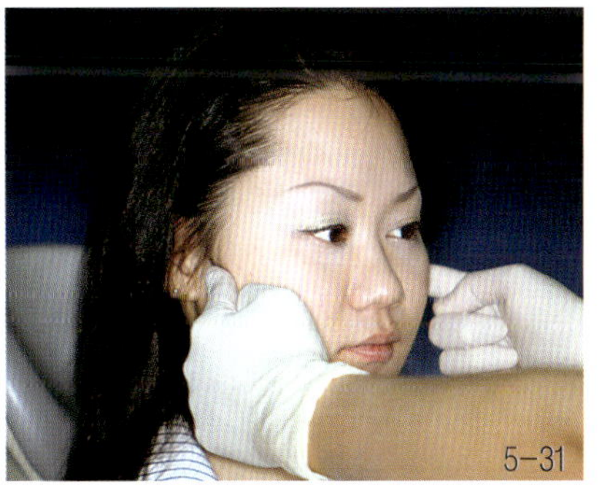

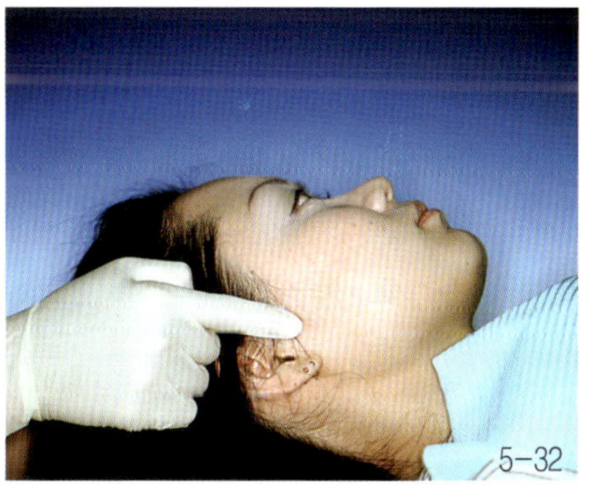

그림 5-31. 좌위에서 촉진. 악관절 외측부의 촉진. 귓볼에서 전방 약 10mm 부위를 촉진한다. 교근심부의 촉진과 부위를 혼동하지 않도록 한다. 좌위에서 촉진할 때는 환자의 정면과 등쪽에 위치해 촉진한다. 환자의 반응을 이해하기 쉽다.

그림 5-32. 수평위에서 촉진. 악관절 외측부의 촉진. 수평위에서 촉진할 때는 환자의 12시 방향에서 촉진한다. 환자의 반응을 이해하기 어렵고 촉진할 때 술자의 손가락이 무리한 위치에 오기 쉽다.

4. 하악운동의 진단

6자유도의 하악운동 측정장치가 개발되어 하악운동을 3차원적으로 측정할 수 있게 되었다. 하악운동의 진단항목은 활주(그림 5-33), 습관성 개폐구(그림 5-34), tapping(그림 5-35) 및 한계(그림 5-36)의 4항목이다. 이 항목들은 MKG로 측정한 결과이다. 그러나 검사기기를 사용하지 않더라도 환자 정면에 서서 환자의 하악 절치점의 움직임을 관찰하면 충분히 이해할 수 있다. 습관성 개폐구운동의 진단이 중요하다. 또한 최대개구량 40mm 이상이 정상이지만 환자마다 개구량에 차이가 있으므로 40mm를 개구해도 '개구한 느낌이 없다' 고 호소하기도 한다.

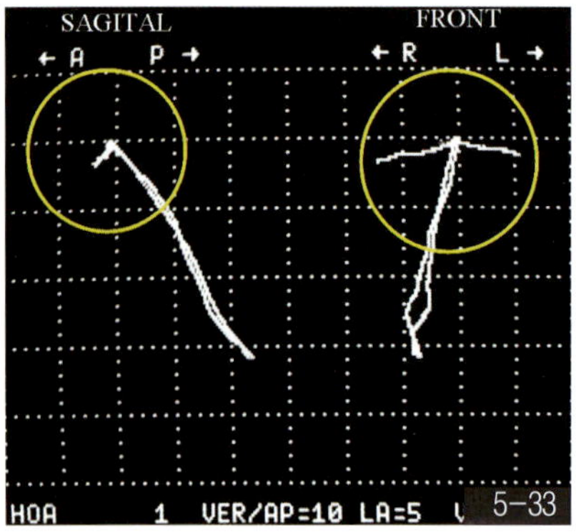

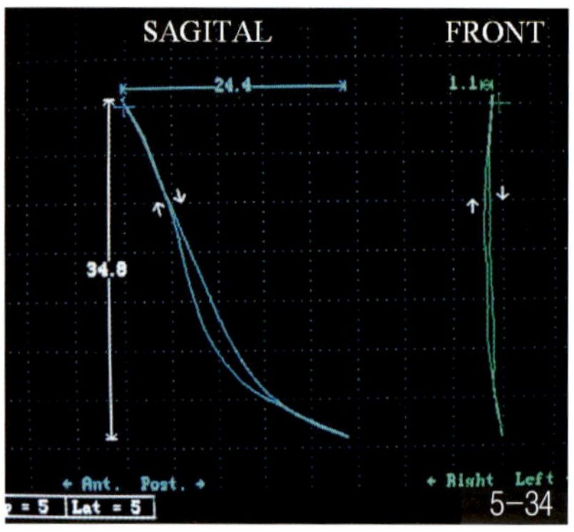

그림 5-33. 활주운동시 절치로나 과로는 anterior guidance, posterior guidance를 평가할 때 중요하다. 활주운동시 운동로의 안정성은 운동을 유도하는 anterior guidance의 안정성으로 평가된다.

그림 5-34. 습관성 개폐구경로의 좌우 편위는 악관절의 운동장애에 기인하는 경우가 많다. 예를 들어 좌측 악관절에 장애가 관찰되는 경우 개구경로는 환측인 좌측으로 '〈' 형태 또는 직선적으로 편위한다.

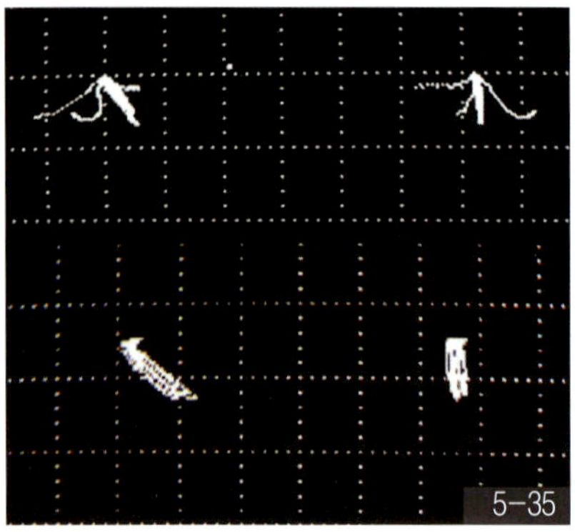

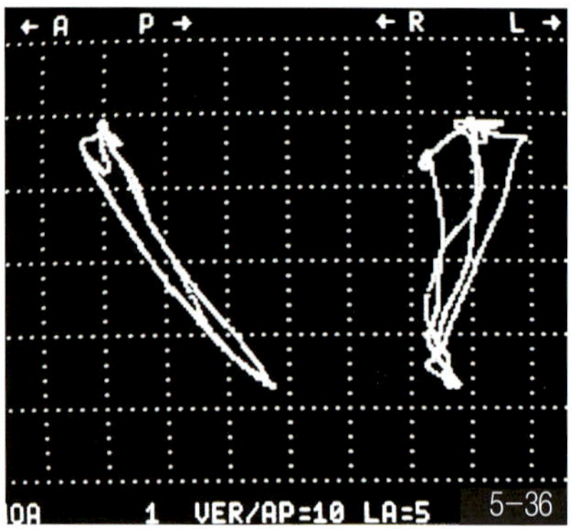

그림 5-35. Tapping 운동은 종말점의 위치 및 안정성에서 교두감합위를 평가하는 기준이 된다. 정상인이라면 tapping point는 1점으로 수속된다. Tapping 운동의 종말점은 정상인의 경우 교두감합위와 일치하는 것이 바람직하다.

그림 5-36. 한계운동은 하악의 최대가동영역을 표시하며, 정상인은 운동로가 넓고 재현성이 좋아 안정적이다. 악기능에 이상이 관찰되는 증례의 한계운동은 정상인과 비교해 좁고 그 운동로가 불안정하다.

5. 악관절의 진단

악관절의 진단은 정상인지 악관절질환인지에 대한 진단이다. 악관절질환은 악관절과 주위조직의 동통, 관절음과 하악운동장애를 주요증상으로 하는 질환군이다. 악관절질환의 진단순서는 표 5-2에 소개하였다. 그리고 일본악관절학회의 진단기준(표 5-3)을 응용하면 쉽게 진단할 수 있다. 다만 악관절질환과 교합을 너무 연관시키지 않도록 한다. 악관절질환을 진단할 때 주의사항은 ① 질환개념을 정확하게 이해한다; ② 감별진단을 정확하게 진행한다; ③ 증형을 진단한다; ④ 증형에 합치한 보존적 치료법부터 적용한다; ⑤ 전문의에게 소개할 필요가 있는 경우는 신속하게 의뢰한다 등의 5항목이다. 악관절질환 진단은 미리 문진표와 진단표를 준비하면 좋다. 또한 악관절의 화상진단이 중요하며 파노라마 4분할법(그림 5-37)이 이용된다. MRI(그림 5-38a, b)를 이용한 관절원판 화상진단이 필요한 증례(악관절질환 Ⅲ형[관절원판장애])도 있다. 유발 테스트(그림 5-39)도 유효하다.

표 5-2.

악관절질환의 진단순서

악관절질환과 동일한 임상증상을 보인다.

질환군과의 감별진단

↓

악관절질환의 증형진단

↓

각 증례의 병태, 병기 또는 심각도의 판단

↓

예후와 그에 기초한 치료목표 설정

표 5-3.

악관절질환의 진단기준(일본악관절학회: 1998년)

악관절이나 저작근 등의 동통, 관절음, 개구장애 또는 하악운동장애가 중요증상이며, 유사한 증상을 보이는 질환(감별이 필요한 진단)은 제외한다.

1. 악관절이나 저작근의 동통, 관절잡음, 개구장애나 악운동이상이 주요증상이며 적어도 1개 이상 갖는다. 악위의 변화, 근의 압통은 악관절질환의 주요증상에 포함되지 않는다.
2. 저작근에는 교근, 측두근, 내·외측익돌근 외에 악이복근과 협쇄유돌근을 포함한다.
3. 화상소견만 양성이고 주요증상을 갖지 않는 경우는 악관절증에 포함시키지 않는다.

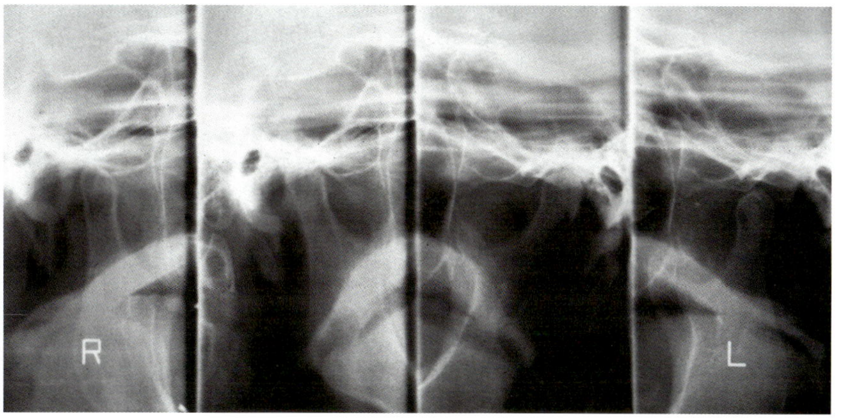

그림 5-37. 파노라마 4분할 촬영. 악관절을 구성하는 골의 형태이상이나 하악운동의 협조성을 진단하기 위해 파노라마 4분할법을 이용한다. 개구위, 폐구위에서 골형태나 하악두의 위치를 진단한다.

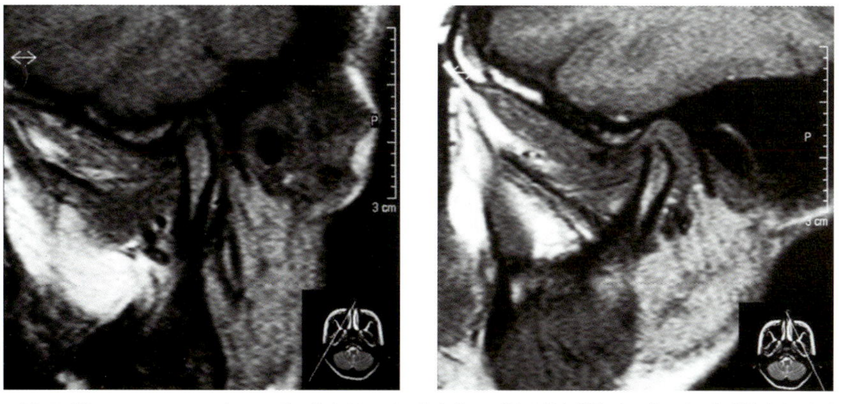

그림 5-38a, b. MRI. MRI는 CT와 달리 골조직 이외의 조직을 화상화할 수 있으며 관절원판의 위치를 진단하는 데 반드시 필요하다. **a,** 우측 악관절. **b,** 좌측 악관절. 관절원판은 검정색상으로 관찰된다.

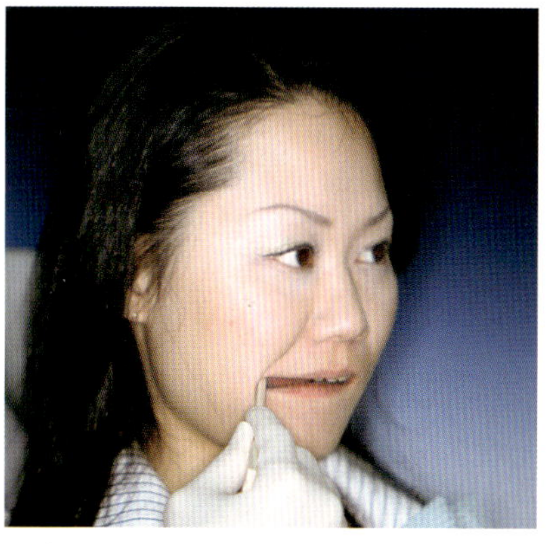

그림 5-39. 증상 유발 테스트. 구치부로 나무젓가락을 물었을 때 환측의 동통이 증가하고 비환측에는 변화가 없는 경우 악관절 주변조직의 손상. 환측에 변화가 없고 비환측에서 증가한 경우 관절원판의 전위 등의 구조이상을 의심한다.

6. 치열부정의 진단

보철전처치로 치열부정이 관찰되는 증례는 치축의 개선, space 보충, space 확보, 염전의 개선, 총생의 개선 및 전치 치축의 개선(그림 5-40)이 필요한 경우가 많다. 다수치에 걸친 치열부정을 개선할 때는 LOT(limited orthodontic treatment)가 이용된다. LOT나 본격교정의 기본술식에는 차이가 없다. 증례 중에는 골격성 부정교합이라 진단되는 경우도 있으며 전문의와의 연계가 필요하다. 안이하게 대처하면 치열부정은 더 악화된다.

치열부정의 진단에는 연구모형, 방사선사진 및 구강내사진이 필요하다. 특히 set up model(그림 5-41a, b)을 제작하면 술자의 진단뿐만 아니라 환자에게 술후 예측을 주지시키는 데도 유리하다. 진단이 내려지면 치료계획을 입안(그림 5-42)한다. 임상에서 upright가 필요한 경우가 많다(그림 5-43). Upright는 단순히 치축을 개선하는 것만이 아니라 경사치의 근심에 관찰되는 깊은 치주낭을 개선할 수 있다. Upright의 진단기준은 치축경사각도가 10° 이상이다.

7. 심미보철을 위한 진단

얼굴구조와 조화를 이루는 심미보철을 달성하기 위해(그림 5-44) 진단해야 할 항목은 표 5-4의 10항목이 있다. 기본적으로 대칭성, 안모에 대한 비율 및 구순과의 관계가 중요하다. 결손보철, 특히 의치 보철을 입안할 때 고려해야 할 항목은 표 5-5와 같다. 심미성을 호소하는 증례는 그 내용

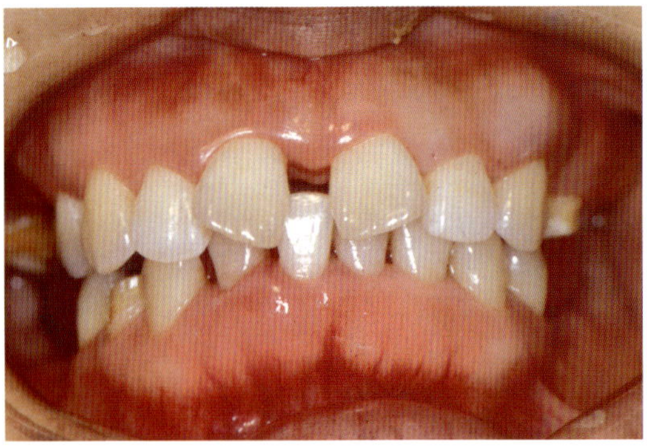

그림 5-40. 구치부결손으로 상하악 전치부가 flare out된 증례. 구치부가 결손되면 이동할 때 고정원을 선택하기가 어렵다. 치료의치를 장착하면서 LOT가 되는 경우가 많다.

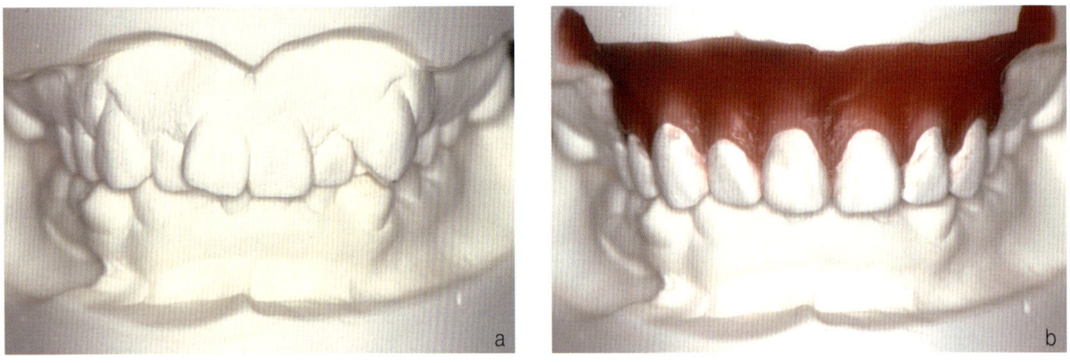

그림 5-41. a, 초진시 평행모형. LOT하는 부분을 이미지하며 set up model을 제작한다. **b,** 제작한 set up model. 인접면을 삭제하지 않도록 치아를 분할해 제작한다.

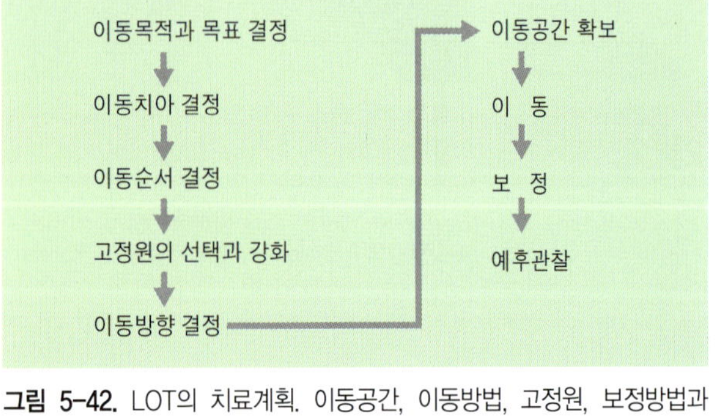

그림 5-42. LOT의 치료계획. 이동공간, 이동방법, 고정원, 보정방법과 기간 등 LOT를 개시하기 전에 진단해야 할 사항이 많다. 안이하게 이동만을 생각해서는 안 된다.

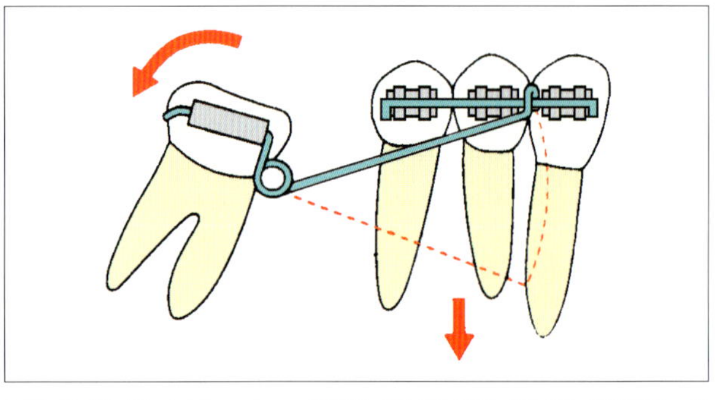

그림 5-43. Upright spring. 치축의 경사가 강한 경우에 이용된다. 치아이동은 치체이동을 의미한다. 고정원인 치아가 총생되지 않도록 주의한다. 또한 치축의 경사가 약한 경우 straight wire와 open coil을 사용한다.

표 5-4.

심미보철을 위한 진단항목
1. 안모
2. 정중선과 조화
3. 상하악 구순의 조화
4. 상악 절연과 구순의 관계
5. Smile line과 구순의 관계
6. 상악 전치의 치관폭경 비율
7. Emergence profile
8. 치경선의 조화
9. Black triangle
10. 접촉점과 하부 embrasure

표 5-5.

의치가 부자연스럽게 보이는 이유(三谷)
1. 인공치가 너무 깨끗하다.
2. 순면의 형태가 단순하며 곡률이 일률적이다.
3. 전치색이 너무 똑같다.
4. 치경부의 순설직경이 좁다.
5. 작은 인공치를 선택한다.
6. 절단의 교모가 표현되지 않았다.
7. 배열이 평면적이고 단조롭다.
8. 교합고경이 너무 낮게 설정되었다.
9. 전치부 아치가 너무 크거나 작다.
10. 치은형성이 완벽하지 않다.

(1) 1 : 2 : 3 = 18 : 15 : 17
일본인 상악의 중절치, 측절치, 견치의 평균 폭경에는 일정한 정수비가 관찰된다.

(2) 1 × 5/6 = 2
평균치이며, 중절치 폭경의 5/6가 측절치 폭경(일본)

(3) 1 × 4/5 = 2
평균치이며, 중절치 폭경의 4/5가 측절치 폭경(미국인)

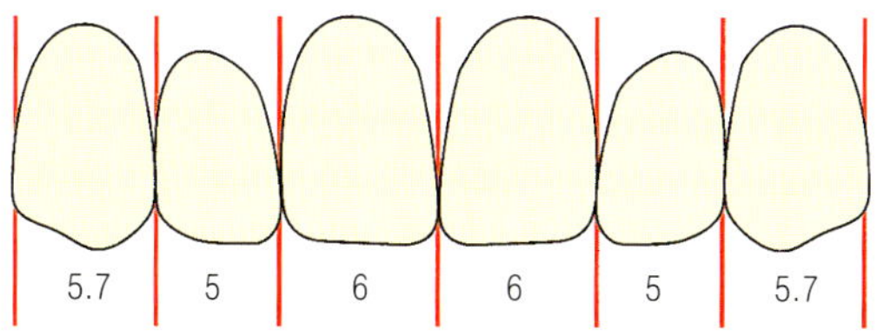

(三谷)

그림 5-44. 상악 전치의 폭. 심미성을 진단하는 예로 상악 전치의 폭경비율을 소개한다. 치열이 부정하면 폭경의 비율조정이 복잡해진다. 상악 전치의 치관 보철을 진행할 때는 진단용 wax up으로 폭경을 진단한다.

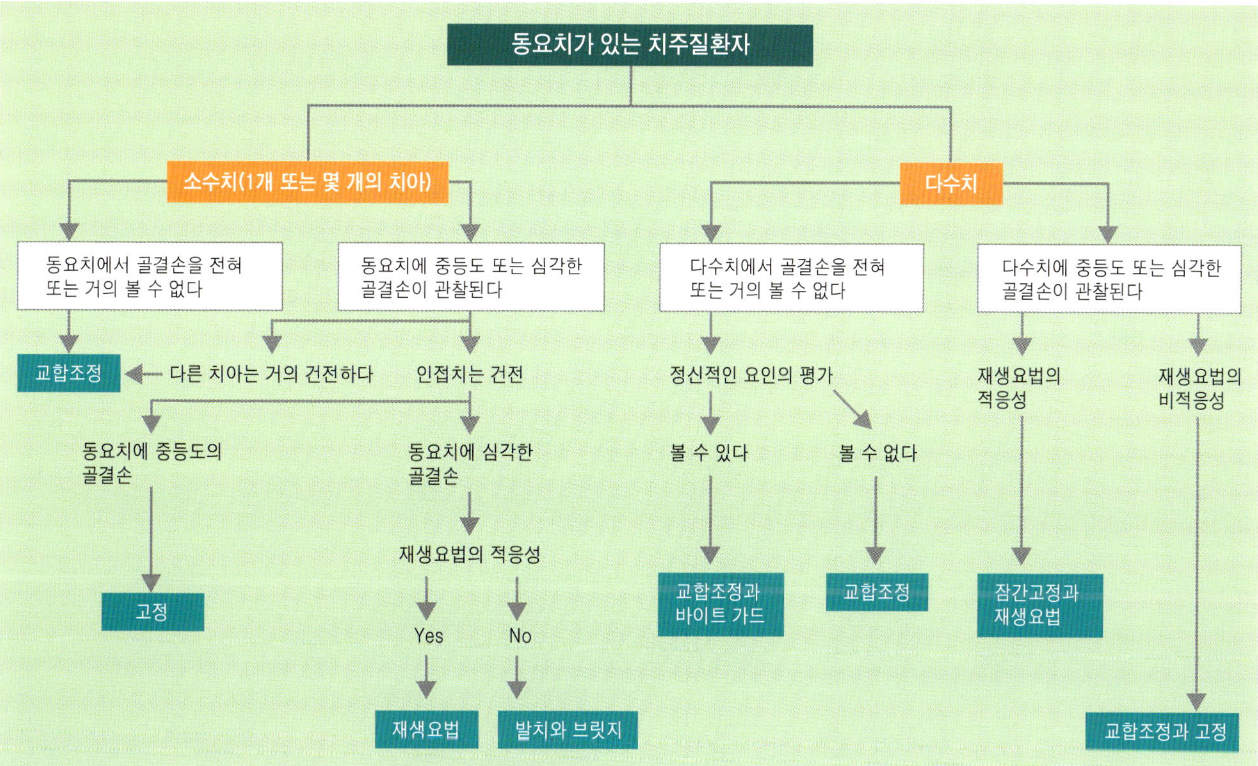

그림 5-45. 동요치의 치료계획. 치료계획의 일례로 동요치에 대한 치료계획을 소개한다. 어떠한 치료계획이든 치료와 함께 증상에 변화가 생기므로 플로차트식 치료계획이 필요하다.

이 다양하며 이 장에서 모든 내용을 망라하기는 곤란하다. 또한 심미성은 주관적이며 환자의 모든 희망을 다 실현하기는 기술적으로 경제적으로 도저히 불가능한 경우가 많다. 그래서 사전에 치료내용에 대해 합의를 한 후 치료를 개시하는 것이 중요하다.

치료계획의 포인트

치료목표는 건전한 치주조직을 갖고 구치부에서 centric stop의 확립, 전방치에서의 유도를 확보하고 생체와 조화를 이루는 저작운동이 가능하며, 심미적으로 양호한 구강환경을 재구축하는 것이다. 치료효과를 충분히 올리려면 사전에 LOT, 치주외과 처치가 필요하다. 그러기 위해서는 환자의 주소를 충분히 이해하고 주소를 해결하는 치료계획을 입안하는 것이 중요하다. 이번에는 동요치를 갖는 환자의 치료계획을 소개한다(그림 5-45). 치료계획을 입안할 때 가장 고민되는 부분은 의치, 브릿지 및 임플란트 중에서 무엇을 선택할지와 같은 결손보철에 대한 치료계획이다. 저작효율면에서는 임플란트가, 전신질환 위험이 있는 환자는 의치가 최적이다. 따라서 주소 이외에 구강기능의 문제점을 추출·정리하고 치아, 치주조직, 악관절, 저작근 및 안면과 조화를 이루는 치료계획의 입안이 필요하다.

지대치 형성과 인상채득

카가미치과의원
加々美惠一

제6장

서론

이 항목에 대해 우선 다음의 내용을 고려하지 않으면 안 된다. 인상을 깔끔하게 채득하려면 정확한 인상이 필요하며, 정확한 형성을 위해서는 적절한 tissue management가 절대적으로 필요하다.

즉, 인상이 잘 채득되지 않는다는 것은 인상기술에 문제가 있다기보다 그 이전의 문제, 특히 tissue management 단계에 먼저 있지 않을까 생각한다.

Tissue management의 조절. 이것을 제외하고는 지대치 형성과 인상을 말할 수 없다. 그것을 우선 염두에 두어야 할 것이다(표 6-1; 그림 6-1, 6-2).

표 6-1. 형성 및 인상 전에 필요한 작업

적절한 tissue managemen ↓ 정확한 형성 ↓ 아름다운 인상

그림 6-1a~c. 적절한 tissue management가 가장 중요하다.

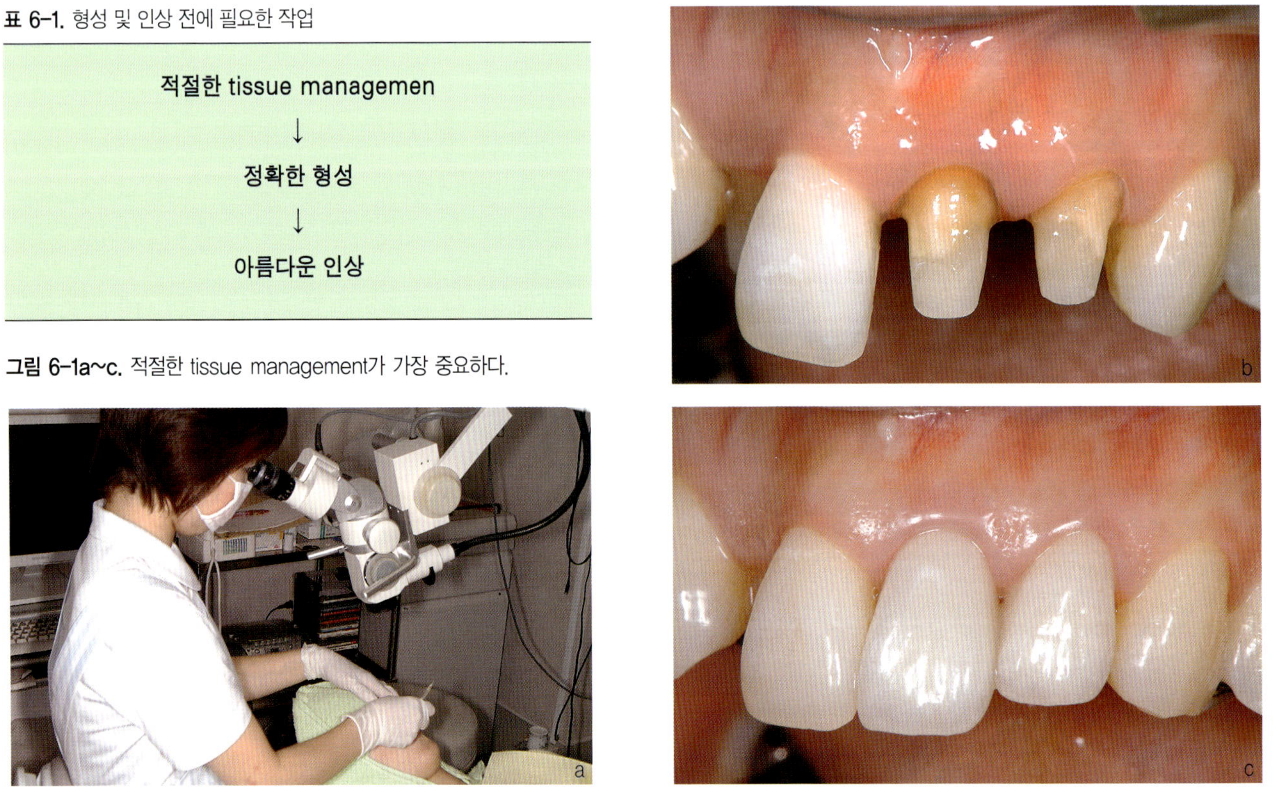

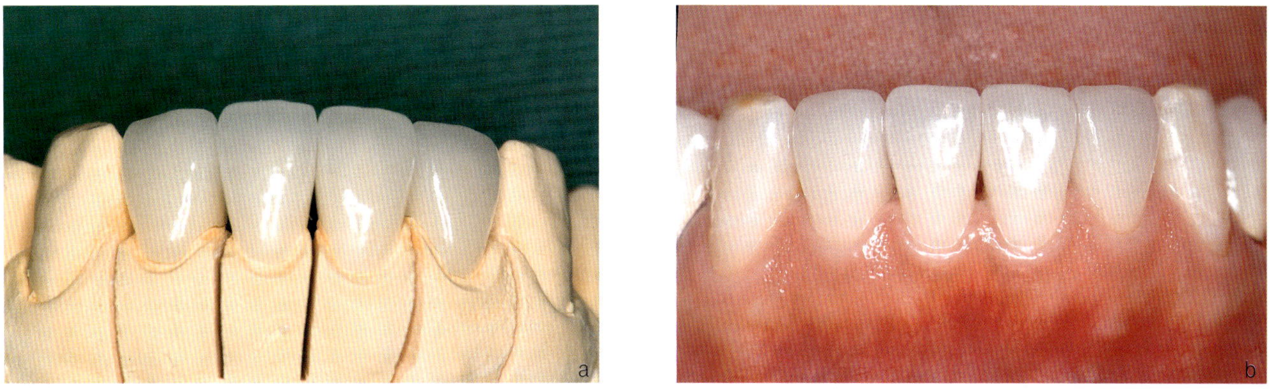

그림 6-2a, b. Tissue management가 부적절하면 보철물도 살아나지 않는다.

지대치 형성

지대치 형성의 기본원칙에 대해 Shillingberg는 다음의 5항목을 열거한다.

1. 치질의 보존
   너무 많이 삭제하지 않고 필요한 만큼 충분한 양을 삭제한다.
2. Retention과 resistance의 형태
   잘 벗겨지지 않는 형태로 형성한다.
3. 수복물의 구조적 내구성
   견고한 보철물이 들어가도록 형성한다.
4. 마진의 적합성
   적합이 좋은 보철물이 들어가도록 형성한다.
5. 치주조직의 보존
   치은에 순한 크라운이 들어가도록 형성한다. 보철물의 마진은 가능한 치은연상에 설정한다. 마진을 치은연하에 설정할 수밖에 없는 경우라도 생물학적 폭경을 침습하지 않도록 한다.

이상의 대원칙을 엄수하면서 진행하도록 한다(표 6-2).

표 6-2. 형성하기 전에 기본원칙을 한 번 더 확인한다.

Preparation의 기본
1. Preparation 디자인
2. 규격화된 버
3. 버의 선택
4. 위치와 자세
5. 넓은 시야
6. Finger rest

(1) Preparation 디자인

Preparation의 교합면, 근원심 협설면이 머릿속에 그려질 수 있도록 한다. 그 디자인대로 순서를 지켜 형성할 수 있다면 정확성을 기하면서 진료시간을 단축할 수 있다. 즉 버의 사용법과 preparation 디자인을 숙지하고 preparation의 순서를 기억하는 일이다.

Preparation의 디자인은 대구치의 full cast가 기본형이다.

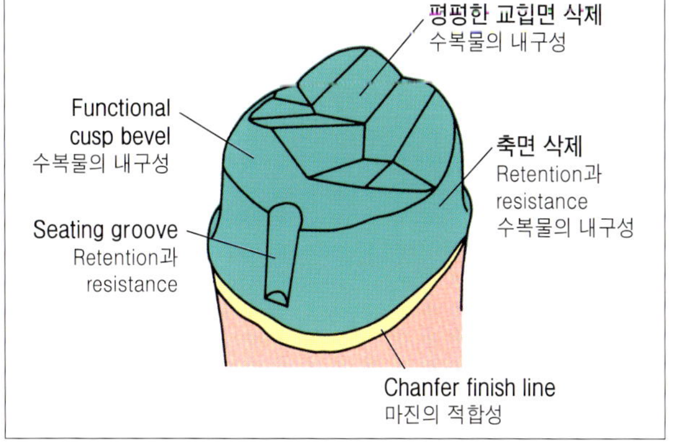

그림 6-3. Preparation 디자인은 대구치의 full cast crown이 기본형이므로 이 디자인은 머릿속에 확실히 넣어두도록 한다.

우선 이 디자인을 머릿속에 그린다. 이미지가 떠오르면 계속해서 연습한다. 자신의 손이 자유롭게 움직일 수 있도록 손에 기억시킨다. 이론적인 근거에 기초해 반복연습하면 능숙해진다(그림 6-3).

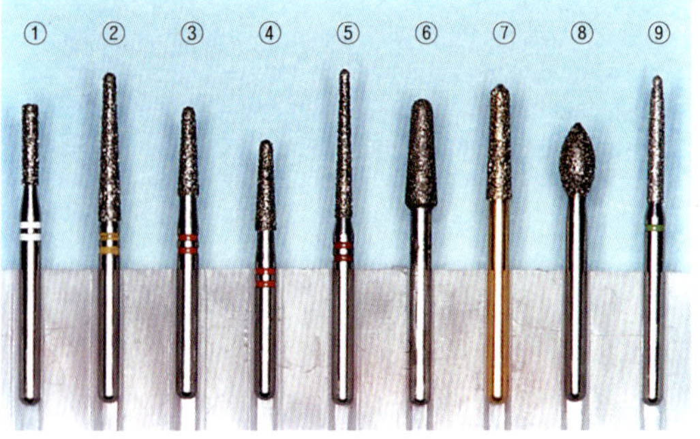

그림 6-4. 버는 형성전용으로 제작된 규격화된 제품을 사용한다. 좌측부터 ① 10G(교합면 형성용), ② 5RG, ③ 5RGS, ④ 5RGSS(이 3개는 축벽 형성용), ⑤ L0(인접면 형성용), ⑥ A-12L(전치부 마진, heavy chanfer 형성용), ⑦ #9(전치부 마진, 135° shoulder 형성용), ⑧ K-13(전치부 설면 형성용), ⑨ 32G(partial veneer crown, flare 형성용). [메리다이야, 日向和田精密]

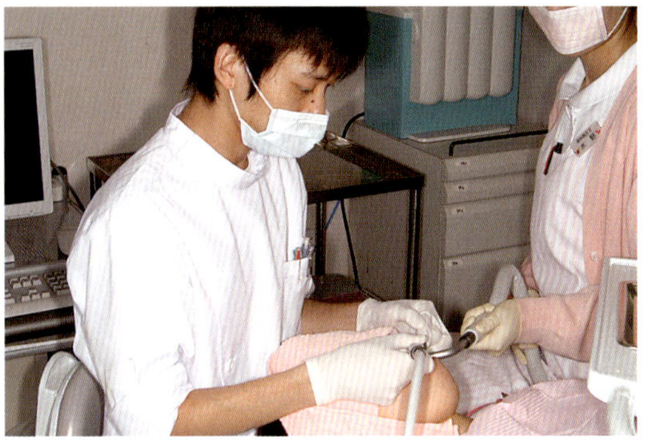

그림 6-5. 정확한 위치와 자세가 정확한 형성의 기본.

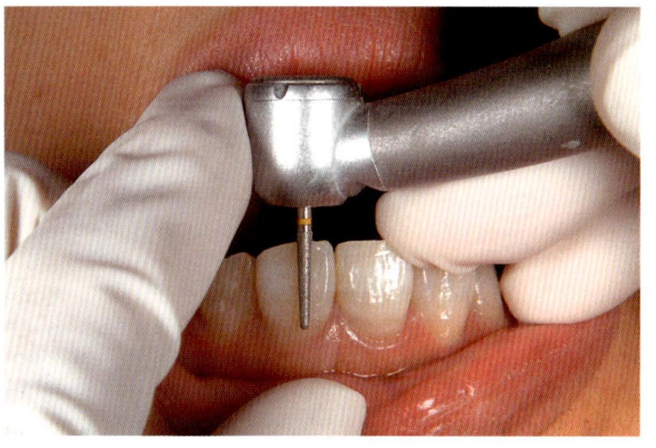

그림 6-6. 버는 치축에 평행하게 세워 오른손 손가락을 지대치와 가까운 위치에 고정하고 왼손 손가락은 터빈 헤드에 붙여 유도한다. 가능한 한 지대치 가까이에 레스트를 둔다. 싱글보다 더블 레스트가 더 안정적이다.

(2) 규격화된 버

버는 preparation 전용으로 제작된, 규격화된 제품을 사용한다(그림 6-4).

(3) 버의 선택

버는 용도에 맞는 제품을 사용하도록 하고, 어느 장소에 어느 버를 사용할지 나름대로 규칙을 정해 놓는다.

(4) 위치와 자세

골프자세가 잡히지 않으면 좋은 스윙이 나오지 않는 것처럼 위치과 자세는 상당히 중요한 문제이다. 환자와 술자는 정중을 일치시켜 상악 전치부를 형성할 때 상과 치아의 장축을 평행하게 한다. 버가 움직이지 않도록 술자는 겨드랑이를 확실하게 붙여 형성한다(그림 6-5).

(5) 넓은 시야

버의 선단을 주시하면서 형성하고 버 전체를 보면서 시야를 넓게 확보해 형성한다.

선단만 보면 테이퍼가 강해지거나 언더컷이 생겨 지대치의 균형이 불량해지기 쉽다. 전체 치아를 보면서 형성한다.

(6) Finger rest

버는 치축에 평행하게 세워 오른손 손가락을 지대치와 가까운 위치에 고정하고 왼손 손가락은 터빈헤드에 붙여 유도한다. 즉 지대치와 가능한 가까운 곳에 레스트를 둔다. 싱글보다 더블 레스트가 더 안정되므로 가능하다면 왼손을 대고 형성한다(그림 6-6).

1. 구치부 full cast crown의 preparation

형성은 구치부 형성이 기본이다. 우선 구치부의 preparation을 기본형으로 숙지한다. 나머지는 그 발전형이라 생각하면 된다. 다음 5항목에 대해 순서대로 형성한다.

1. 교합면 형성
2. 축벽 형성
3. 인접면 형성
4. Finishing line 형성
5. Seating groove 형성
6. 마무리

형성은 머리로 생각하는 것이 아니라 손이 자유롭게 움직이는 상태를 나름대로 정리해 직접 제작할 수 있을 정도로 몇 번이고 연습해 완전히 숙지한다. 또한 정확한 이론에 기초해 연습해야 한다(표 6-3; 그림 6-7a~d).

표 6-3. 구치부 preparation을 기본형으로 숙지한다

구치부 preparation
1. 교합면 형성
2. 축벽 형성
3. 인접면 형성
4. Finishing line 형성
5. Seating groove 형성
6. 마무리

2. Partial veneer crown의 형성

Partial veneer crown도 full cast crown과 기본형은 동일하다. 협측 치질을 남기므로 그곳에 groove를 넣어 유지와 저항력을 확보한다. 강도를 달성하려면 상악은 offset, 하악은 교합면 shoulder를 형성한다(그림 6-8a, b; 6-9a~d).

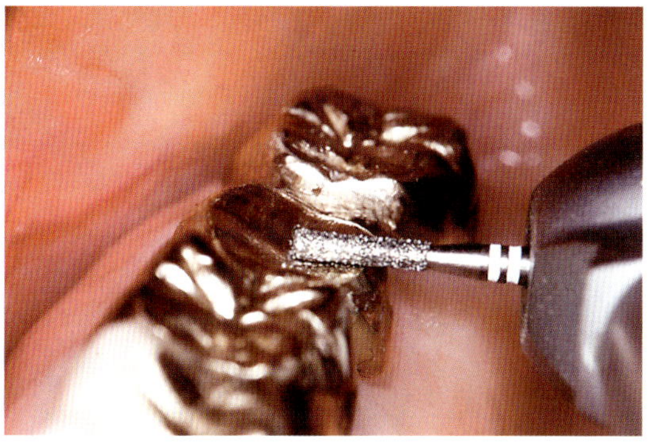

그림 6-7a. 교합면 형성. 교합면과 functional cusp bevel을 형성한다. 기능교두는 많이 삭제한다.

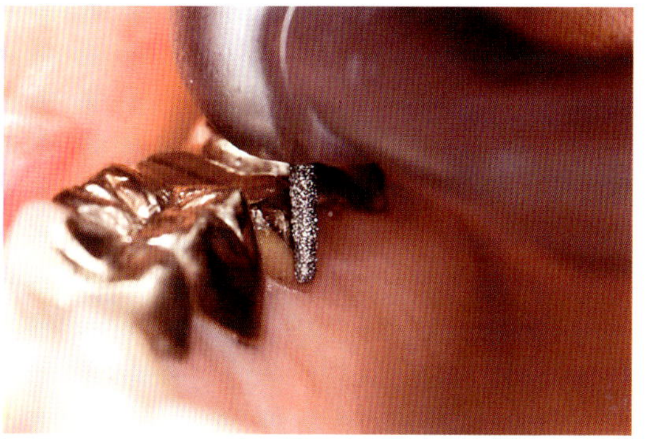

그림 6-7b. 축벽 형성. 인접면과 협설측에서 테이퍼가 6°가 되도록 형성한다. 대구치부에서 개구량을 충분히 확보할 수 없는 경우는 short shank 5RGSS를 사용한다.

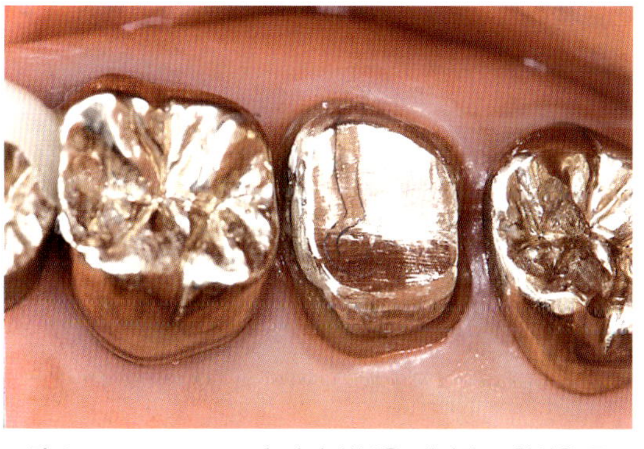

그림 6-7c. Line angle의 각진 부분을 제거하고 형성을 종료한다.

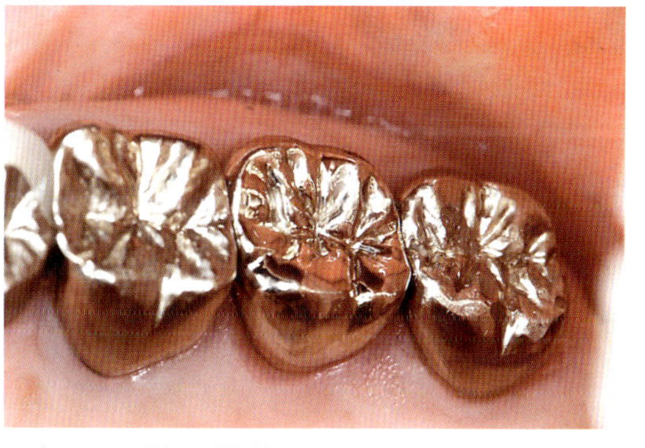

그림 6-7d. 보철물 장착 후.

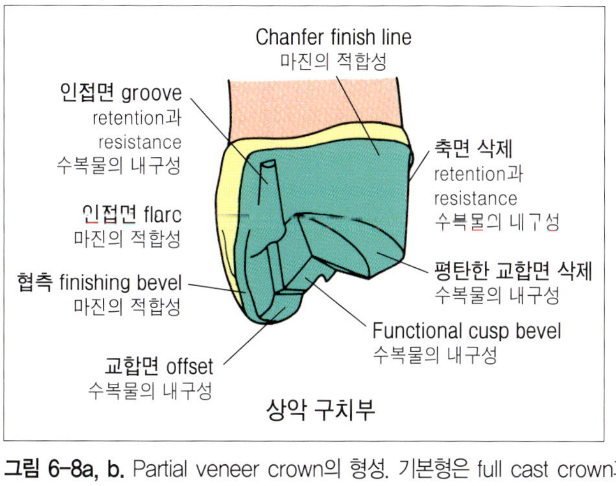

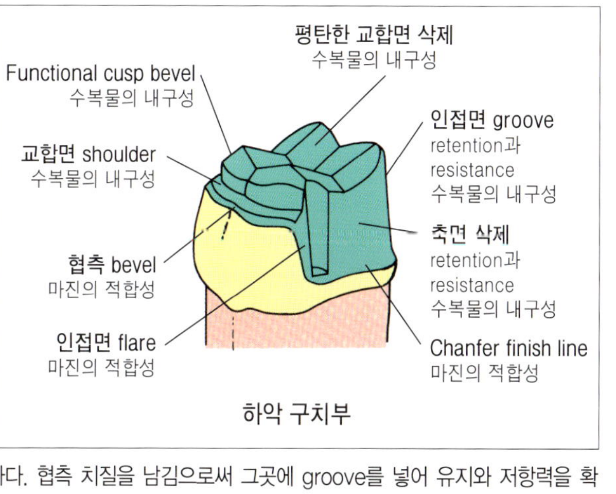

그림 6-8a, b. Partial veneer crown의 형성. 기본형은 full cast crown과 동일하다. 협측 치질을 남김으로써 그곳에 groove를 넣어 유지와 저항력을 확보한다. 강도를 얻기 위해 상악은 offset, 하악은 교합면 shoulder를 형성한다.

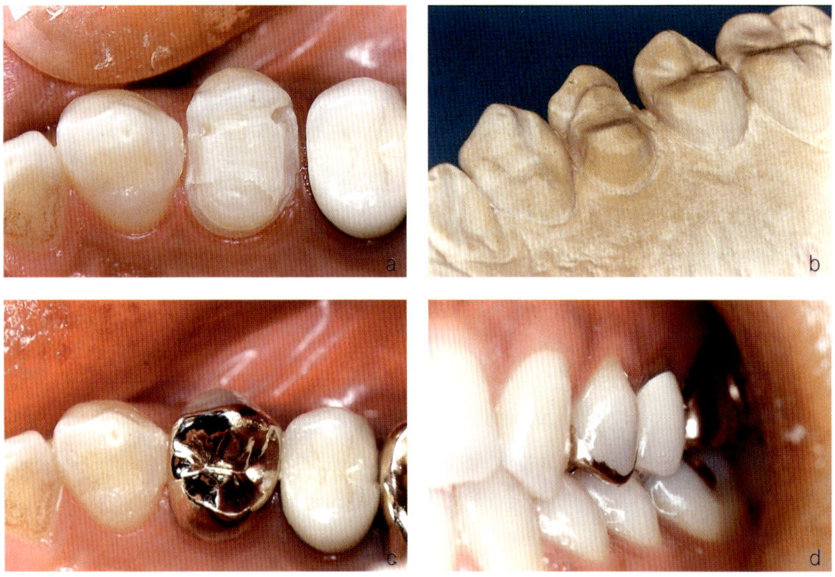

그림 6-9a~d. 상악 소구치의 partial veneer crown. 협측 enamel질의 보존과 협측 치주조직의 보호라는 뛰어난 장점을 갖고 있다.

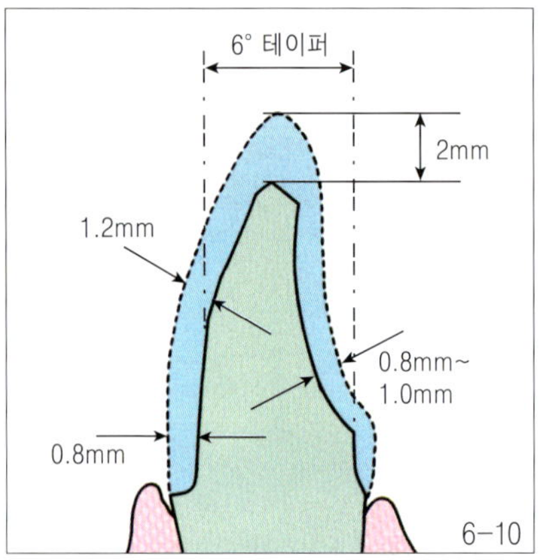

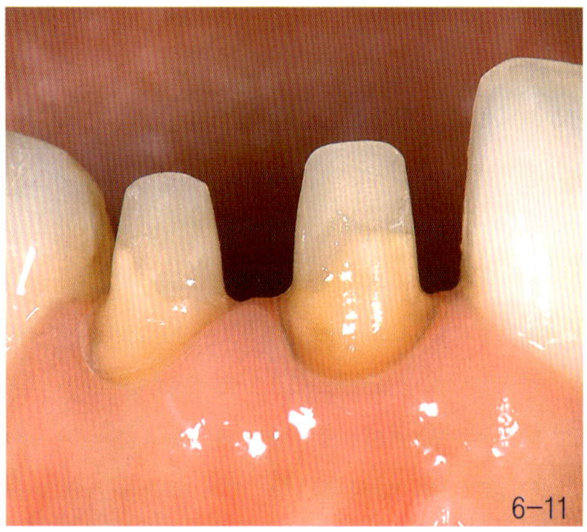

그림 6-10. 전치부도 구치부의 형성이 기본이다.

그림 6-11. 전치부의 형성. 인접면 축벽은 6°의 테이퍼를 부여하도록 형성한다.

3. 전치부 형성

전치부도 구치부의 형성이 기본이 된다. 다만 전치부의 경우는 치질이 얇기 때문에 삭제량에 주의한다. 특히 전치부에서 주의할 부분은 기저결절이며 설측의 축벽 높이를 가능한 확보해 유지할 수 있도록 주의한다. 전치부도 6° 테이퍼를 기억한다. 인접면뿐만 아니라 순설적으로도 주의한다(그림 6-10, 6-11).

4. Preparation이 적합에 미치는 영향 (표 6-4)

표 6-4. 지금까지 기술한 기본원칙에 기초해 적합이라는 관점에서 형성을 고찰해 본다.

Preparation이 적합성이 미치는 영향
1. 보철물의 형태
2. 명확한 finishing line
3. Finishing line의 형태
4. Finishing line의 위치
5. 순설측 finishing line의 높이 차이
6. 축면 테이어
7. 형성면의 거칠기
8. 형성면의 평탄화
9. 라운드한 형성
10. 건전한 치주조직
11. Root proximate
12. 확대경의 사용

(1) 보철물의 형태

적합을 고려했을 때 치은연상에 설정된 마진은 적합을 정확하게 확인할 수 있으므로 partial veneer crown이 가장 유리하다고 할 수 있다. 또한 협측 교합면부의 finishing line을 margin finish하면 그 부분의 적합성을 크게 높일 수 있다. 반대로 ceramometal crown을 비롯해 심미성이 요구되는 보철물은 finishing line을 치은연하에 설정해야 하므로 적합성을 확인하기가 곤란하며 적합은 butt joint가 되므로 더 불리하다(그림 6-12a~c).

(2) 명확한 finishing line

Finishing line이 명확하게 형성되지 않으면 적합성은 논할 수 없다. 확실한 레스트를 형성치 가까이에 구하고 가능하다면 왼손을 갖다 댄다. 축이 동요하지 않는 안정적인 터빈과 적절한 버를 사용해 숨을 멈춰가면서 신중하게 형성한다. Finishing line이 길게 남지 않도록 가능한 한 연속적으로 형성하고 그 동안 버가 finishing line에서 뜨지 않도록 한다. Finishing line에 신경을 집중하면서 버의 경사에 주의한다. 버가 치면의 어느 정도 깊이로 들어가는지 항상 파악하도록 한다. 얕으면 강도, 특히 전치부는 심미에 문제가 발생한다. 반대로 깊으면 유리enamel이 발생해 파절의 원인이 된다(그림 6-13a, b).

(3) Finishing line의 형태

Knife-edge, shoulder, beveled shoulder, heavy chanfer, chanfer 등의 형태가 있다. 마진부에 존재하는 오차는 shoulder처럼 90°로 형성되어 있다면 그 오차는 그

보철물의 형태

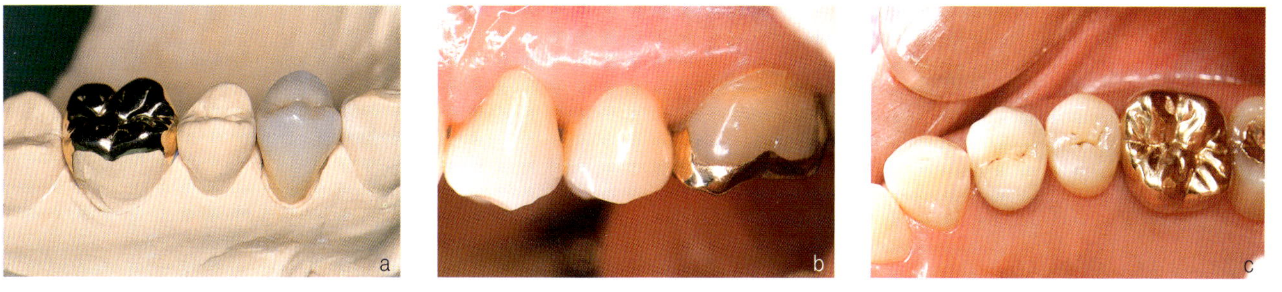

그림 6-12a~c. |4 는 ceramometal crown. |5 는 자연치, |6 은 partial veneer crown.

명확한 finishing line

그림 6-13a, b. Finishing line이 명확하게 형성되지 않으면 적합성은 논할 수 없다. 가능하다면 finishing line을 형성할 때 현미경이나 확대경을 사용한다.

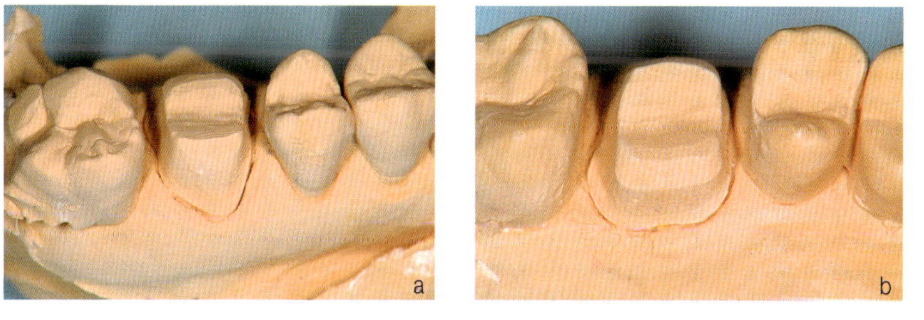

Finishing line의 형태

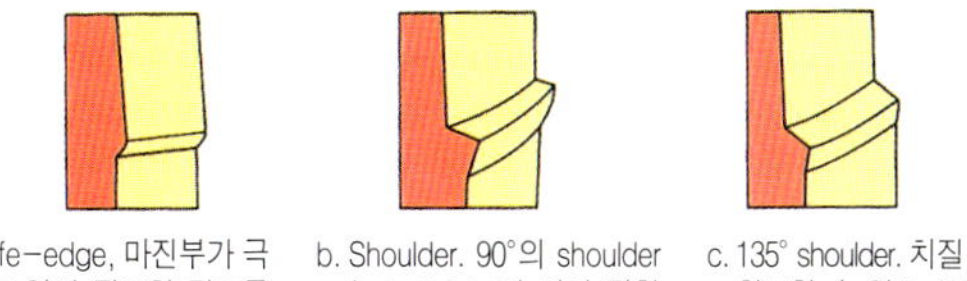

a. Knife-edge, 마진부가 극도로 얇아 필요한 강도를 기대할 수 없다.

b. Shoulder. 90°의 shoulder는 butt joint가 되어 적합성이 떨어진다.

c. 135° shoulder. 치질 두께도 확보할 수 있고 오차도 적다. 무수치의 ceramometal crown 형성에 적합하다.

d. Beveled shoulder. Shoulder보다 적합성은 높지만 메탈의 노출이라는 심미적인 문제가 있다.

e. Heavy chanfer. 마진부에서 어느 정도 두께를 확보할 수 있다. 유수치 ceramometal crown 형성에 적합하다.

f. Chanfer. 마진부에서 메탈의 양을 확보할 수 있으며 slip joint의 적합성을 겸비하고 있다. 주조관에 적합하다.

그림 6-14. Finishing line의 형태.

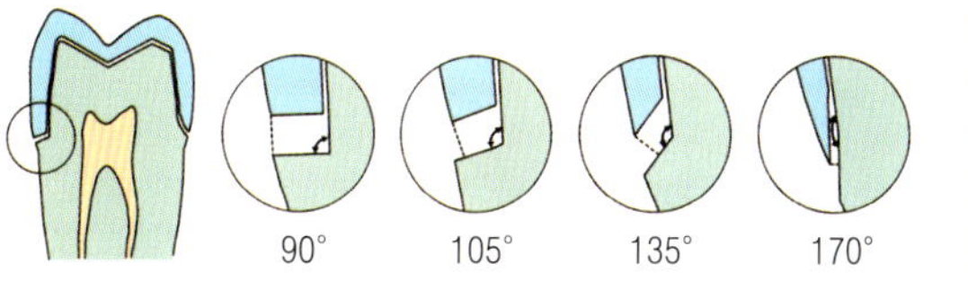

그림 6-15. Finishing line의 형성각도와 마진부의 오차. 형성각도가 증가하면 마진부의 오차가 감소한다는 것을 알 수 있다. 그러나 강도를 생각해 135~150°가 적절하다고 생각한다.

Finishing line의 위치

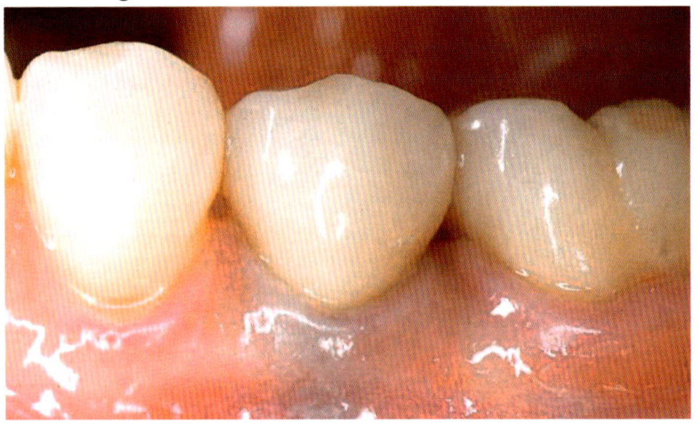

그림 6-16. Finishing line의 위치가 치은연하로 오면 선을 깔끔하게 형성하기가 곤란하고 적합이 떨어지기 쉽다. ⌈5 6은 ceramometal crown.

순설측 finishing line의 높이 차이

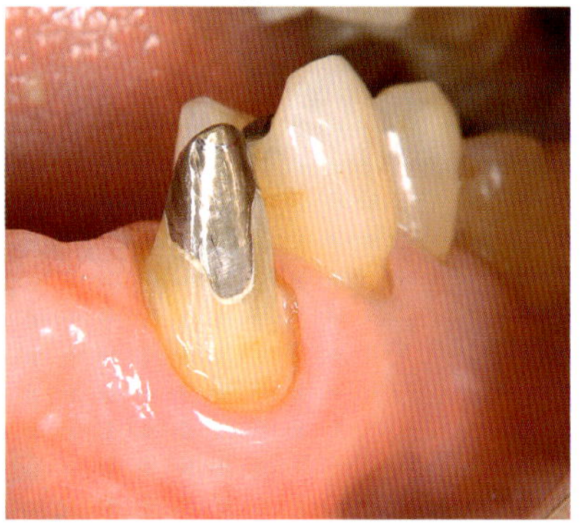

그림 6-17. 견치에서 종종 볼 수 있듯이 순면과 인접면 및 설측 finishing line의 높이에 커다란 차이가 있으면 적합성은 떨어진다. 가능한 한 동일한 평면상에서 형성한다.

축면 테이퍼

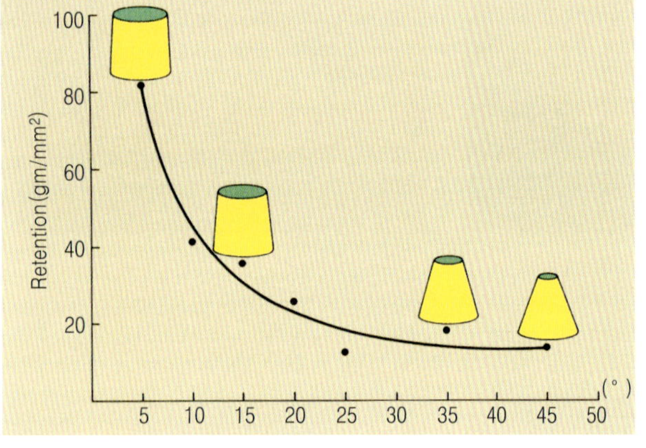

그림 6-18a. 축면 테이퍼와 크라운의 유지력 관계. 적합성과 유지력은 상반된 관계에 있지만 그 접점은 테이퍼가 6°가 된다(Jorgensen에서 인용).

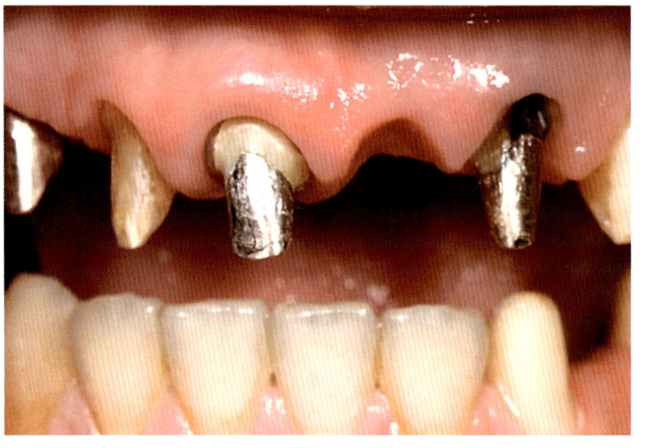

그림 6-18b. 모든 치아가 6°의 테이퍼를 갖도록 형성한다.

대로 마진부의 오차가 된다(butt joint). 그러나 경사를 주어 90°보다 크게 finishing line을 형성하면 180°에 가까워질수록 마진부의 오차는 감소한다(slip joint). 이 형태가 knife-edge이다. 적합 면에서 생각하면 knife-edge가 가장 좋지만 마진부가 너무 얇아져 강도에 문제가 발생한다. 따라서 이 경사의 각도는 135~150°가 가장 좋다고 생각한다(그림 6-14, 6-15).

Chanfer는 메탈의 경우 마진부의 두께가 충분히 확보된다. 따라서 확실한 강도를 확보할 수 있으며, slip joint의 적합성도 기대할 수 있어 metal crown의 finishing line으로는 가장 뛰어나다고 생각한다.

(4) Finishing line의 위치

심미요구를 만족하기 위해서는 finishing line을 치은연하에 설정할 필요가 있다. 치은연하로 들어갈수록 선을 깔끔하게 형성하기가 곤란해 결국 적합불량이 되기 쉽다(그림 6-16).

(5) 순설측 finishing line의 높이 차이

순측의 치은퇴축으로 순면과 인접면 및 설측 finishing line의 높이가 크게 다르면 적합성은 떨어진다. 가능한 한 동일한 평면상에서 형성한다(그림 6-17).

(6) 축면의 테이퍼

테이퍼가 커질수록 적합성은 좋아지지만 그 각도가 0~10°가 되는 동안 유지력은 급격히 떨어진다. 적합성과 유지력은 상반된 관계에 있다. 그 접점은 6°의 테이퍼가 유지되어야 한다(그림 6-18a, b).

형성면의 거칠기

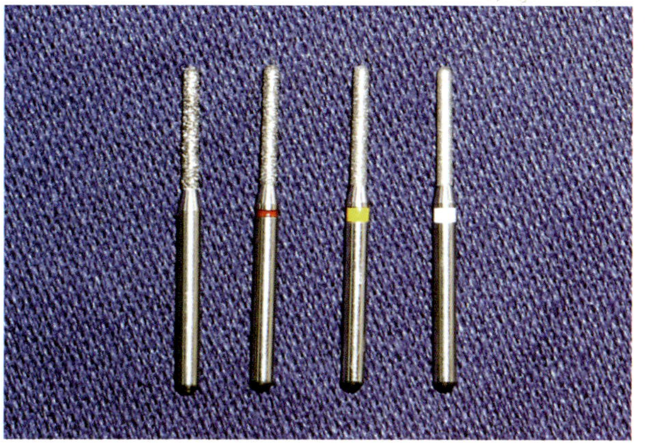

그림 6-19. 동일한 형태의 4개의 버. 오른쪽으로 갈수록 가늘어진다. 형성면은 마무리용 버로 활택하게 처리한다.

건전한 치주조직

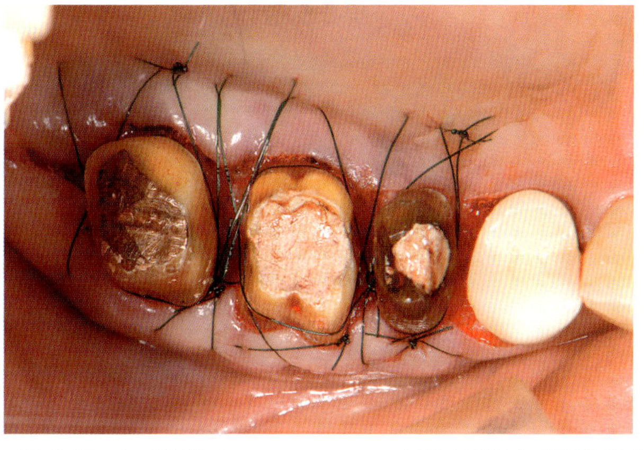

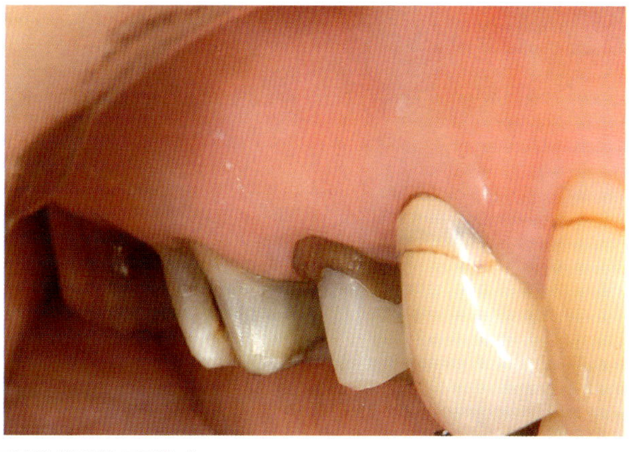

그림 6-20a, b. 형성은 tissue management부터 시작한다. 형성하기 전에 치주조직을 완전히 조절한다.

(7) 형성면의 거칠기

거친 버로 형성된 면은 무수히 많은 언더컷이 존재하게 된다. 따라서 형성면은 마무리용 버로 활택하게 처리한다(그림 6-19).

(8) 형성면의 평탄화

요철이 많은 형성면은 적합성이 떨어진다. 특히 가는 버를 사용했을 때 발생하기 쉽다.

(9) 라운드하게 형성

각진 형태로 형성하면 형태가 확실하게 보이겠지만 치질이 파손되고 적합성이 떨어지는 원인이 된다. Preparation 마지막 단계에 finishing bur로 예리한 부분을 제거한다. 전치부의 절단부는 뾰족해지기 쉬우므로 특히 주의를 요한다.

(10) 건전한 치주조직

형성하기 전에 scaling, root planing하고 치주조직의 염증을 완전히 조절한다. 또한 치은연하 우식은 치주외과로 해결한다(그림 6-20a, b).

(11) Root proximate

Root proximate가 좁으면 형성하기가 곤란하며 finishing line이 인접치와 접촉해 있는 경우도 있어 finishing line을 확실하게 설정할 수 없다. 또한 이 부분의 인상재는 두께가 얇아져 변형의 원인이 되기도 한다. 이 경우에도 치주외과를 진행하고 치은선을 근단방향으로 이동시켜 root proximate를 개선한 후 형성한다.

확대경의 사용

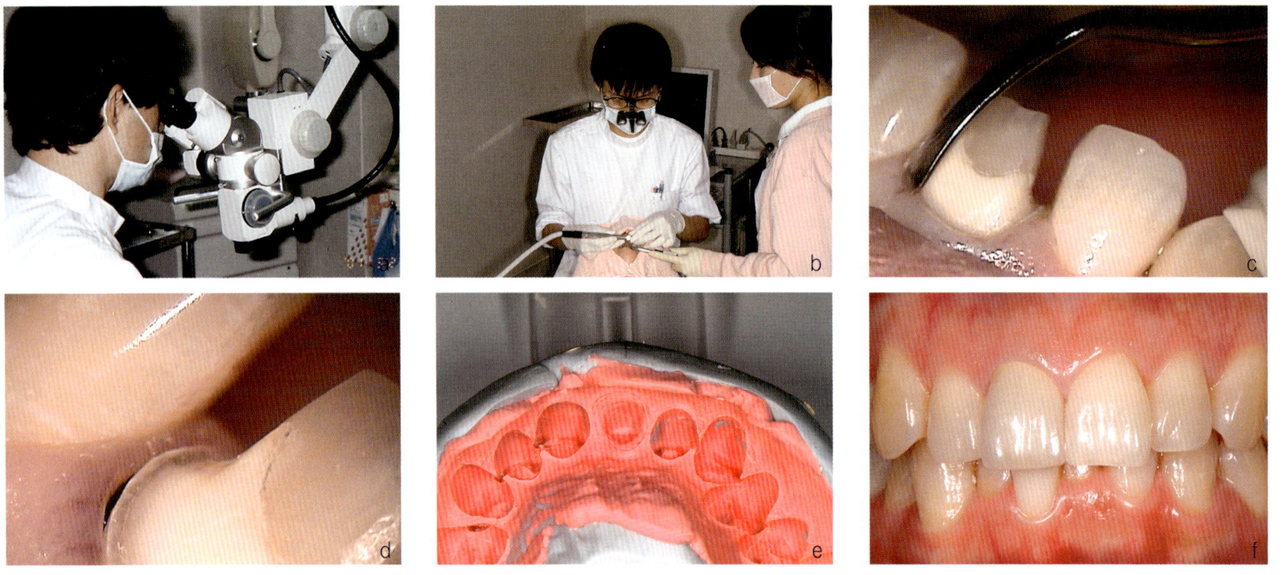

그림 6-21. a, b, 확대경의 사용. 현재의 지대치 형성에는 확대경이 반드시 필요하다. 확대경이나 현미경은 finishing line을 미끈하게 형성하고 확인할 때 강력한 무기가 된다. 특히 전치부 순면의 finishing line을 마무리하고 형성할 때 현미경은 절대적인 위력을 발휘한다. **c,** 현미경으로 형성 및 압배한다. **d,** 1차압배 후 현미경으로 형성한계를 확인한다. **e, f,** 인상과 보철물장착시(1).

12. 확대경 사용

현대의 지대치 형성에는 확대경이 반드시 필요하다. Finishing line을 육안으로 매끄럽게 형성하거나 확인하는 데는 한계가 있다. 이러한 경우 확대경이나 현미경은 강력한 무기가 된다. 특히 전치부 순면의 finishing line을 정리하거나 확인할 때 현미경은 절대적인 위력을 발휘한다(그림 6-21a~f).

인상채득

반복해서 말하지만 적절한 tissue management 없이는 결코 심미적인 인상은 기대할 수 없다. 인상하는 데 시간을 소비할 뿐만 아니라 tissue management에도 시간을 소비해야 한다. 반드시 치은을 조절한 후 인상에 들어가도록 재차 강조하고 싶다.

경조직의 인상에는 크게 나눠 실리콘계, 한천, 한천과 알지네이트 연합인상을 들 수 있다. 이번에는 실리콘에 대해 소개하겠다.

현재 경조직의 인상은 주로 실리콘인상재로 채득한다고 생각한다. 표 6-5에 그 특징을 정리해 보았다. 실리콘의 가장 큰 문제는 발수성인데, 최근 부가형 친수성 타입이 주류를 이루면서 그 단점은 상당히 개선되었다. 또한 gun type의 등장으로 조작성이 크게 향상되면서 실리콘이 비약적으로 보급되었다(그림 6-22). 또한 손으로 연화하는 기존 타입은 조무사의 숙련도에 따라 연화상태에 커다란 차이가 생겼는데 gun type은 그 점도 해소되어 현재는 사용이 매우 편리한 인상재가 되었다. 주의사항을 살펴보면 실리콘은 온도에 매우 민감하다는 것을 알아야 한다. 여름철 온도가 20~30°로 올라가면 경화시간은 배로 빨라지므로 충분한 주의가 필요하다. 부가형 실리콘은 장갑의 종류에 따라 경화가 방해를 받으므로 퍼티를 연화할 때는 반드시 비닐장갑을 사용해 조작한다. 또한 인상 전 지대치를 장갑을 낀 채 만지지 않도록 한다. 만진 부분의 경화가 지연될 수 있으므로 신중한 조작이 요구된다. 실리콘의 경우 경화 후 매우 단

표 6-5. 경조직 인상재의 주류는 실리콘인상재이다.

실리콘인상의 특징

- 부가형 친수성 타입이 주류
- 체적안정성이 뛰어나다
- 세부재현성이 좋다
- Gun type의 등장으로 조작성이 향상
- 현재 크라운 브릿지 인상재의 주류

표 6-6. 실리콘인상의 주의사항.

- 부가형은 온도에 쉽게 영향을 받는다.
- 장갑을 사용해 경화가 방해받을 수 있다
  (퍼티를 연화할 때는 비닐장갑을 사용)
  (인상 전에 지대치를 장갑으로 만져서는 안 된다)
- 언더컷을 확실하게 정리하지 않으면 인상재를 철거하기가 곤란할 수 있다.

그림 6-22. 실리콘인상재는 현재 경조직 인상재의 주류라고 생각한다.

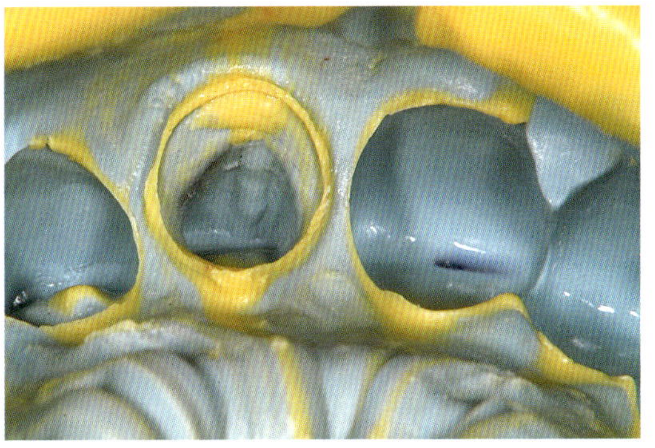

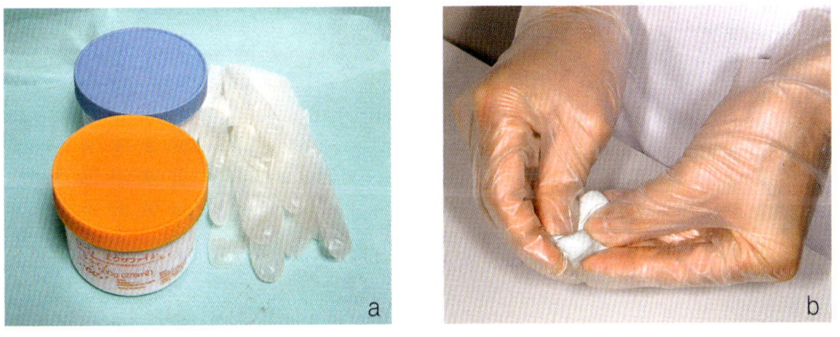

그림 6-23a, b. 부가형 실리콘은 퍼티를 연화할 때 반드시 비닐장갑을 사용해 조작한다.

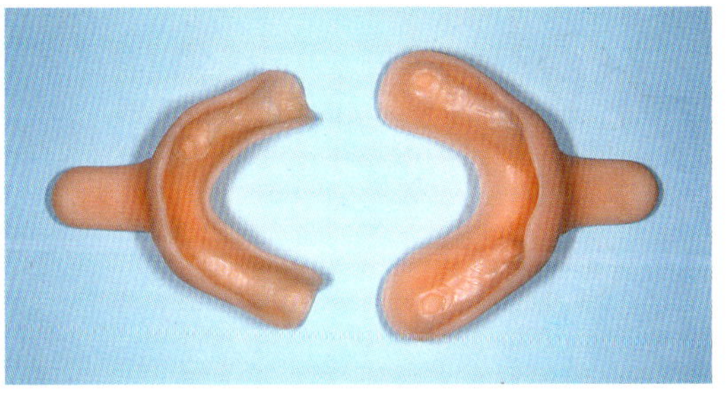

그림 6-24. 인상할 때 개인트레이나 기성트레이를 사용한다. 개인트레이를 사용할 경우 레진수축의 문제가 있으므로 전날까지 마무리해 두는 것이 좋다. 기성트레이에 퍼티를 사용할 때에도 퍼티에 존재하는 내부응력을 해소하기 위해 전날까지 퍼티로 트레이를 제작해 두고 내부응력을 제거한 후 인상을 채득한다.

단해지므로 구강 내에서 제거하기가 곤란한 경우가 종종 있다. 따라서 인상 전에 언더컷부를 확실하게 블록아웃할 필요가 있다(표 6-6; 그림 6-23a, b).

인상술식

(1) 트레이 준비

인상에는 기성트레이나 개인트레이를 사용한다. 기성트레이는 트레이 내면에 연화한 퍼티를 축성해 구강 내에 압접하고 경화 후 철거하고 나서 치열부의 퍼티 내면을 한층 도려내 사용한다. 퍼티를 사용할 경우 퍼티에 존재하는 내부응력을 제거해야 하므로 그날 제작해 그날 인상하는 것이 아니라 전날까지 퍼티로 트레이를 제작해 내부응력을 제거한 후 인상한다. 개인트레이도 레진 수축이라는 문제가 있으므로 전날까지 마무리해 둘 필요가 있다(그림 6-24).

표 6-7. 이중압배법이 현재 압배법의 주류이다.

치은압배(이중압배법)
• 치은연하에 설정된 finishing line을 인상채득하려면 치은과 지대치를 최소한만 떨어뜨릴 필요가 있다. • 인상채득할 때 압배사를 제거하게 되는데 치은구 내연상피가 손상되어 출혈을 일으킬 수도 있다. • 이중압배법의 경우 1차압배사는 치은구내에 설치되어 있는데 이것이 기계적 지혈역할을 한다. • 압배용 instrument를 사용한다. • 2차압배사만 제거하고 인상한다.

표 6-8. 1차압배의 주의사항

1차압배
• 1차압배사는 인상하는 동안 치은구 내에 설치되어 있다. • 따라서 털이 일어나지 않고 매끄럽고 가는 제품을 선택한다. • 압배는 instrument를 사용하고 힘을 너무 강하게 주지 않도록 한다. • 1차압배사는 finishing line 아래에 위치하므로 인상할 때 finishing line을 확실하게 확인할 수 있다. • 치은구내 언더컷을 block out하므로 인상재가 잘 찢어지지 않는다. • 압배코드는 적셔서 사용한다(건조된 압배사는 치은구의 내연상피를 훼손한다). • 이 시점에서 finishing line을 현미경으로 확인한다.

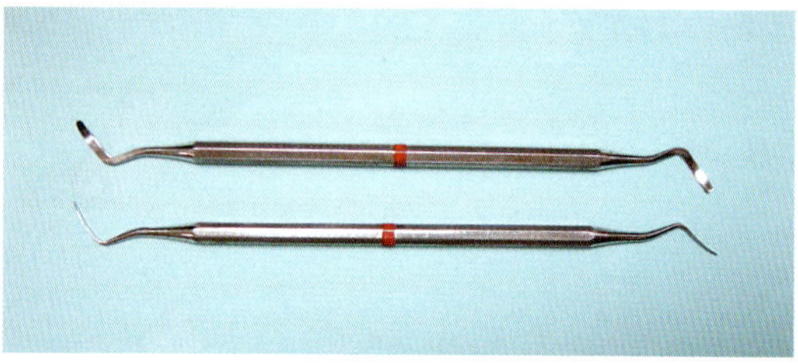

그림 6-25. 압배용 instrument는 적절한 만곡과 폭을 갖는 제품이 사용하기 편리하다. 압배는 매우 예민한 작업이므로 instrument에 신경을 쓴다. 경우에 따라서는 사용하기 편리하도록 트리밍해도 좋다. 이것은 2개 1세트 타입.

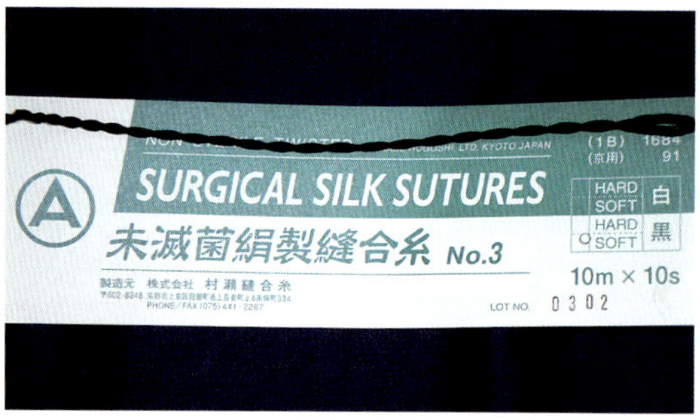

그림 6-26. 1차압배사는 인상하는 동안 치은구내에 있게 되므로 털이 일어나지 않고 가는 제품을 사용한다.

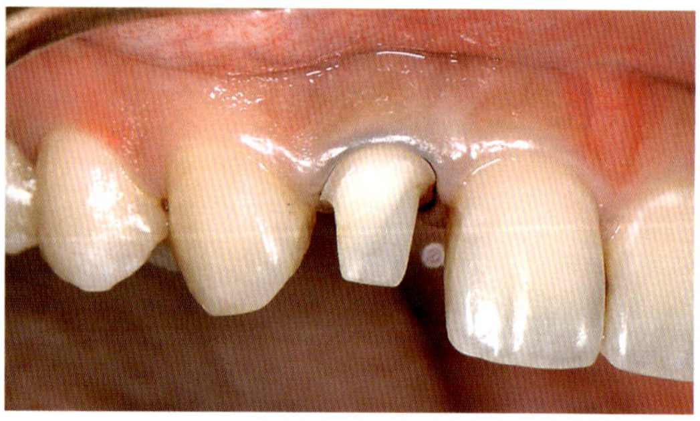

그림 6-27. 1차압배후 finishing line을 현미경이나 확대경으로 확인하고 필요하다면 선을 수정한다.

(2) 치은압배

Finishing line을 확실하게 채득하려면 연조직과 지대치 간에 소량의 공간이 필요하다. 따라서 치은압배라는 조작이 필요한데 이번에는 2중압배법에 대해 소개하겠다. 압배용 instrument는 다양한데 적절한 만곡과 폭을 갖는 제품이 사용하기가 편리하다. 압배는 매우 예민한 작업이므로 instrument의 차이가 영향을 미친다. 따라서 instrument 선택에 고민해야 하며 경우에 따라서는 사용하기 편리하도록 트리밍한다(표 6-7; 그림 6-25).

(3) 1차압배

1차압배사는 인상동안 치은구 내에 머물러 있고 이것이 기계적인 지혈역할을 한다. 따라서 압배사는 가능한 한 털이 일지 않는 매끄러운 극세사 제품을 사용한다. 필자는 Surgical silk No. 3, No. 4를 사용하고 있다. 너무 강하게 힘을 주면서 삽입하지 말고 가능한 한 치은을 훼손시키지 않도록 주의한다. 치은구의 내연상피가 손상되지 않도록 압배코드는 가능한 한 적셔서 사용한다. 1차압배후 finishing line을 현미경나 확대경으로 확인한다. 그리고 필요하다면 선을 수정한다(표 6-8; 그림 6-26, 6-27).

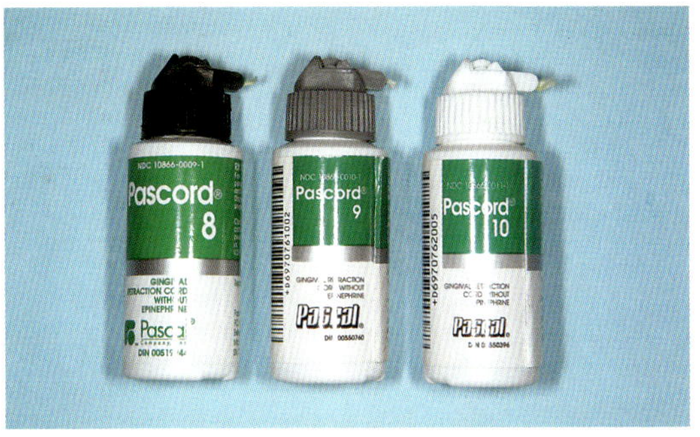

그림 6-28. 2차압배사는 Pascord 8번, 9번, 10번을 즐겨 사용한다. 압배사는 압배효과뿐만 아니라 치은에 대한 손상도 고려해 선택한다.

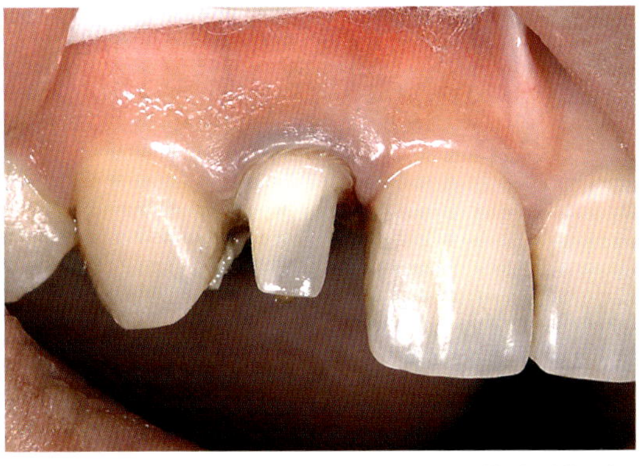

그림 6-29. 2차압배. 2차압배도 치주조직에 대한 손상을 최소화할 수 있도록 생각하면서 진행한다. 인상 직전에 내연상피를 훼손하지 않도록 조심하면서 2차압배사를 천천히 제거한다.

표 6-9. 2차압배의 주의사항

2차압배
• 인상시 2차압배사만 제거한다. • 2차압배사는 치은구내에 완전히 삽입하지 말고 약 1/2이 치은연상에 보이도록 압배한다. • 2차압배라도 압배사를 강하게 삽입하지 않도록 한다. • 압배시간은 약 5분을 기준으로 한다. • 2차압배사를 제거할 때는 치은이 손상되지 않도록 천천히, 신중하게 진행한다.

표 6-10. 인상채득의 주의사항

인상채득
• 친수성 실리콘(body type과 wash type을 병용한다) • 인상 전에 가착재, 삭제가루 및 타액을 완전히 제거해 둔다. • 2차압배사를 제거하면 출혈이 없는지 확인하고 wash type의 인상재를 즉시 마진부부터 신중하게 주입한다. • 동시에 조무사가 body type의 인상재를 트레이 내면에 도포한다. • 술자는 그 트레이를 구강내에 천천히, 신중하게 압접한다. • 일련의 조작은 신중하고 신속하게 진행한다.

(4) 2차압배

인상할 때는 2차압배사만 제거한다. 2차압배도 치주조직이 손상되지 않도록 생각하면서 진행한다. 압배사를 치은구내에 전부 삽입하는 것이 아니라 절반 정도가 치은연상에 보일 정도로 한다. 압배시에는 Pascord 8번, 9번, 10번을 즐겨 사용하는데, 가는 8번을 사용하면 치은에 대한 demage가 최소화된다. 인상 직전에 2차압배사를 제거한다. 제거할 때는 거칠게 다루지 말고 내연상피가 손상되지 않도록 천천히 신중하게 제거한다. 출혈이 관찰되면 모든 작업은 수포로 돌아간다(표 6-9; 그림 6-28, 6-29).

(5) 인상채득(표 6-10)

인상재는 주로 heavy body type과 wash type을 사용한다. 인상전에 지대치와 그 주변의 오물을 반드시 확인한다. 절삭가루나 가착재가 많이 남아 있으므로 이것을 완전히 제거할 필요가 있다. 특히 provisional을 제거하고 인상에 들어갈 경우 또는 finishing line을 수정한 직후 인상을 진행할 때는 주의한다. 육안으로는 판단하기가 곤란하지만 현미경으로 관찰하면 확실히 알 수 있다. Finishing line과 치은구에 오염물이 들어갔는지 확인한다. 이곳에 오물이 들어가면 선명한 인상은 절대 채득할 수 없다. 이 경우에도 확대경은 매우 유효한 수단이다.

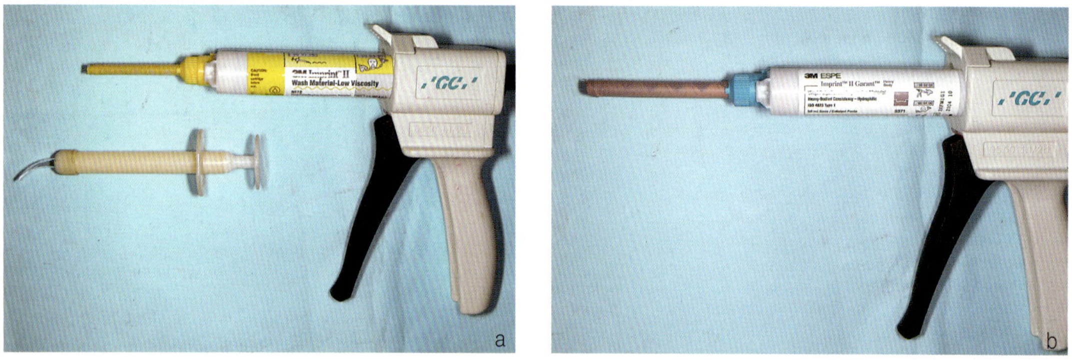

그림 6-30a, b. Wash type(a)과 heavy body type(b)의 실리콘인상재. 인상재에 일단 지대치와 그 주변의 오물을 확인한다. 특히 finishing line과 치은구에 오물이 들어가 있으면 인상을 깨끗하게 채득할 수 없다.

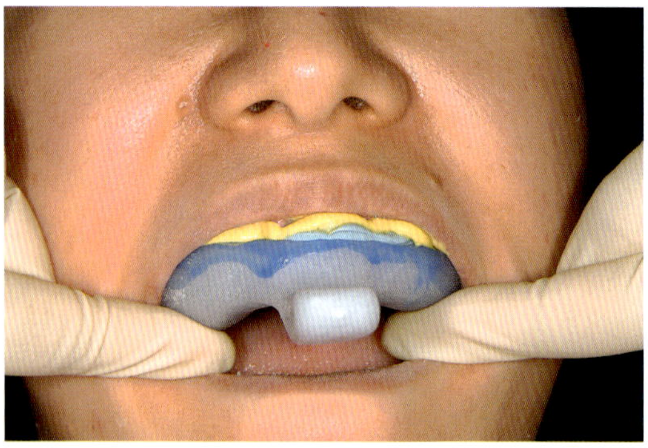

그림 6-30c. 조무사는 body type의 인상재를 트레이 내면에 축성한다. 술자와 조무사의 호흡이 중요하다. 술자는 인상재가 충분히 흐르는 동안 트레이를 구강 내에 천천히, 신중하게 압접한다.

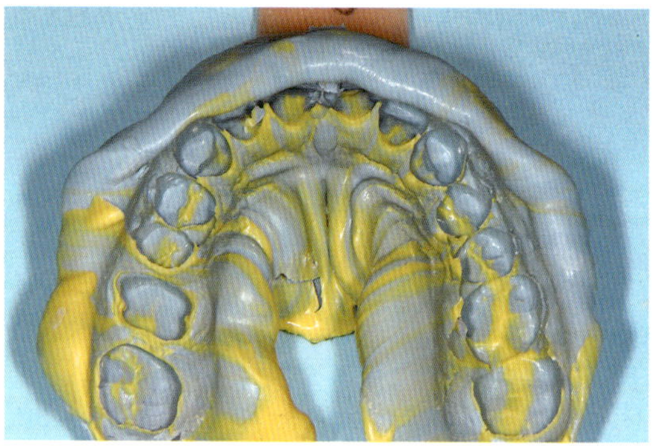

그림 6-30d. 구강 내에서 인상을 철거할 때 한 방향에서 빼낸다. 쉽게 철거하려면 인상 전에 언더컷부는 block out해 둔다.

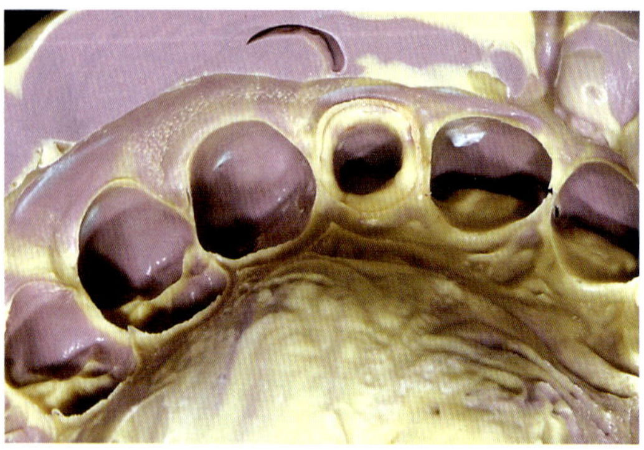

그림 6-31. 인상의 마진부가 일정한 폭을 갖고 자연스러운 형태로 완성되어 나온다.

2차압배사를 제거하면 치은구에서 출혈하지 않는지 확인하고 wash type의 인상재를 시린지에 넣어 기포가 들어가지 않도록 신속하게 마진부부터 주입해 간다(그림 6-30a, b). 동시에 조무사가 body type의 인상재를 트레이 내면에 축성한다. 이때 술자와 조무사의 호흡이 중요하다. 술자는 인상재가 충분히 흐르는 동안 트레이를 구강 내에 넣어 천천히 압접한다. 당황해 거칠게 압접하면 인상재 표면이 거칠어지는 원인이 될 수 있으므로 주의한다. 일련의 조작은 신속하고 신중하게 진행한다(그림 6-30c).

구강 내에서 인상을 철거할 때 비트는 것이 아니라 왜곡을 최소화하기 위해 한 번에 한 방향으로 빼낸다(그림 6-30d). 인상은 마진부가 일정한 폭을 갖고 자연스럽게 연결되어 나오게 된다(그림 6-31). 이때도 확대경을 사용해 확인한다.

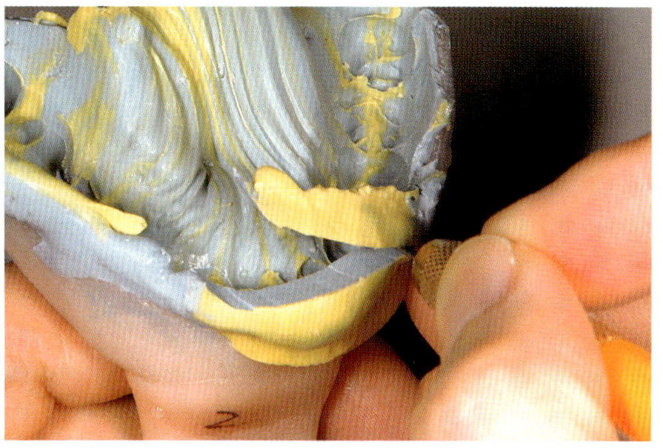

그림 6-32. 철거할 때 석고모형이 파손되지 않도록 미리 언더컷부는 나이프로 잘라준다.

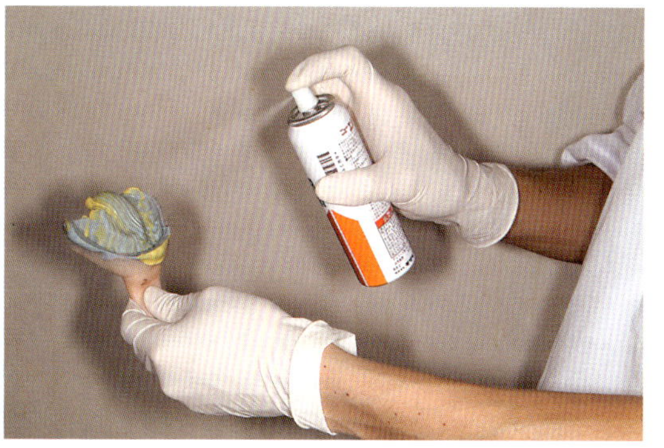

그림 6-33. 석고를 주입할 때 인상 내면에 계면활성제를 뿌리고 바람으로 건조시킨다.

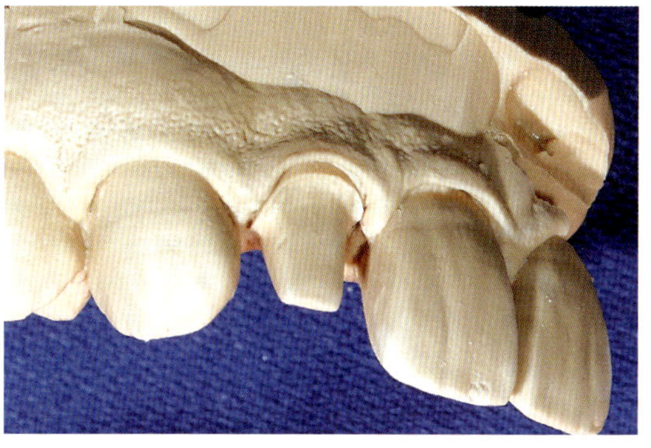

그림 6-34. 인상을 철거한 후 내부응력이 완화되도록 약 30분이 경과하면 석고를 주입한다. 석고가 경화된 후 지대치가 부러지지 않도록 석고모형을 트레이에서 조심스럽게 철거한다.

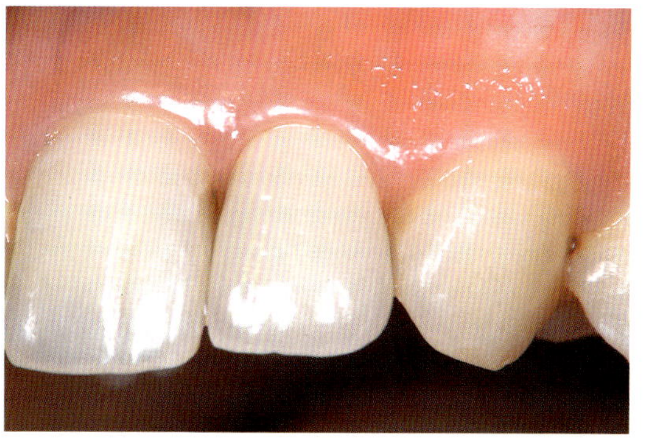

그림 6-35. 장착 후 크라운 |2. 여기에는 그동안 술자가 진행해 온 치료결과가 표현되어 있다.

(6) 인상후 조작

실리콘인상재는 경화 후 매우 난난해시므로 철거시 석고모형이 파손되지 않도록 미리 언더컷부를 칼로 잘라둔다(그림 6-32).

석고를 주입하기 전에 인상 내면에 계면활성제를 스프레이 에어로 건조시킨다. 이때 계면활성제양이 많으면 석고면이 거칠어지므로 주의한다(그림 6-33). 인상을 철거한 후 내부응력을 완화시키기 위해 약 30분 정도 기다린 후 석고를 주입한다. 석고가 경화되면 지대치가 부러지지 않도록 주의하면서 트레이에서 석고모형을 철거한다(그림 6-34, 6-35).

결론

앞에서도 언급했듯이 인상이 잘 되지 않는 것이 인상기술에 문제가 있기 때문만은 아니다. 그 전에 다른 원인이 많이 있다. 인상에 시간을 들이는 것이 아니라 그전의 공정에 시간을 써야 한다. 적절한 tissue management와 정확한 형성이 완료되었을 때 비로소 심미적인 인상이 가능하다. 인상에는 그동안 필자가 진행해 온 치료의 결과가 표현된다.

Provisional restoration

하기노치과 · 교정치과
山影俊一

제 7 장

Provisional restoration이란

Provisional restoration(이하 provisional)이란 장기수복물인 final restoration(이하 final)으로 교체되기 전에 교합, 심미성, 안정성 및 기능성 관점에서 일정기간 사용하기 위해 제작된 고정식, 가철식 치료용 수복물을 의미한다.

일본에서는 1974년 동경에서 개최된 Periodontal Consideration in Restorative Dentistry에서 이 개념이 최초로 소개되었고 보통 그 중요성을 생각해 temporary (가치)라는 용어와 구별되어 사용된다. 즉 provisional은 '최종처치를 하기 전에 그 상태가 확립된 수복물'을 의미하며 ① 조기에 환자의 구강기능이나 심미를 회복한다; ② 특정 치료계획의 효과나 final 설계를 확인하기 위한 보조수단으로 활용한다 등의 두 가지의 역할을 담당한다.

예를 들어 초진시 치주조직의 심각한 파괴나 다수치에 걸친 우식 또는 역학적으로 불안정한 결손형태를 보이는 경우 최초 검사, 진단 단계는 불확실한 요소가 많아 면밀한 치료계획을 입안하기가 곤란하다. 이러한 문제를 해결하려면 환자의 차이나 생체반응(저항력의 회복)을 보기 위한 시행착오의 시간이 필요하다. 이때에 힘을 발휘하는 것이 provisional이다. 즉 이 시기에 provisional을 이용해 악구강기능의 rehabilitation을 진행하고 불확실한 요소를 줄여 최종적인 치료목표에 가까이 다가갈 수 있게 된다.

최근 치료기술의 향상, 치료옵션의 증가와 함께 환자가 치과치료에 바라는 기대도 크게 높아지고 있다. 이와 함께 provisional이 담당해야 할 역할의 중요성도 증가하고 있다고 생각한다.

Provisional의 주된 역할, 재료 · 재질의 필요조건, composite resin이나 metal 사용을 검토하는 증례를 표 7-1, 7-2에 구체적인 제작법을 그림 7-A-1~5에 소개한다.

표 7-1.

Provisional의 주요 역할
1. 치수 · 치질의 보호, 치아의 이동방지, 지대치 형성과 삭제양의 확인
2. 치은반응의 관찰, plaque control의 난이도 관찰
3. 발음 · 심미성에 대한 수정과 평가
4. 악관절기능도 포함한 교합의 안정과 개선
5. Splinting design의 결정
6. 교두감합위를 교합채득 할 때의 지표
7. 교정치료나 임플란트 치료시 이용 등

표 7-2.

Provisional의 재료 · 재질의 필요조건
· 교합압에 대한 강도
· 내마모성
· 심미성
· 조작성(비교적 단시간에 제작 및 수정가능)

A. Provisional restoration의 구체적인 제작법

Provisional에는 다양한 제작법이 있다. 기성 shell type의 provisional을 이용하는 방법, 연구모형상에서 지대치 형성하고 shell type의 provisional을 미리 제작해 두는 방법, 구강 내에서 직접 provisional을 제작하는 방법이 있다. 그리고 구강내 작업시간을 가능한 한 줄여 즉 진료시간을 단축하도록 노력해야 할 것이다.

이번에는 진료시간의 단축을 고려하면서 정밀도 높은 provisional을 제작하는 방법에 대해 소개하겠다(7-A1~3).

A-1

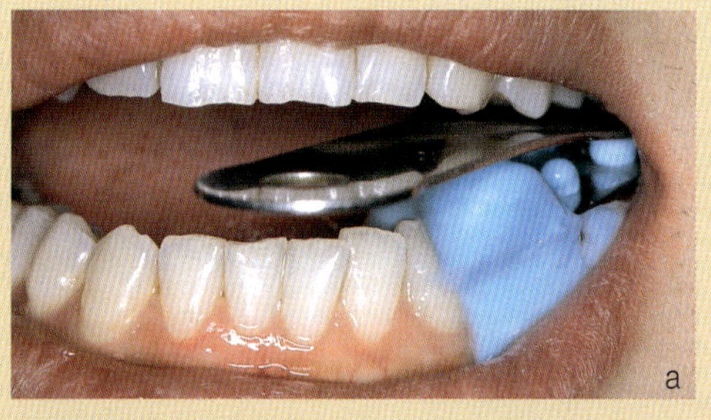

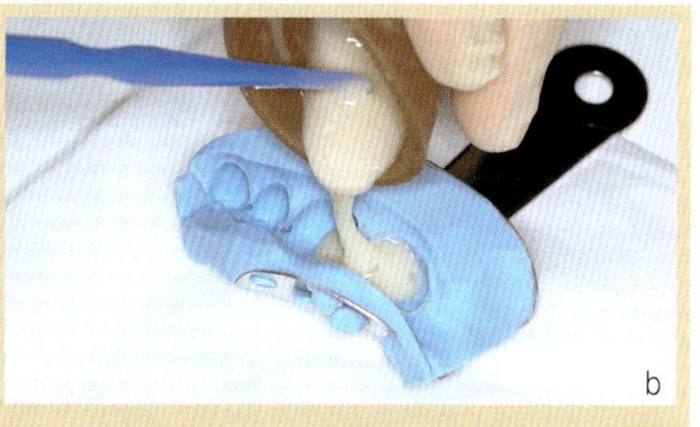

그림 7-A-1a. 구강내 치료예정부위의 치아를 인접치와 함께 미리 인상하고 치간부 언더컷부나 가동점막부를 삭제한 후 구강내에 끼워 확인한다.
그림 7-A-1b. 와동이나 지대치 형성 후 적절한 양의 즉시중합레진을 인상면에 주입하고 구강 내에 끼워 압접한다. 즉시중합레진의 수축과 경화 타이밍을 찾아 과잉부분이나 언더컷을 솜씨 좋게 트리밍 할 수 있느냐는 provisional의 정밀도에 영향을 미친다.

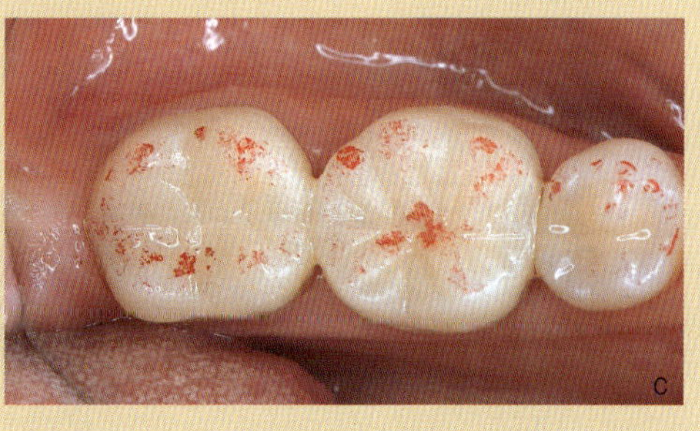

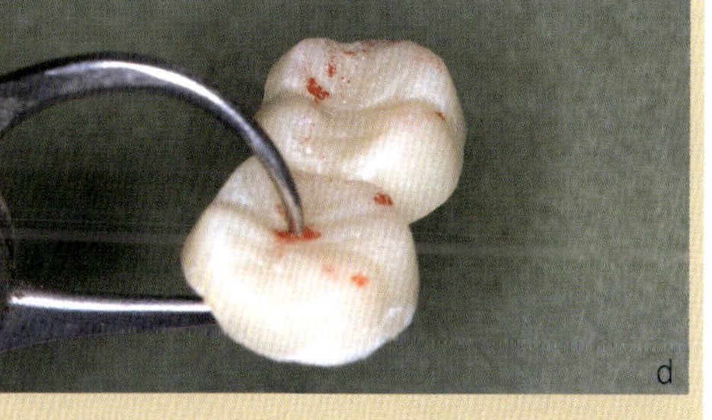

그림 7-A-1c. 미진, 인접부를 수정하고 교합을 조정한다. 숙련되면 수정할 필요가 거의 없고 작업시간도 크게 단축된다.
그림 7-A-1d. 지대치 형성과 삭제량을 확인하고 문제가 없다면 가착한다.

A-2

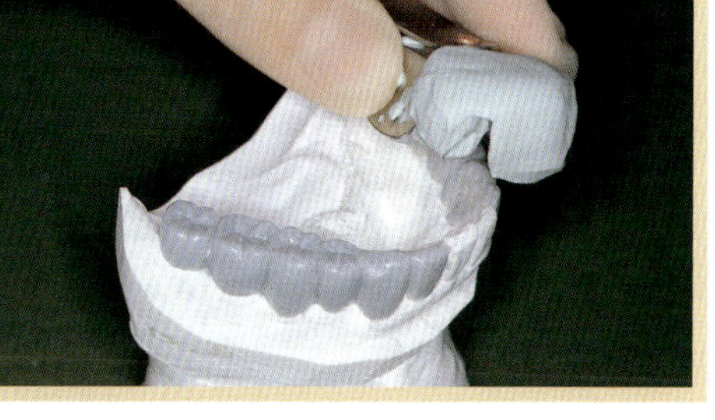

그림 7-A-2. 구강 내가 아니라 진단용 wax up한 모형을 인상해도 동일한 순서대로 provisional을 제작할 수 있다.

A-3

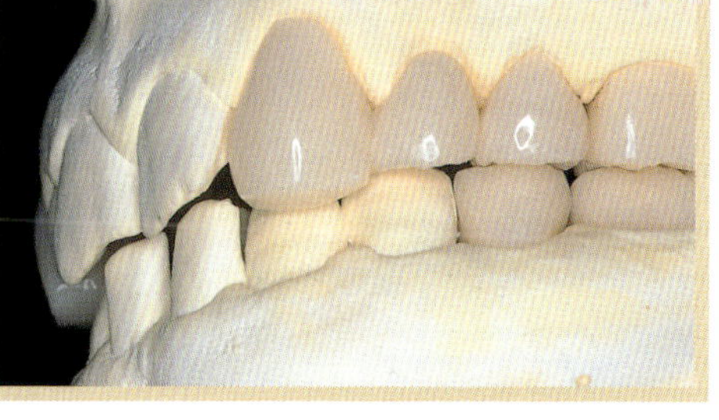

그림 7-A-3. 모형상에서 대충 지대치 형성하고 미리 provisional을 제작해 구강 내에서 수정하는 방법도 있다.

악교합학적 관점에서 provisional restoration을 고찰한다

Provisional의 중요한 역할인 악구강기능의 rehabilitation 중에서 구강기능의 rehabilitation은 중요한 위치를 차지한다. 교합기능은 생리적인 하악위에서 모든 방향으로 하악운동이 원활하게 진행됨으로써 가능하며 유도로(誘導路)와 교합지지라는 두 가지 작용이 이것을 지지하고 있다.

유도로는 주로 치열의 전방부 치아가 그 역할을 담당하며(anterior guidance), 악관절 주도의 유도로(posterior guidance)와 협력해 저작패턴을 안정시키며 저작효율을 향상시킨다. 그리고 후방치에 측방압이 가해져 치주조직가 훼손되는 것을 방지한다.

한편 교합지지는 일반적으로 구치부가 그 역할을 담당하며(posterior support) 교두감합위에서 교합하거나 꽉 물었을 때 악관절에 부담이 가해지지 않도록 작용한다. 교합지지가 상실되거나 불안정한 경우 악관절에 압박하는 힘이나 견인력 등의 부하가 가해져 폐구근의 과긴장(spasm)을 유발하고 악관절질환이 발병하는 계기가 될 가능성이 크다. 따라서 수복보철치료할 때는 적절한 유도로와 교합지지의 유지 및 획득을 항상 염두에 두어야 한다. Provisional은 그 목적을 달성하기 위해 반드시 필요한 과정이다.

1. 구치부의 provisional

구치부의 주요 기능적 역할은 교합지지이므로 단기간이라도 구치부를 치료하는 중에 provisional에 의해 교합지지가 상실되거나 불안정해지지 않도록 배려할 필요가 있다.

교합압으로부터 해방되기 위해 교두감합위에서 교합접촉을 일시적으로 단절해 치료할 경우 그 시간이나 범위를 최소화해야 할 것이다. 또한 provisional을 장착하더라도 일반적으로 사용되는 즉시중합레진(MMA-PMMA계 상온중합레진)은 내마모성에 문제가 있어 장기간 사용할 때는 교합지지를 기대할 수 없으므로 가능한 한 조기에 장기보철물을 장착하는 것이 좋다.

그러나 술전에 이미 교두감합위가 상실되었거나 불안정한 증례는 provisional로 적절한 교합지지의 획득이나 회복을 구해야 하고 보통 오랜 기간이 필요하다.

이러한 경우 provisional을 정기적으로 교체하거나 비교적 내구성이 뛰어난 provisional용 비스-아크릴계 composite resin이나 메탈의 사용을 검토하도록 한다.

또한 교합력이 강해 일반 즉시중합레진을 사용했을 때 강도에 문제가 있는 경우에도 이들 방법은 유효하다.

2. 전치부 provisional

전치부의 주요 기능적 역할은 유도로(anterior guidance)이므로 전치부를 수복보철치료 할 때는 유도로가 적절한지 provisional 단계에서 평가하고 final에 이행하도록 한다.

전치부에 의한 전방유도로가 완만한 경사를 보인다면 후방치에 측방압이 가해져 치주조직이 훼손될 위험이 높다. 악관절 주도의 후방유도로보다 경사가 더 완만하다면 저작운동 중 개폐구로에서 하악의 회전방향으로 역전현상이 발생해 악기능에 좋지 않은 부하가 발생한다.

반대로 경사가 너무 급하면 하악이 후퇴하거나 측방으로 편위해 악관절의 클릭이 발현하고 immediate side shift(하악운동시 과두의 좌우이동)가 증가하거나 하악의 이상한 편위를 동반한 야간 이갈이가 발생한다고 지적되고 있다.

따라서 전치부의 provisional은 심미성의 평가는 물론 기능적인 역할인 유도로의 평가도 중요한 역할이다.

3. 교합붕괴와 provisional

수복보철치료 할 때 교합의 붕괴가 어느 정도 진행되었는지를 진단하는 것이 중요하다. 이에 따라 provisional의 역할이나 기간도 달라진다.

1987년에 J. D. Lytle과 H. Skurow가 PRD에 발표한 수복치과학의 학제적 분류(표 7-3)에 따르면 보존수복과 크라운 브릿지의 교합상태는 교합을 조정해 수정할 수 있을 정도의 장애를 갖고 있지만 붕괴되지는 않는다. 따라서 수복보철치료는 현재의 교합과 조화를 이루도록 노력하면서 진행하면 된다.

표 7-3. Occlusal rehabilitation과 치주보철은 포괄적인 치료가 필요하며, provisional이 담당하는 역할도 크다.[3]

수복치과학의 학제적 분류			
수복보철처치의 필요성	**치주조직의 건강상태**	**교합상태**	**치열의 질환상태**
① 보존수복	중등도의 치주염까지	교합조정으로 수정 가능	우식
② 크라운 브릿지	중등도의 치주염까지	교합조정으로 수정 가능	우식, 소수치결손
③ Occlusal rehabilitation	중등도의 치주염까지	교합의 완전한 재구성이 필요 (전치부도)	우식, 결손치, 교모, 불량수복물
④ 치주보철	고도의 치주조직 파괴	2차성 교합성외상, 치열의 연결고정이 필요	우식, 결손치, 치아의 동요이동

그에 대해 occlusal rehabilitation과 치주보철 증례는 치아의 이동이나 하악두의 편위 등에 의해 교합이 붕괴되어 있으며 적절한 교합지지(교두감합위)나 유도로가 이미 상실되어 있어 교합의 재구성이 필요하다. 임상 증례를 보면 아래와 같은 것들이 전형적인 예이다.

1. 전악적으로 많은 불량보철물이 장착되어 있거나 결손이 방치되어 인접치나 대합치가 이동한 경우
2. 개폐구시 클릭음이 나거나 상하악 정중선이 틀어진 경우
3. 구치부의 교합지지에 좌우 차이가 있거나 양쪽이든 한쪽이든 교합지지가 상실된 경우
4. 교합고경의 부족이 안모(상안면 높이/하안면 높이의 비율)나 치열간거리에서 의심되는 경우
5. 고도로 진행된 치주질환으로 인해 많은 치아의 지지력이 저하되거나 2차성 교합성 외상을 일으킨 경우

이들 증례는 적절한 교합지지(교두감합위)나 유도로를 회복, 설정할 때 provisional 단계에서 하악두의 위치(이하는 하악위)도 진단하고 편위가 관찰되면 증상의 유무에 관계없이 그것을 생리적인 위치로 수정하는 것이 이상적이다.

이를 통해 악관절에 부하가 가하지지 않고 신경근기구와 조화를 이루는 장기적인 수복보철물을 통해 교합기능이 확립될 수 있게 된다. 그것은 수복보철물의 예지성, 내구성의 향상으로 이어진다.

구체적으로 stabilization splint를 이용한 splint 요법을 provisional에 병용하게 된다. 또는 provisional 자체의 교합면 형태를 일정 기간 splint와 동일하게 하는 방법도 있다(그림 7-C-8~10 참조). 어떤 방법을 선택할지는 악관절질환상의 유무, 수복보철치료가 필요한 범위, 교합평면 및 교합고경의 변경에 관한 필요성을 종합적으로 고려해 결정한다.

보통 악관절질환상이 있는 경우 stabilization splint를 provisional과 별도로 장착해 교합고경을 높이는 것이 악관절질환상에 대한 치료효과가 올라간다. Splint의 정확한 작용 기전은 해명되지 않고 있지만 현재 stabilization splint를 용이한 splint 요법은 손쉽고 임상에서 신뢰성이 가장 높은 과두위의 검사 및 진단 장치이며, 과두의 편위(즉 하악의 편위)를 시정하는 치료장치라고 생각한다.

Stabilization splint를 일정기간(최소 6주간) 야간에만 사용하면 악관절이나 신경근기구, 치아의 특정 부위에 가해지는 스트레스를 최소화하는 위치로 하악(두)을 향하게 할 수 있다고 기대한다.

우선 하악(두)이 생리적인 위치에 있을 때 교합이 붕괴된 증례는 구치부의 좌우균등한 교합지지에 의한 교두감합위의 확립을 목표한다.

다음은 그 교두감합위를 종말위로 해 악운동이 자연스럽게 진행될 수 있어야 한다. 그러기 위해서는 유도로의 적절한 설정이 필요하다. 교두감합위부근의 악운동은 치열 전방부에 있는 치아의 전방유도로와 악관절 주도의 후방유도로에 의해 제어되는데, 후방유도로는 환자 고유의 해부학적 형태에 의해 결정되므로 변경할 수 없다. 따라서 자연스러

운 악운동은 치과의사가 변경할 수 있는 전방유도로 교합평면, 교합고경, 교합고경 및 후방치의 교두경사를 설정해 달성된다.

교합기상의 모형에 재현되는 턱운동은 구강내 상태와 반드시 일치하는 것은 아니며 그 목적은 달성하기가 불가능하다. 따라서 진단용 wax up에 기초해 제작된 provisional을 실제 환자에게 사용하도록 해 악기능을 rehabilitation하고 동시에 가착재의 wash out, 마모 및 파손 등을 관찰해 시행착오를 거치면서 형태를 수정해 결정해 가는 방법을 이용한다.

이러한 증례는 provisional 기간이 연장되므로 재료의 열등화를 고려해 여러 차례 재제작하고 final 형태와 유사해지도록 한다.

또한 컴퓨터를 사용해 과두위나 악운동을 기록하는 방법도 provisional을 평가하는 데 유익하다(그림 7-B-6, 7-B-9, 7-C-19 참조). 이러한 목적으로 사용되는 기계는 SAM system(Panadent), 나소헥사(GC), ARCUS digma(Kavo)가 있다. 이렇게 해서 얻은 provisional의 형태나 교합에 관한 귀중한 정보를 가능한 final에 반영하기 위해서는 cross mount technique이 유효하다. 위에 해설한 내용에 관해서는 임상 증례 B, C를 들어 구체적으로 설명하겠다.

B. 과두위의 평가에 ARCUS digma를 이용한 증례

초진시(술전)

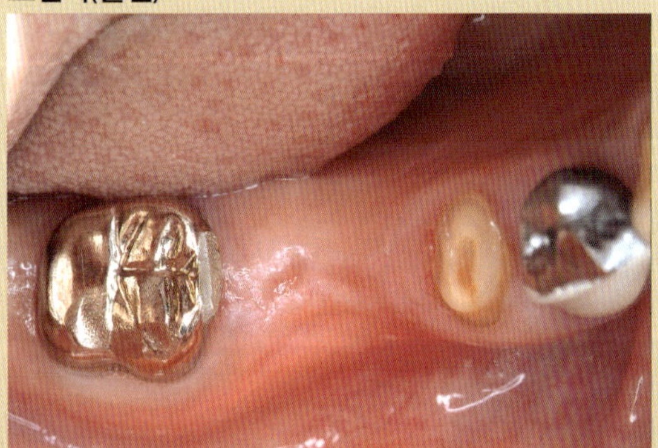

그림 7-B-1. 재초진시 57세 여성. 약 2년 6개월 전에 장착한 765| 브릿지가 파괴되고 우측 악관절부에 동통이 발현해 내원. 5|의 지대치(생활치)가 치경부에서 수평적으로 파절되어 76|간 브릿지가 파절되어 있었다.

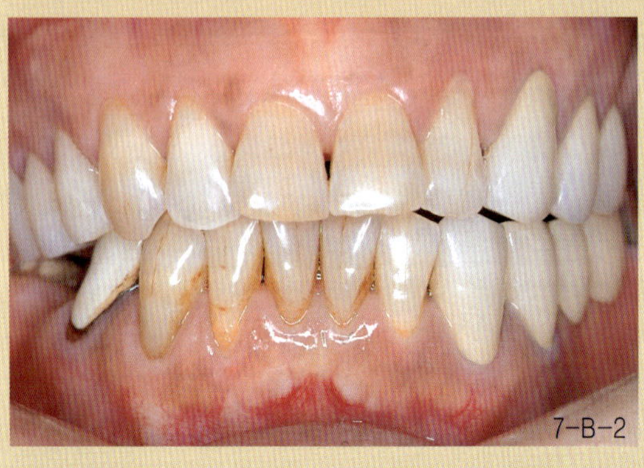

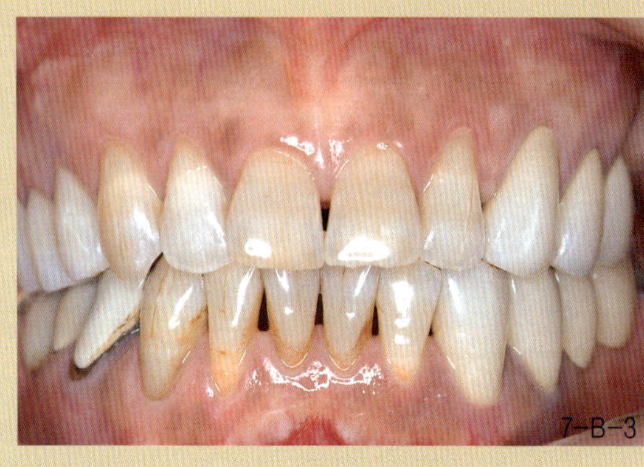

그림 7-B-2, 3. 7| 크라운의 근심 교합면 교합접촉은 여전히 확보되어 있으며 4|와 7|에서 교합이 지지되고 있는데. 약 2년 6개월 전의 상태(**그림 7-B-3**)와 비교하면 하악치열 정중은 편위해 있다(**그림 7-B-2**). 그로 인해 구치부의 교합지지에 좌우 차이가 발생하고 교두감합위에서 우측 하악두는 전두면에서 관찰했을 때 내측 상방으로, 시상면에서 관찰했을 때 후상방으로 편위하고 관절원판의 내측극부에 장애를 일으킨 것이 우측 악관절부 동통의 원인이라 임시진단을 내렸다.

초진으로부터 1주일 후(술중)

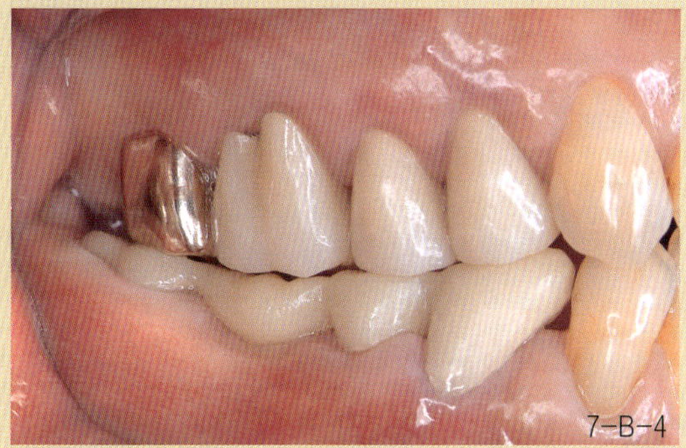

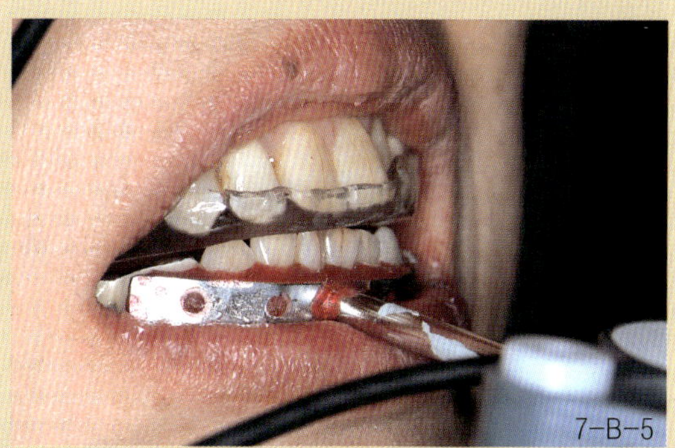

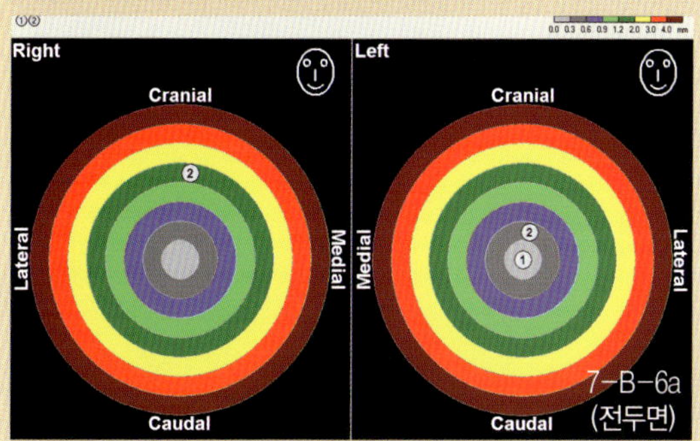

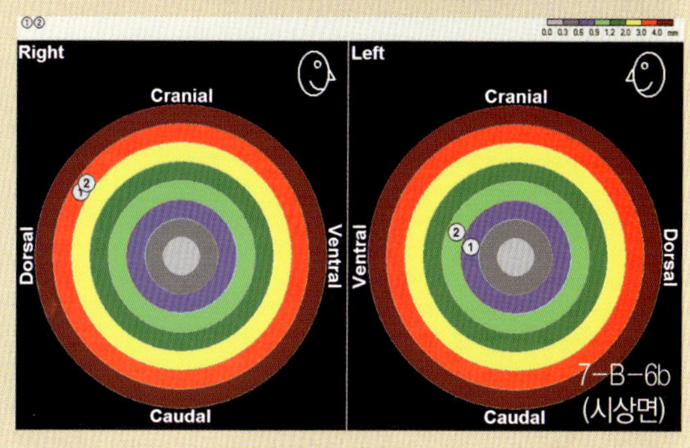

그림 7-B-4~6a, b. 이러한 교합고경 상태에서 하악 우측 구치부에 즉시 provisional을(**그림 7-B-4**), 상악치열에 stabilization splint를 제작하고 가능한 종일 사용하도록 했더니 1주일 후 증상이 완화되었다. 이 시점에서 ARCUS digma를 사용해 하악두의 위치를 측정(**그림 7-B-5**)한 결과가 **그림 7-B-6**이다. Splint(대구치부에서 두께 약 1.5mm)를 장착한 기준위(동심원의 중앙)에서 교두감합위 하악두의 위치를 ①, ②로 표시한다(①, ②는 이 순서로 2회 측정한 결과를 표시한다). **6a**의 우측에서는 ①과 ②가 중복되어 있다). 교두감합위에서 우측 하악두는 좌측과 비교해 전두면(a)에서 관찰했을 때 상방으로, 시상면(b)에서 관찰했을 때 후상방으로 편위해 있다는 것을 알 수 있다. 이 결과는 하악치열 정중의 편위로 추측한 임시진단 결과와 일치하며 이것은 ARCUS digma같은 ME기기를 갖지 않는 임상가에게 유익하다.

1개월후(술중)~final 장착

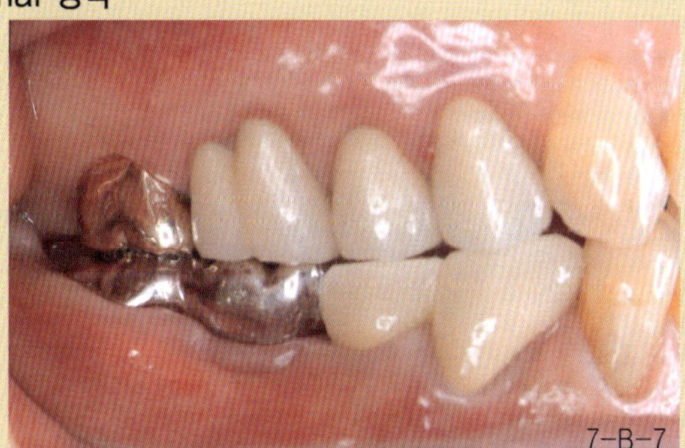

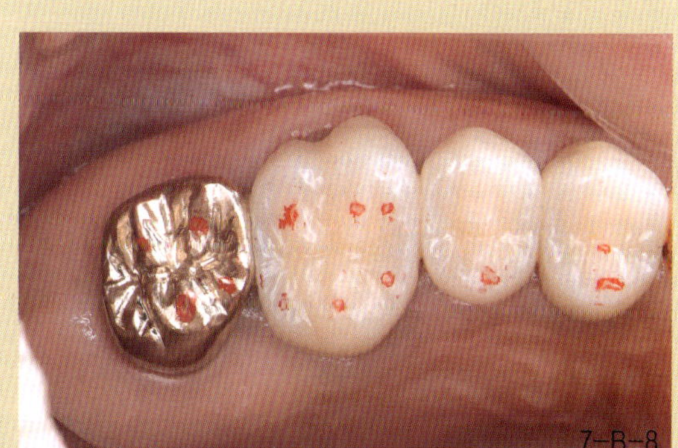

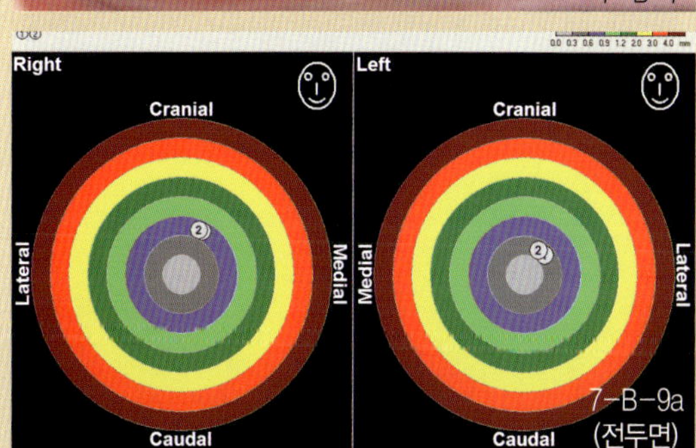

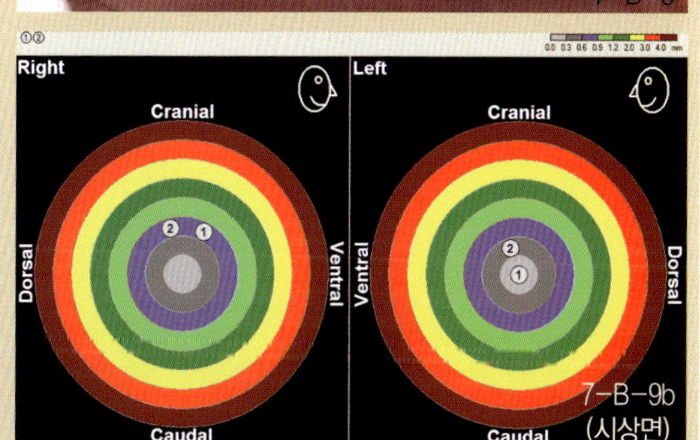

그림 7-B-9a, b. 그 후 1개월간 splint를 야간에만 사용하도록 하면서 우측 구치부의 교합을 거상하였다. 초진시 교합평면은 Spee만곡이 강하고 하악 구치부의 치관장을 충분히 확보할 수 없는 상태였다. 그래서 환자에게 동의를 구하고 우선 하악을 수복해 교합평면을 재설정한 후 상악을 provisional로 교체해 교합을 거상하고 final에 들어갔다(**그림 7-B-7**). 교두감합위에서 교합지지가 안정되도록 구치부의 교합접촉점은 가능한 교합력이 치축방향을 향하듯이 부여하였다(**그림 7-B-8**). 교합거상이 종료된 시점의 하악두 위치를 ARCUS digma의 EPA test로 재평가한 결과가 **그림 7-B-9**이다. 하악두 위치의 좌우 차이가 거의 생리적인 허용범위 내로 개선되었다고 판단하였다.

Final 장착시(술후)

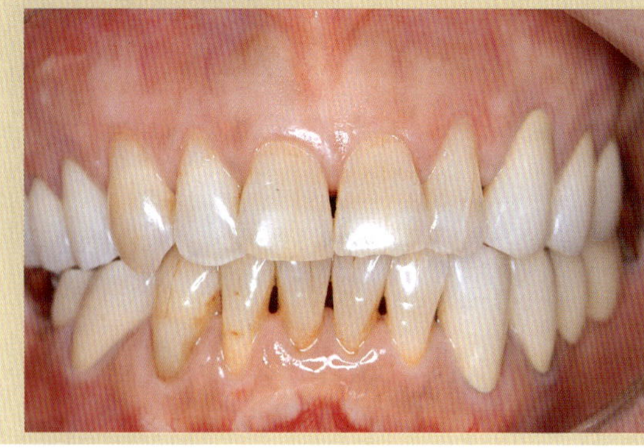

그림 7-B-10. 초진시 우측 악관절부의 증상이 완전히 소설되었는지 확인한 후 final을 제작하였다. 정중의 변위도 원래대로 돌아왔다. 이렇게 정중선의 변화는 하악이 편위되었는지를 판단하는 하나의 임상기준이 된다.

C. 포괄적인 접근을 필요로 하는 oral rehabilitation 증례

초진시(술전)

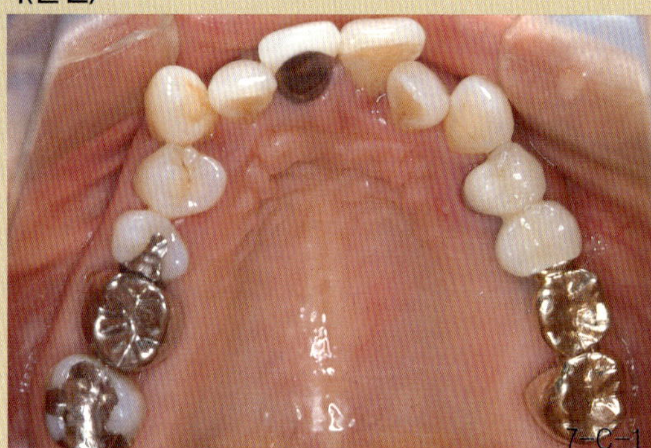

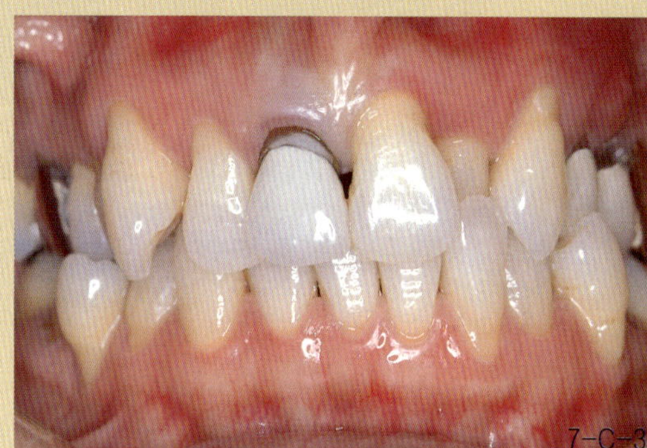

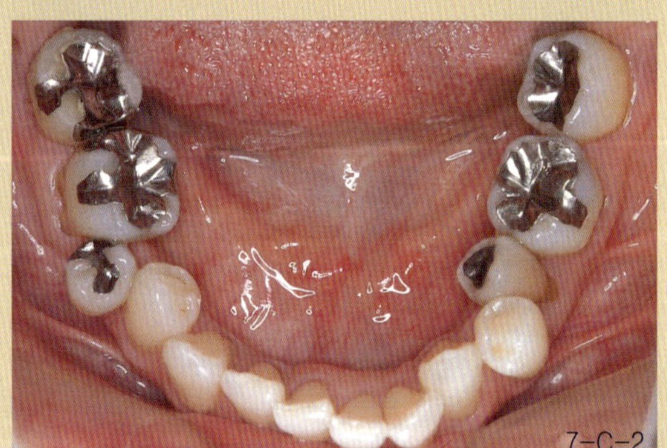

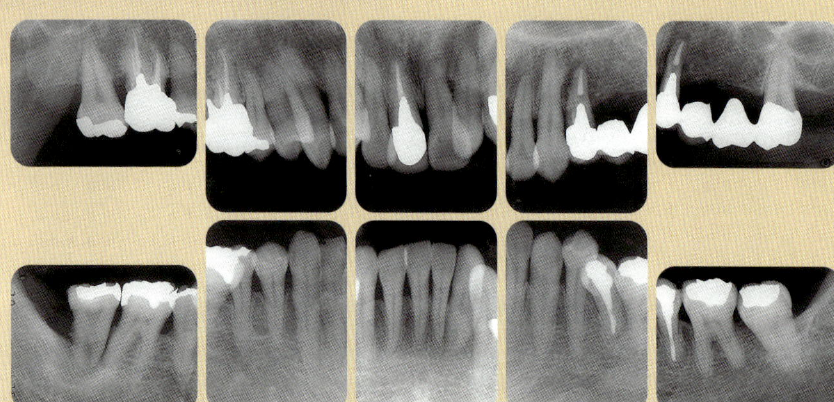

7-C-4

그림 7-C-1~4. 초진시 43세 여성. |4 부근의 치은 종창과 동통을 주소로 내원. 치열과 은색 치아에 불만을 갖고 전체적인 치료를 희망. '7|이 동요하자 원래 저작할 수 있었던 우측으로 저작할 수 없게 되어 할 수 없이 좌측으로 저작했다' 고 한다. 전악적으로 치주질환이 진행되고 협측 치근이 심하게 노출되었다. 또한 상하악에 grinding이 있고 4|24/5|24 가 반대교합되고 있었다. 수직성 치근파절을 일으킨 |4, 치조골의 흡수가 근단부근까지 진행되어 심하게 동요하고 있는 7|는 발치. 또한 grinding으로 인해 치아가 협설적으로 전위되거나 경사지고 치근이 심하게 노출해 골이 열개형으로 흡수되어 있다. |2/5|45 도 양호한 치주환경과 교합관계를 회복, 유지하기가 곤란하다고 판단해 전략적으로 발치하였다.

초진으로부터 2개월 후(술중)

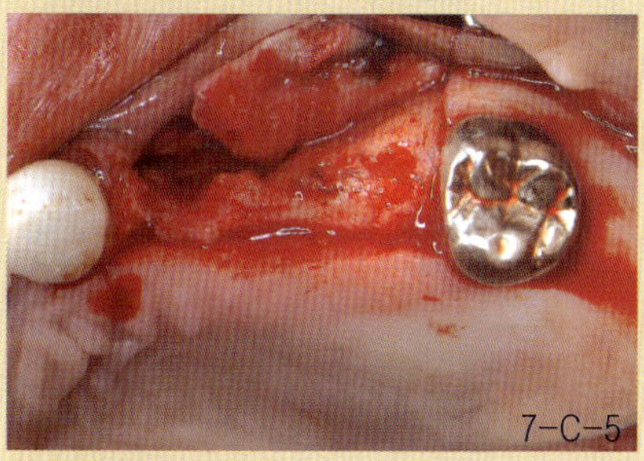

7-C-5

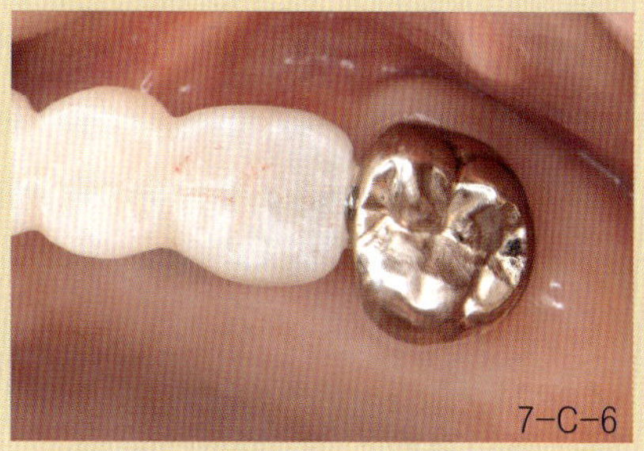

7-C-6

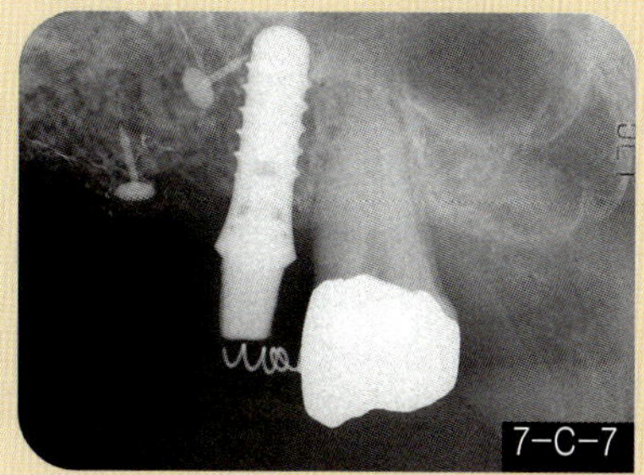

7-C-7

그림 7-C-5. 좌측 구치부의 교합지지를 견고하게 하기 위해 조기(초진으로부터 약 2개월 후)에 |6 부에 임플란트를 식립. 대합치와의 교합관계를 우선해 |7 에 근접한 위치에 식립하고 치조골이 많이 흡수된 |4 5 부에는 GBR을 시행하였다.

그림 7-C-6, 7. 식립으로부터 2개월 후 |6 임플란트에 provisional을 장착하고 간단한 MTM으로 |7 을 원심이동. GBR로부터 10개월 후 |5 부에 임플란트를 추가 식립하였다.

약 1년 6개월 후(술중 · 최초 provisional 사용 중)

그림 7-C-8~10. 치주질환에 대해 초기치료, 근관요법을 진행하면서 전악적으로 provisional로 교체해 간다. 처음에 장착한 provisional의 형태는 원칙적으로 초진시 치아와 치열을 재현하는 데 그쳤지만 발치부위나 치열부정이 현저한 부위는 수정을 하였다. 또한 악위를 수평적으로 수정하기 위해 하악 구치부의 교합면은 평평하게 정리하였다. 이 provisional은 초진으로부터 약 1년 6개월간 사용하고 수시로 수정하고 부분적으로 재제작하였다. Grinding을 보이는 하악 절치는 환자가 교정치료를 원하지 않아 디스킹과 교합조정만으로 치열을 정돈하기로 하였다.

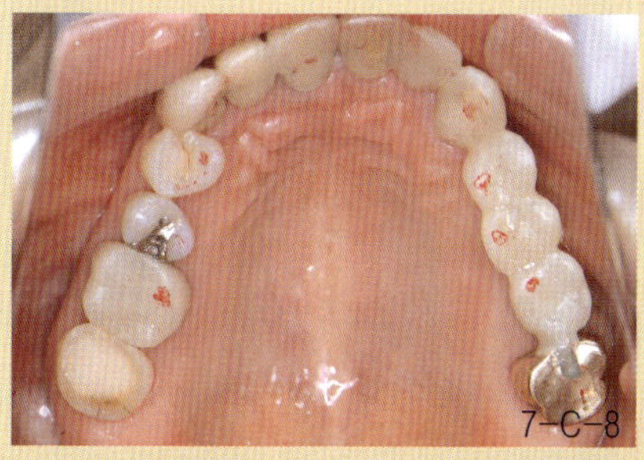

7-C-8

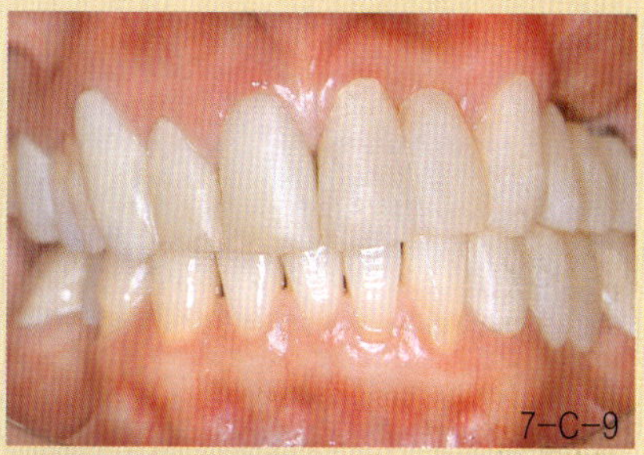

7-C-9

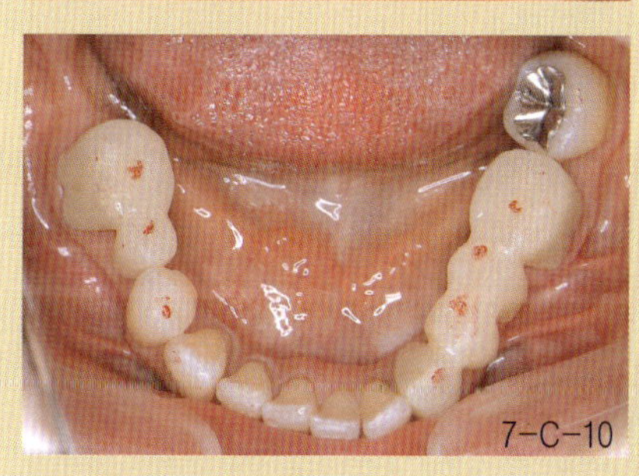

7-C-10

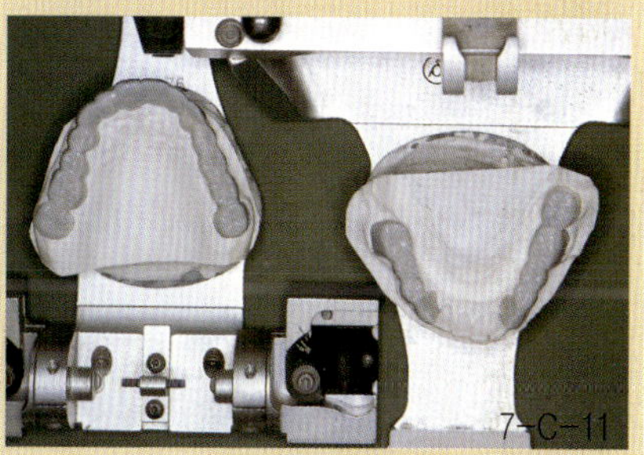

7-C-11

그림 7-C-11. 이 증례는 문제가 많았기 때문에 최초 provisional은 '환자의 구강기능이나 심미를 조기에 회복'하기로 하였나. 초진으로부터 약 1년 6개월 후 '특징 시료계획의 효과와 final 설계확인을 위한 보조수단으로 활용하는' provisional을 새롭게 제작하고 교합기상에서 진단용 wax up하였다.

2차 provisional 제작(술중)

그림 7-C-12~14. 진단용 wax up의 형태를 구강내에 재현해 완성한 2차 provisional. 이것을 이용해 불확실한 요소를 가능한 한 해소해 간다.

그림 7-C-15. 전치부의 심미성은 안모 및 구순과 조화를 이루도록 수복물의 색과 치관형태를 부여할 필요가 있는데 술자의 객관적인 평가와 함께 환자의 주관적인 평가도 커다란 의미를 갖는다. 진료의자에서가 아니라 선 자세에서 확인하는 것이 중요하다. 좌우 교합평면을 포함해 대칭성에 고심하였다.

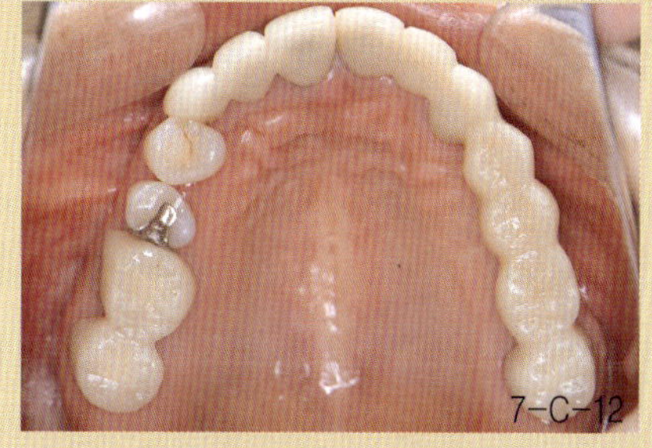

7-C-12

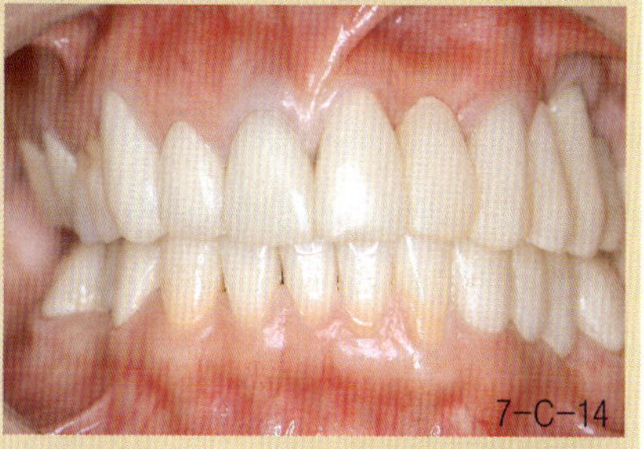

7-C-14

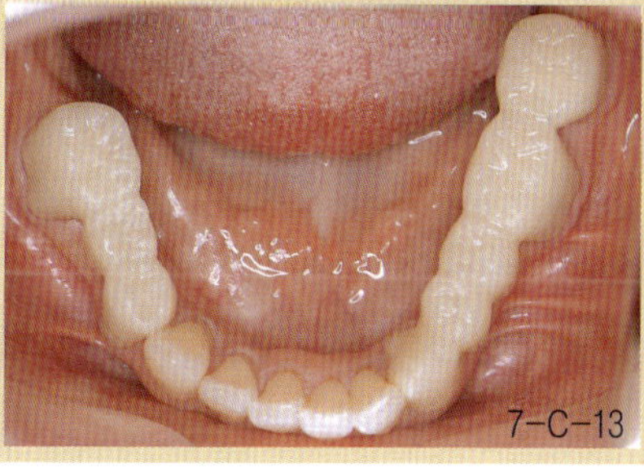

7-C-13

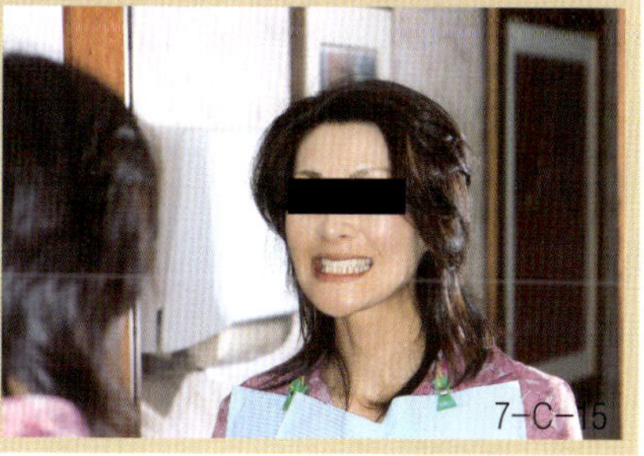

7-C-15

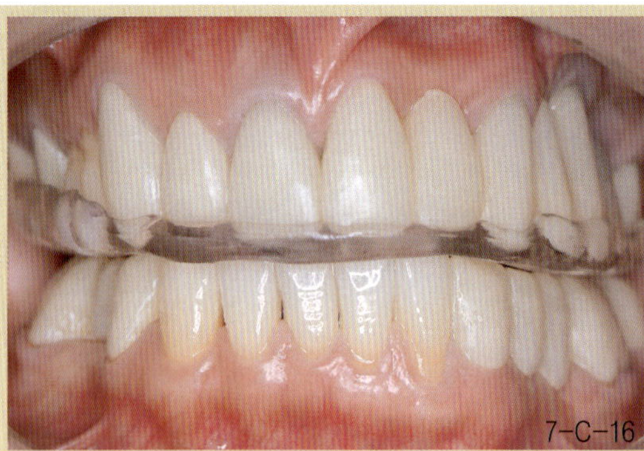

그림 7-C-16~18. 2차 provisional을 장착할 때는 약 3개월간 야간에만 stabilization splint를 사용하도록 한다. Splint 교합면에는 전치부에서 구치부에 걸쳐 좌우 균일한 교합접촉점을 부여하고 전측방운동시에는 구치부를 이개시킨다. 전날 밤부터 splint를 장착한 상태로 내원하도록 하고 tapping 운동시켜 교합접촉 상태를 교합지로 확인하고 좌우 균등한 교합접촉을 재현할 수 있도록 정기적으로 조정해 간다. 이 그림에서 확인된 바로는 $\overline{6\ 5}|$의 교합접촉이 부족하며 우측 구치부가 좌측에 비해 교합지지가 부족해(**그림 7-C-17**) 이 부분에 즉시중합레진을 추가하였다(**그림 7-C-18**).

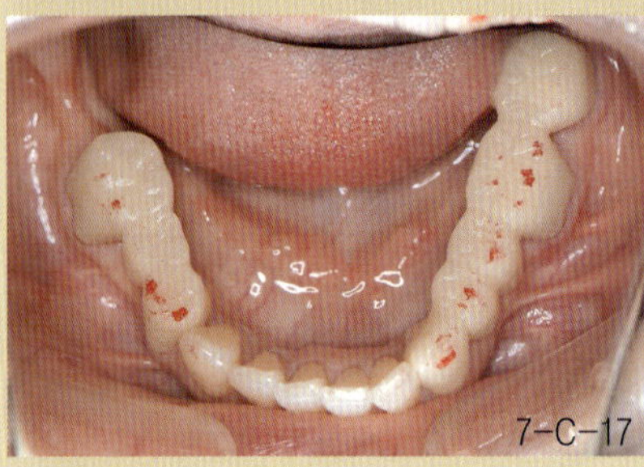

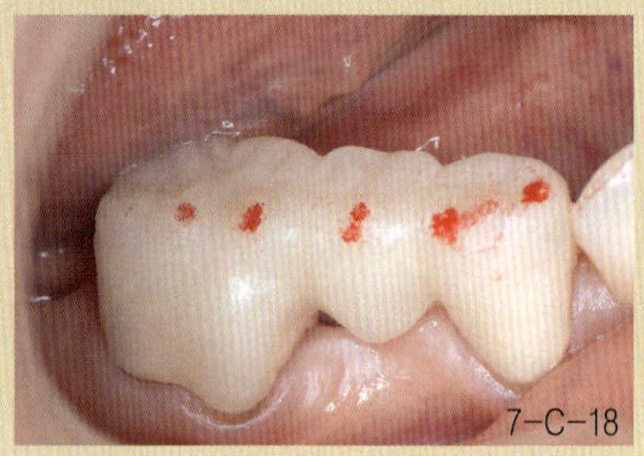

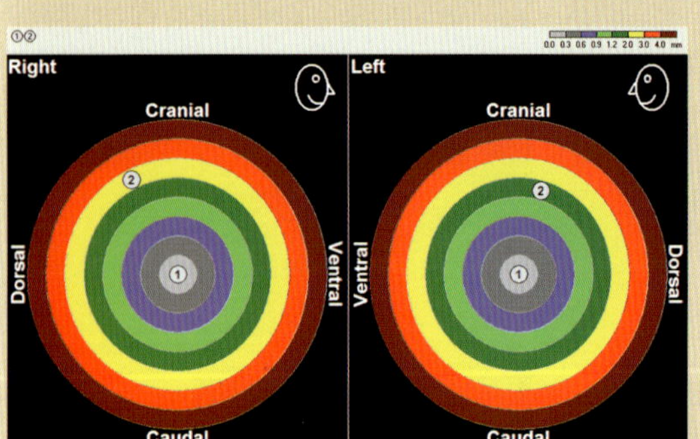

그림 7-C-19. 교합을 조정하기 전 좌우 하악두의 위치 차이를 ARCUS digma의 EPA test로 측정해 보았다. ①은 splint를 장착했을 때 하악두의 위치이며, ②는 교두감합위에서 하악두의 위치를 나타낸다. 교두감합위에서 우측 하악두는 좌측에 비해 후상방에 위치한다(시상면). 이것은 우측 교합지지가 부족하다는 것을 시사하며 교합지의 교합접촉상태에서 얻은 소견과 일치한다. 이 결과는 splint와 교합지를 사용한 교합검사, 교합조정의 유효성을 나타낸다.

초진으로부터 약 2년 후 · 2차 provisional을 사용한지 약 6개월 후(술중)

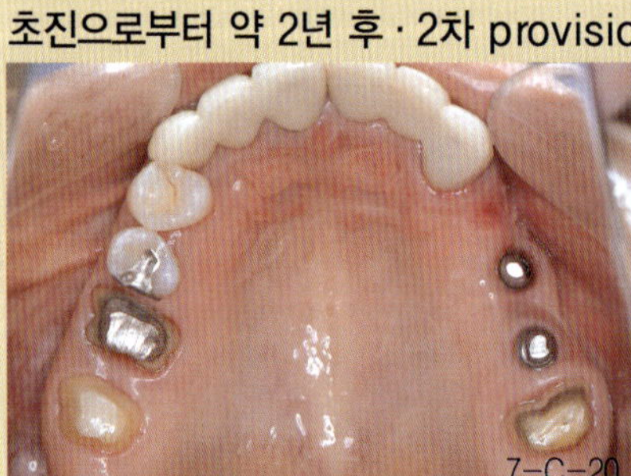

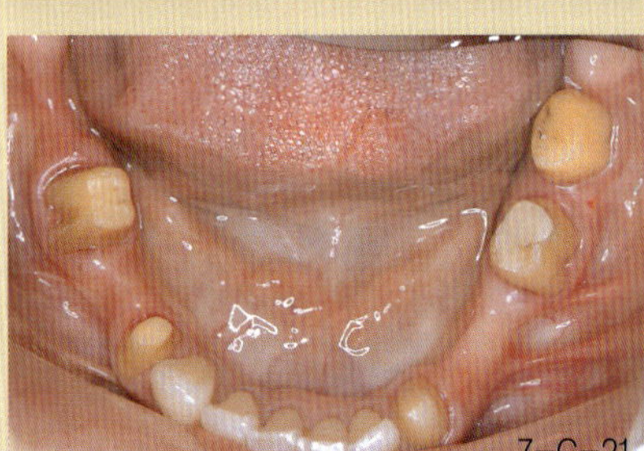

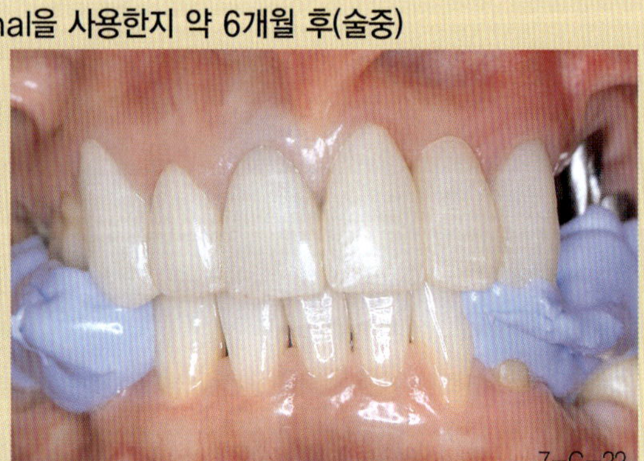

그림 7-C-20~22. 2차 provisional을 6개월간 사용한 후 교합지지와 유도로가 설정되고 final 설계를 확인한 시점에 final 제작에 들어갔다. 우선 전치부 provisional을 교두감합위의 교합채득시 지표로 삼아 우선 구치부를 교체하였다. 전치부의 교합접촉은 좌우가 반드시 동일한 강도를 보이는 것은 아니므로 100㎛의 leaf gauge 1장을 정중선부근에서 물고 상하치열이 전치부간에서 살짝 이개되는 상태에서 구치부 치열사이에 실리콘 교합채득재를 끼워 교합을 채득하였다. 교합채득은 provisional로 얻은 안정적인 교합을 final에 정확하게 이행하기 위한 중요한 과정이다. 또한 자연치와 임플란트는 제작과정에서 인상채득 · 교합채득시 특별히 구별하지 않고 동등하게 다루었다.

Final 제작(술중)

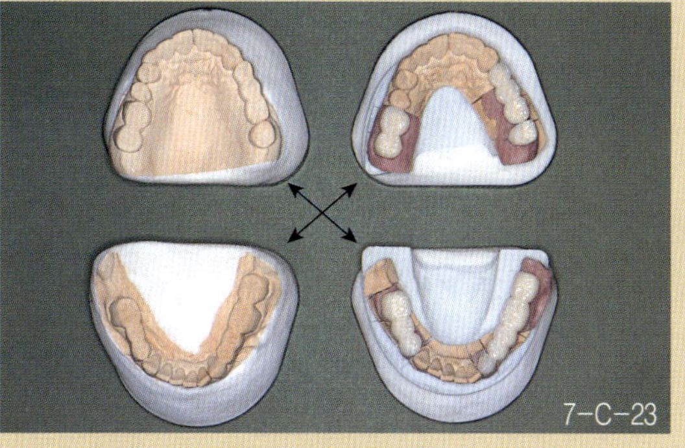

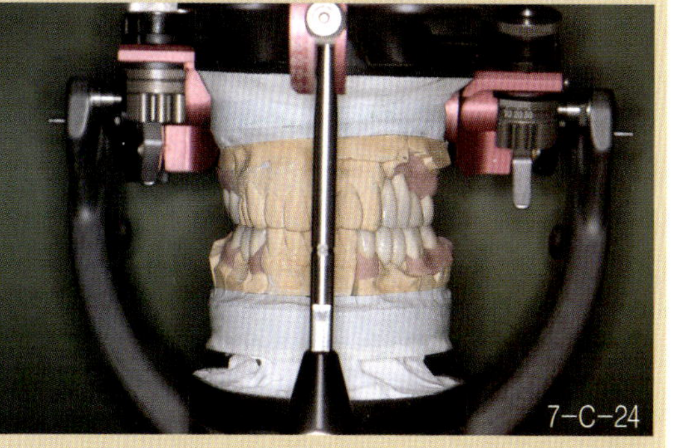

그림 7-C-23, 24. Cross mount technique을 이용해 구치부 final을 제작. 이 테크닉은 provisional의 연구모형과 작업모형을 splint cast mount법으로 동일한 교합기상에서 번갈아 장착할 수 있는 상태에서 final을 제작하는 방법이다. 제작에 이용한 Kavo Proter7 교합기는 splint cast에 magnet system을 채용하고 있으며 조작성이 좋고 정밀도도 높아 이 테크닉의 진정한 매력을 충분히 발휘할 수 있다.

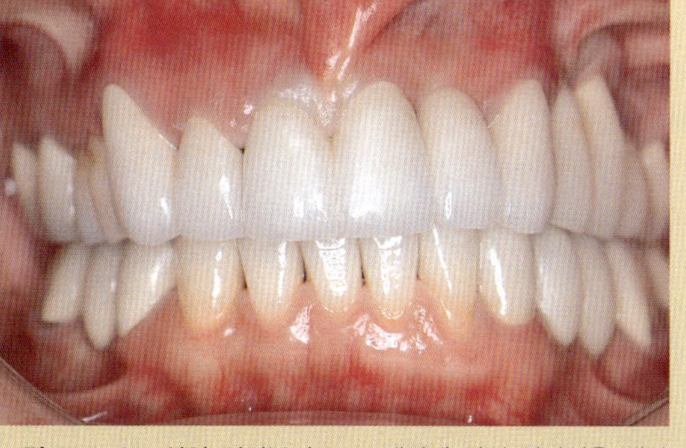

그림 7-C-25. 상악 전치부의 final 제작에 앞서 심미성을 재차 확인한다. Provisional의 좌우 중절치는 line angle의 균형을 수정하였다.

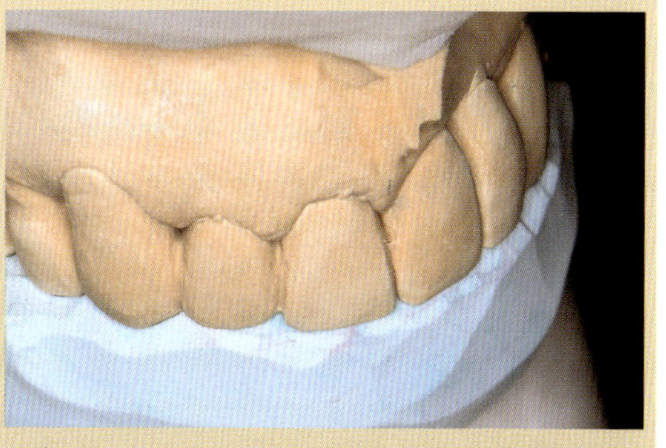

그림 7-C-26. Provisional 전치부의 절연부근 형태를 final에 재현하기 위해 실리콘 퍼티를 사용해 가이드가 되는 코어를 채득한다.

그림 7-C-27. 전치부의 기능적인 역할인 유도로를 provisional에서 final에 복사하기 위해 custom-made의 incisal guidance를 상온중합레진으로 제작한다.

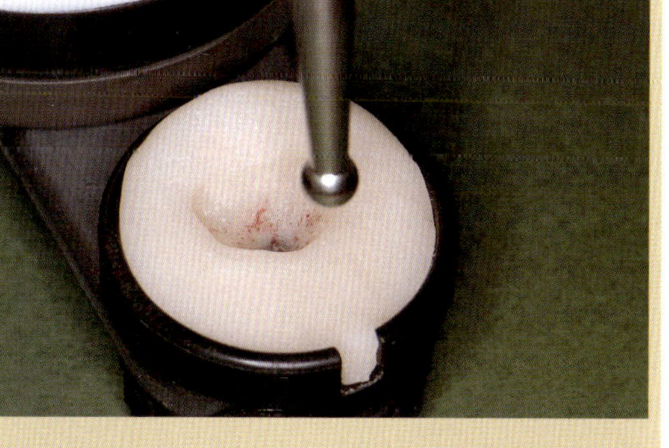

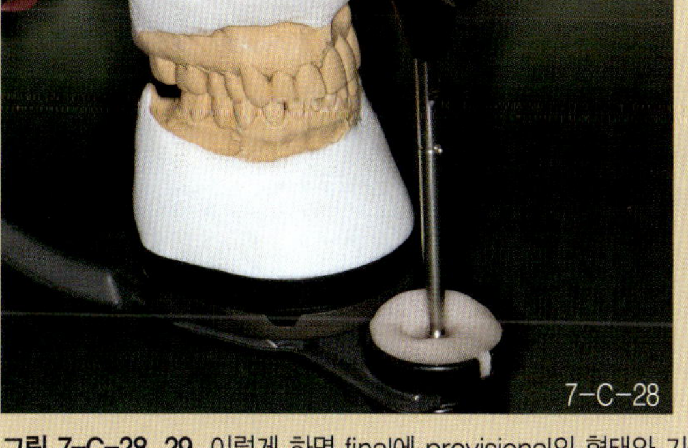

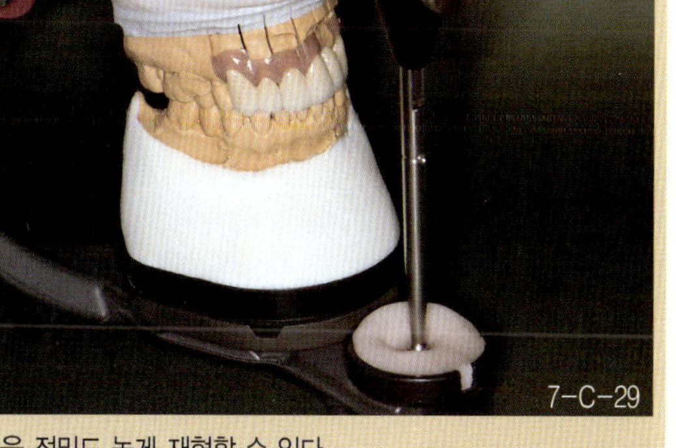

그림 7-C-28, 29. 이렇게 하면 final에 provisional의 형태와 기능을 정밀도 높게 재현할 수 있다.

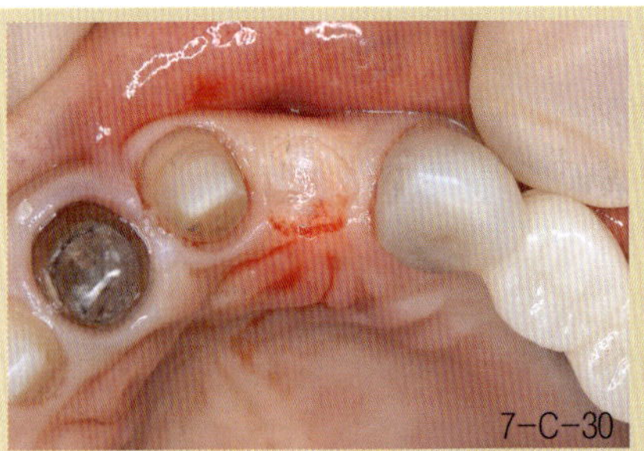

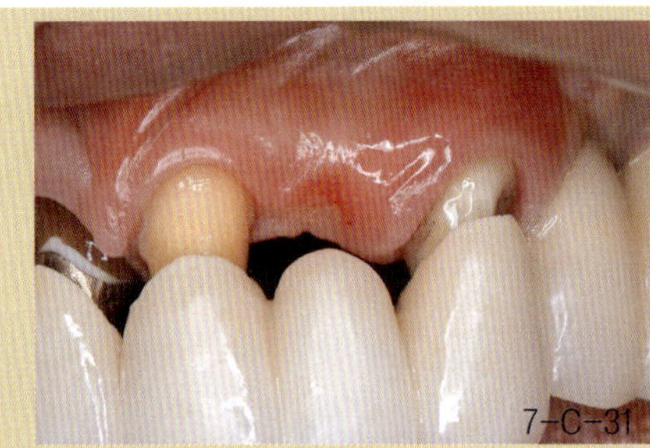

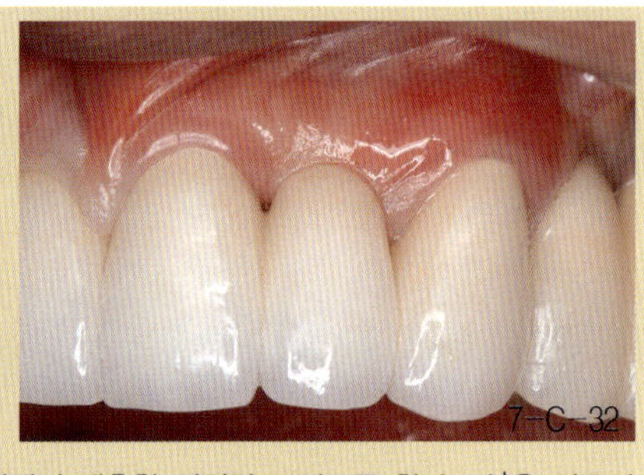

그림 7-C-30~32. |2 pontic부의 치조점막은 provisional 단계에서 형태를 수정하고 pontic이 치열에서 맹출한 것처럼 보이도록 한다. 1|은 치근의 변색이 심각해 지대치 마진을 평소보다 치은구내 깊게 설정하고 |1 과 emergence profile은 조화시킬 필요가 있다. 이렇게 provisional 단계에서 최종 평가를 내릴 수 없는 경우는 수복물에 대한 연조직의 반응을 final로 관찰해야 한다. 시적시 압박된 치간유두부의 빈혈대가 소실되는지 확인하고 형태를 수정하기 위해 약 2개월 가착해 경과를 지켜본다.

Final 장착(술후)

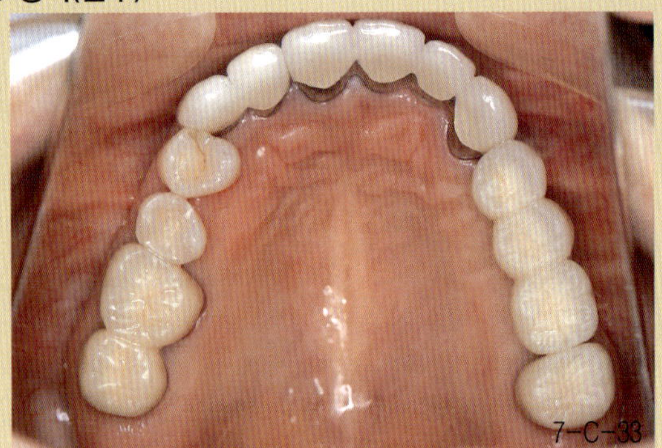

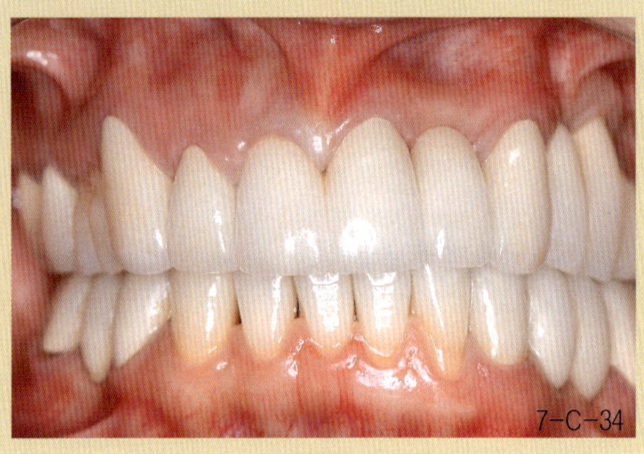

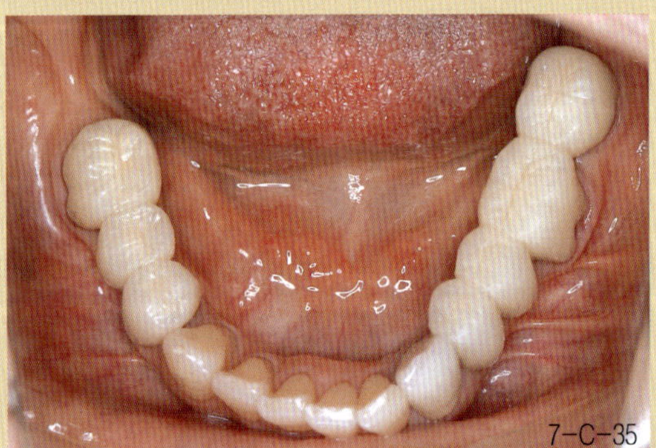

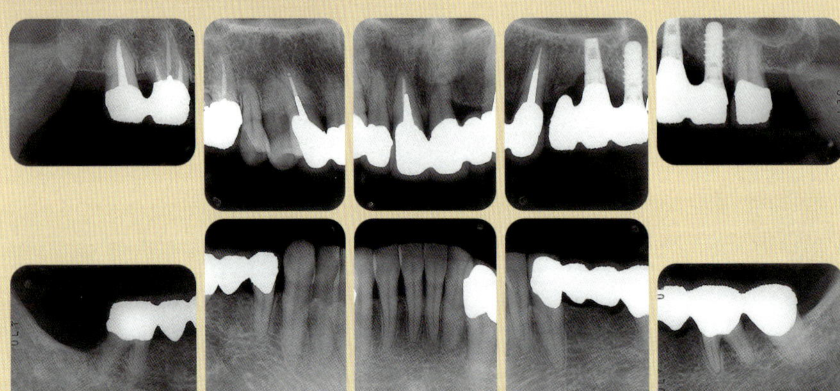

그림 7-C-33~36. Final 장착시. Cross mount technique을 이용해 최소한의 조정으로 provisional의 교합지지, 유도로의 기능을 겸비한 치관 및 치열 형태가 충실히 재현되었다.

결론

이번에는 provisional에 대해 주로 악교합학적 관점에서 기술하였다. "젊은 임상의와 치과기공사를 위한 악교합학 입문"이라는 표제가 있지만 굳이 기본적인 내용으로 제한하지 않고 상당히 깊은 내용까지 언급하였다. 실제 임상에서 다양한 증례를 접하면서 그 치료의 난이도를 결정해 자신의 진단능력과 기량으로 어디까지 치료개입할지를 판단하는 것이 가장 중요하며 그러기 위해서는 포괄적인 치과치료의 근간을 이루는 악교합학에 대해 보다 속 깊은 이해가 중요하다고 생각하기 때문이다.

마지막으로 한마디 더하자면 provisional로 불확실한 요소를 모두 해소하는 것은 아니며 특히 가령변화도 고려한 악구강기능의 평가 및 예측은 어렵고 경시적인 치과재료의 변화나 생체를 둘러싼 환경의 변화도 고려할 필요가 있다. 뛰어난 provisional에 의해 완성된 장기수복물의 안정적인 기능과 그것을 지지하는 악관절이나 치주조직의 건강은 술후 정기적인 건강검진을 통해 유지된다는 사실을 명심하고 임상에 임하기를 바란다.

참고문헌

1. Spear FM. Fundamental occlusal therapy considerations. In : Science and practice of occlusion edited by McNeill C. Chicago : Quintessence, 1997 ; 421 - 434.
2. Spear FM. Occlusal considerations for complex restorative therapy. In : Science and practice of occlusion edited by McNeill C. Chicago : Quintessence, 1997 ; 437 - 456.
3. Lytle JD, Skurow H. An Interdisciplinary Classification of Restorative Dentistry. Int J Periodont Rest Dent 1987 ; 3 : 9 - 41.
4. 保母須弥也, 高山寿夫, 波多野泰夫. 新編　咬合学事典. 256 - 258, 309 - 311. 東京：クインテッセンス出版, 1998.
5. 山﨑長郎, 本多正明ほか. 臨床歯周補綴. 東京：第一歯科出版, 73 - 80, 1990.
6. 佐藤貞雄ら. 顎関節機能を考慮した不正咬合治療. 東京：東京臨床出版, 1995.
7. 佐藤貞雄ら. 日本人の咬合様式に関する研究　第一報　日本人正常咬合者の歯の形態と誘導路. 顎咬合誌　1996 ; 17(2) : 89 - 96.
8. McNeill C. Goddard G. 和嶋浩一, 井川雅子. TMD を知る. 東京：クインテッセンス出版, 1997.
9. 伊藤雄策, 小野健一. ラボコミュニケーション—クロスマウント・テクニック—. QDT　2000, 25(10) ; 38 - 49.
10. 服部佳功ら. 顎口腔機能と調和する咬合面形態を求めて—咬合面形態付与の基準と診断方法. 補綴臨床　2004, 37(1) : 50 - 67.
11. 山影俊一, 成田隆夫. 予知性の高い審美的なポンティックの形態—歯科医師からの提言(上顎前歯部多数歯欠損症例). QDT　1999, 24(7), 884 - 895.
12. 山影俊一, 山影章子. スタディーモデルを有効活用してますか？. デンタルフロンティア QA　2005, 32 ; 8 - 24.

Remount와 cement 합착

건지회(健志會) 미나미치과클리닉
南 清和

제8장

Remount

광범위한 보철치료, 특히 치주보철로 대표되는 occlusal reconstruction case의 경우 보철물에 정밀한 교합을 부여하기 위해 교합을 재구성할 때 remount는 반드시 필요한 과정이다. Remount의 가치를 높이려면 그 목적을 이해하고 술식을 파악하지 않으면 안 된다(표 8-1).

Remount란 '교합기에 재장착한다' 라는 의미인데 일반적인 remount란 ① 보철물 제작과정에서 발생하는 체적오차를 해소한다; ② 정확한 교합관계를 확실하게 부여한다. 이 두 가지 목적을 위해 보철물을 구강 내와 동일한 위치관계에서 교합기에 재장착하고 간접적으로 구강 밖에서 교합을 조정해 교합의 정밀도를 높이는 방법으로 알려져 있다.

보철물 제작과정에서 발생하는 체적오차에는 보철제작시 사용재료의 팽창 및 수축에 따른 변형, 인상시 치아의 동요와 악골의 왜곡, 조작 중에 발생하는 피할 수 없는 사소한 실수가 있으며, full mouth reconstruction과 같은 광범위한 보철에서는 사소한 체적오차가 쌓여 커다란 오차가 된다. 구강 내에서 이러한 오차를 완전히 조정하기는 불가능하므로 remount해 이 오차를 해소한다.

표 8-1.

Remount 술식(진료 사이드, 기공 사이드)	
1. 인상, facebow transfer, 교합채득(CR bite)	14. Remount 모형 완성, 교합기 mount(기공실)
2. Metal frame 제작(기공실)	15. 포셀렌 축성 · 소성(기공실)
3. Metal frame 시적	16. 포셀렌 시적, 형태수정, 가착
4. 전납착부 인덱스 채득(연결, 브릿지 결손증례)	17. 교합채득(CR bite)
5. 전납착(기공실)(연결, 브릿지 결손증례)	18. Remount 모형 교합기 재장착
6. 레진 다이, occlusal table, 개인트레이 제작(기공실)	19. 교합조정(기공 사이드)
7. 전납착 시적(연결, 브릿지 결손증례)	20. 구강내 시적
8. Facebow transfer, 교합채득(CR bite)	21. Glazing(기공실)
9. Pontic 기저면 인상(브릿지 결손증례)	22. 후납착(기공실)(연결, 브릿지 결손증례)
10. Occlusal table 고정	23. 가착
11. Over impression	24. 최종 cementation
12. Metal frame내에 레진 다이 고정(기공실)	25. 포셀렌 시적, 형태수정
13. 석고주입(기공실)	

술전(그림 1~5)

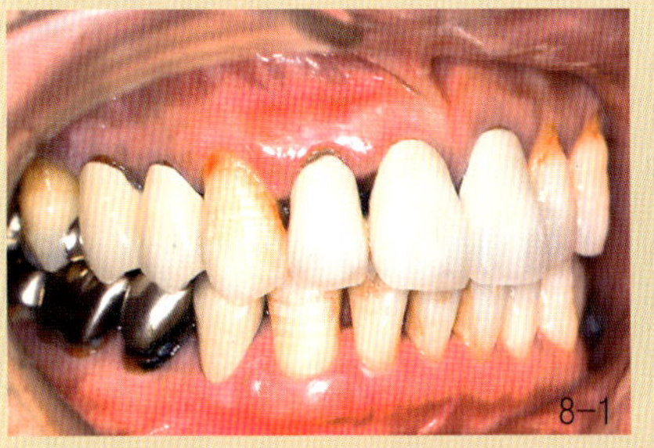

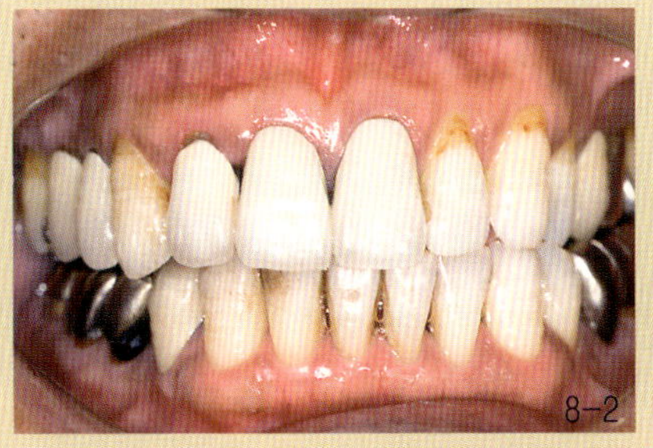

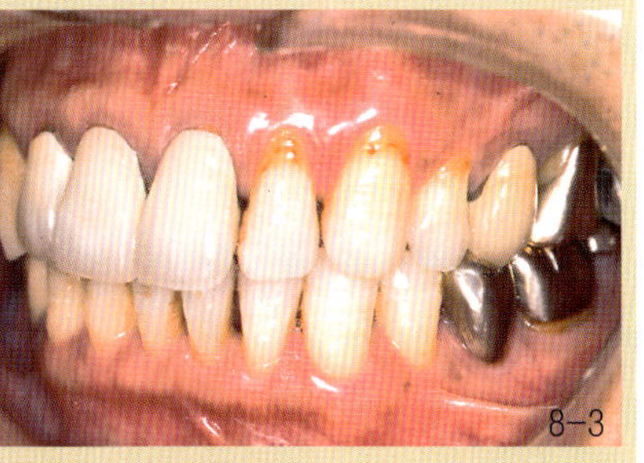

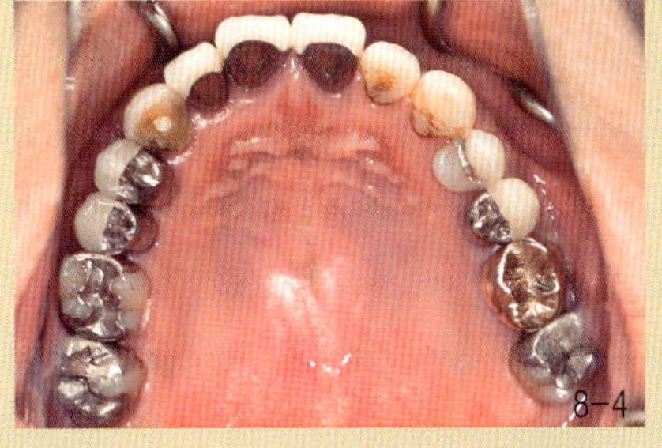

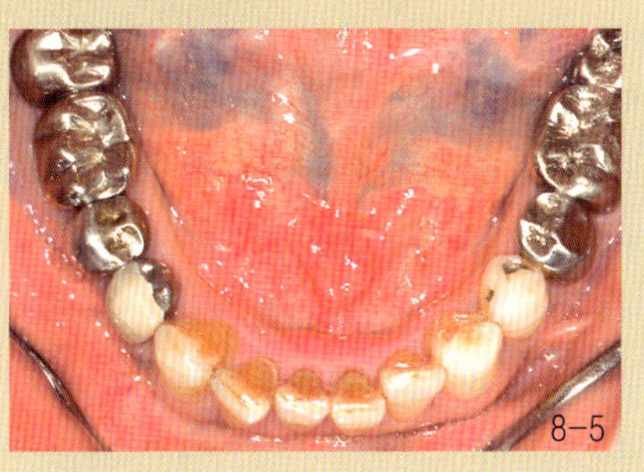

Final preparation

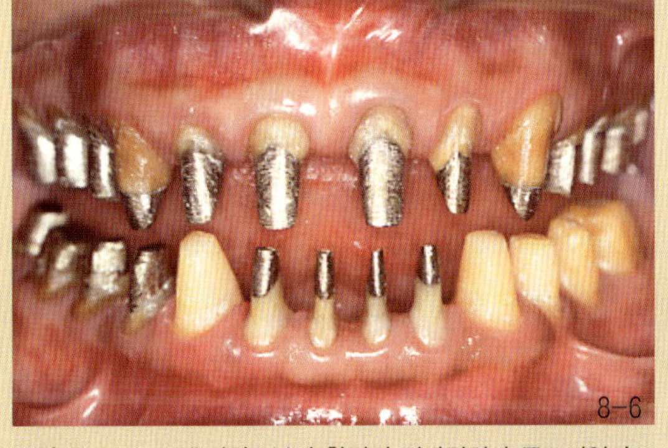

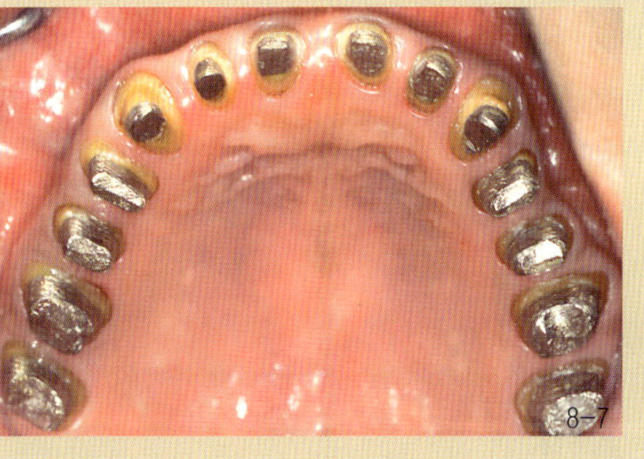

그림 8-6, 8-7. 초기치료부터 확정적 외과처치가 종료되었다.

1. Remount 술식

10년 전에 시술한 치주보철증례를 이용해 remount 술식을 해설하겠다.

(1) Metal frame 제작까지

부치형법으로 제작하므로 하이드로콜로이드인상재 · 실리콘인상재로 이중압배해 다이모형과 치열모형을 인상한다. 교합채득은 파라핀왁스를 지그로 삼아 bite registration wax를 사용하고 재현성 있는 중심위를 채득한다. 완성된 모형을 상악은 facebow transfer(그림 8-8)하고 하악은 5번 교합채득해 splint cast technique으로 확인하고 채득된 CR bite에 의해 교합기에 mount한다(그림 8-9). 교합기상에서 치관모형을 재현하면서 wax up하고(그림 8-10, 8-11) 순측 · 설측 코어를 heavy body silicone으로 채득한 후 컷백한다. 그 후 납착간격을 고려해 1치씩 분할해 매몰, 주조하고 metal frame을 완성한다(그림 8-12, 8-13).

POINT 5개의 CR bite(centric bite)를 채득한다.

실제 교합관계를 확실하게 부여하려면 교합채득, CR bite(중심위)에 실수 또는 실패가 없어야 한다. 우선 근육의 spasm이 있어 근육이 긴장된 경우 splint 요법을 시행해 중심위, 적정과두위가 안정되도록 해야 한다. 이후는 CR bite 기술을 습득하면 된다. 포인트는 CR bite를 채득할 때 하악을 후방으로 누르지 않도록 가볍게 손을 대고 교합채득재를 물고 있도록 한다. 힘을 주지 않는 것이 포인트이다.

Metal frame 시적

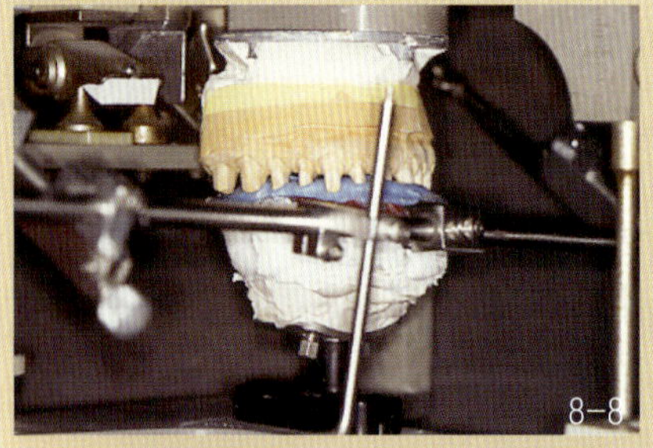

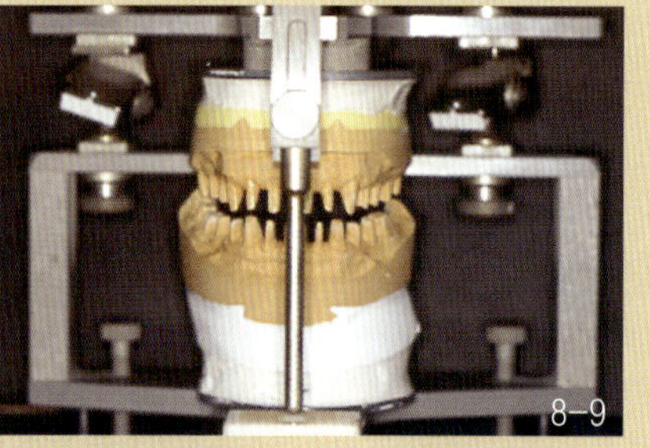

그림 8-8. Facebow transfer해서 상악을 교합기에 마운트한다.

그림 8-9. CR bite로 하악을 교합기에 마운트한다.

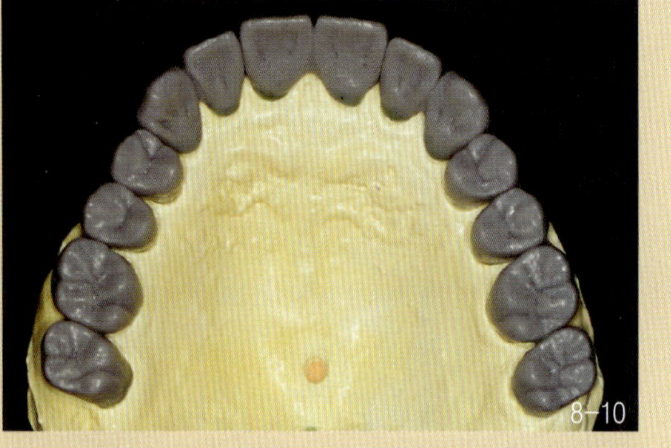

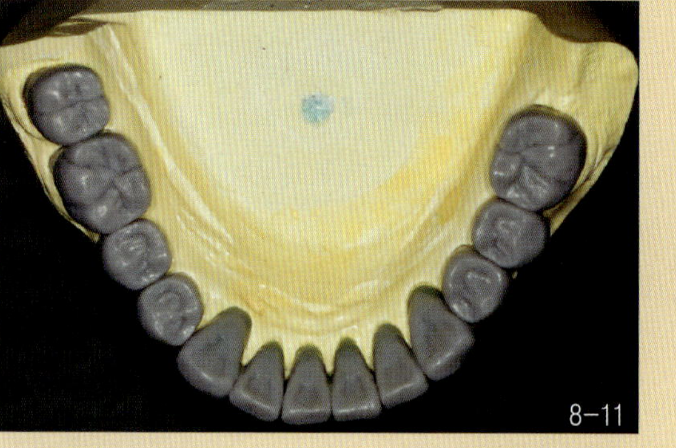

그림 8-10, 8-11. 치관형태를 재현한 왁스업.

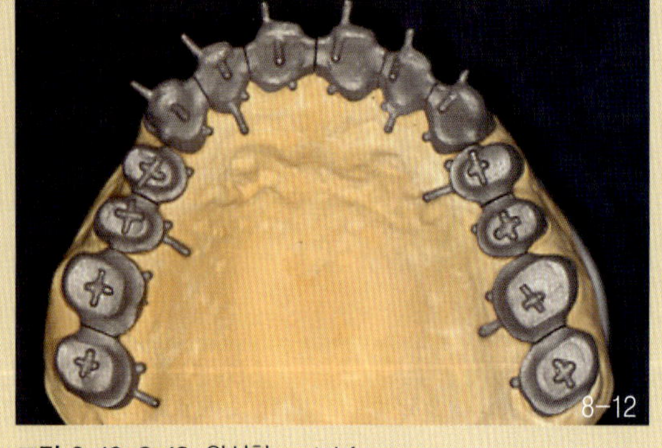

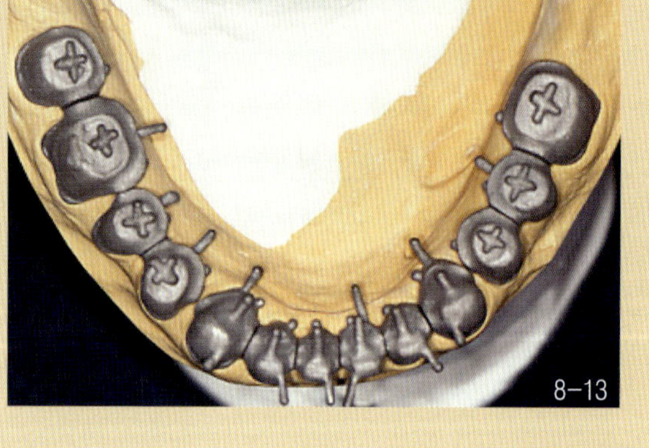

그림 8-12, 8-13. 완성한 metal frame.

이 방법을 이용해 바이트를 몇 개 채득한다. 필자는 반드시 5개의 바이트를 채득하고 splint cast technique으로 확인해 5개 중 최소 3개의 바이트가 맞지 않으면 마운트하지 않는다. 인간은 교합채득시에도 앞으로 무는 습관이 있기 때문에 5개의 바이트 중 전방으로 문 것은 선택하지 않는다.

Splint cast technique(Lauritzen, 1974)이란(그림 8-14)

CR bite시 실수를 ±1/80mm의 정밀도로 확인할 수 있는 splint cast former를 사용해 3개의 CR bite로 조사하는 것이 원칙인데 가능한 많은 바이트를 채득하는 것이 정밀도를 확인하는 데 좋다.

(2) 납착

Metal frame을 1치씩 장착하고 마진 전체의 적합을 확인(그림 8-15)한 후 블록마다 soldering index를 채득해 간다. Soldering index는 metal frame에 버(행거 와이어나 낡은 실리콘포인트)를 패턴레진으로 고정해 간다(그림 8-16, 8-17). 레진이 완전히 경화된 후 몇 회 착탈해 적합을 재확인한다. 그 후 기공 사이드에서 납착한다(그림 8-18~8-20). 다음 공정에 대비해 개인트레이, remount · 트레이, 패턴레진을 사용한 가철성 레진 다이를 제작해 둔다.

Splint cast technique과 납착

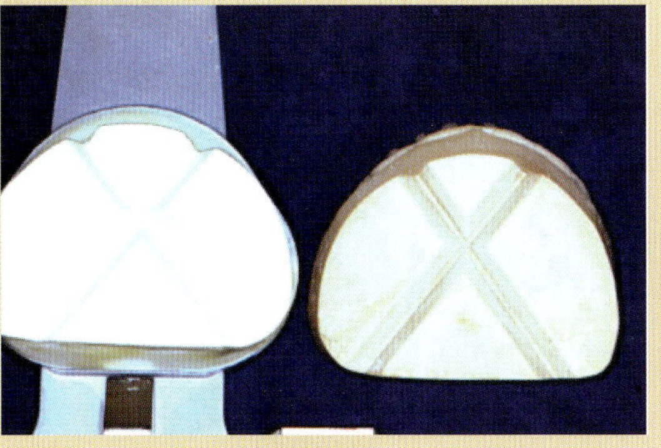
그림 8-14. Splint cast technique.

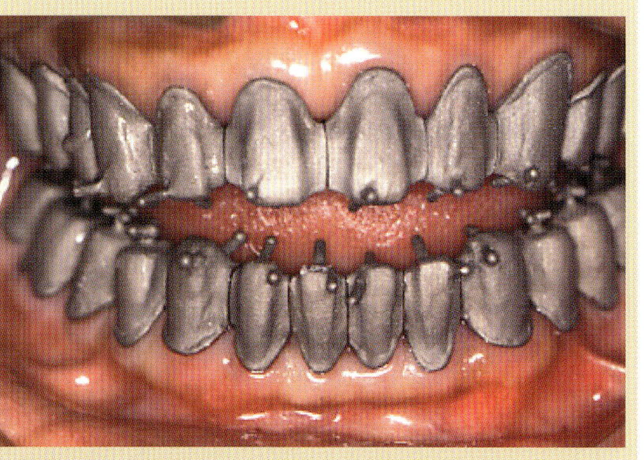
그림 8-15. Metal frame 마진의 전체 적합을 확인.

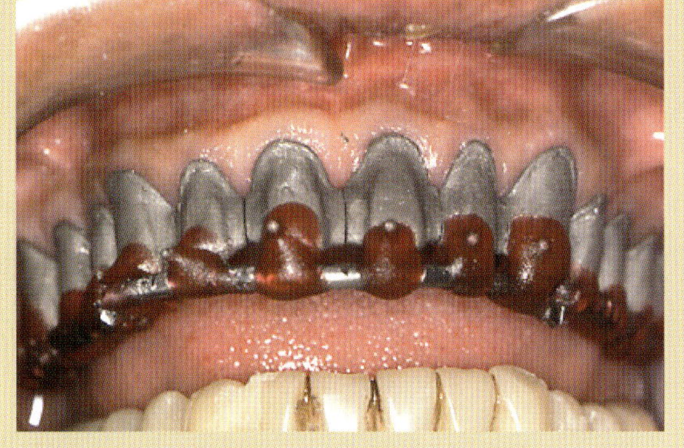
그림 8-16. 상악 metal frame에 버를 고정한다.

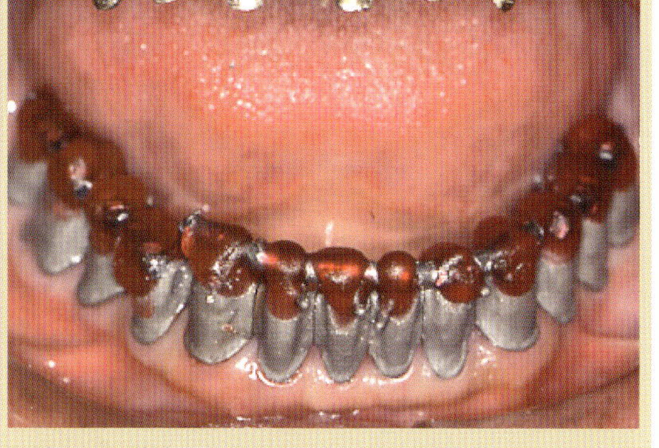
그림 8-17. 하악 metal frame에 버를 고정한다.

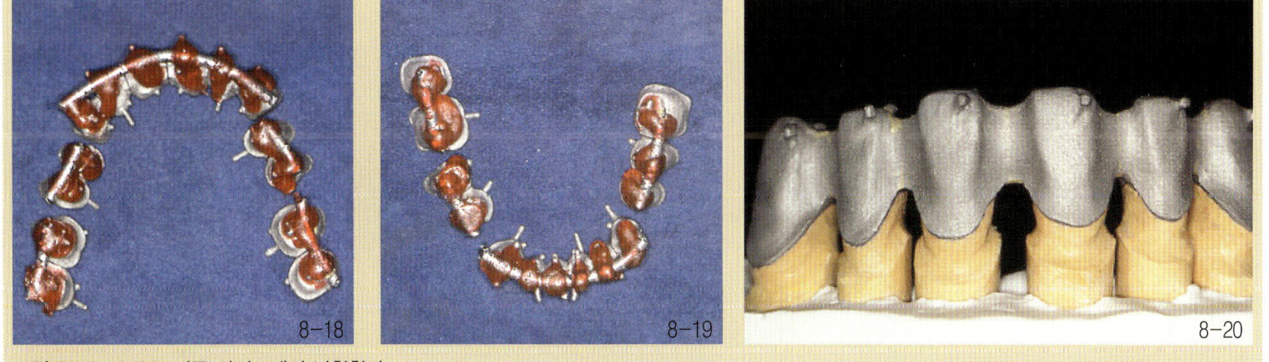

그림 8-18~8-20. 기공 사이드에서 납착한다.

(3) 1차 remount

납착된 metal frame을 구강 내에 시적하고 적합을 재확인한다. 이때 적합이 불량하다면 즉시 분할해 인덱스를 다시 채득한 필요가 있다. 적합을 확인하면 metal frame을 장착한 상태로 facebow transfer하고 5개의 CR bite를 채득한다(그림 8-21, 8-22). Pontic부가 있는 증례는 over impression으로 인상재가 기저면에 확실하게 흘러들어가지 않을 수 있으므로 기저면을 패턴레진으로 채운다. 그 후 상하악 각각 remount tray(행거 와이어를 사용하기도 한다)를 패턴레진으로 metal frame에 고정하고 실리콘인상재를 사용해 over impression한다(그림 8-23). Over impression할 때 압력이 가해져 metal frame이 들뜨는 문제가 있다. Metal frame에 유지력이 없으면 인상시 압력으로 metal frame이 들뜨거나 지대치와 metal frame 내에 인상재가 들어가 치아의 정확한 위치관계를 재현할 수 없게 된다(그림 8-24). 필자는 metal frame 내면에 바세린을 발라 유지력을 높이고 있다. 이때 내면에 도포하는 제품은 피막두께와 제거시 용이성을 고려해 선택해야 한다.

채득된 인상내 metal frame에 레진 다이를 끼운다(그림 8-25). 석고를 주입할 때 vibrator에 의해 레진 다이가 들

1차 remount

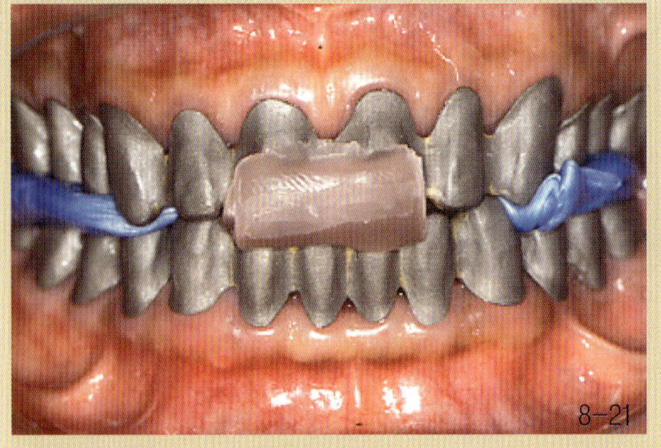

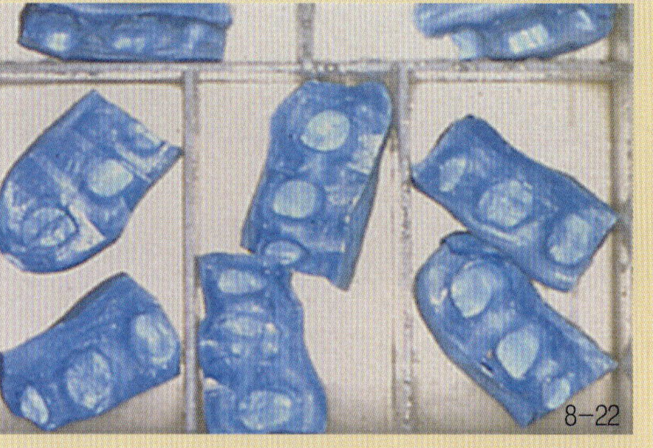

그림 8-21, 8-22. CR bite의 채득.

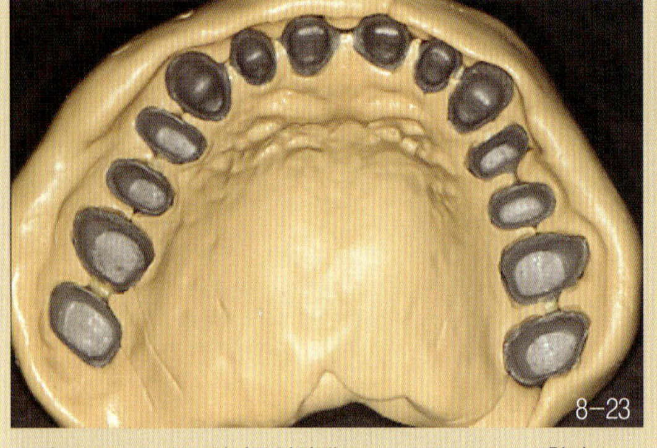

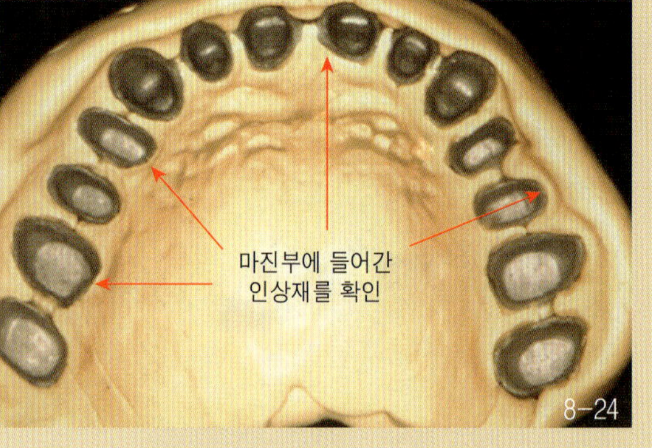

그림 8-23, 8-24. 실리콘인상재로 over impression한다.

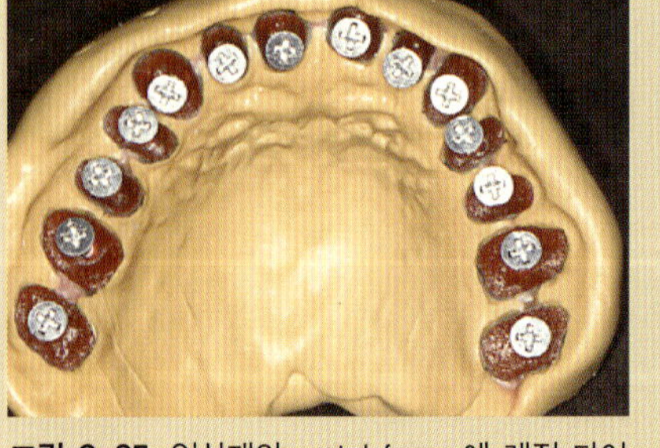

그림 8-25. 인상재의 metal frame에 레진 다이를 끼운다.

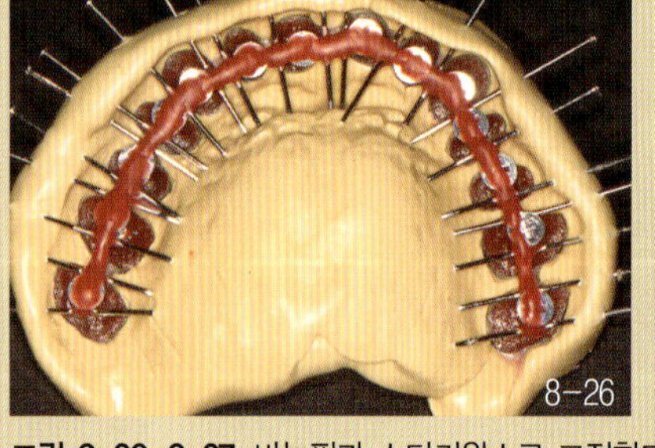

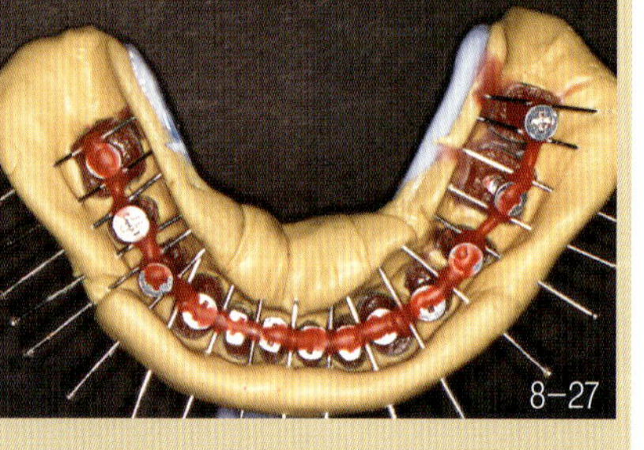

그림 8-26, 8-27. 바늘핀과 스티키왁스로 고정한다.

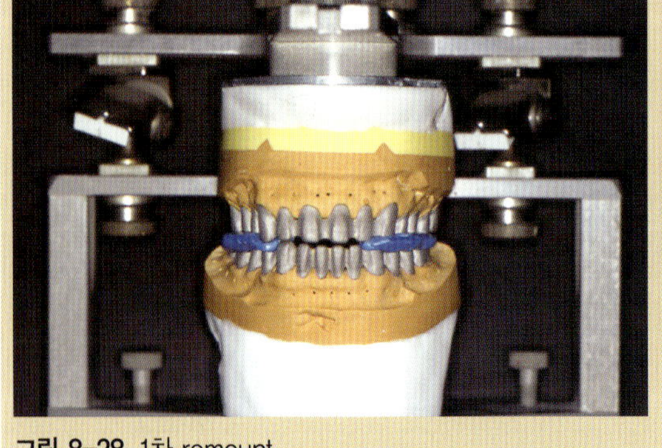

그림 8-28. 1차 remount.

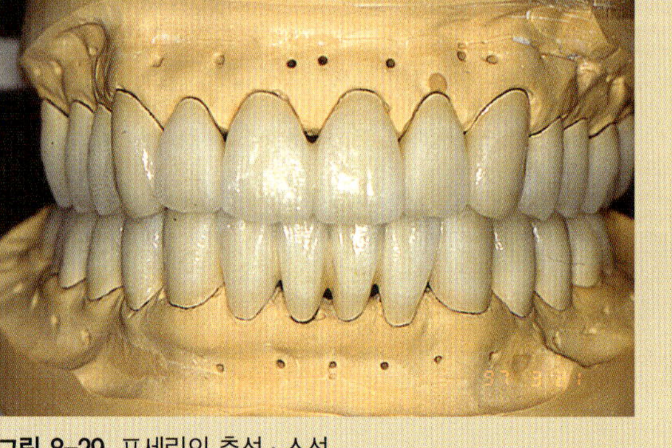

그림 8-29. 포세린의 축성 · 소성.

뜨지 않도록 바늘핀과 스티키왁스로 고정한 후(그림 8-26, 8-27) 초경석고를 주입해 remount 모형을 제작한다. 교합기에 remount 모형을 장착해 1차 remount한다(그림 8-28). 그 후 통법대로 포세린을 축성 · 소성한다. 이때 소성은 biscuit bake까지 진행한다(그림 8-29).

(4) 2차 remount

Biscuit bake를 구강 내에 시적하고 적합을 확인한 후(그림 8-30) 진료 사이드에서 풍융형태를 수정한다. 그 후 CR bite를 채득한다. 보철물을 remount 모형에 끼우고 채득한 바이트를 사용해 2차 remount를 진행한다. 1차 remount로 치아의 위치관계가 확립되므로 2차 remount 할 때는 하악모형만을 채득한 CR bite로 재장착한다.

(5) 최종보철물 장착

2차 remount 후 기공 사이드에서 최종교합을 조정한다. 조정이 종료된 후 포세린을 글레이즈 소성해 최종보철물을 완성한다(그림 8-31, 8-32). 최종보철물을 구강 내에 일정 기간 가착해 문제가 없는지 확인한 후 최종 시멘트 합착한다(그림 8-33~8-37).

이 증례는 구강내 교합조정이 전혀 필요 없었다.

2차 remount와 최종보철물

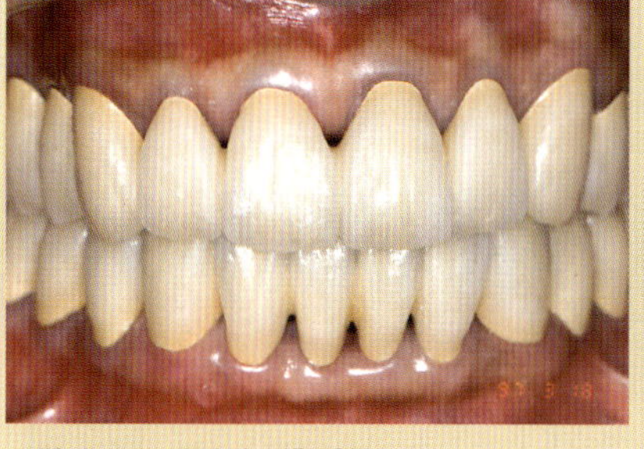

그림 8-30. 구강내 적합 확인.

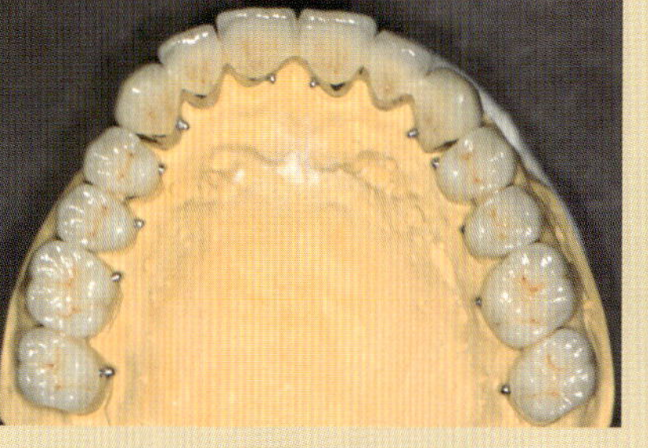

그림 8-31. 완성한 상악의 최종보철물.

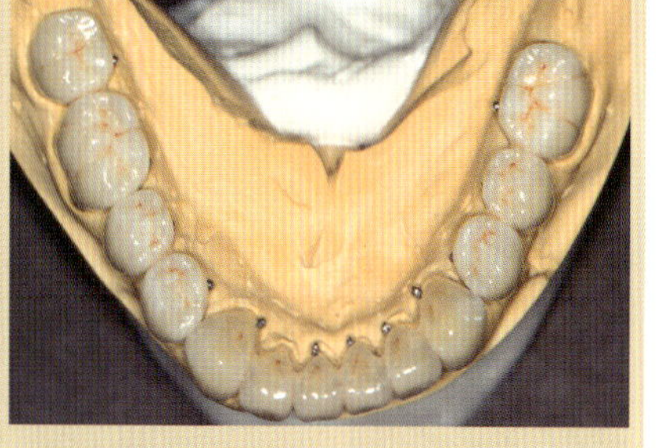

그림 8-32. 완성한 하악의 최종보철물.

그림 8-33~37. 구강내 최종보철물.

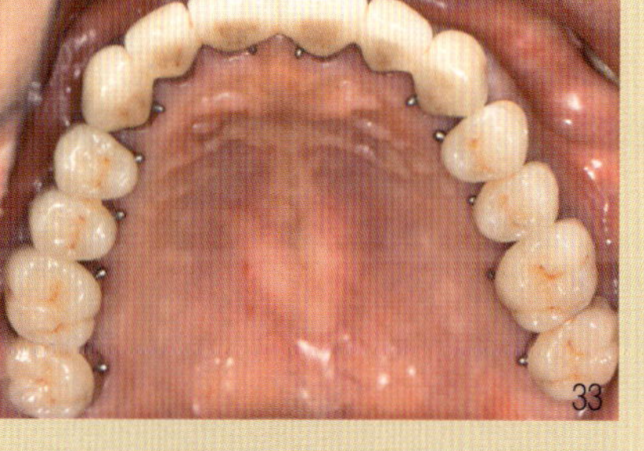

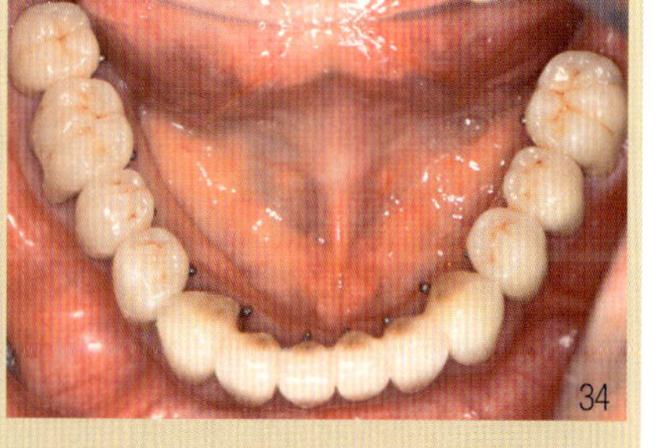

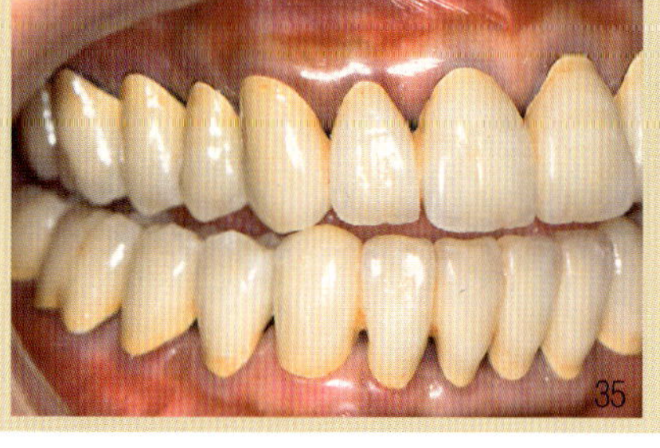

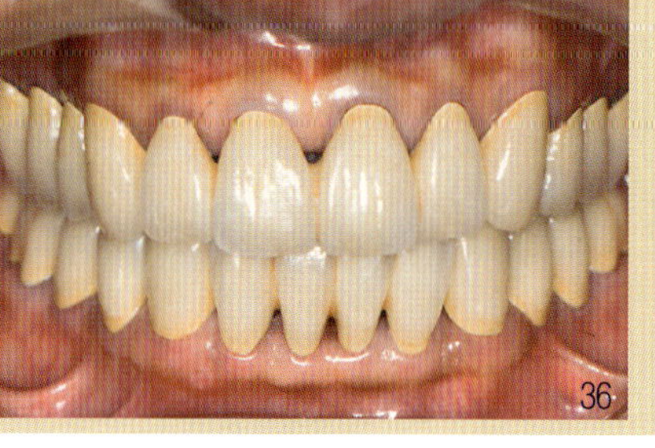

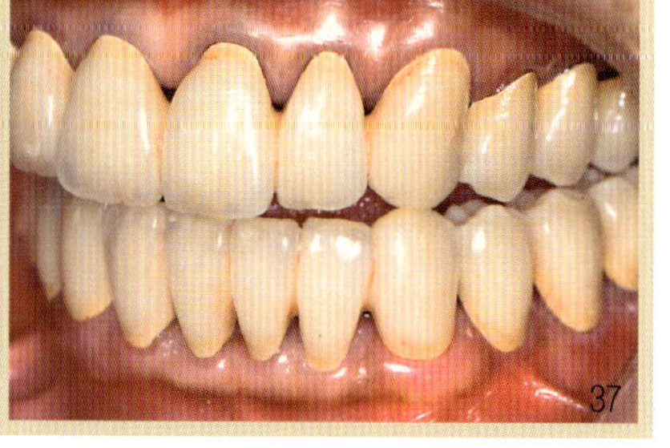

Remount까지 정리

교합재구성의 경우 최종가착시 구강 내에서의 교합조정양을 가능한 한 줄이려면 remount는 반드시 필요한 술식이며 그 역할은 크다. Remount의 성공여부는 구강 내에 장착한 보철물의 위치관계를 정확하게 transfer할 수 있는지, 중심위를 얼마나 정확하게 채득할 수 있는지에 달려있다. 그러기 위해서는 목적과 술식을 이해하고 각 공정을 확실하게 진행하는 것이 중요하다.

시멘트 합착

최근 기계적 결합으로 수복물을 유지하는 '합착' 개념에서 화학적 결합, 수소결합, van der waals력과 같은 결합형식이 주가 되는 '접착' 개념으로 이행해 왔다. '접착'은 비약적인 진보를 거듭하며 다양한 시스템의 접착제가 개발되었고 현재는 심미요구가 높은 부위의 치관수복물, 구조역학적으로 견고한 접착이 필요한 임상에서 애용되고 있다. 그러나 아무리 뛰어난 접착재라도 조작시 실수가 있으면 지금까지 임상공정에 쏟은 수고는 수포로 돌아간다.

이렇게 예민한 접착재의 기본성질과 시멘트의 선택기준을 이해하고 지시하는 공정을 확실하게 지킨다면 접착재는 비로소 의미를 갖게 된다(표 8-2).

표 8-2.

세멘트의 선택기준
(※ 보철종류와 범위마다 달라진다)

- 심미요구가 높은 부위의 보철
- 구조역학적으로 견고한 접착이 필요

↓

레진계 시멘트

- Occlusal reconstruction
- 치주보철

↓

글래스아이오노머계 시멘트

조작시간이 충분하며 경화시간이 길다
세멘트 제거가 용이하다
치수에 대한 위해작용이 적다

1. 세라믹 크라운의 접착공정

(1) 세라믹 크라운의 지대치에 시적 및 조정

인접부를 조정하고 3A 탐침을 사용해 마진부의 적합상태를 꼼꼼하게 확인한다. 적합상태가 양호한 것으로 확인되면 통법대로 교합접촉상태를 확인, 조정한다. 필요하다면 가착해 교합접촉상태가 안정되었는지 확인한다.

(2) 세라믹스 크라운의 피착면 청소와 전처리 [기공 사이드](그림 8-38~8-41)

샌드블러스트나 스팀클리너를 사용해 기계적으로 청소하고 인산에칭을 사용해 화학적으로도 접착방해인자를 배제한다(표 8-3, 8-4). 그 후 silane coupling 처리와 열처리를 반복해 접착강도를 높인다.

(3) 지대치 청소와 전처리[진료 사이드] (그림 8-42~8-44)

초음파스켈러나 로빈슨브러시를 사용해 지대치에 묻은 접착방해인자를 가능한 한 제거한다. 또한 non-oil pumice 분말을 사용해 접착방해 인자를 확실하게 배제한다(표 8-3, 8-4). 이때 작업영역을 명확하게 해 접착재가 치은구 내로 들어가지 않도록 압배코드를 말아 확실하게 방습하는데 enamel질과 상아질의 접착개념의 차이에 주의하고 지시하는 대로 처리한다.

표 8-3.

접착 방해인자

내적인자	외적 인자
a. 타액	a. 기름때(터빈, 모터)
b. 혈액	b. 기름 먼지(시린지)
c. 치은구 침출액	c. 적합검사재
d. 공기 중 습기	d. 매몰재 찌꺼기
e. 프라그	e. 손가락의 피지
f. 치석	f. 에칭재내 증점재(增粘材)
g. 침착물	g. 가착재 찌꺼기

표 8-4.

접착방해인자 제거방법

1. 기계적 제거
   A: 샌드블러스트
   B: 치면청소후(로빈슨브러시 등)+non-oil pumice
   C: 물+air blow
   D: 솜

2. 화학적 제거
   A: 아세톤+에탄올(초음파)
   B: 에탄올+계면활성제(초음파)
   C: 중성세제(초음파)

세라믹 크라운의 피착면 청소와 전처리
[기공 사이드]

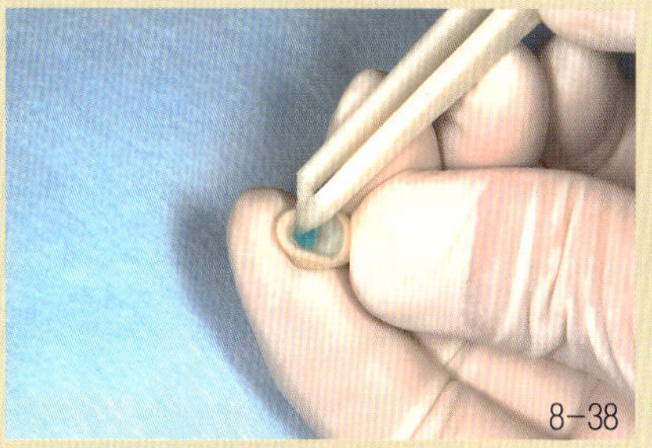

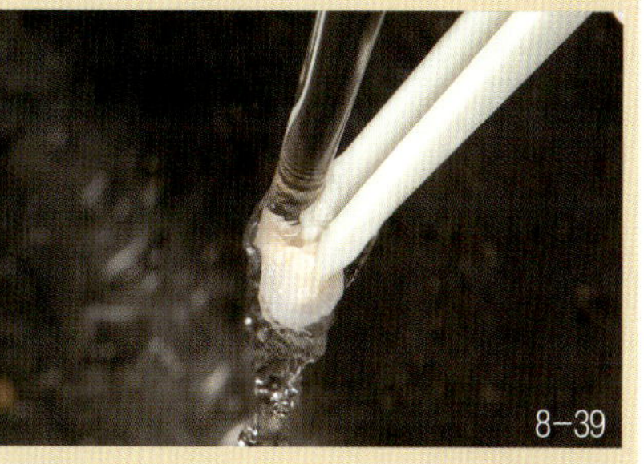

그림 8-38. 에칭처리.

그림 8-39. 물세척.

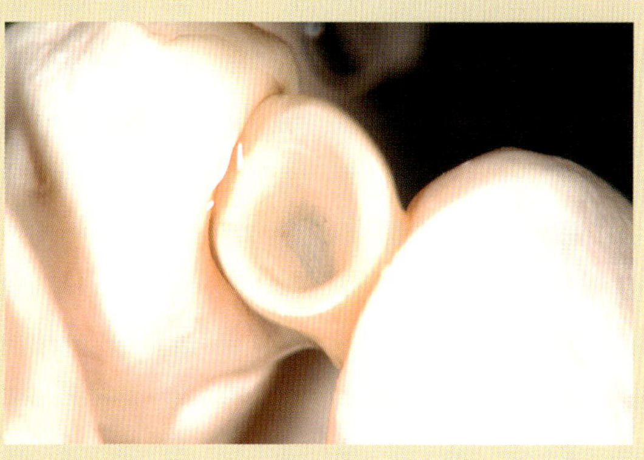

그림 8-40. Silane coupling 처리.

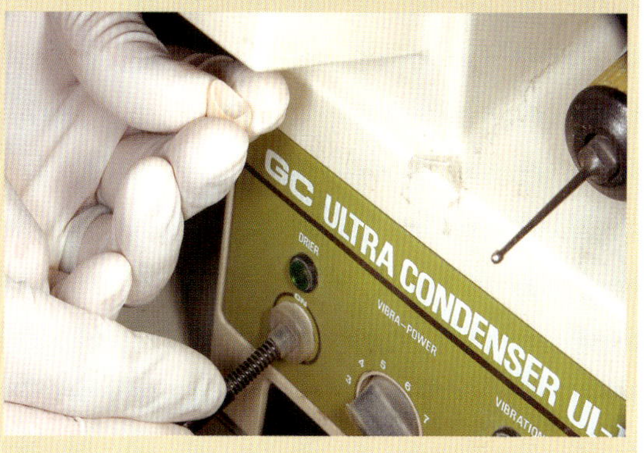

그림 8-41. Silane coupling 처리제 가열처리.

지대치의 청소와 전처리
[진료 사이드]

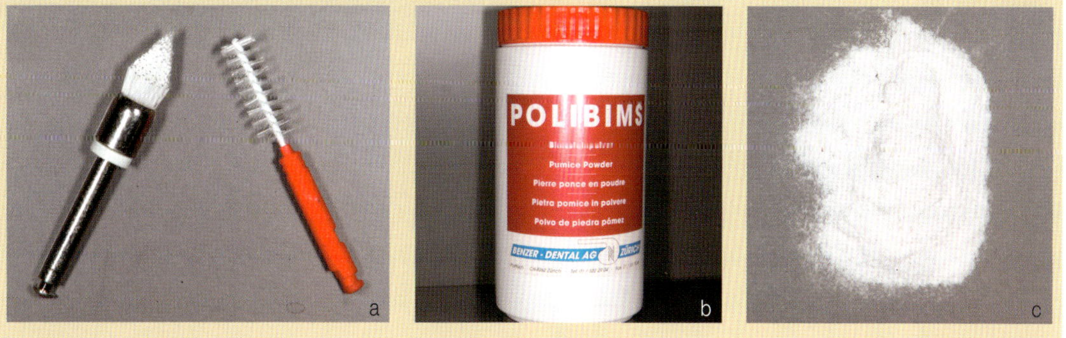

그림 8-42a~c. 청소도구.

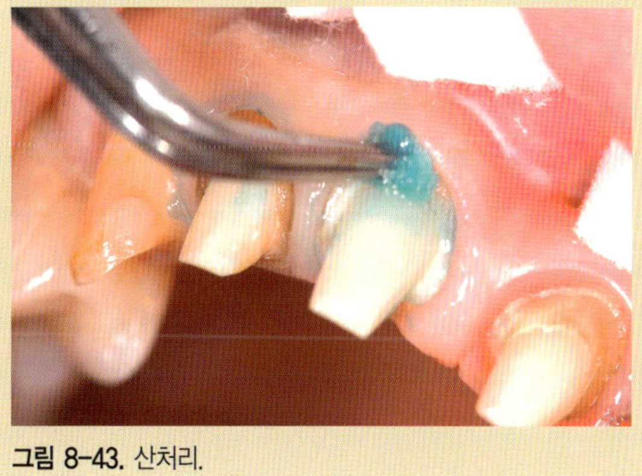

그림 8-43. 산처리.

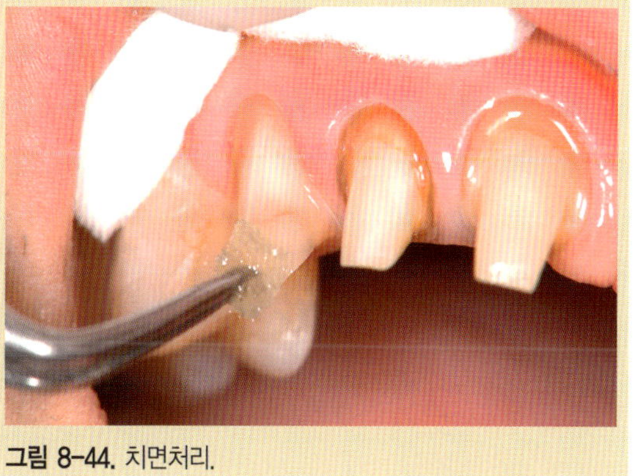

그림 8-44. 치면처리.

세라믹 크라운의 시멘트 합착

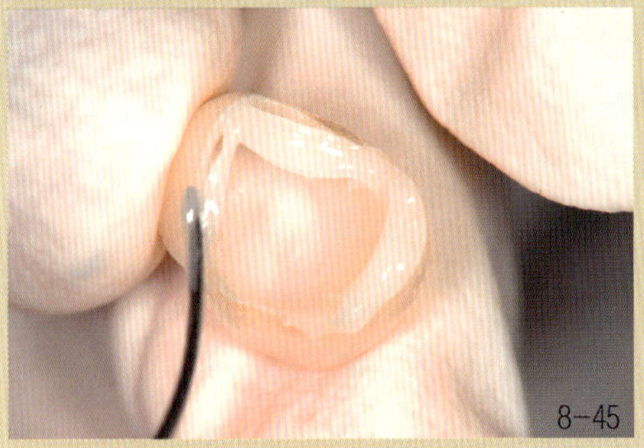

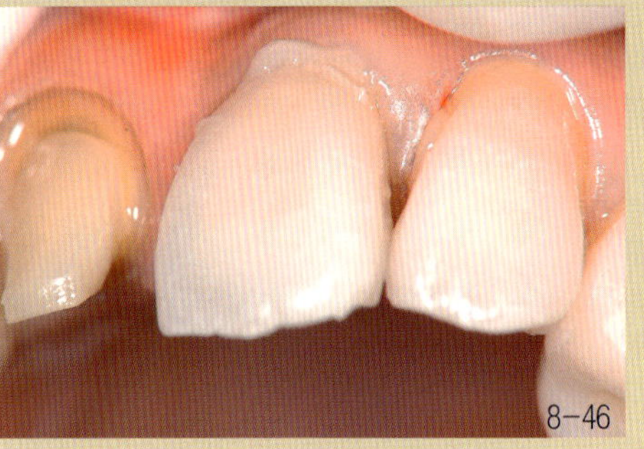

그림 8-45. 시멘트를 마진부에 도포.

그림 8-46. 시멘트 합착시.

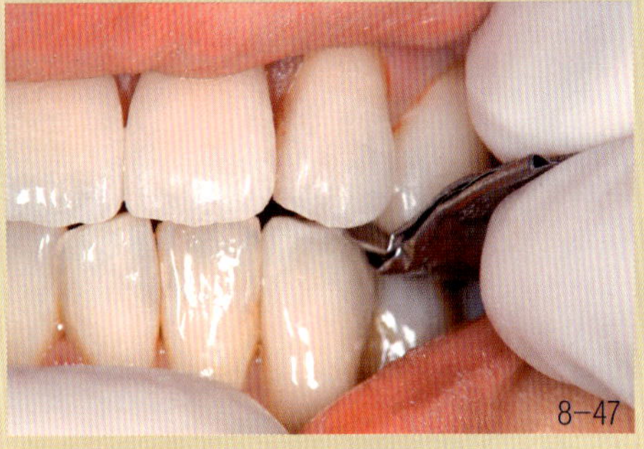

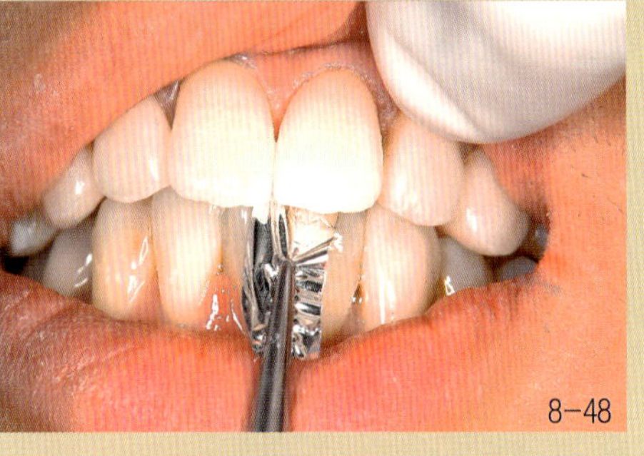

그림 8-47. 납으로 압접.

그림 8-48. Registration strips로 교합을 확인.

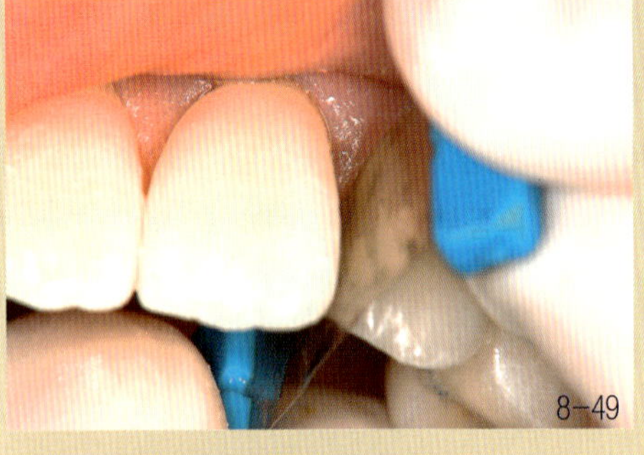

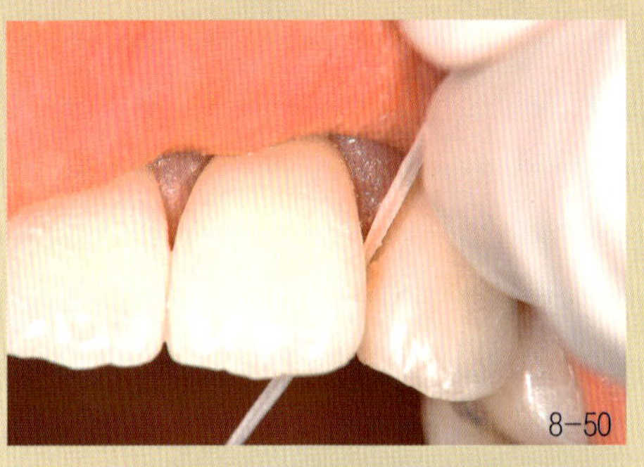

그림 8-49. Contact gauge로 인접부를 확인.

그림 8-50. 프로스로 확인.

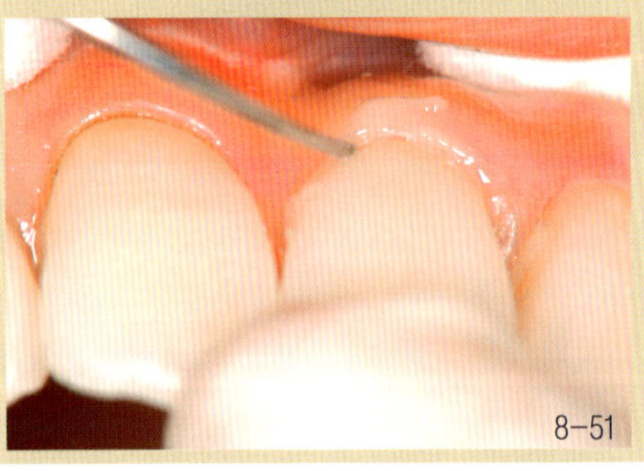

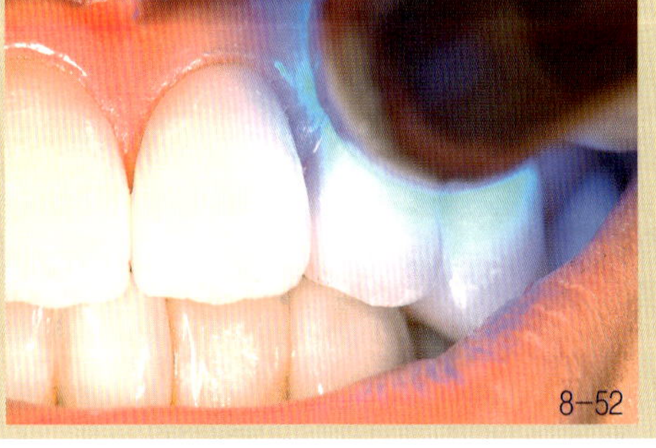

그림 8-51. 과잉 시멘트 제거.

그림 8-52. 광조사.

(4) 세라믹스 크라운의 시멘트 합착 (그림 8-45~8-52)

접착재를 마진부에 도포하고 시멘트의 피막두께로 인해 들뜨지 않도록 다 사용한 치과 방사선필름의 납을 확실하게 물게 하고 교합지와 registration strips를 사용해 교합상태를 확인한다. 또한 인접부에는 contact gauge와 floss를 통과시켜 1~3초간 예비조사해 과잉 시멘트를 가능한 한 한 번에 제거할 수 있도록 한다. 이때 보조자에게 크라운을 손가락으로 가압하도록 하고 위치가 이동하지 않도록 한다. 3A 탐침을 사용해 과잉 시멘트를 제거하고 최종조사한 후 과잉 시멘트가 남지 않았는지 확인한다.

2. 정리

교합재구성의 경우 최종수복물이 정확하게 시멘트 합착되지 않으면 지금까지의 공정이 무효가 되며 예후에 영향을 미치므로(오차가 가장 잘 발생하는 공정) 가능한 한 솜씨 좋게 공정을 정확하게 진행하지 않으면 안 된다.

참고문헌

1. 山﨑長郎，本多正明．臨床歯周補綴．東京：第一歯科出版，1990.
2. 寺西邦彦，藤田英宏．口腔内の三次元的位置と下顎運動の正確なトランスファーのために．QDT 2000；25：26-39.
3. 保母須弥也，高山寿夫，波多野泰夫．新編咬合学事典．東京：クインテッセンス出版，1998.
4. 山﨑長郎，本多正明．臨床歯周補綴 II マニュアル＆テクニック．東京：第一歯科出版，1992.
5. Raymond L. Kim, 茂野啓示，木原敏裕(翻訳・編集)．A clinical parameter of successful periodontal, occlusal & restorative therapy．補綴臨床　1989；22(4)：468-480.
6. 南　清和．包括的歯科医療における治療の流れ．日本顎咬合学会誌 2000；20(3)：366-375.
7. 山﨑長郎．審美修復治療．東京：クインテッセンス出版，1999.

기능적 waxing

종합치과보철연구소
하이테크 덴트
田村勝美

제9장

서론

치과치료의 최종목표는 악구강계에 쾌적한 기능을 보장하며 심미적으로 뛰어난 치열 및 교합 관계를 달성하는 데 있다. 그러기 위해서는 어떠한 종류의 수복치료를 진행하든 증례에 맞는 교합양식을 선택해 평가하는 것이 치료 개시시 없어서는 안 될 필요조건이다.

또한 치과기공의 대부분은 어떠한 원인으로 상실된 저작기능, 즉 치열 및 교합 관계의 회복과 관계가 있는 중요한 부분을 담당하고 있다. 따라서 왁스업 단계부터 명확한 이론배경에 기초한 기능적 교합관계를 구축해야 할 것이다.[1]

본 장에서는 Twin Hoby 교합기를 사용해 교합을 재구축하기 위한 왁스업에 대해 기술하겠다.

기능적 waxing

1. 기능적 교합의 성립

기능적 교합관계의 3요소는 치아(치열) · 악관절 · 저작근이며 이것들은 상관관계가 있다. ① 치아(치열)는 균형잡히고 안정적인 중심위교합(또는 교두감합위), ② 악관절은 과두안정위, ③ 저작근은 협조성이 있는 근군에 의해 얻어지는 근육위이며 이 세 가지 요소가 적절하게 기능하는 것이 가장 이상적인 교합이라 할 수 있다. 신경근기구에 의해 제어된 저작근은 하악운동을 일으킨다. 그러나 두개에 정확하게 자리잡은 하악위를 가장 많이 변화시키는 요소는 치아(치열)이며, 치아(치열)는 3요소 중에 가장 불안정한 구성요소로 교모, 경사, 동요, 치질붕괴나 상실 등으로 정상적이던 교합관계가 부정이상이 되고 그 영향은 저작근과 악관절로 파급된다. 즉 치아의 감합상태에 의해 진행되는 하악위의 변화에 근군과 악관절은 동조할 수밖에 없다. 그 결과 개인차는 있지만 저작근이나 악관절에 기능장애가 발생한다. 교합면을 왁스업해 수복물을 제작하는 것은 수복물의 교합안정에 일조를 하며 새로운 수복물에 의해 안정적인 교합관계가 무너지지 않도록 배려할 필요가 있다.[2]

2. 보철학적 이상교합

이상교합이란 악구강계에 대해 쾌적하고 저작효율이 높다. 생리적으로 이상이 적고 심미적이며 양호한 교합으로 정의되고 있다.[3] 이상교합을 달성하기 위해서는 가능한 한 작은 수직적 응력으로 저작효율을 높일 수 있도록 교합면 형태를 만들고 측방적 응력을 가능한 억제할 수 있는 교합관계를 실현하고자 노력해야 한다.

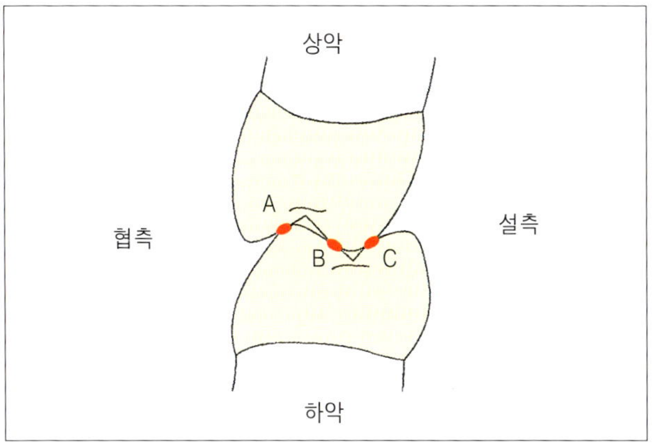

그림 9-1. A-B-C contact. 치아 장축방향으로 교합압을 전달하고 협설적인 교합안정을 위해 부여한다.

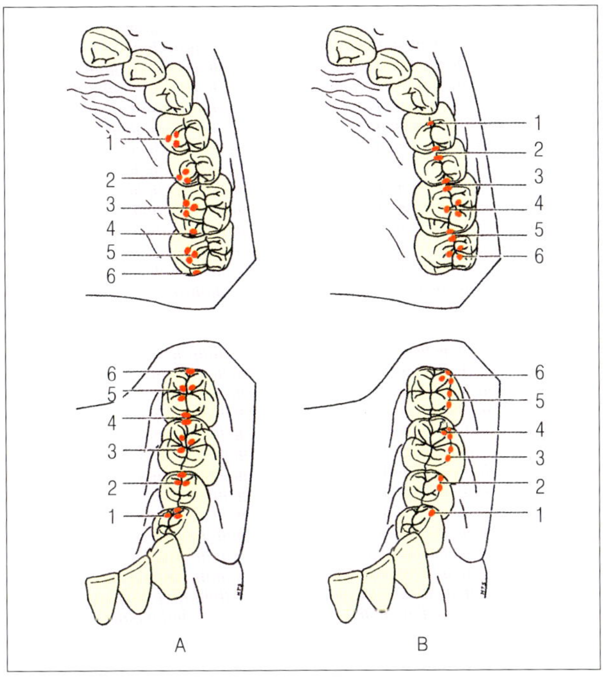

그림 9-2. Cusp ridge 교합관계에서 교두의 위치와 교합접촉. A, 하악치에 대한 상악 설측교두의 접촉. B, 상악치에 대한 하악 협측교두의 접촉. 교두와 그것이 물리는 대합치의 접촉부에 전방(1)에서 후방(6)으로 번호가 표시되어 있다(참고문헌 4에서 인용).

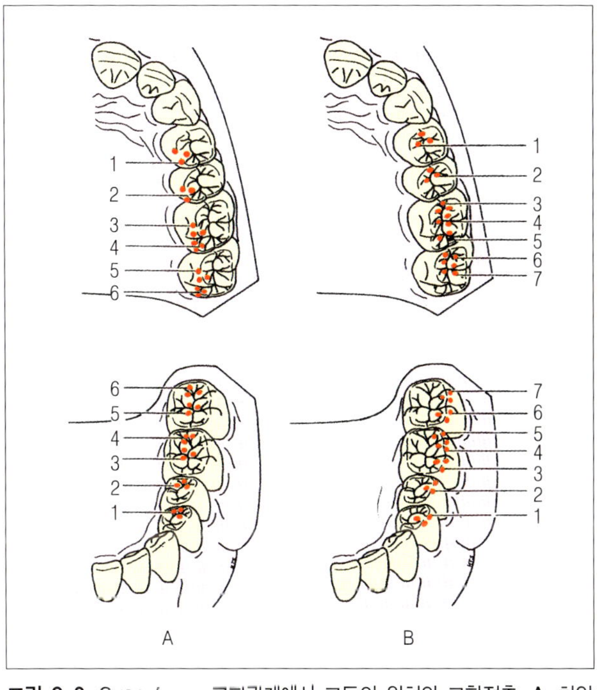

그림 9-3. Cusp fossa 교합관계에서 교두의 위치와 교합접촉. A, 하악에 대한 상악 설측교두의 접촉. B, 상악치에 대한 하악 협측교두의 접촉. 교두와 그것이 물리는 대합치의 접촉부에 전방(1)에서 후방(6이나 7)으로 번호가 표시되어 있다(참고문헌 4에서 인용).

(1) 구치의 중심위교합(교두감합위)

구치에 가해지는 수직적 스트레스를 줄이고 교합압을 치아 장축으로 전달하기 위해 점접촉교합, A-B-C contact(협설적 안정)의 교합양식이 제창되었는데 기능교두가 대합치와 물리는 상태에 따라(그림 9-1) cusp fossa, cusp ridge로 분류된다(그림 9-2, 9-3).

(2) 수평적 하중의 조절

구치가 중심위교합(교두감합위)에 있을 때 상하악 전치는 교합접촉하지 않고 좁은 공간을 유지한 채 대교하는 상태를 'anterior coupling'이라 부르고 수평적 하중을 조절하는데 있어서 중요하다. 전치는 하악의 폐구를 제어하는 기능을 갖고 있지 않아 수직압은 피해야 한다. 또한 하악이 전방·측방으로 편심운동할 때도 구치의 교두간섭은 유해하기 때문에 구치에 가해지는 측방압은 피해야 한다. 구치이개교합을 달성하는 것이 중요하며 구치이개를 가능하게 하는 것이 anterior guidance이다.[1]

왁스업 술식

교합기는 보철물 제작시 반드시 필요하며 과거부터 상하악 모형을 생체와 동일한 위치관계로 고정해 하악운동을 재현하는 기기라 정의되고 있다.[2]

그러나 왁스업 술식에서 교합기는 기준치의 교두경사각과 표준적인 전치유도를 만들기 위한 하악운동의 simulator(모의장치)로 사용되고 있다. 또한 이 술식에서는 기준치의 교두경사각과 표준적인 전치유도를 교합의 기준으로 사용하므로 과로를 측정할 필요가 없다. 따라서 기존 보철술식과는 전혀 다른 양상을 보인다.

Twin Hoby 교합기를 사용한 술식에서는 기준치의 교두경사각을 만들기 위한 교합기의 조절치를 '조건 1', 표준적인 전치유도를 만들기 위한 조절치를 '조건 2'라 부른다.

교합기를 조건 1로 조절한 교두형태를 재현하기 위해 왁스업할 때 작업 모형에 전치부가 있으면 방해가 되므로 새로운 술식으로 보철할 때는 작업모형의 전치부를 다웰핀 등의 가철식으로 하고, 조건 1에서는 전치부를 배제해 전치가 '없는' 상태에서 교두경사각을 부여한다.

또한 조건 2에서 작업할 때는 전치부를 작업 모형에 끼워 전치가 '있는' 상태에서 전치유도를 부여한다.[5]

다음은 실제 임상 증례를 사용해 왁스업의 술식을 설명하겠다.

1. 작업모형의 제작과 교합기에 장착

오늘날 가장 많이 사용되는 작업모형은 다웰핀에 의한 분할가철식이나 부치형식이라고 생각한다. 어떠한 방법을 이용하든 전치부, 소구치부, 대구치부로 분할하고 작업순서에 준해 가철할 수 있는 상태로 만든다. 이 경우 상하악 어디를 분할가철할지는 보철부위에 따라 달라진다.

기존 gnathology 술식에 따르면 팬토그래프와 완전조절성 교합기를 사용하는 것이 가장 전통적인 방법으로 여겨졌다. 그러나 이 술식은 과로를 계측할 필요는 없지만 구치이개를 정밀하게 발현시킬 필요가 있어 하악 4전치의 절단과 하악 좌우 제1소구치의 협측 교두정을 거의 동일한 평면상에 배열해 이 면을 엑시스면과 평행하게 한다.[5]

따라서 facebow transfer할 때 엑시스평면을 수평기준치로 해 작업모형을 교합기에 장착한다(그림 9-4~9-7).

2. 구치부의 왁스업

왁스하기 전에 교합기를 조절해야 하는데 이 술식은 구치부부터 왁스업하므로 '조건 1'로 조절한다.

Twin Hoby 교합기는 과로 · 절치로를 'red' line으로 조절한다. 이때 시상과로각 25°, 측방과로각 15°, 시상절치

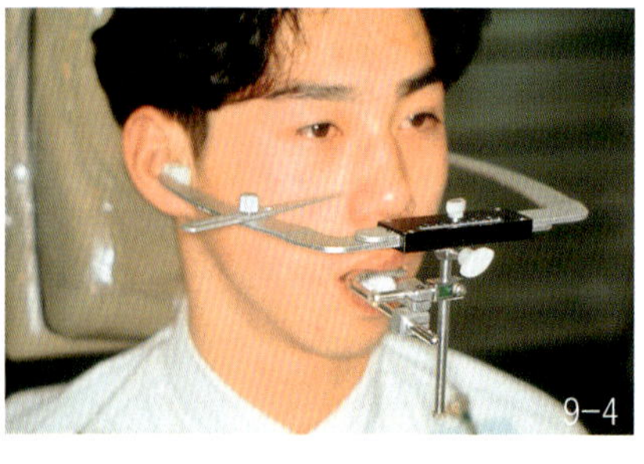
9-4

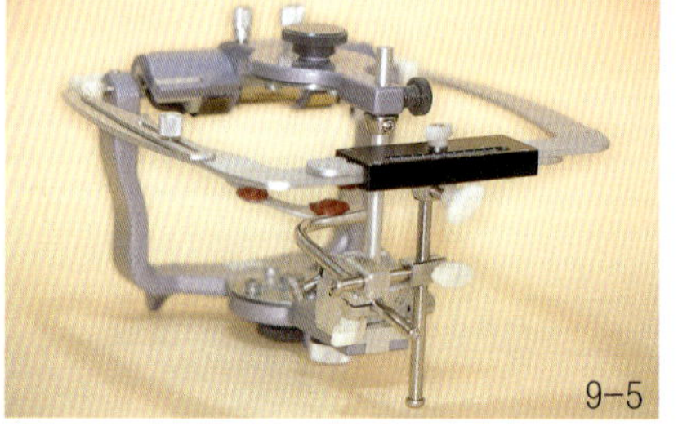
9-5

그림 9-4. Facebow transfer할 때 전방기준점을 중절치 절연에서 상방 43.0mm를 이용하면 엑시스평면을 수평기준면으로 해 모형을 교합기에 장착할 수 있다.

그림 9-5. 교합기를 '0' 세팅한 후 facebow를 장착한다.

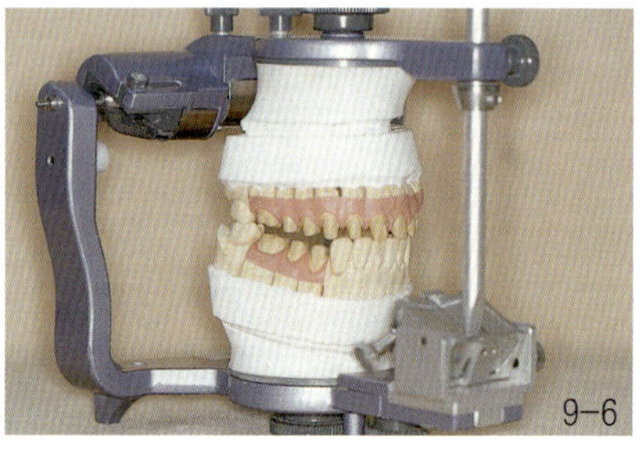
9-6

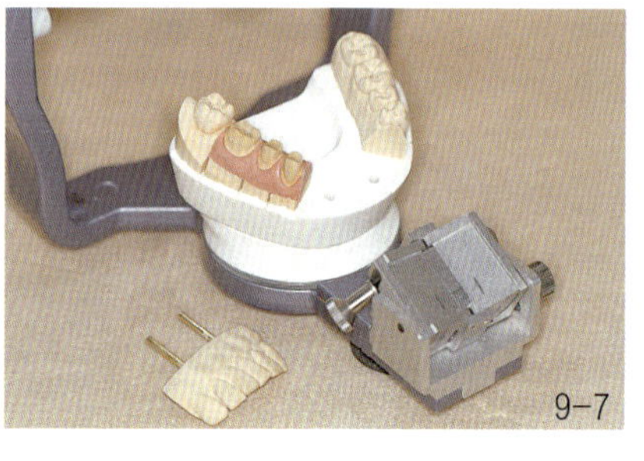
9-7

그림 9-6. Twin Hoby 교합기에 장착된 상하악 작업모형.

그림 9-7. 구치부 왝싱에 앞서 편심운동시 간섭하는 전치부를 작업모형에서 분리해 둔다.

로각 25°, 측방절치로각 10°로 자동 조절되는데 다른 반조절성 교합기를 사용할 때 이 수치를 이용하면 된다. 교합기를 조절하고 전방·측방 편심운동시 balanced occlusion이 되도록 왁스업하면 기준치의 교두경사각을 교두형태에 부여할 수 있다(그림 9-8~9-10).

그러나 이 교합기의 조절치는 어디까지나 대구치의 교두형태를 부여하는 것이며 소구치의 경우는 다른 요소를 고려해 조절할 필요가 있다. 이것은 상악 소구치의 협측교두 높이가 견치의 첨두와 함께 심미성에 영향을 미치기 때문이다.

따라서 P. K. Thomas[6]의 functional waxing technique도 원칙적으로 기능교두보다 비기능교두가 낮아지는데 상악 제1소구치의 협측교두는 설측교두보다 0.5~1.0mm 길게 하도록 가르치고 있다.

새로운 술식의 대구치부 교두형태를 부여하는 조절치로 소구치부의 교두형태를 부여하고 이어 표준적인 전치유도를 부여하면 편심운동에서의 구치이개양은 대구치부보다 소구치부가 소량이기는 하지만 증가하고 상악 견치의 첨두와 상악 제1소구치 협측교두의 길이에 차이가 생겨 심미적으로 악영향을 미친다. 따라서 필자는 소구치부를 왁스업할 때 incisal table의 측방절치로각을 20°로 다시 조절하고 있다. 이 작업을 통해 소구치의 교두가 길어지고 심미성은 개선된다.[7]

또한 소구치의 교두가 연장되므로 구치이개량은 대구치보다 감소하지만 구치이개교합은 달성할 수 있다(그림 9-11~9-37).

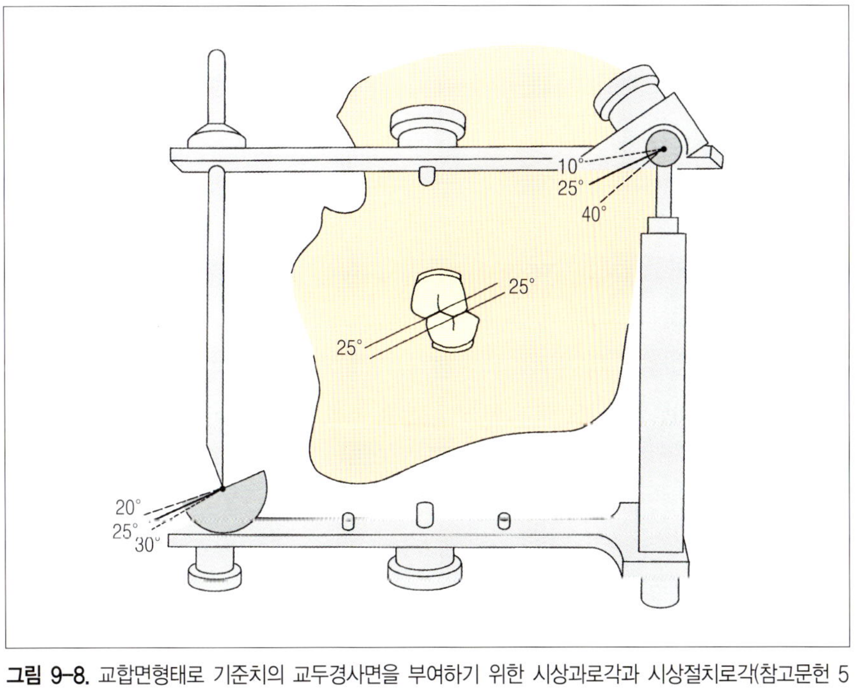

그림 9-8. 교합면형태로 기준치의 교두경사면을 부여하기 위한 시상과로각과 시상절치로각(참고문헌 5에서 인용).

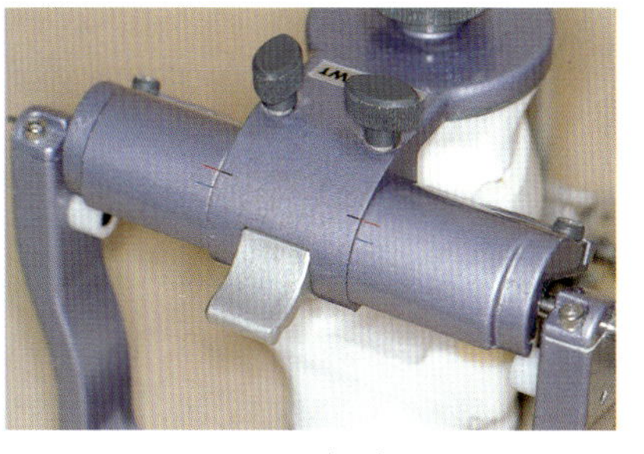
그림 9-9. 과로 조절을 'red' line에 맞춘다(시상과로각 25°, 측방과로각 15°).

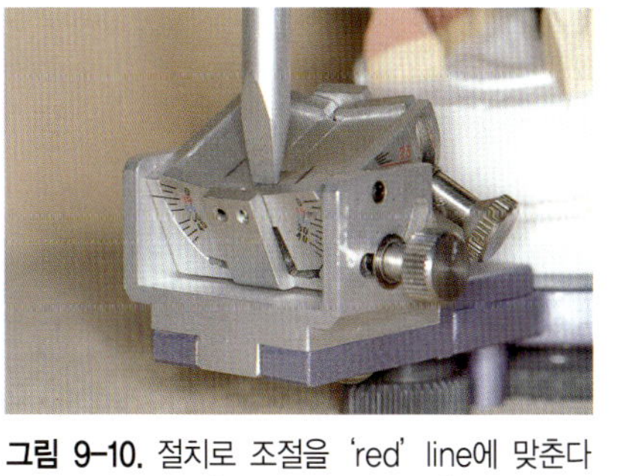
그림 9-10. 절치로 조절을 'red' line에 맞춘다(시상절치로각 25°, 측방절치로각 10°).

구치부 왁스업

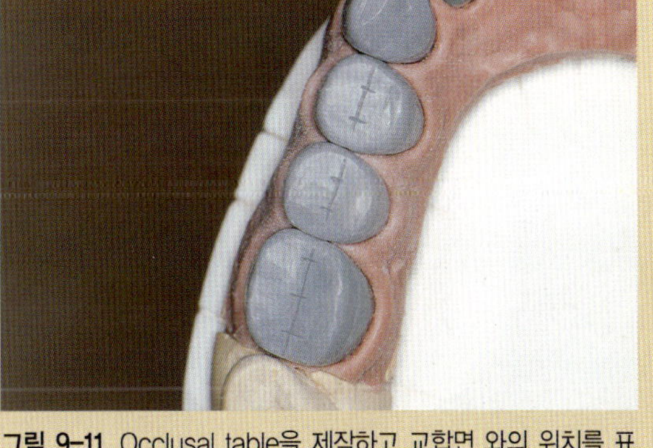
그림 9-11. Occlusal table을 제작하고 교합면 와의 위치를 표시한다.

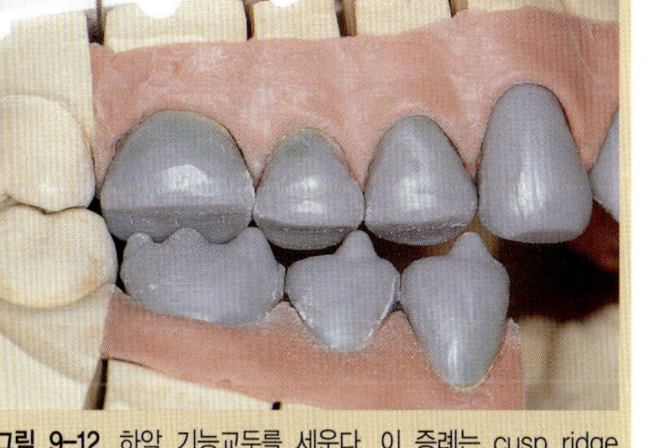
그림 9-12. 하악 기능교두를 세운다. 이 증례는 cusp ridge 관계가 된다.

대구치의 왁스업

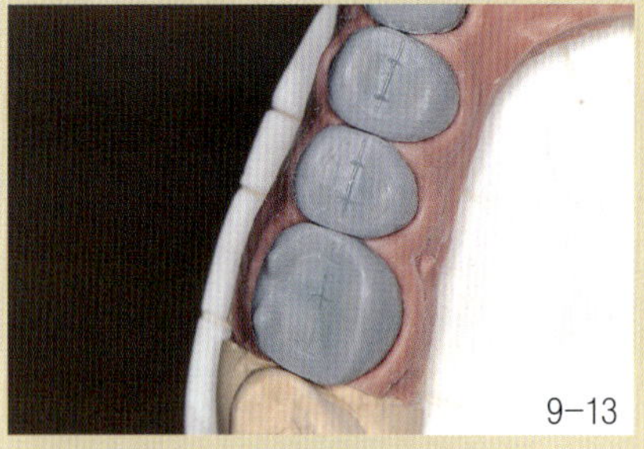
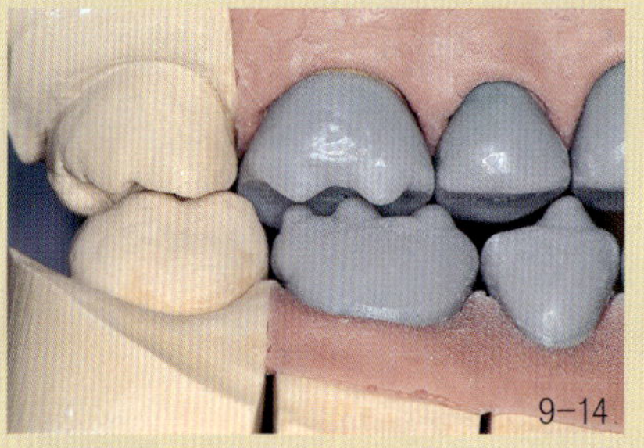

그림 9-13. 상악 제1대구치 협측교두를 세운다.

그림 9-14. 상악 대구치의 협측교두는 작업운동 시 하악 대구치의 협측교두와 거의 동일한 높이로 세운다.

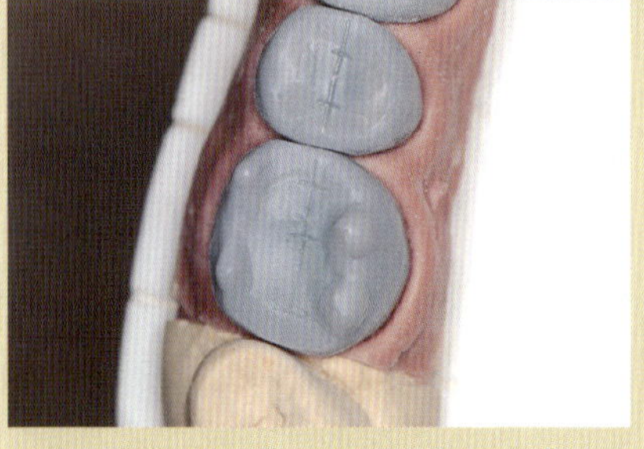

그림 9-15. 상악 대구치 설측교두를 세운다.

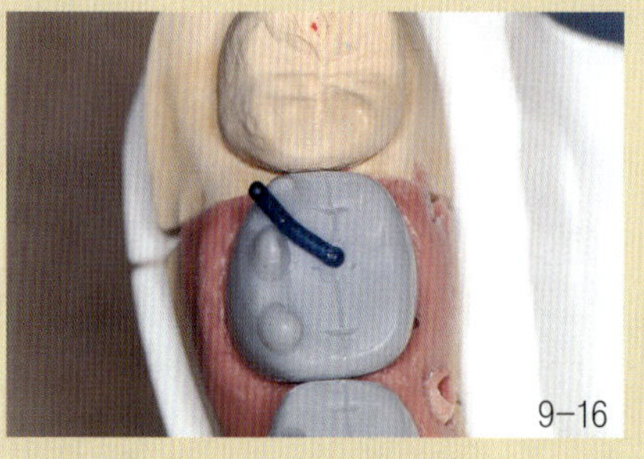
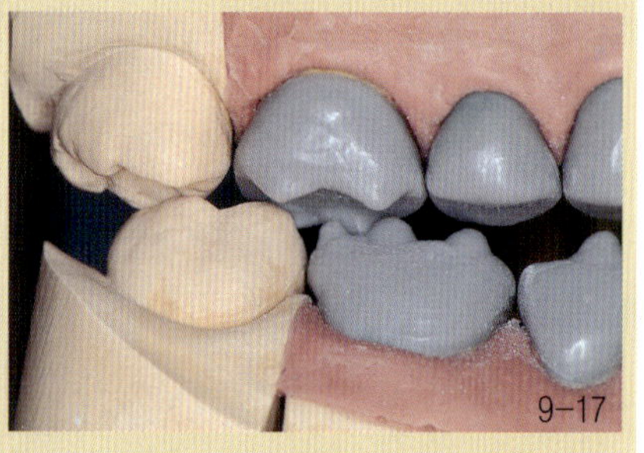

그림 9-16, 9-17. 상악 대구치 설측교두의 비작업측운동의 운동로와 교합기를 운동시켜 간섭의 유무를 확인한다.

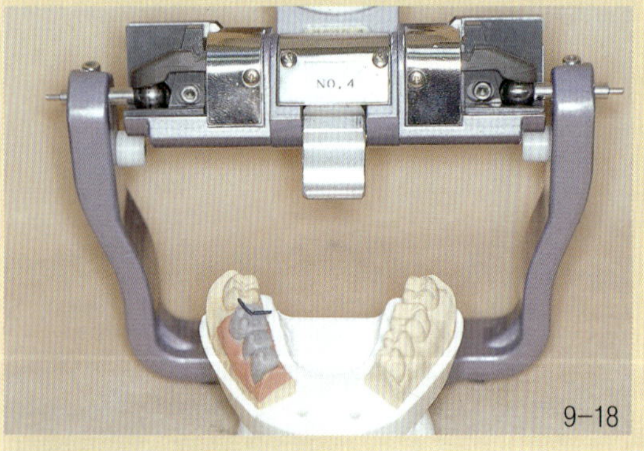
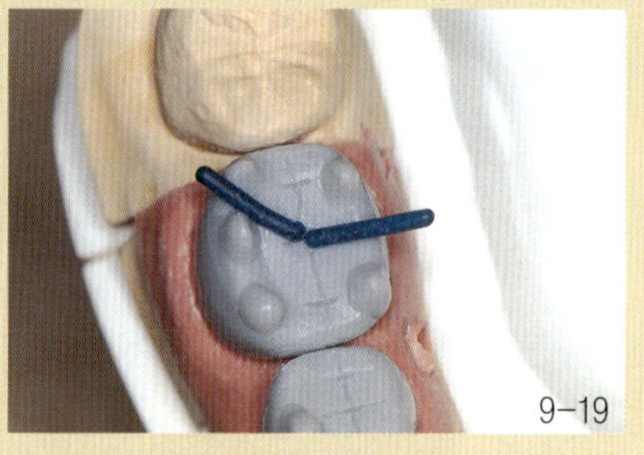

그림 9-18, 9-19. 하악 설측교두를 세울 때 교합기의 작업측운동을 고려한다.

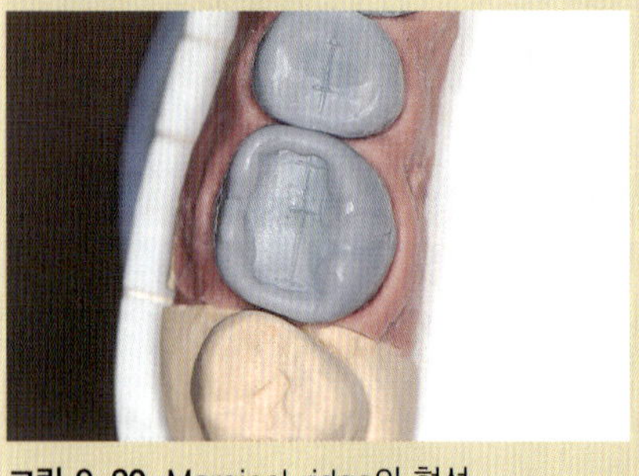

그림 9-20. Marginal ridge의 형성.

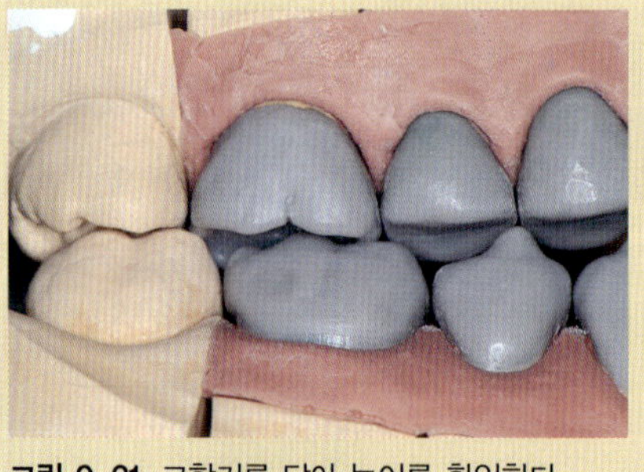

그림 9-21. 교합기를 닫아 높이를 확인한다.

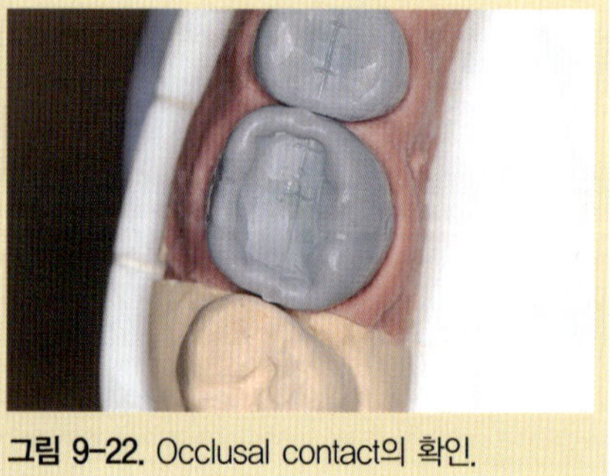

그림 9-22. Occlusal contact의 확인.

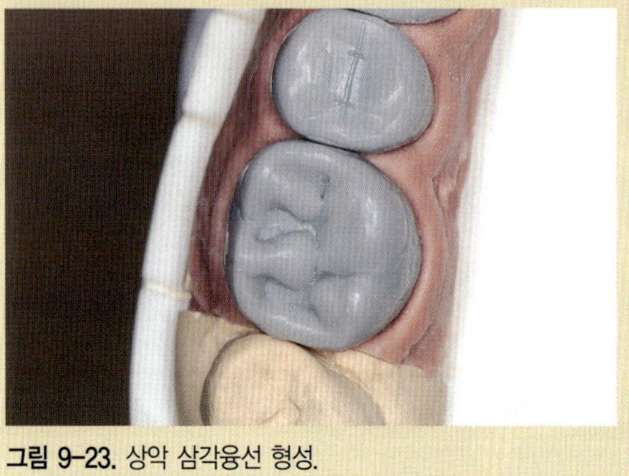

그림 9-23. 상악 삼각융선 형성.

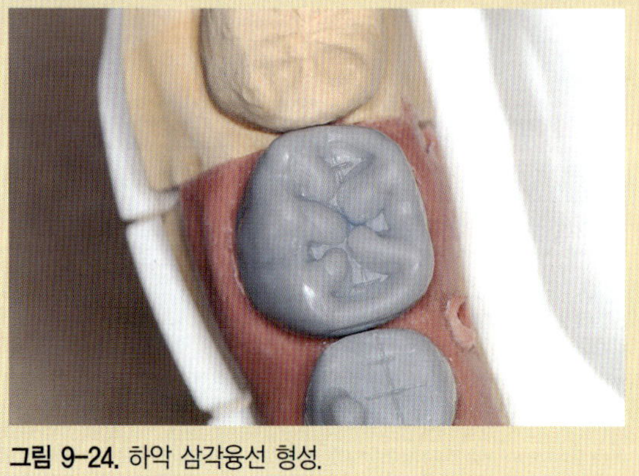

그림 9-24. 하악 삼각융선 형성.

소구치의 왁스업

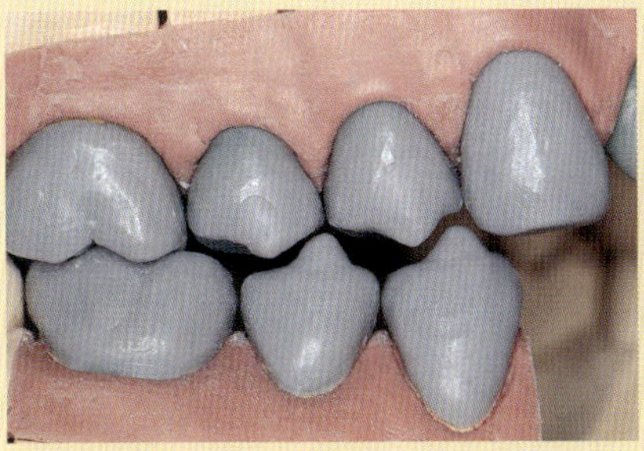
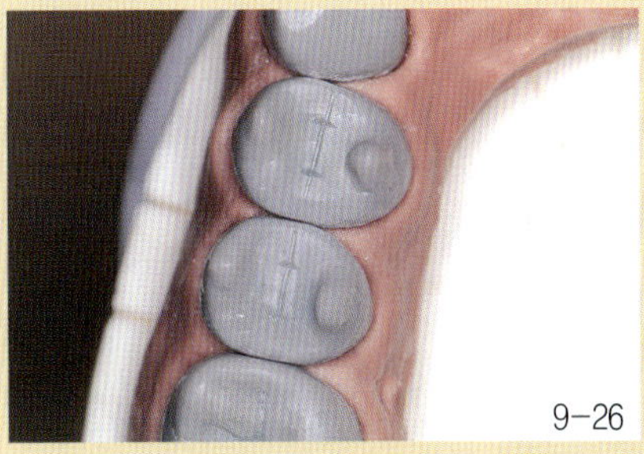

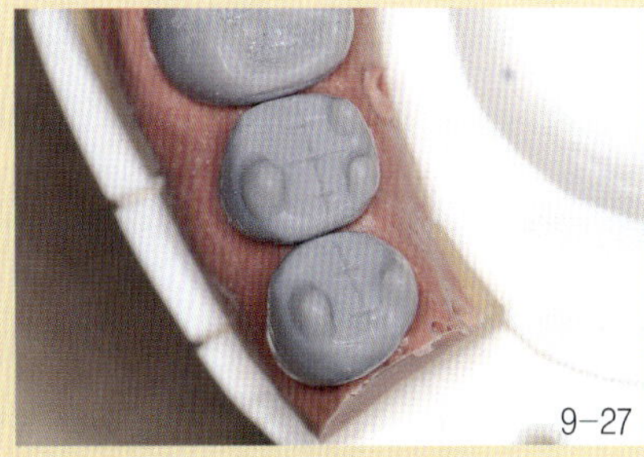

그림 9-25. 상악 소구치 협측교두는 작업운동시 하악 협측교두와 거의 동일한 높이로 세운다.

그림 9-26, 9-27. 상하악 소구치 설측교두를 세운다.

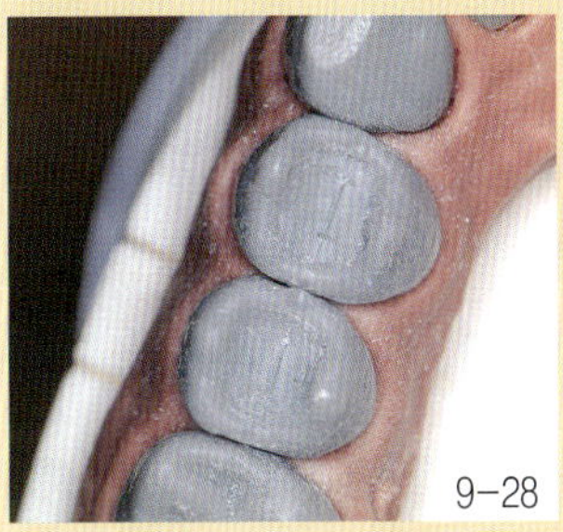

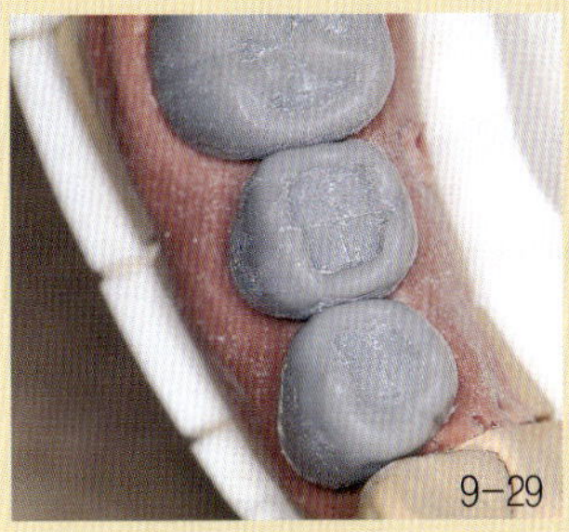

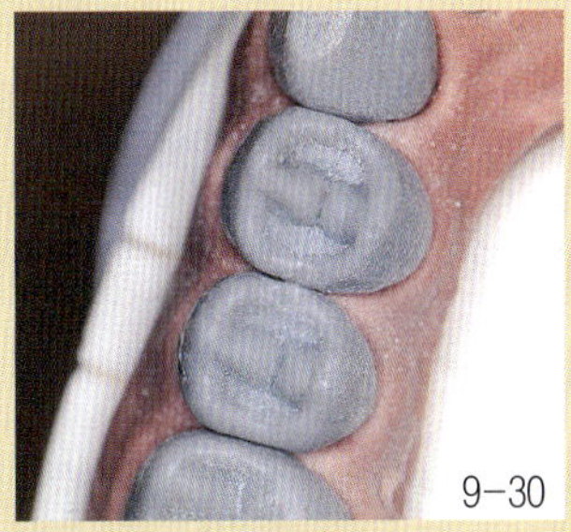

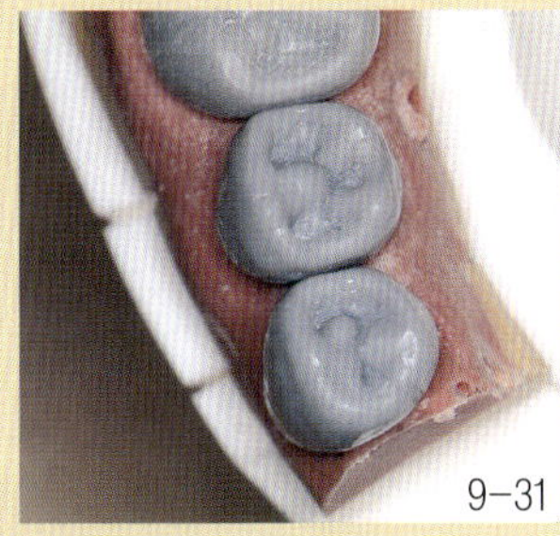

그림 9-28, 9-29. 상하악 소구치 marginal ridge의 형성.

그림 9-30, 9-31. 상하악 삼각융선의 형성.

구치부 완성

그림 9-32, 9-33. Groove 형성. GC의 waxing instrument No. 3과 No. 4를 사용하면 편리하다.

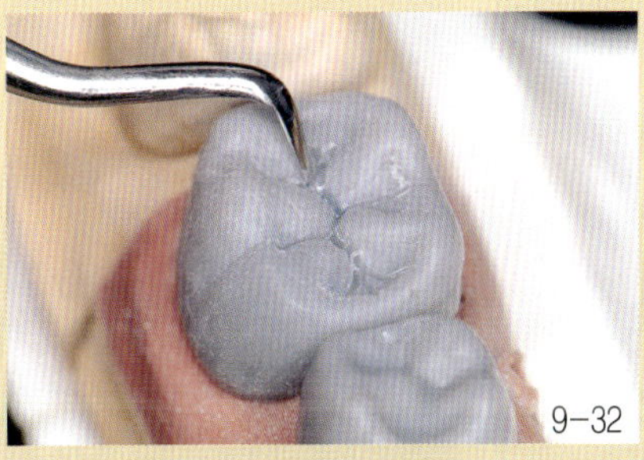

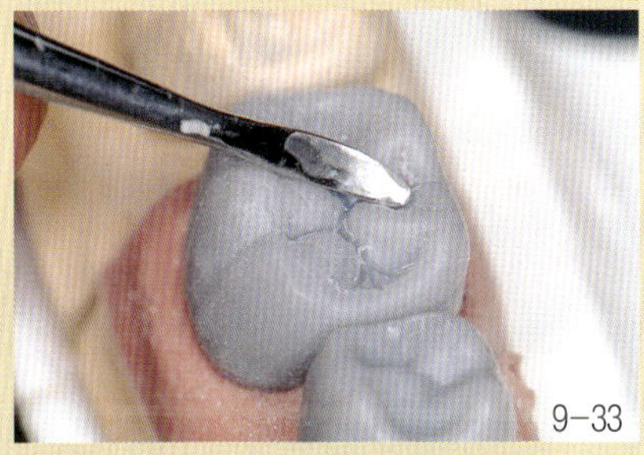

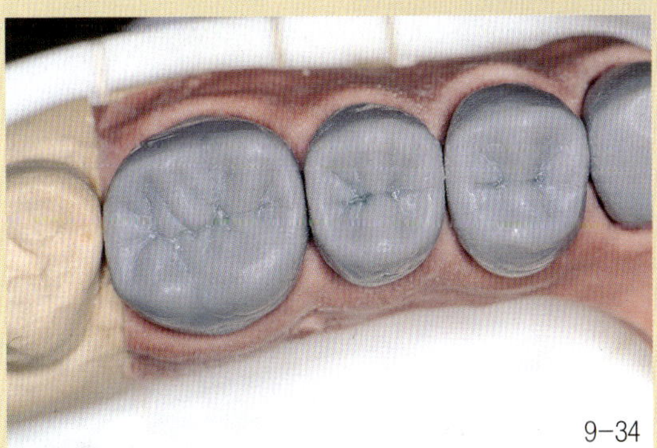

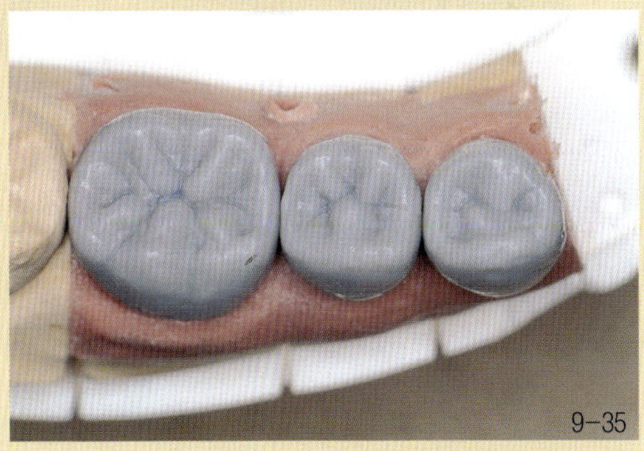

그림 9-34, 9-35. 상하악 교합면 완성.

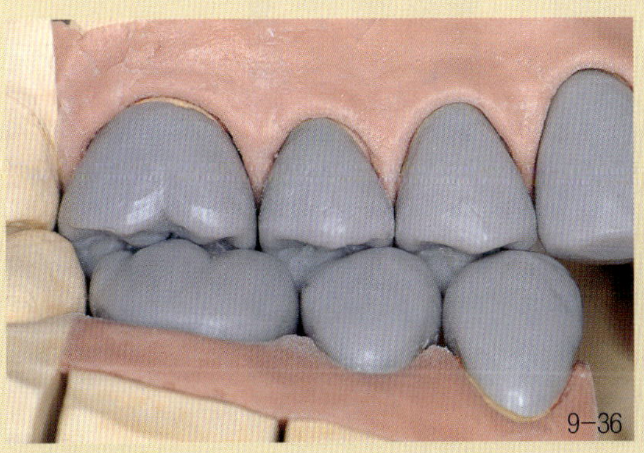

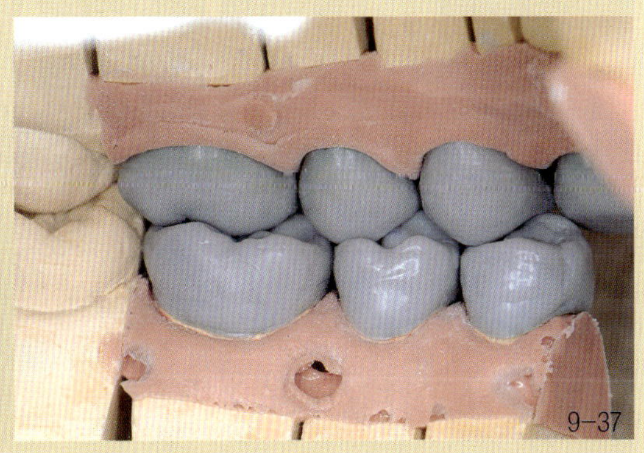

그림 9-36, 9-37. 교두감합위에서 상하악의 협측면과 설측면 관찰.

3. 전치부 왁스업

전치부는 편심운동시 구치를 이개시켜 수평측방으로부터 악구강계를 보호하는 중요한 역할을 한다. 이러한 기능은 주로 상악 전치의 설측면 형태가 관장한다.

즉 상악 전치부에서는 순측이 심미성에 커다란 효과를 발휘하며 설측이 교합기능적으로 중요한 역할을 담당한다.

전치 보철물의 경우 심미와 기능의 조화가 중요한 전치를 왁스업할 때는 교합기를 '조건 2'로 조절한다. Twin hoby 교합기는 모두 "blue" line에 맞춘다. 이것으로 시상과로각 40° · 측방과로각 15°, 시상절치로각 45°, 측방절치로각 20°로 자동 조절된다(그림 9-38~9-47).

Anterior guidance를 부여할 때 특히 측방운동의 견치가 작업측 과로에 미치는 영향은 크기 때문에 가이드면의 위치 · 방향에 충분히 주의한다.

中野[8]는 상악 견치 설면의 근심을 향하는 교합 소면과 하악 견치의 원심을 향하는 교합 소면으로 측방운동이 유도되는 형태를 'M형' 가이드, 반대로 상악 견치 원심의 교합 소면으로 유도되는 형태를 'D형' 가이드라 부르고 D형 가이드는 작업측 과로를 후방이나 외측으로 편심시킬 가능성이 있으므로 악관절에 부하를 가하는 요인으로 생각할 수 있다고 하였다. 이것은 새로운 임상술식의 이론으로 언급되고 있는 'neutral line'의 견해와 유사하다고 생각한다.

즉 M형은 측방절치로가 neutral line을 따르기 쉽고 D형은 neutral line보다 후외방으로 편위되기 쉽다. 그러나 이것도 상하악 견치의 식립위치와 관계가 있으므로 모든 증례에 적용하는 것은 별도의 문제이지만 어쨌든 견치의 가이드면은 이것을 염두에 두고 만들어야 한다.

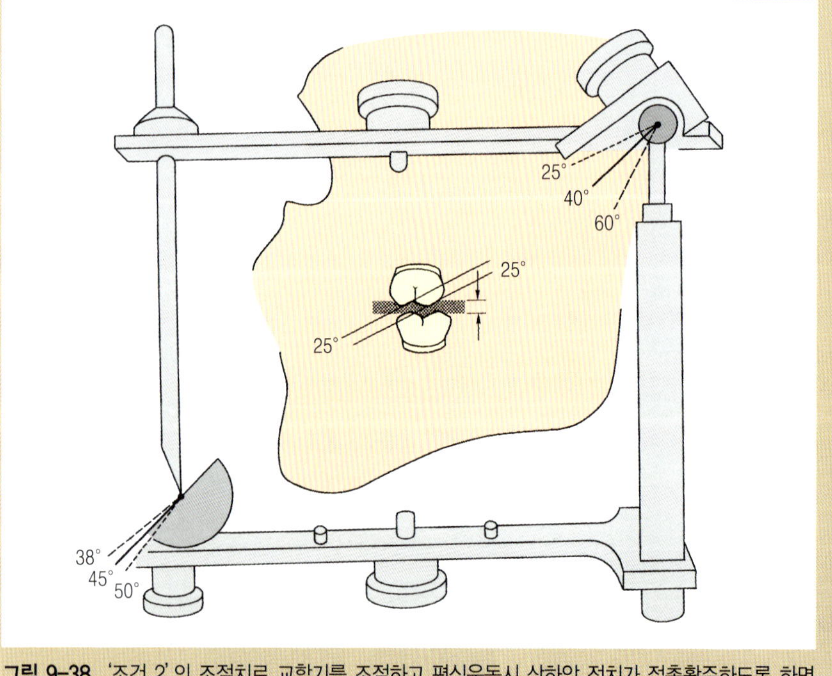

그림 9-38. '조건 2'의 조절치로 교합기를 조절하고 편심운동시 상하악 전치가 접촉활주하도록 하면 표준적인 구치이개가 발현되도록 전치유도가 부여된다(참고문헌 5에서 인용).

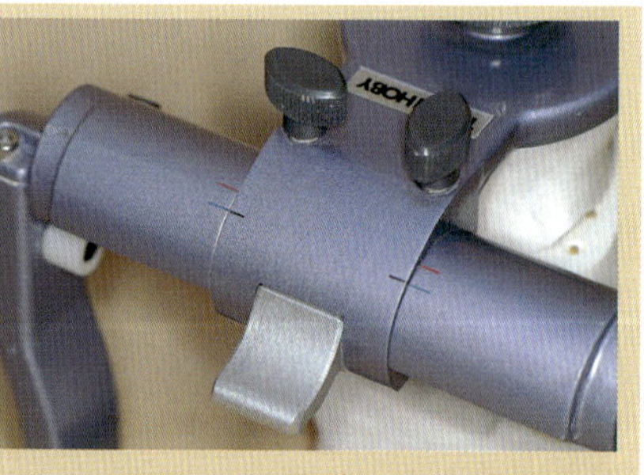

그림 9-39. 과로 조절을 'blue' line에 맞춘다(시상과로경사각 40°, 측방과로각 15°).

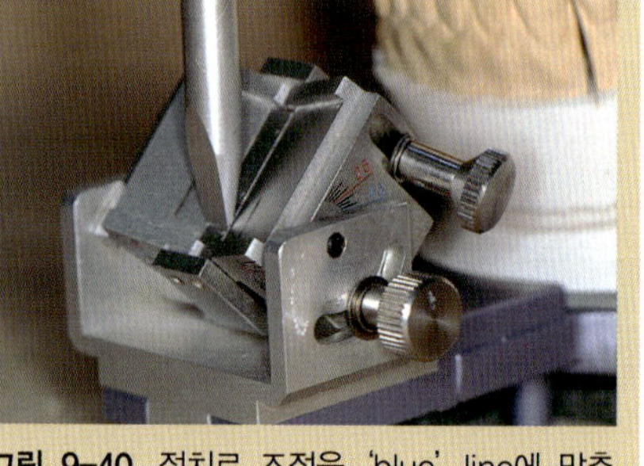

그림 9-40. 절치로 조절을 'blue' line에 맞춘다(시상절치로각 45°, 측방절치로각 20°).

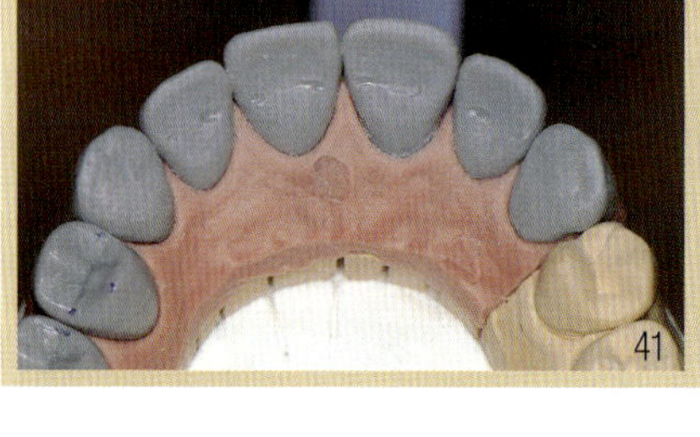

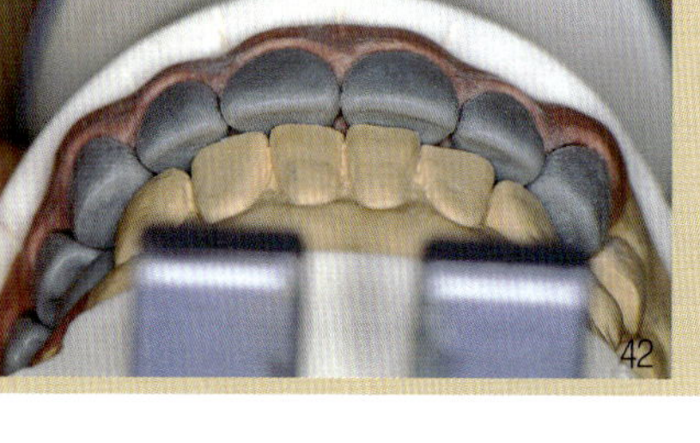

그림 9-41. 교두감합위에서 과로 길이 3.0mm로 조절된 incisal table과 조화를 이루는 활주면이 형성된다.

그림 9-42. 왁스단계에는 하악 절단이나 상악 설면에 접촉하는데 최종수복물은 절치의 경우 약 30㎛, 견치는 약 20㎛의 공간이 생긴다.

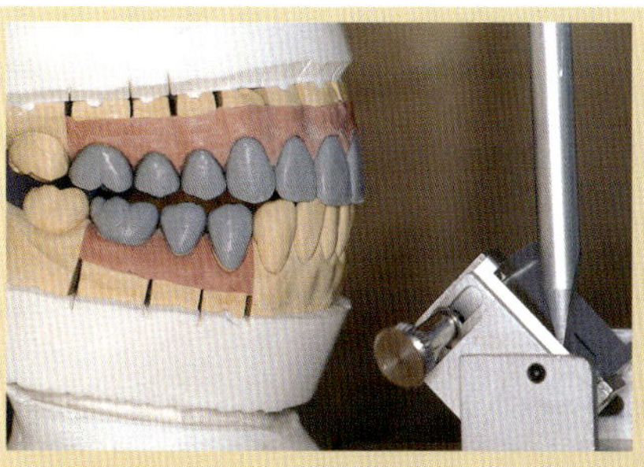

그림 9-43. 전방운동시 구치이개.

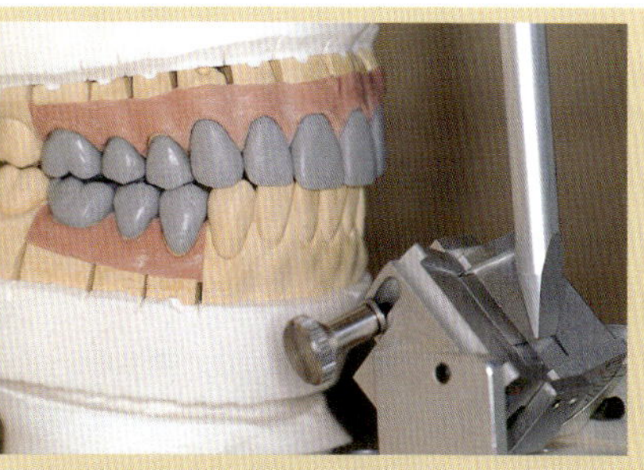

그림 9-44. 우측방운동시 작업측.

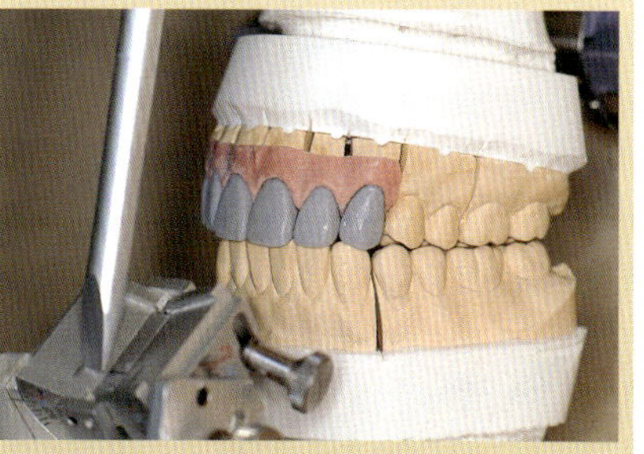

그림 9-45. 좌측방운동시 작업측.

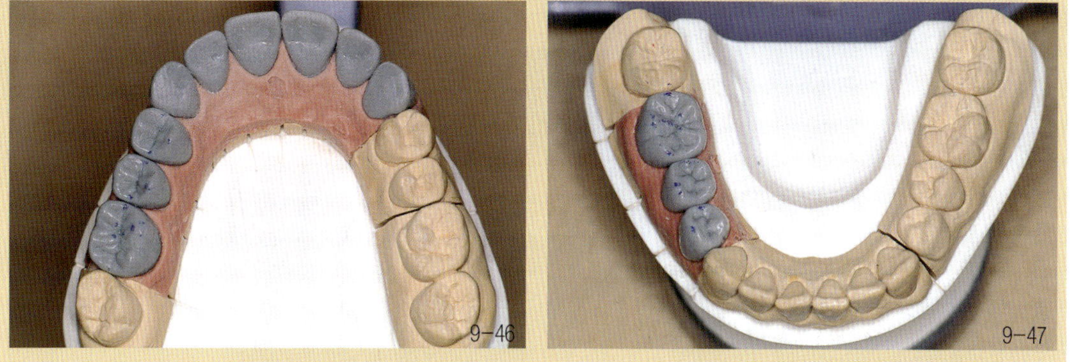

그림 9-46, 9-47. 기능적 왁스업에 의한 상하악 완성모형.

임상 증례

술전상태는 우식에 의한 치관붕괴, 교합이상, 치주질환이 관찰되며 치주치료와 근관치료를 권한다. 장기적으로 안정적인 교합관계를 확립하기 위해 대구치를 이동시켰다.

(구강내사진 제공: 小林和一 선생, 世田谷區 개업)

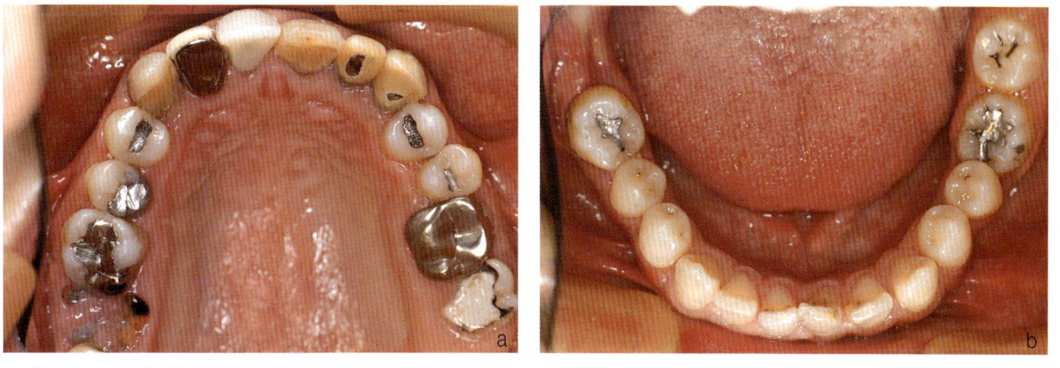

그림 9-48a, b. 술전 상하악.

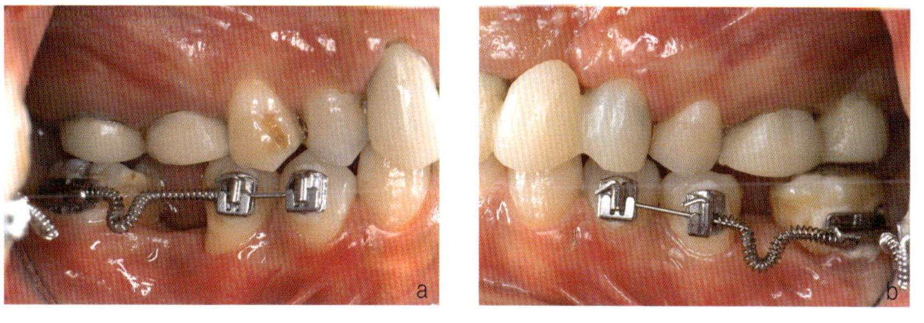

그림 9-49a, b. 술전 대구치부의 교합관계에 문제가 있다고 생각해 upright한다.

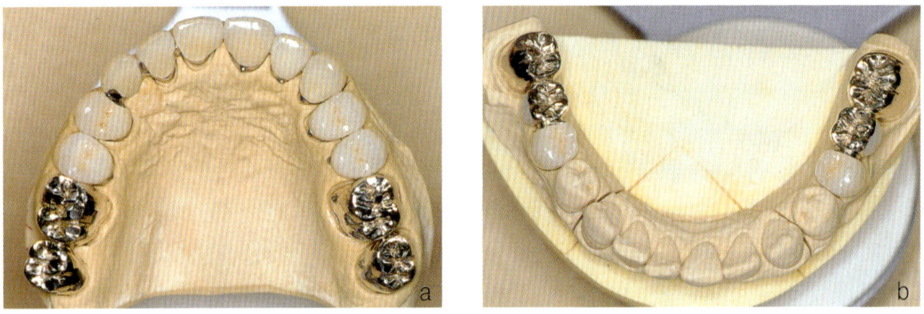

그림 9-50a, b. 상하악 수복물의 완성.

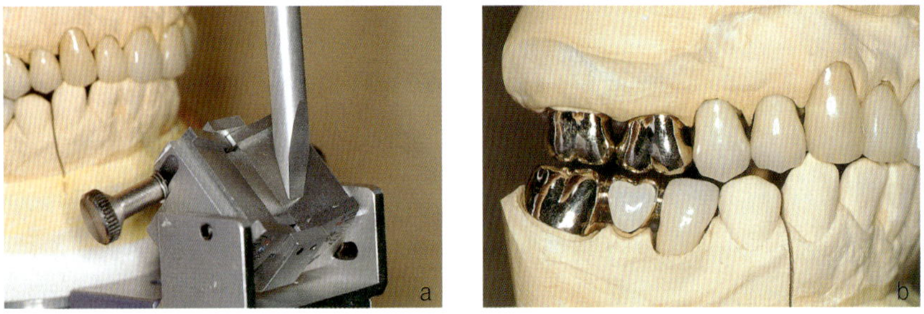

그림 9-51a, b. 우측방운동시키면 pole이 incisal table 위를 접촉하면서 운동하고 동시에 3|의 원심과 4|로 가이드한다.

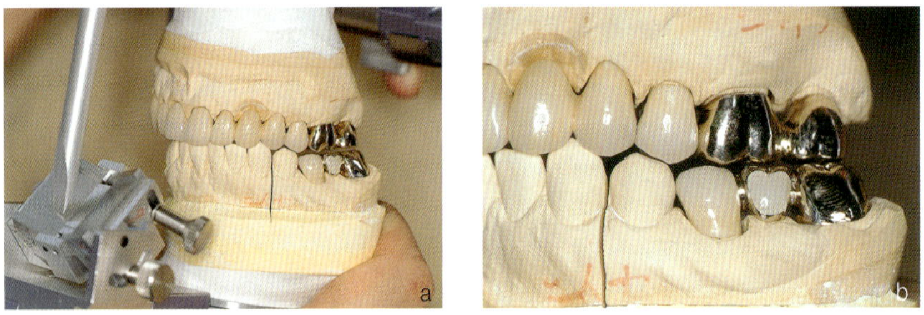

그림 9-52a, b. 좌측도 incisal pole의 이동, 보철물의 가이드와 조화를 이루고 있다(견치는 pontic).

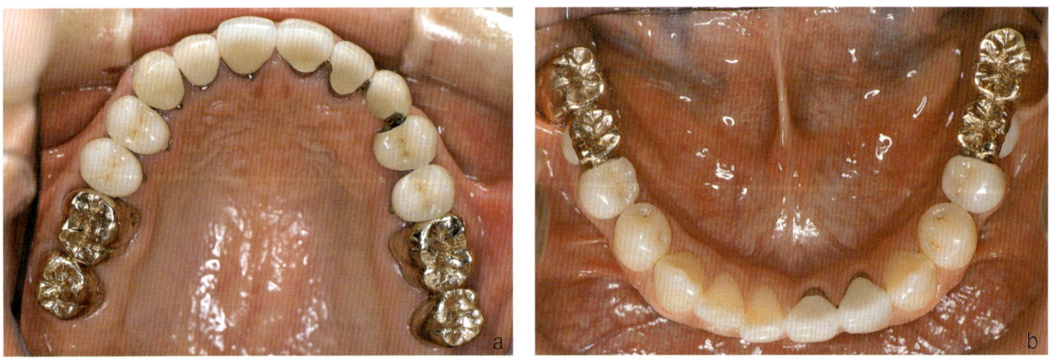

그림 9-53a, b. 상하악 구강내 장착.

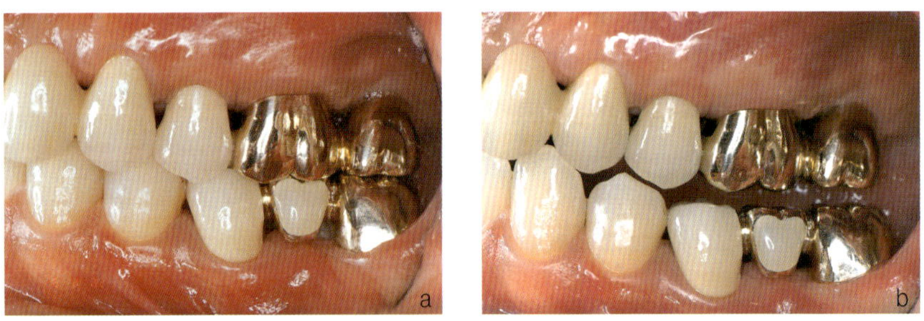

그림 9-54a, b. 좌측방면, 교두감합위와 작업측 구치이개 상태.

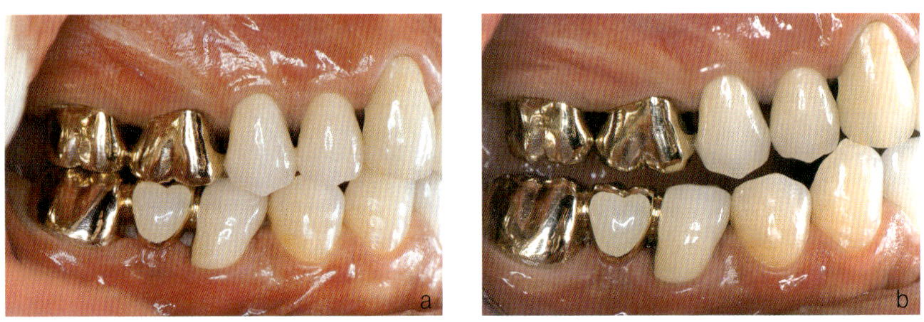

그림 9-55a, b. 우측방면, 교두감합위와 작업측 구치이개 상태.

결론

교합의 안정은 치과치료의 목표로서 중요한 요소 중 한가지이다. 지금까지 많은 교합이론이 전개되어 왔다. 그러나 일상임상에서 유효하게 실현할 수 없다면 가치가 없다. 임상 증례에서 소개했듯이 구강내 조건을 만드는 치과의사의 역할, 목표를 달성하는 치과기공사의 역할, 양자의 팀플레이는 교합재구성의 성공과 관계가 있다고 생각한다.

참고문헌

1. 岩田健男, 田村勝美. ワックスアップに必要な咬合の知識. 歯科技工別冊, 2003.
2. 羽賀通夫, 高山寿夫. 保母須弥也(監修). 咬合学. 東京：クインテッセンス出版, 1995.
3. 保母須弥也(編). 咬合学辞典. 東京：書林, 1977.
4. 保母須弥也, Shillingburg, Whitett. 歯冠補綴学. 東京：クインテッセンス出版, 1978.
5. 保母須弥也, 伊藤秀文, 高山寿夫. 咬合学臨床アトラス—ツインホビー咬合器の実際—. 東京：クインテッセンス出版, 1995.
6. Peter. K. Thomas, 館野常司. ナソロジカル・オクルージョン. 東京：書林, 1977.
7. 田村勝美. 生体に調和した咬合の再構成をめざして. 歯科技工 1977；25(7).
8. 中野雅徳ほか. 側方運動のガイドをどのように与えるか. 日本歯科評論別冊／犬歯. 東京：日本歯科評論社, 1989.

Shade taking과 색조

엘치과의원
李 一孝

사쿠라치과의원
小川 智

제10장

서론

환자는 치과의료에 대해 높은 심미성을 요구하는 시대가 되었다. 치과의사는 환자의 심미적인 문제를 늘 고민하며 해결하는 것이 임상에서 중요해지고 있다.

임플란트 치료나 재생의료로 대표되듯이 치과의료는 빠르게 진보하며 치과의사가 포괄적으로 높은 수준의 임상을 지향한다면 연수할 내용이 많아져 심미에 대한 중요성은 느끼면서도 그에 대한 우선순위가 내려가는 것이 현실이라고 생각한다.

심미성의 회복에는 지대축조, 지대치형성 등 보철적 문제 또는 치주적 문제를 해결하고 수복물의 재료적 지식, 수복물의 제작방법(porcelain이나 레진의 축성법 등)에 관해 치과의사가 숙지하고 치과기공사에게 정확하게 지시하는 것이 본연의 자세이다.

그러나 치과의료가 발달하면서 치과기공도 당연히 진보하고 독립적인 분야가 되어 치과의사가 쉽게 관여할 수 없는 영역이 되었다. 수복물에 대한 치기공 지식이 결여되어 '치아색'에 관해 치과의사는 치과기공사와 의사소통이 어려워지게 되었다.

따라서 심미성에 있어서 가장 중요한 '치아색'에 관한 shade taking은 치과기공사의 업무가 되고 있다. 심미성이 중시되면 될수록 치과기공사에게 높은 지식과 기술이 요구되며 색에 관해서는 치과의사의 손에서 떠난 듯싶다.

원내기공실이 있어 치과기공사가 상주하는 치과의원의 경우 외주가 있더라도 가까이에 치과기공소가 있어 치과기공사가 shade taking하러 오는 경우는 특별히 문제가 없지만 모든 치과의사에게 해당되는 것은 아니다.

치과기공사간에 기술적인 격차가 생기면 치과의사와 떨어진 곳에서 치과기공소를 개업해 일을 하는 치과기공사가 증가하게 된다. 따라서 치과의사는 치과기공사에게 색에 관해 어떠한 지시를 내릴 필요가 있으며 치과의사가 shade taking으로부터 해방되는 일은 있을 수 없다.

일상임상에서 규격성을 갖고 안정적으로 shade taking해 보다 심미적인 수복물을 제작하기 위해 색정보를 수집하는 방법, 그 정보의 보존방법과 전달방법에 대해 고려할 필요가 있다. 가능한 한 치과의사와 치과기공사가 color communication을 원활하게 진행할 수 있도록 배울 필요가 있다.

본 장에서는 shade taking이 수복물의 색에 어떻게 반영되는지를 porcelain work을 예로 들었다. 지면상 생략한 부분도 있는데 치과기공사용 잡지에는 shade taking에 관한 논문이 많이 게재되므로 상세한 내용은 그것을 참조하도록 한다.

Shade taking

1. Shade taking시 고려사항

Shade taking은 채도의 지식, 정보전달수단, 광학적 특징이나 내부구조의 파악 및 표면상태 등 이해할 내용이 많다. 일상임상에서 정밀도 높은 shade taking을 진행하려면 고려해야 할 사항이 있다.

1. 색채학에 대한 지식이 필요하다.
2. 진료실이나 기공실처럼 다른 환경에서는 '광원의 차이', '배경의 차이', '방향의 차이', '크기의 차이', '관찰자의 차이'가 색에 대해 영향을 미치고 눈에 착각을 일으킨다.
3. 인간의 눈은 색과 색을 비교하는 능력이 뛰어나지만 기억성에 문제가 있어 데이터로 이용하기에 애매한 부분이 있다. 따라서 어떻게 데이터화할지가 중요하다.
4. 경험이나 지식의 차이를 배제하고 누가 진행해도 규격성을 갖는 시스템의 구축이 가능한가?

이밖에 많은 문제를 안고 있으면서도 임상에서는 보철물을 시적하고 수정해 가면서 제작하는 것이 현실이며 문제점을 하나하나 해결해가는 것이 보다 좋은 색재현으로 이어진다고 생각한다.

2. 색채에 대한 지식

자연치는 enamel질, 상아질, 치수 이렇게 단순하게 생각되는 구조를 갖고 있지만 실제 색이 같은 치아는 없고 빛의 확산, 흡수, 반사 등에 의해 다양한 표정을 짓는다. 인간이 색을 인식하는 데는 광원, 물체, 시각이라는 세 가지 요소가 필요하다(그림 10-1). 빛은 색 자체가 아니라 빛이 물체에 입사되어 반사나 흡수를 일으키고 '눈의 망막을 자극해 시감각을 일으킬 수 있는 방사(放射)'가 되어 정보가 뇌로 전달되고 색이라는 개념이 발생한다. 색채에 관한 지식을 이해하는 것은 shade taking에 있어서 반드시 필요하다고 필자는 생각한다. ① 색의 3속성에서 색채학적 기초지식, ② enamel질이나 상아질의 광학적 특징이나 치아의 내부 구조를 이해할 필요가 있다.

(1) 색의 3속성

a. 색상(hue)은 빨간색, 노랑 및 파란색으로 구별된다.
b. 명도(value)는 색상에 관계없이 비교할 수 있는 '밝기'의 정도
c. 채도(chroma)는 색상이나 명도와 다른 '선명도'이다.

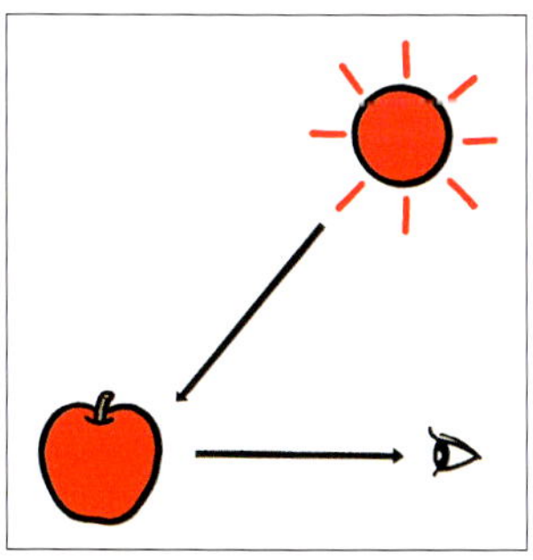

그림 10-1. 프리즘을 통해 빛의 스팩트럼(파장성분)을 발견한 것은 I. Newton이며, 빛을 파장성분으로 나누는 것을 '분광(分光)'이라 한다. 나눠진 빛의 강약(혼합정도)으로 다양한 색이 만들어진다[+].

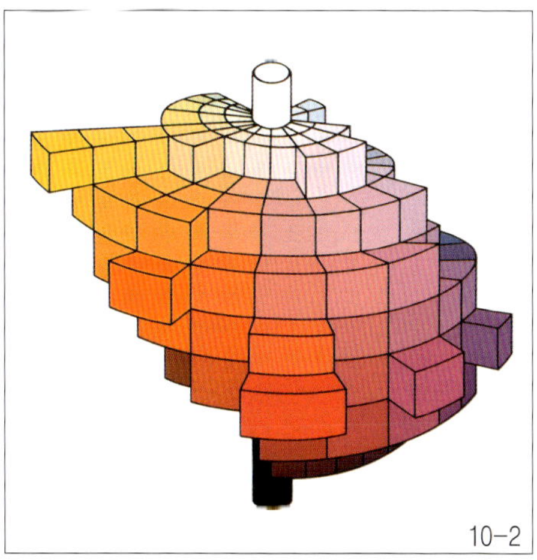

그림 10-2. 색입체도[+].

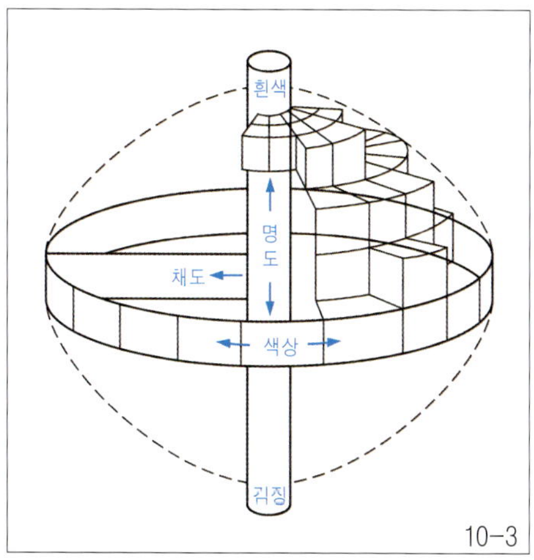

그림 10-3. 채도의 단계가 색상과 명도마다 다르기 때문에 그림 10-2의 색입체는 복잡한 형태를 보이는데 이 그림에서는 색상, 명도 및 채도가 변화해 가는 양상을 쉽게 이해할 수 있다[+].

[+]**그림 10-1~10-4**는 코니카 미놀타 홀딩스에서 제공.

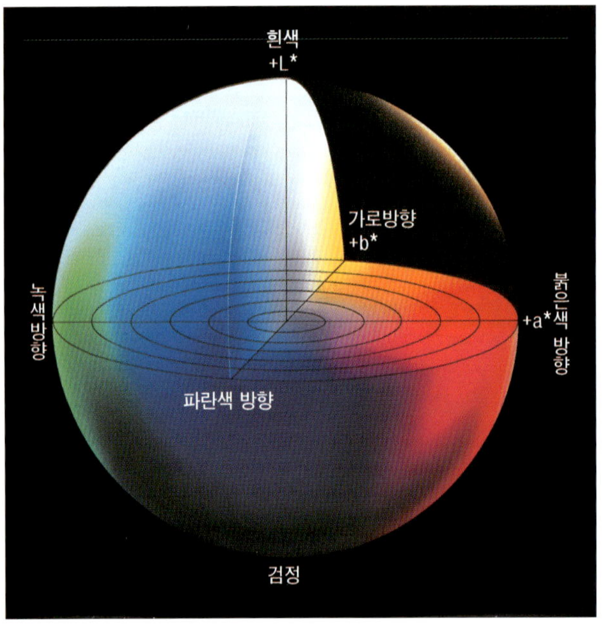

그림 10-4. L*a*b* 표색계는 물체색을 표시하는 데 현재 가장 보편적으로 사용된다. 1976년 국제조명위원회(CIE)에서 규격화되어 일본 JIS(JIS Z 8729)에서 채용하고 있는 표색계이다+.

표 10-1. 치아색에서 색상, 명도 및 채도도 각각 색차로 표시할 수 있는데 색차만을 고려하는 것이 아니라 세 가지 변화가 전체에 어떠한 영향을 미치는지 검토하지 않으면 안 된다.

색차	
색차(ΔE)	감각
0.5 이하	거의 차이가 없다
0.5~1.5	조금 차이가 있다
1.5~3.0	차이를 쉽게 볼 수 있다
3.0~6.0	상당한 차이를 보인다
6.0~12.0	차이가 크다
12.0 이상	전혀 다른 계열의 색이다

색의 3속성은 색입체라는 입체도(그림 10-2, 10-3)로 볼 수 있는데 데이터로 조작하려면 수치화할 필요가 있다. 색을 표시하는 표색계는 몇 가지가 있는데 치과에서는 L*a*b*(L star a star b star) 표색계가 사용된다(그림 10-4). 명도를 L*, 색상과 채도를 a*b*로 표시하고, a*는 붉은색방향, -a*는 녹색방향, b*는 가로방향, -b*는 파란색방향을 표시하며 수치가 커질수록 채도는 높아지며 원의 중심에 올수록 채도는 낮아진다.

또한 두 색의 차이를 수치적으로 표시한 것을 색차(色差)라고 부른다. 2개의 사과를 비교하면 같은 빨간색이라도 색상에는 차이가 있다. 치아의 경우 측색한 치아가 A3과 비슷하더라도 미묘하게 다르다. 측색기로 색의 3속성이 수치화되더라도 유사한 shade와 어느 정도 다른지 수치로 비교할 수 있는 것이 중요하다. Lab 표색계에서는 ΔE*ab(델타 E star ab)의 수치로 표시할 수 있다. 명도차를 ΔL*, 채도차를 ΔC*ab, 색상차이를 ΔH*ab로 표시한다. 일반적으로 말하는 기준을 표 10-1에 소개한다. 이렇게 '색'을 수치화해 비교할 수 있다면 치아색과 shade guide의 비교에 응용할 수 있다.

(2) 치아의 광학적 특징

Enamel질은 색감이 적고 투과성이 높은 부분과 불투명한 흰색부분이 교대로 존재한다. 입사된 빛은 거의 똑바로 빠져 나가고 빛의 투과양에 대해 확산양이 적다. 상아질은 노란 분위기를 띠며 모든 방향으로 빛을 확산시키는 완전확산체이다. 따라서 치아색은 enamel질을 통과해 상아질로 반사된 빛에 의해 발생한다(그림 10-5~10-7). 색의 3속성에서 언급했듯이 명도는 색상과 관계없이 비교할 수 있는 밝기이며 치아색의 주체는 상아질이다. 따라서 절연부에는 상아질이 존재하지 않기 때문에 빛이 통과되어 명도는 낮아진다. 절단의 enamel질속에 비쳐 보이는 불투명한 상아질층을 mamelon이라 부르며 3개에서 2개의 손가락처럼 보인다. 이 구조는 절단부의 특징이며 치아의 개성을 표현하는 데 중요하다. 바로 위에는 사멸된 상아아세포에 의한 상아세관층이 있으며 dead zone이라 불린다. 절단에 있는 amber계의 색은 dead zone의 출현정도에 영향을 받는다. 또한 절단에는 불투명한 띠가 보인다. Halo(후광)라 불리며 enamel소주의 방향이 수평에서 수직으로 바뀌므로 빛의 굴절이 변화한 결과 보이게 된다. 또한 하얗고 탁한 부분처럼 치아와 다른 광학적 특징을 갖는 존재가 있다는 것을 이해할 필요가 있다. 따라서 치관색은 깊이 있는 색상을 shade taking하는 것이 중요하다고 필자는 생각한다.

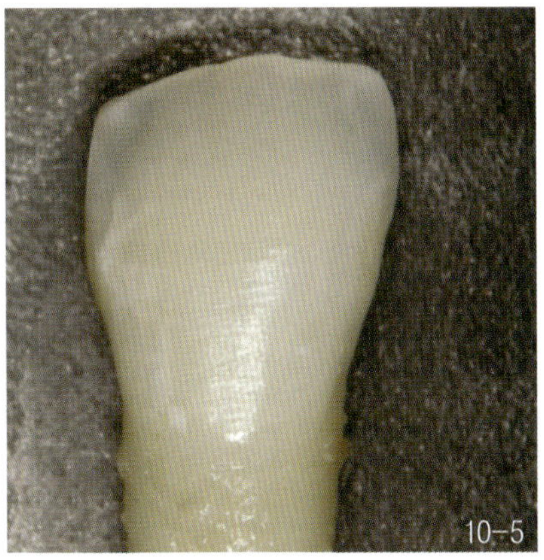

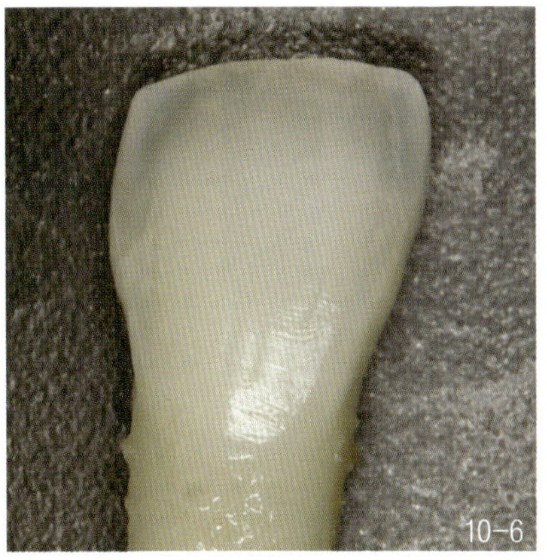

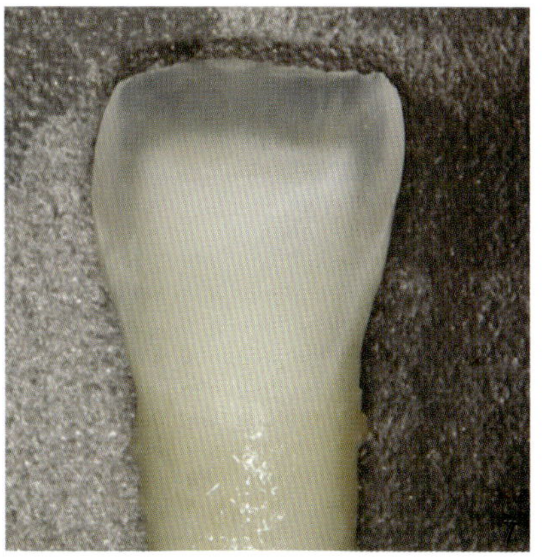

그림 10-5. 삭제전 상태.

그림 10-6. 표면을 약 0.5㎛ 삭제한 상태이며 내부구조를 확인할 수 있다. 얇은 두께 속에서 복잡하게 중복되어 있는 상태를 이미지 할 수 있게 되면 shade taking 기술은 일보 전진하리라 생각한다.

그림 10-7. 더 삭제한 상태를 소개한다. 무채색의 enamel질을 잘 이해할 수 있다. 이 작업은 유명한 ceramist도 실천하고 있는데 직접 발거치를 소량씩 삭제해 확인해도 좋다.

3. Shade taking과 데이터화

많은 shade guide를 준비해 그중에서 같은 색을 선택하는 방법도 좋지만 미세한 차이가 있는 경우 어느 색을 선택하면 좋을지 당혹스러울 때가 있다. Shade taking이라는 작업에서 가장 중요한 것은 shade guide 중에서 완벽하게 똑같은 색을 결정하는 것이 아니라 base shade로 가장 적합한 색을 선택하는 것이다. 가령 A3에 가까운 색을 재현하기 위해 B2나 C3을 베이스로 선택하는 것이 아니라 보통은 A3이나 A2 베이스에 명도, 채도, 색상을 어떻게 변화시킬지 검토해야 한다. Base shade란 수복물의 색을 재현하는데 있어서 색의 근거가 되는 유사색이라 할 수 있다.

Base shade에 대해 명도, 채도, 색상을 변화시킨다고 했는데 어느 정도 변화시키면 좋을지 수치화할 수 없다면 역시 애매한 표현이 되고 만다. 그래서 데이터화하기 위해서는 색채계나 분광측색계가 필요하다. 치과에서는 ShadeEye NCC(Shofu)나 Shade Communication(GC에서 발매 예정)처럼 간단하게 사용할 수 있는 제품이 있으며 정확하게 사용하면 외부환경이나 술자의 기량에 영향을 받지 않고 shade를 데이터화할 수 있다(그림 10-8, 10-9). ShadeEye NCC의 데이터는 NCC shade guide와 VITAPAN classical base shade와 그에 대한 농도(명도와 채도를 함께 고려한

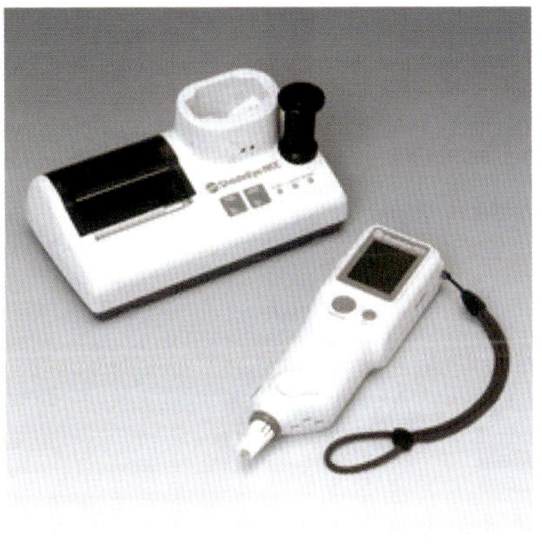

그림 10-8. ShadEye NCC(Shofu)는 데이터 출력뿐만 아니라 부속 소프트웨어로 데이터를 관리할 수 있다.

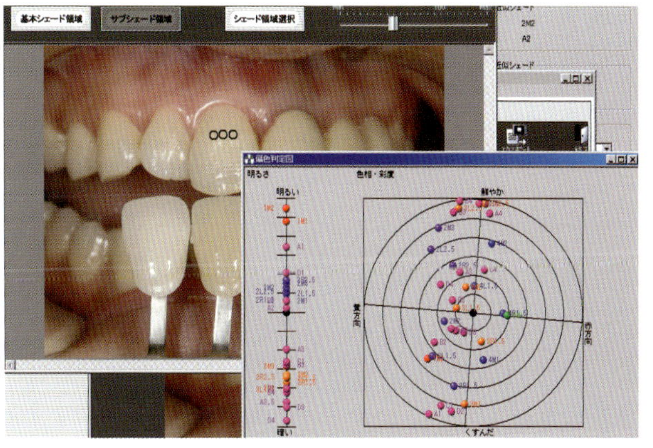

그림 10-9. Shade Communication(GC)의 경우 화상에 기초해 측색하므로 데이터와 함께 화상이 기록 보존된다. 또한 측색한 데이터를 압축해 expert할 수 있으므로 메일에 첨부할 수도 있다.

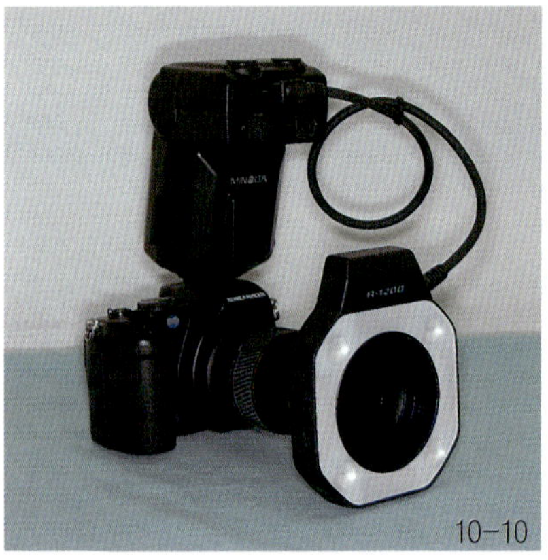

10-10

그림 10-10. Dental DiMAGE DT 200. 제품 1대 1대의 팜웨어를 기록해 상당히 뛰어난 색을 재현할 수 있는 디지털 카메라이다. 전자동이나 규격 촬영이 가능하며 mirror view의 노출 보정이나 안모 모드도 다이얼 하나로 조작할 수 있다.

그림 10-11. DT 200으로 촬영한 오리지널 화상.

그림 10-12. Shade communicator로 calibration된 화상이며 그림 10-11의 오리지널 화상과 거의 구분할 수 없다.

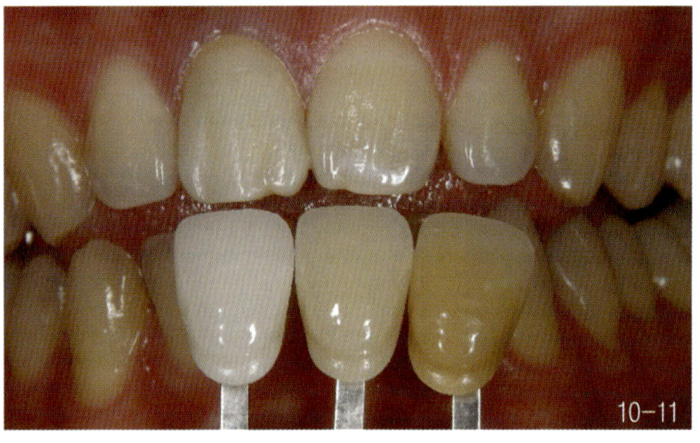

10-11

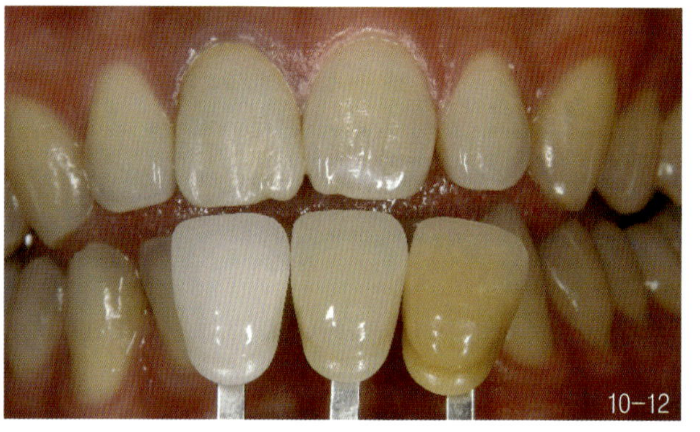

10-12

다), 명도, 색상이 표시되며 그 회사의 포세린 파우더에 대한 오페크, dentin, enamel의 배합률도 표시된다. Shade Communication의 경우 측색기기가 아니라 화상에 기초해 소프트웨어상에서 측색한다. 데이터는 VITAPAN classic과 VITAPAN 3D-MASTER의 유사 shade와 그에 대한 명도, 채도, 색상이 그래프에 색차로 표시된다.

또한 보다 좋은 화상을 얻는 것이 중요하다. Dental DiMAGE DT200(GC)은 색조재현성 측면에서 상당히 우수한 성능을 갖고 있는 디지털카메라라 생각한다(그림 10-10). Shade Communication 상에서 자동적으로 치관색에 맞춰 calibration되는데 calibration 전후 거의 구별할 수 없을 정도의 화상을 얻을 수 있다(그림 10-11, 10-12). ShadeEye NCC에서 측색한 경우도 데이터뿐만 아니라 base shade와 측색 대상치를 함께 촬영해 데이터를 조회하면서 검토할 필요가 있다.

그러나 이들 데이터만으로 치아의 개성적인 특징을 표현할 수는 없다. 역시 육안에 의한 확인(자극치 직독 방법), 화상을 응용한 내부구조 파악 스케치 등 아날로그적인 데이터도 필요하다. 디지털과 아날로그를 조합하면 색을 정확하게 재현할 수 있다고 필자는 생각한다. 그리고 인터넷의 발전으로 이러한 데이터를 사용하면 치과의원과 치과기공소가 멀리 떨어져 있어도 거리나 시간 등의 제약을 받지 않고 의사소통을 할 수 있게 되었다. 또한 데이터화에 의해 whitening의 시술 직후 평가도 간편해졌다. 데이터화에 의해 정보를 환자와 공유할 수 있으며 신뢰관계도 높일 수 있다. 객관적인 데이터를 갖게 되어 '하얗다, 그렇지 않다' 식의 문제를 회피할 수 있다. 또한 opacious jacket crown이나 인레이 수복 시, 라미네이트 베니어의 시멘트 색조판단 시에도 응용할 수 있다.

4. 데이터의 활용 예

실제 Shade Communication을 사용한 순서와 데이터를 이해하는 방법에 대해 설명하겠다.

(1) 순서

1. VITAPAN 3D MASTER와 측색대상치의 촬영(그림 10-13, 10-14)
2. Shade Communication으로 판정(그림 10-15~10-17)
3. 결정된 유사 shade의 구강내 확인
4. 유사 shade와 측색대상치의 촬영(그림 10-18).

5. Shade Communicator로 판정(그림 10-19, 10-20)
6. 내부구조의 확인과 스케치(그림 10-21~10-26)
7. 데이터 전달, 치과기공사와 협의(그림 10-27)

위의 순서 1~7은 base shade를 전혀 알 수 없는 상태에서 진행하는 방법이며 육안으로 base shade을 알 수 있는 경우는 3부터 시작해도 된다. Shade Communicator나 ShadeEye NCC도 탁하고 하얀 부분, 인접면이나 절단의 투과성이 강한 부분에서 측정하면 측색에 오차가 발생하므로 정확한 사용방법을 지키도록 한다.

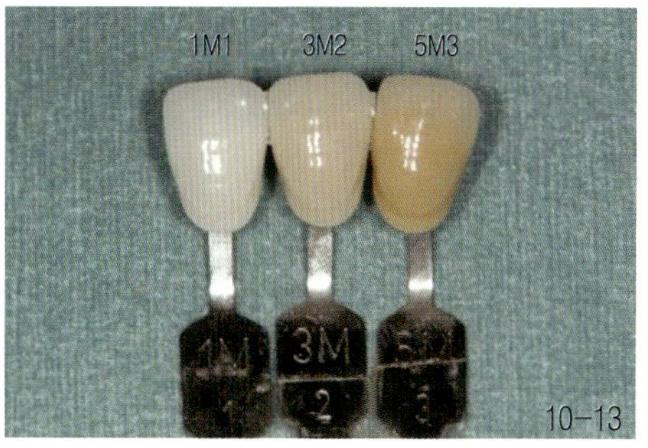

그림 10-13. VITAPAN 3D MASTER에서 사용하는 기본 3색이다. 이 세 가지 색을 측색하는 것이 데이터로써 신뢰성이 높다.

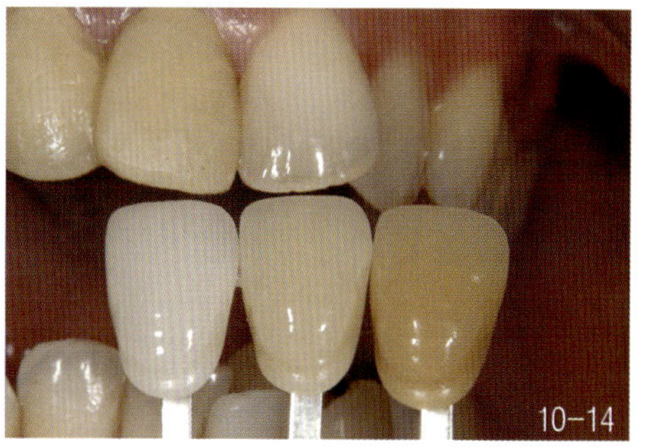

그림 10-14. Shade Communicator로 기본 측색하는 부위는 치경측 4/9이다. 측색부위에 halation이 발생하는 경우는 상하적으로 각도를 주면 회피할 수 있다. 측방으로 각도를 주지 말고 정면에서 촬영하는 것이 좋다.

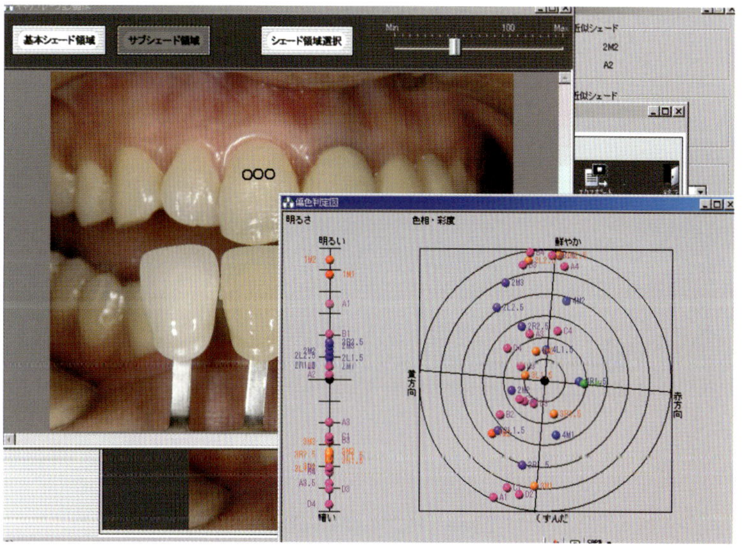

그림 10-15. Shade Communicator의 전체 판정화면. 오리지널 화면, calibration 화면, 측색 판정도, shade 판정화면이 표시된다. 본문에는 소개되고 있지 않지만 치경부의 서브shade도 판성할 수 있다.

그림 10-16. shade 판정화면. 유사 shade와 서브shade가 3D MASTER와 classical로 표시된다. 이 치아의 경우 3D master 2M2, classical A2가 된다.

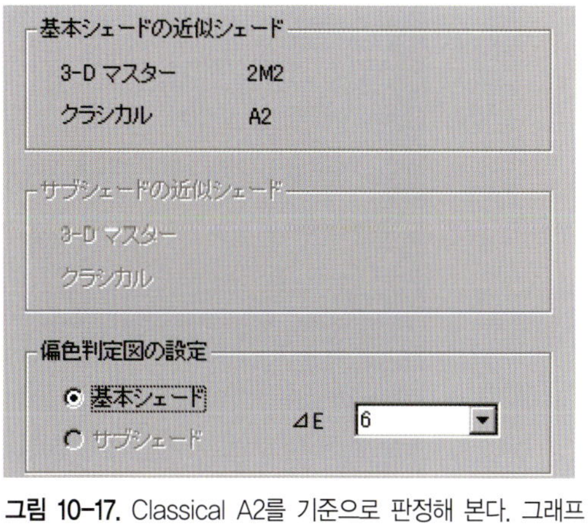

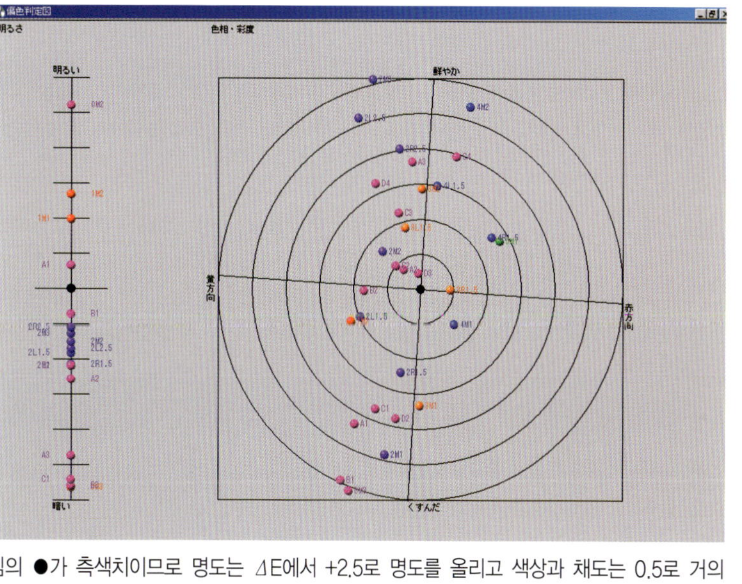

그림 10-17. Classical A2를 기준으로 판정해 본다. 그래프 중심의 ●가 측색치이므로 명도는 ⊿E에서 +2.5로 명도를 올리고 색상과 채도는 0.5로 거의 변화가 없다고 판단한다. 이 데이터를 기준으로 검토한다.

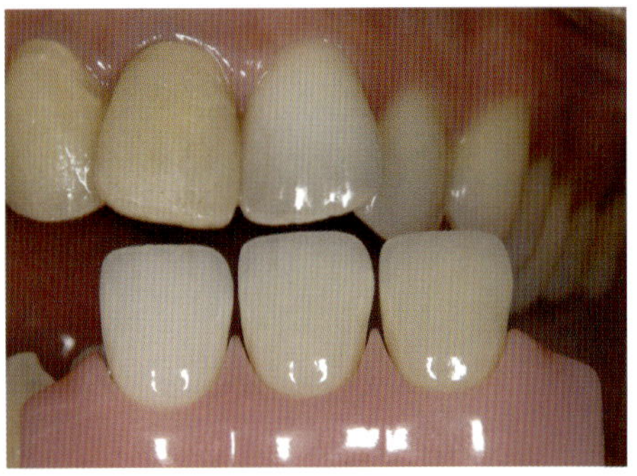

그림 10-18. A2 전후의 shade와 함께 다시 촬영한다. 3D MASTER에서의 측색은 데이터는 볼 수 있지만 화면상에서 유사 shade와 비교 확인할 수 없기 때문이다. 이때 구강 내를 육안으로 확인한다.

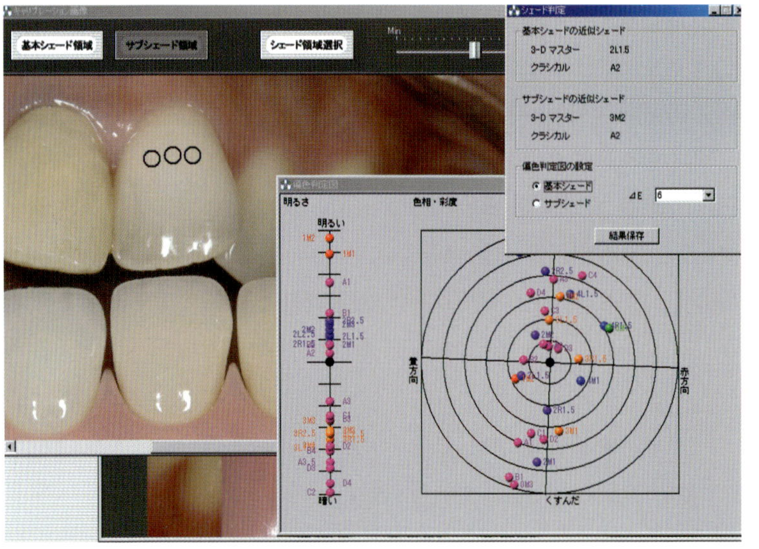

그림 10-19. 비교 확인과 화상에 calibration하기 위해 다시 판정한다. 측색 기준이 되는 shade guide가 다르기 때문에 편색 판정도의 색차가 약간 달라지는데 참고 데이터는 그림 10-17의 데이터를 참고한다.

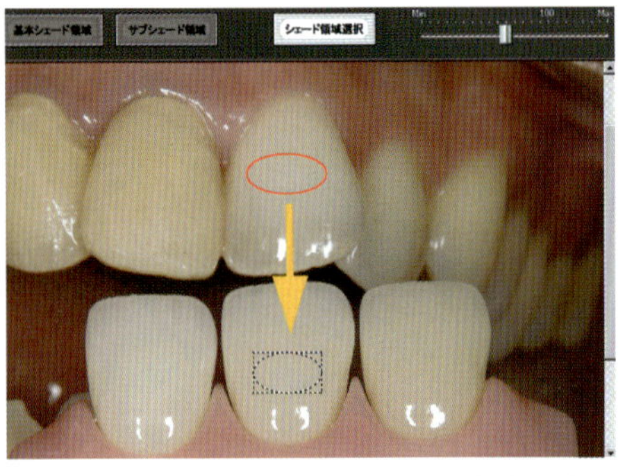

그림 10-20. Shade 선택영역기능을 사용해 보디 부분을 잘라 이동한다. 인쇄로는 판단이 곤란하지만 색상과 채도에 거의 변화가 없고 명도가 약간 올라간 것을 확인할 수 있다. 데이터와 일치해 base shade가 결정되었다.

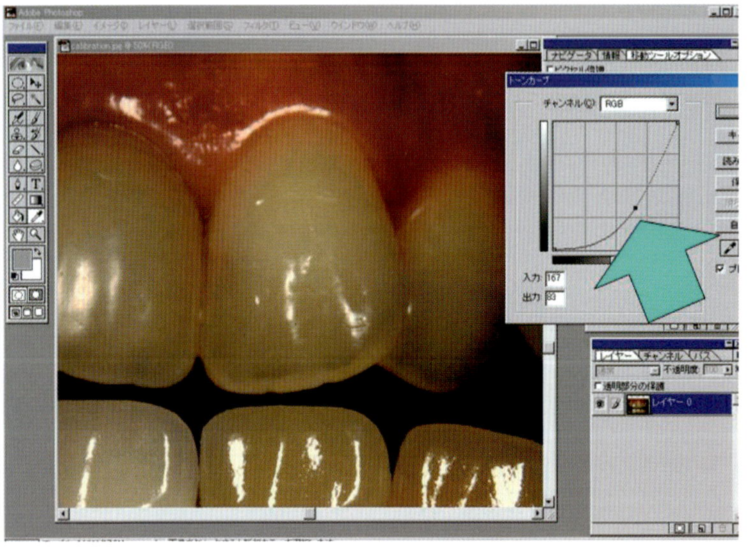

그림 10-21. 수치화된 데이터만으로는 개성적인 색조재현이 불가능하므로 Adobe Photoshop의 톤커브 기능을 이용해 톤을 변화시키면 그림 10-7의 상태를 재현할 수 있다.

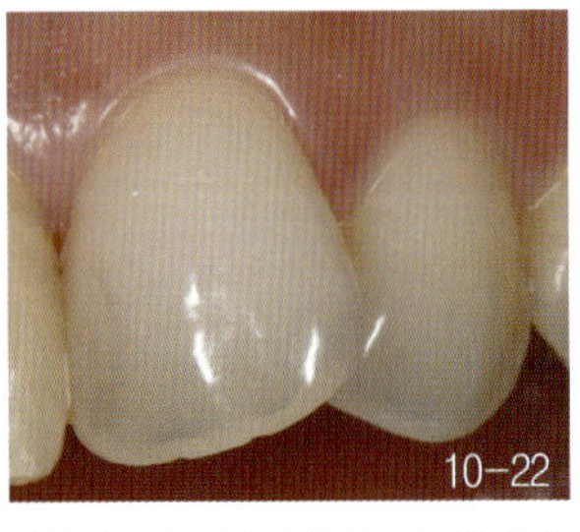

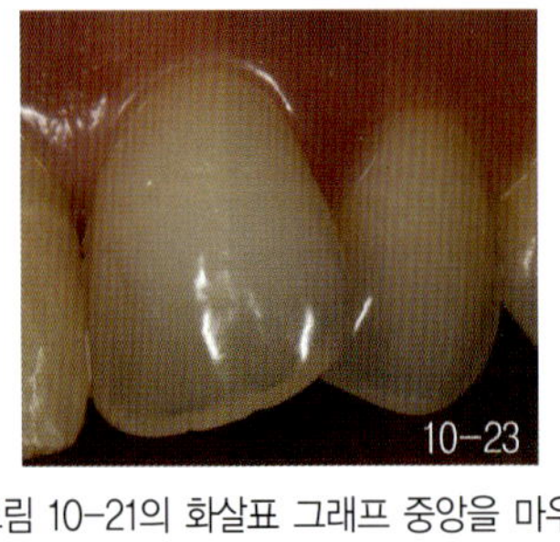

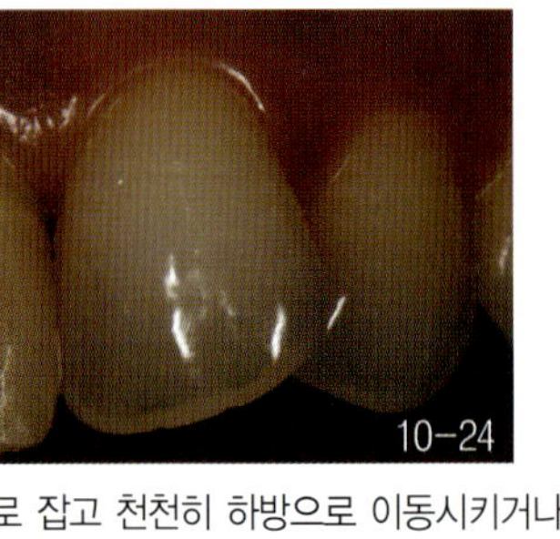

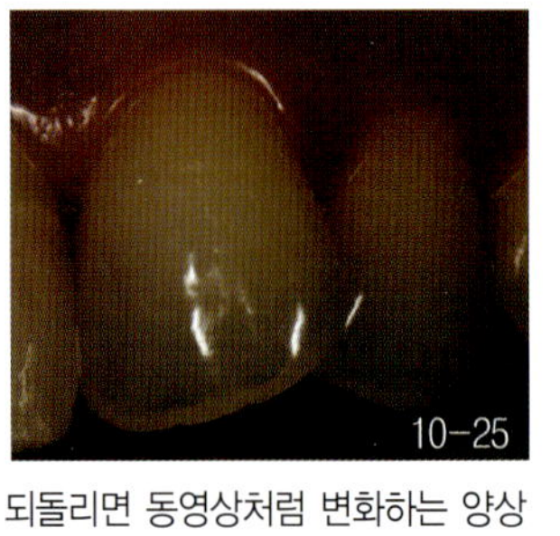

그림 10-22. 변화시키지 않은 상태. 그림 10-21의 화살표 그래프 중앙을 마우스로 잡고 천천히 하방으로 이동시키거나 되돌리면 동영상처럼 변화하는 양상을 볼 수 있다.

그림 10-23. 절단의 투과성이 강하고 보디 중앙부에 명도가 높은 whitish한 상아질을 관찰할 수 있다.

그림 10-24. 절단의 halo 효과가 강조되어 mamelon 정상에 괴사한 상아아세포에 의한 상아세관 층(dead zone)을 확인할 수 있다. 이 층을 보고 절단부근에 amber계의 개성을 표현하기로 한다.

그림 10-25. 치경부에는 치은이 비쳐 보이고 치관 거의 중앙에 opal성 명도가 높은 부분이 있다. 그러나 과장된 상태를 이미지하면 구강 내에서 채도가 높고 자연감이 떨어지므로 주의가 필요하다.

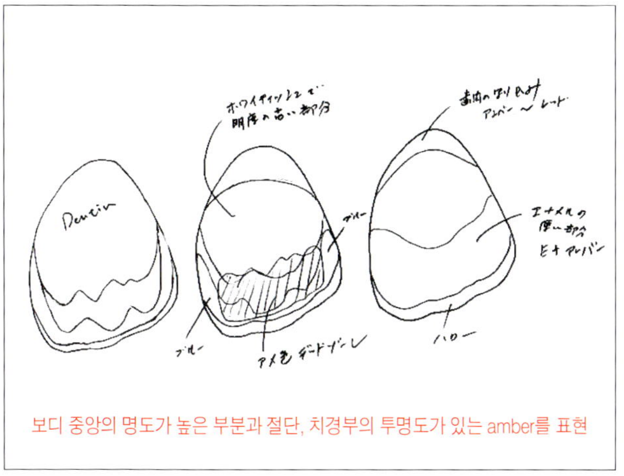

그림 10-26. 치과의사가 스케치한 그림. 이렇게 느낌을 느낄 수 있는 간단한 스케치도 괜찮다. 기공 사이드와 원활한 communication이 가능하다.

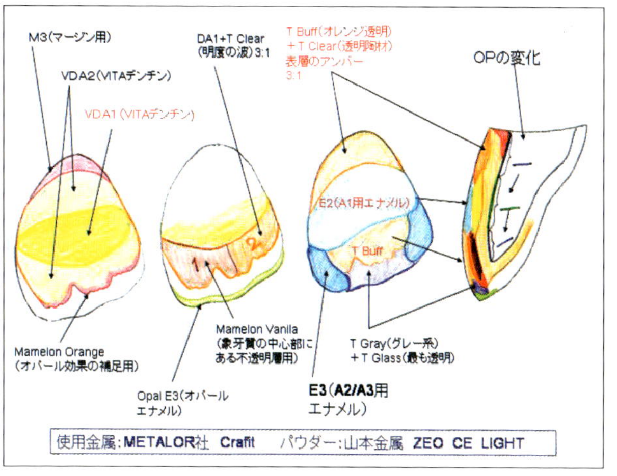

그림 10-27. 실제 제작된 보철물의 레시피를 모식도로 그려 보았다. 어느 정도 레시피를 이해하면 시적할 때 색조에 차이가 있더라도 어느 부분을 수정할지 정확하게 지시할 수 있다.

(2) 데이터를 파악하는 방법

증례를 통해 데이터를 파악하는 방법에 대해 고찰해 보겠다. Shade Communicator의 경우 shade guide의 기준색(그림 10-13)부터 측색하는 것이 기본이다. 색의 오차가 가장 적은 3D MASTER를 사용하면 측색 데이터의 신뢰성을 높일 수 있다고 생각한다.

그림 10-28은 술전 구강내. 변색된 1|을 수복하므로 반대측 동명치를 측색한다. 그림 10-29, 10-30에 |1 을 3D MASTER로 결정한 유사 shade와 편색 판정도(偏色判定圖)를 소개한다. 판정도의 첫 번째 눈금은 색차 ΔE로 표시되어 있다. 그림 10-17에서 표시한 대로 ●가 측색치가 되므로 판정된 유사 shade를 ●의 측색치에 어느 정도 편위시킬지 판정도에서 읽어낸다. ΔE의 편위양과 색조관계는 표 10-1을 참조. 이 증례의 유사 shade는 A3(VITAPAN classic)이 되었다. 채도는 유사 shade의 A3에 대해 색차가 +0.4(선명)이므로 거의 무시해도 된다고 생각한다. 색상은 +1.8(적색방향)이 되어 Red shift시킨다. 명도는 -0.5(어두워진다)이므로 거의 무시해도 좋다고 일단 판단한다. 다음은 측색 대상치와 유사 shade를 비교확인하기 위해 유사 shade A3과 그 전후 shade tab을 촬영해 다시 Shade Communicator로 판정한다. 그림 10-31은 소프트웨어상에서 calibration된 화면인데 shade영역 선택기능을 사용해 보디색의 중심이 되는 부분을 잘라 이동한다. 그리고 측색 데이터와 화상의 변화가 같은 방향으로 shift하는지 확인한다. 그림 10-32에서는 측색도의 데이터대로 Red shift하고 있는 것을 확인할 수 있다. 명도는 Red shift시키는 만큼 enamel 조절범위에서 조정하고 색차 -0.5는 무시해도 좋다고 판단할 수 있다.

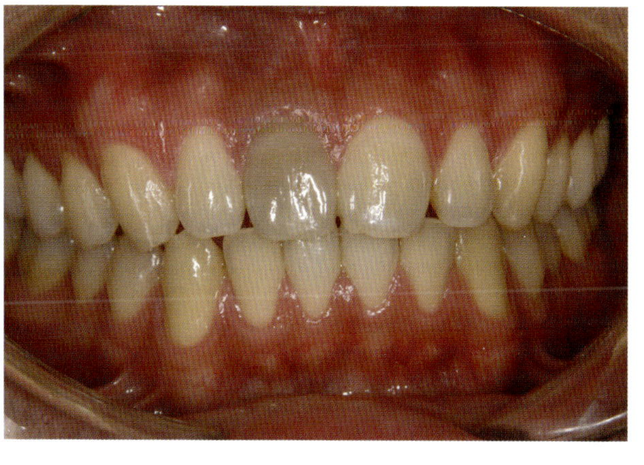

그림 10-28. 증례 1 1|을 metal ceramics로 수복한다. 절단부에 흰색 띠가 존재하며 치경측부근에도 약한 흰색 띠가 관찰된다. Enamel의 투과성이 약해 색이 분명하지는 않지만 어려운 일면도 있다.

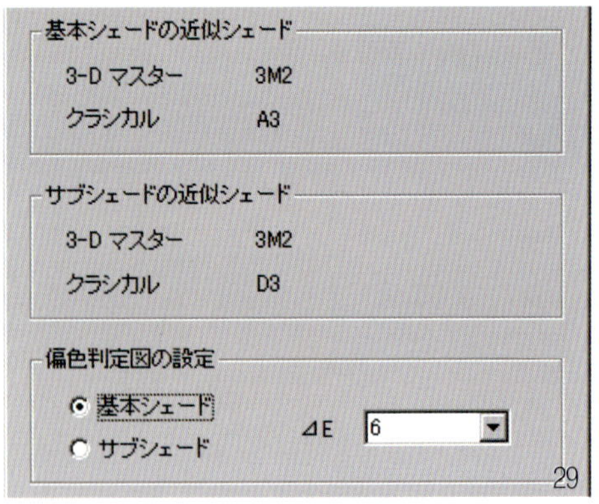

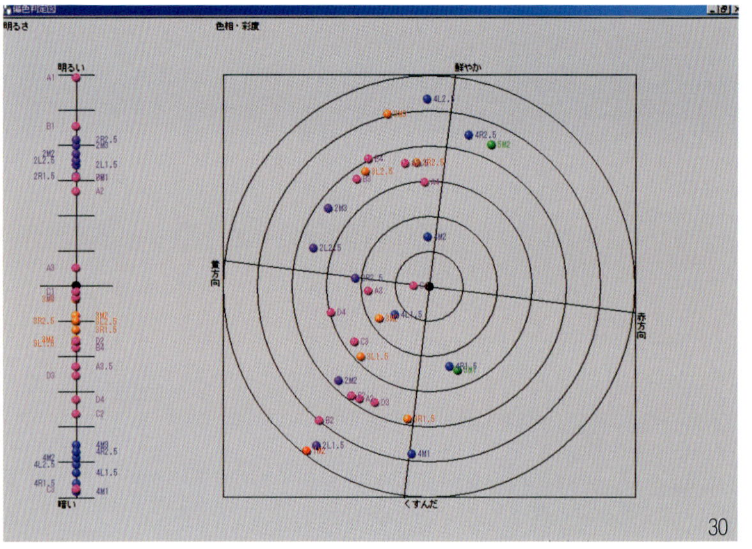

그림 10-29, 10-30. 판정화면에서는 유사 shade가 3D master 3M2, classical A3으로 판정되었다. Sub shade는 D3(Reddish-grey)가 되었지만 어디까지나 참고하는 정도에 그친다. 편색 판정도에서는 classical A3에 대해 명도는 색차 -0.5로 차이가 거의 없고 채도도 +0.4로 차이가 거의 없다. 색상은 +1.8로 Red shift해 차이를 쉽게 볼 수 있다고 판단하였다. 이 데이터를 참고로 다음 공정에 들어간다.

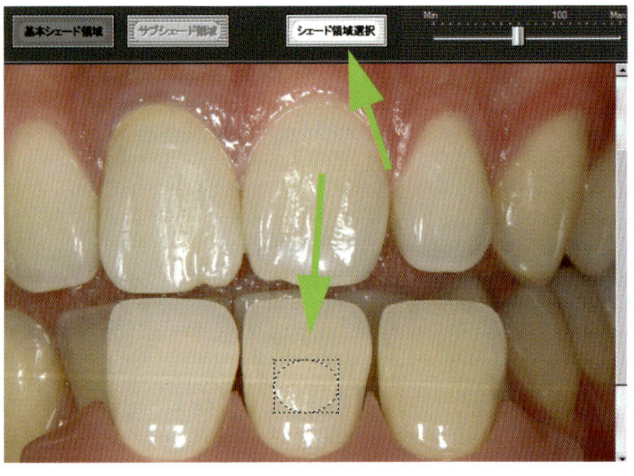

그림 10-31. Shade 영역선택기능으로 표시하지 않으면 Red shift한 상태를 볼 수 없다. 그러나 이동하면 차이가 명확해진다. 화상처리 소프트로 그레이백해도 색상의 변화를 확인하기 쉽다.

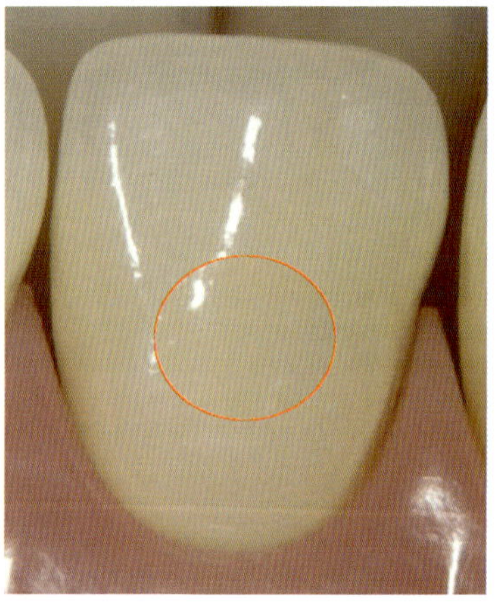

그림 10-32. 데이터와 비교하면 명도는 거의 차이가 없고 채도도 차이를 볼 수 없다. 색상은 약간 Red shift하고 있는 양상을 볼 수 있다. 편색방향의 일치를 확인했기 때문에 베이스는 A3으로 판단하였다.

(3) 내부구조의 파악

앞에서 언급했듯이 측색 데이터만으로는 개성적인 색재현이 불가능하다. 그래서 촬영한 화상에 기초해 내부구조를 확인하고 간단하게 스케치한다. 내부구조를 확인하기 위해 촬영한 화상을 Adobe photoshop의 톤커브 기능을 이용하면 작업이 간단하다. 톤커브 양을 변화시키는 그래프를 마우스로 잡고 천천히 상하 이동시켜 동화상처럼 변화시킬 수 있다. 디스플레이상의 화상에 기초해 표층에서 심층으로 이미지하면서 간단한 스케치를 제작한다(그림 10-33~10-35, 10-37). Enamel 두께나 명도의 파도(그림 10-36), 흰 부분이나 절단투명층의 형태, mamelon이나 dead 캐두의 유무 및 halo 등의 특징을 base shade와 편색도의 데이터를 조합해 색을 최종 판단한다. 경우에 따라 유사 shade가 A3으로 판정되어도 스케치와 편색 판정도 데이터에서 A2 베이스에 명도, 채도, 색상을 편위시키는 것이 좋은 결과로 이어질 수도 있다.

어느 정도의 색차였을 때 편위시킬지에 대해서는 사용하는 파우더나 메탈의 조건이 다양하므로 치과기공사와 협의하면서 시행착오를 거칠 필요가 있다. 실제 작업시 레시피는 치과기공사가 결정하는데(그림 10-38) 치과의사도 어떤 레시피로 제작되었는지 알 필요가 있다. 만일 색이 다르게 완성되었더라도 무엇을 수정하면 좋을지 치과기공사에게 정확하게 지시할 수 있다. 또한 이러한 노력을 계속하는 것이 shade taking의 기술향상으로 이어진다(그림 10-37~10-41).

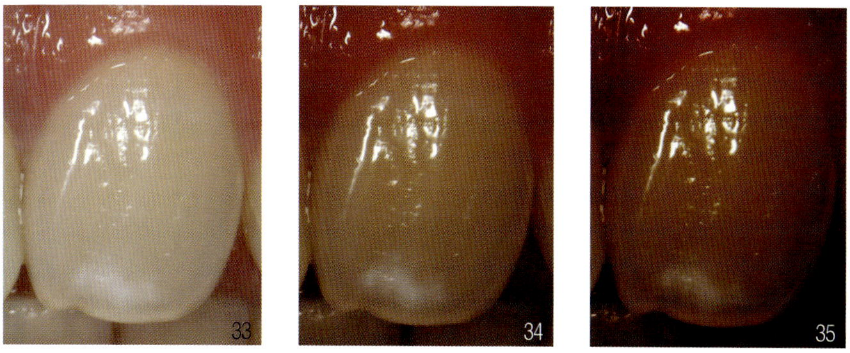

그림 10-33~10-35. 측색 데이터에서 판단할 수 있는 것은 오페크, dentin, enamel의 배합 정도이며, 그후 다색 축성법으로 개성을 표현하고 색을 재현한다. 이 치아는 색이 강하지 않고 절단 mamelon 부근에 흰색 띠가 있기 때문에 톤커브로는 내부구조 일부를 확인할 수 없다. 그러한 경우 절단형태나 순측면 풍융을 관찰하고 상아질의 형상이 유사해지도록 이미지하는 것이 좋다.

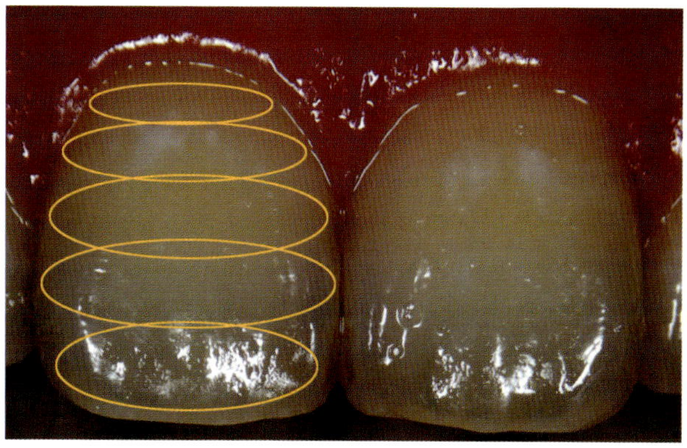

그림 10-36. 명도란 색상에 관계없이 비교할 수 있는 '밝기' 정도를 의미한다. 단색의 물질이라면 명도는 쉽게 비교할 수 있다. 그러나 치관색은 결코 단색이 아니며 다양한 색의 밝기로 표현된다. 보철물에 입체감이나 생명감을 부여하기 위해서는 치관장 내에 명도를 단계적으로 표현하는 것이 중요하다.

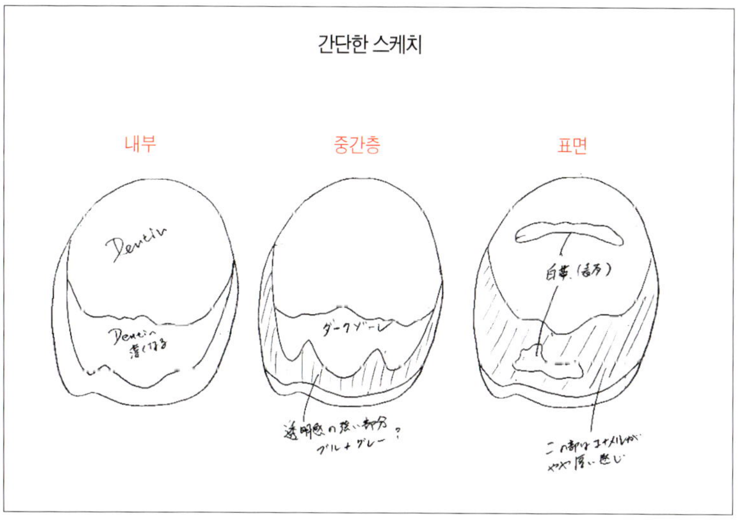

그림 10-37. 치과의사의 간단한 스케치.

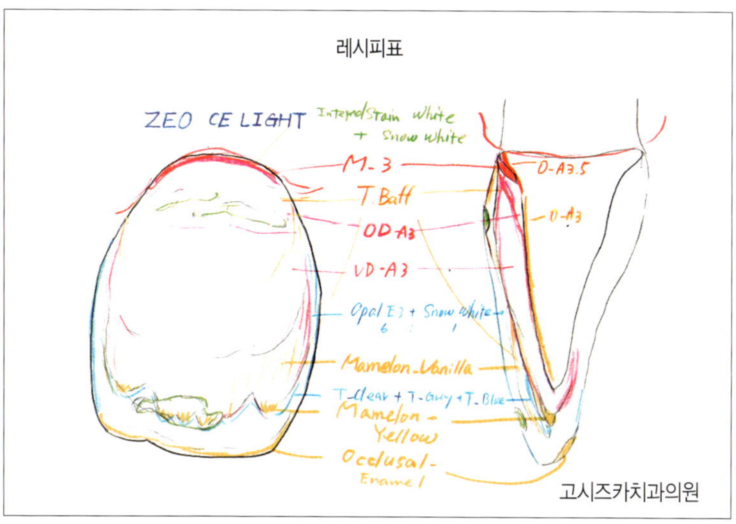

그림 10-38. 실제 치과기공사가 결정한 레시피표. Shade Communicator의 데이터 부분만을 표와 대조해 보면 매인 오페크는 A3, 보디 전체는 VD-A3(VITA Dentin)와 OD-A3으로 회복하고 Red shift된 보디는 T-Buff를 사용해 채도를 살짝 올리고 있다. 내부구조 확인에서 특징적인 부분은 흰색 띠를 내부스테인 White 위에 snow white를 재현하고 enamel은 많이 투과되지 않도록 Opal E3+snow white가 6:1로 혼합되어 있다.

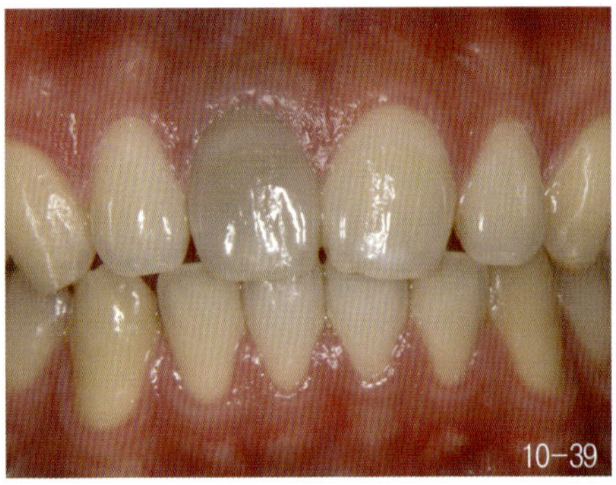

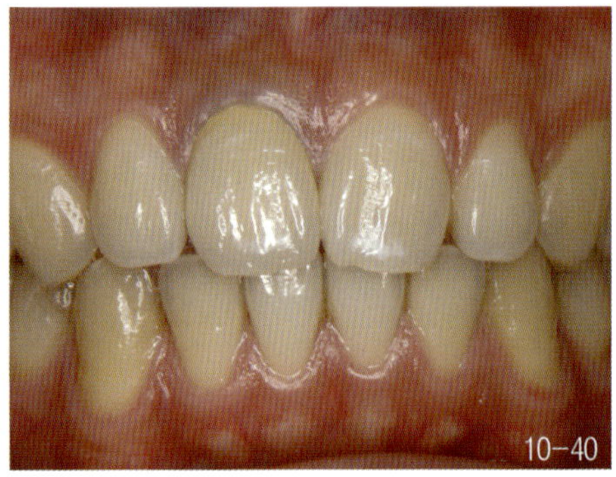

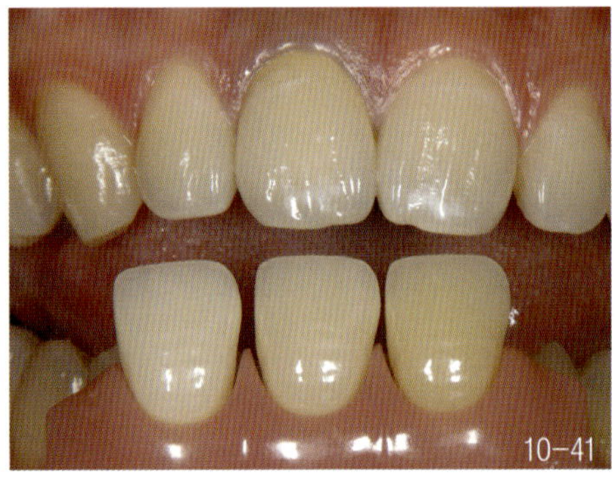

그림 10-39~10-41. 술전(**그림 10-39**)과 술후(**그림 10-40**). 포세린 파우더는 山本金屬 ZEO CE LIGHT, 금속은 MTALOR의 Cerafit을 사용하였다. 사진을 촬영해 보면 치경부의 채도가 약간 높게 보인다. 절단의 흰색띠는 환자의 희망대로 다소 약하게 재현하였다. 그림 41은 VITAPAN Classical A2/A3/A3.5와 비교. 농도를 보면 A3에 대해 Red shift하면서 약간 진하게 표현되었다. 일정한 두께 내에서 각 치아의 개성적인 색조를 재현하는 치과기공사의 노력을 치과의사도 늘 이해할 필요가 있다.

결론

Shade taking은 정확한 base shade의 판정, 그에 대한 명도, 채도 및 색상의 변화량, 각 치아의 개성적인 특징을 데이터화하는 일이며, 치과기공사에게 화상을 포함한 데이터를 제공하면 이후는 치과기공사가 결정한다는 생각을 갖고는 보다 좋은 색재현이 가능하다고 볼 수 없다. 치과의사와 치과기공사가 동일한 감각으로 의사소통을 하고 환자가 납득할 수 있는 수복물을 제작했으면 한다.

최종적으로 색의 적합성을 결정하고 구강 내에 장착하는 작업은 치과기공사가 아니라 치과의사의 책임 하에 진행되어야 한다(그림 10-42).

●보철물 제작 고시즈카 치과기공소.

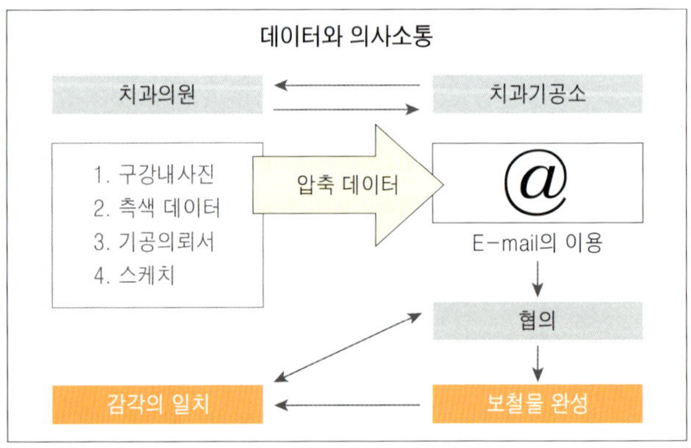

그림 10-42. 데이터만을 일방적으로 전달해서는 색을 재현할 수 없다고 생각한다. 치과의사와 치과기공사가 색을 재현할 때 허심탄회하게 상의하는 것이 중요하며 서로 shade taking에 관한 지식과 기술을 더 심화시켜 가기를 바란다.

참고문헌

1. 日本歯科色彩学会．歯の色の話し．東京：クインテッセンス出版，1999.
2. 日本歯科色彩学会．歯科色彩の話．東京：クインテッセンス出版，1993.
3. 指宿真澄．歯冠色アート．東京：ジーシー，1992.
4. 森　五郎．JIS ハンドブック色彩．東京：日本規格協会，1999.
5. 山本尚吾，稲田和徳．オールセラミック・クラウンに入射した光の行方 Part 2．QDT 2004；29(7)：18-33.
6. ミノルタ株式会社計測機器第2販売部(編)．色を読む話．ミノルタ．

치주질환과 교합진단

上野치과의원
上野道生

제11장

서론

치주질환이 치태내 치주질환 원인균의 감염으로 발증한다는 것은 이미 잘 알려진 사실이다. 우리 치과의사는 치태가 어떻게 해서 치주질환을 일으키고 진행시키는지를 이해하고 나아가 다른 위험요소로써 어떻게 작용하는지를 충분히 이해하는 것이 중요하다. 치주질환은 치아를 지지하는 치조골이 파괴되는 질환이며 그러한 상태는 부착상실(attachment loss)로써 포착된다. 그러나 치주질환은 그 진행과정에 있어서 다양한 요인이 복잡하게 얽혀 병태가 진행되는 질환이다. 치주질환의 발병 초기는 감염성 요인이 우선해 병태가 진행되는데 attachment loss가 진행되어 치주조직이 치아에 가하는 교합력에 대해 충분히 대응할 수 없게 되면 치주조직의 파괴가 상승적으로 진행한다. 이 교합성 인자(교합성 외상) 및 감염성 인자로써 치태, 전신성 질환 등의 개개 전신적 인자, 가령에 따른 노화도 치주조직의 파괴에 크게 관여한다. 이렇게 되면 교합압이 동일하더라도 그 적응범위(한계)가 조금이라도 넘어서거나 지속되면 그 힘은 부하로 작용하고 치주조직에 있어서 스트레스가 된다. 일반적으로 많은 환자는 대합 이상을 갖고 있는데 그것들이 반드시 위해를 가하는 것은 아니며, 보통은 생체의 조화속에서 문제없이 존재한다. 염증과 이 힘이 서서히 치아와 치주조직에 기계적인 스트레스를 가하는 상황을 2차성 교합성 외상이라 부르고 있다.

많은 서적과 문헌에는 '교합성 외상은 부착의 파괴를 일으키지 않는다' 고 기술되어 있다. 확실히 '치조골이 흡수한다' 와 '부착을 상실한다' 가 다르다는 것을 이해할 필요가 있는데 치주치료에 열심인 많은 임상의는 '힘이 무섭다[1]', '구강은 힘과의 싸움', '치주 · 교합 complex(POC)[2]', 'DCS(Dental compression syndrome)[2]' 등의 표현으로 치주치료에 있어서 '힘에 대한 대응' 즉 교합의 중요성을 강하게 주장하고 있다.

즉 치주질환은 생물학적 요인과 기계적인 요인이 혼합되어 병태가 진행되는 복잡한 질환이며 maintenance까지 포함해 다양한 위험요소, 특히 교합성 요인을 어떻게 진단하고 적절하게 대응할지가 임상에서 중요하다고 생각한다.

증례 11-1

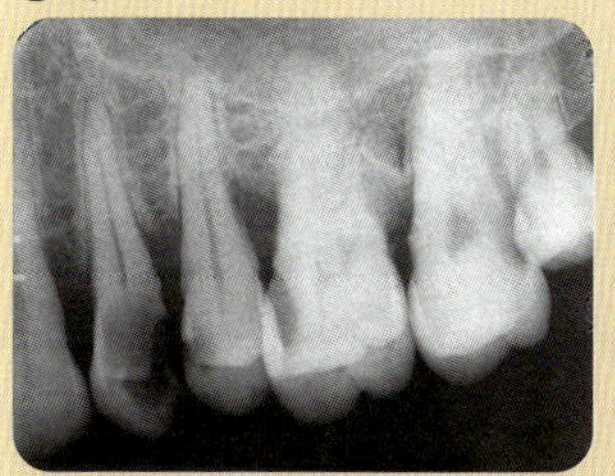

그림 11-1a. 초진시 방사선사진(1985. 9. 13).

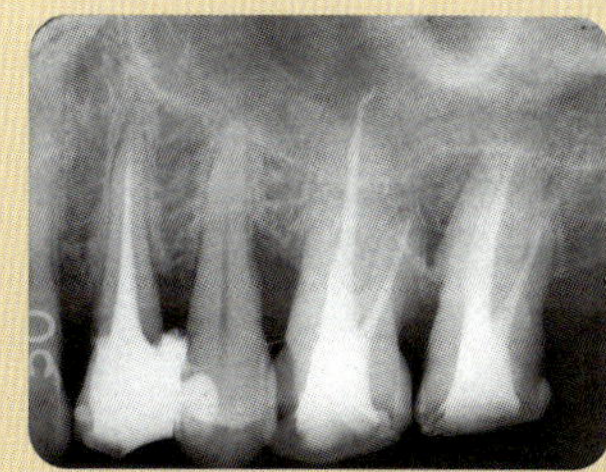

그림 11-1b. 치주기본치료와 병행해 근관치료를 하고 자연정출을 촉진한다(1985. 12. 9).

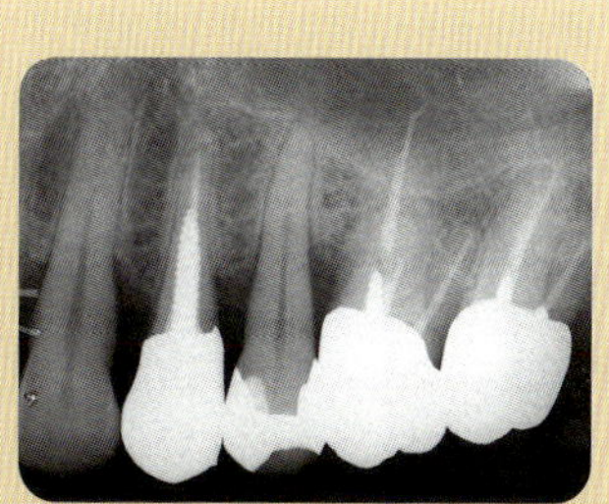

그림 11-1c. 치주외과, 재평가. 보철한지 2년후. Maintenance중(1988. 6. 9).

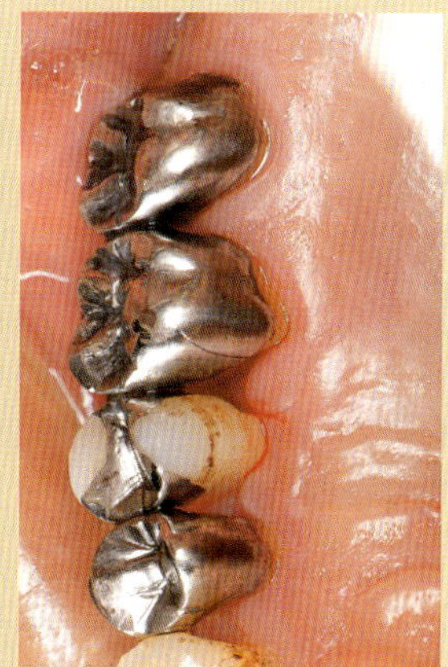

그림 11-1d. 이 시점에서는 무엇보다 plaque control이 중요하다고 평가하였다(1988. 6. 9).

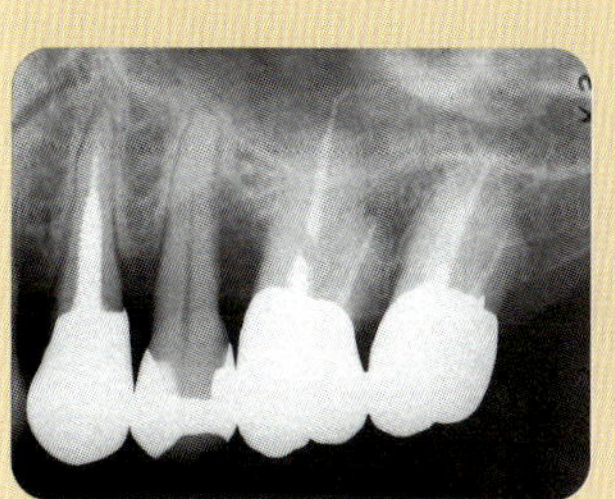

그림 11-1e. 2년 경과. 5의 골흡수가 진행. 이때에 대책을 강구하였다(1990. 10. 29).

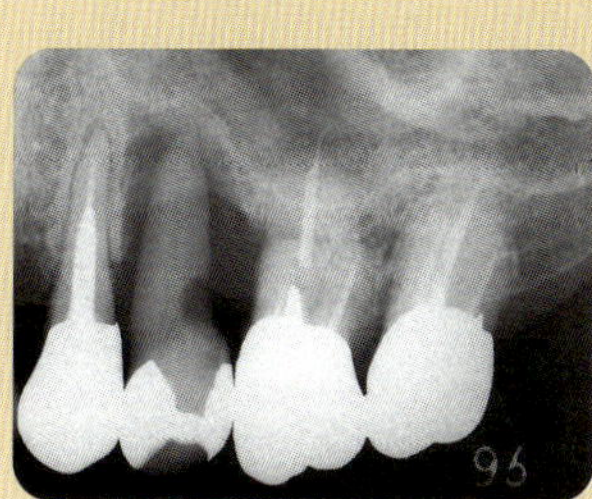

그림 11-1f. 환자가 증상을 호소하며 내원했을 때 교합성 외상으로 인해 지지조직이 완전히 상실되었다(1995.6.26).

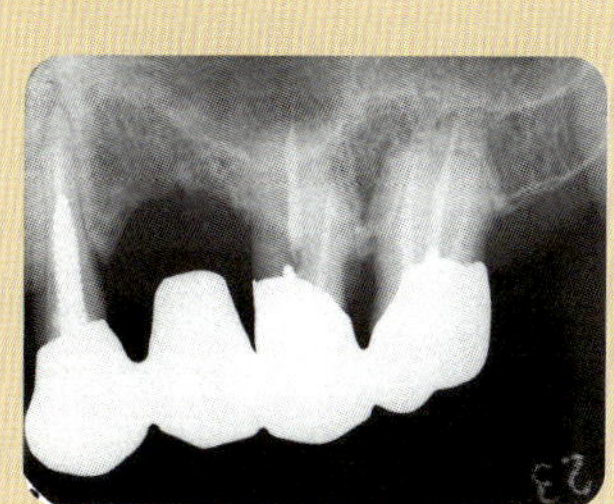

그림 11-1g. 특히 힘의 요소에 주의하면서 maintenance(1998. 10. 12).

증례 11-2

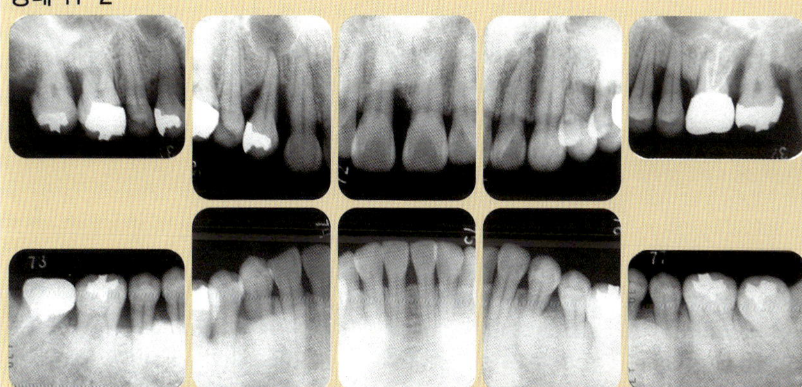

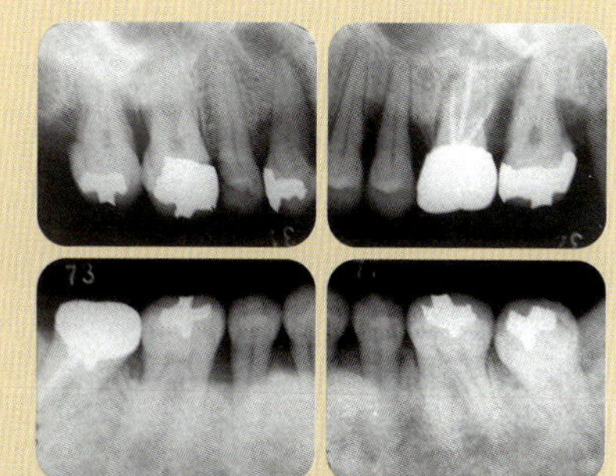

◀**그림 11-2a.** 초진시 10매법 방사선사진.
▲**그림 11-2b.** 상하악 구치부 방사선사진.

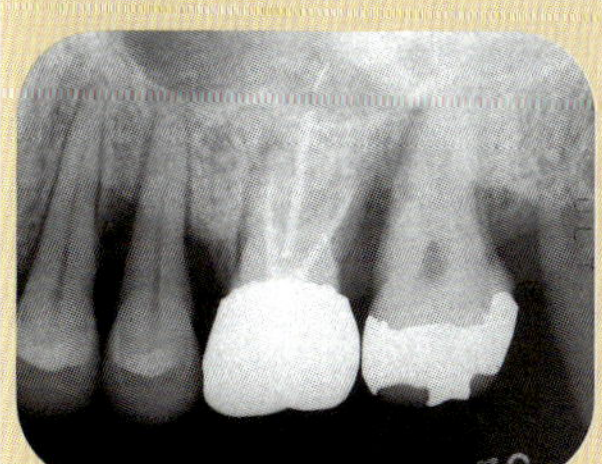

그림 11-2c. |4—7 부 방사선사진. |6 의 지지 조직은 확실하다.

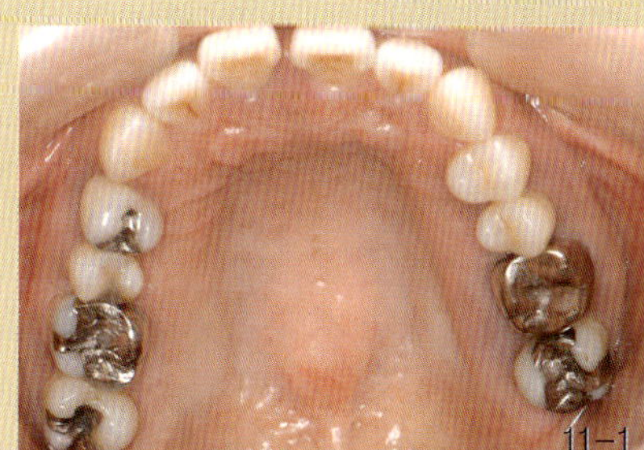

11-1

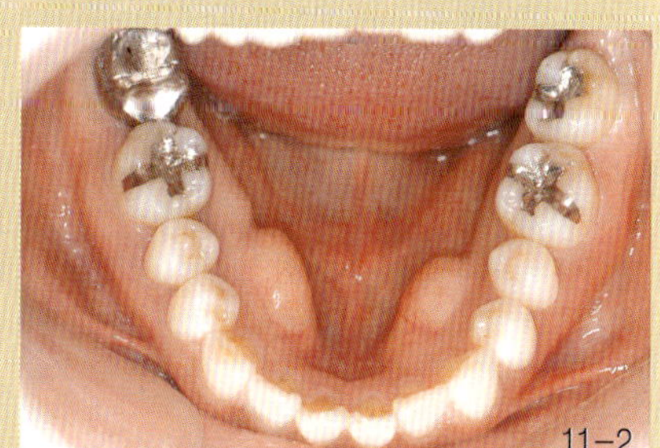

11-2

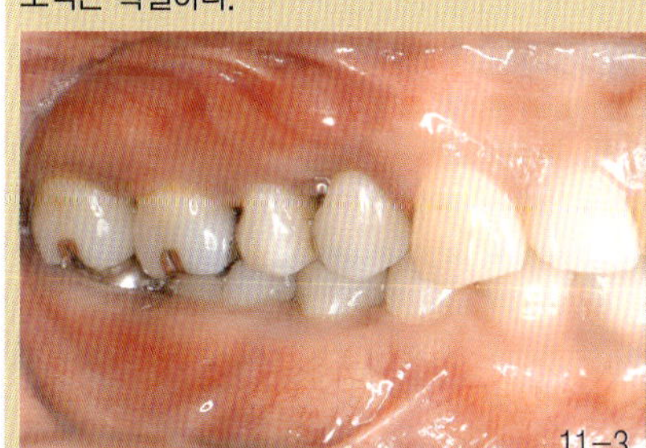

11-3

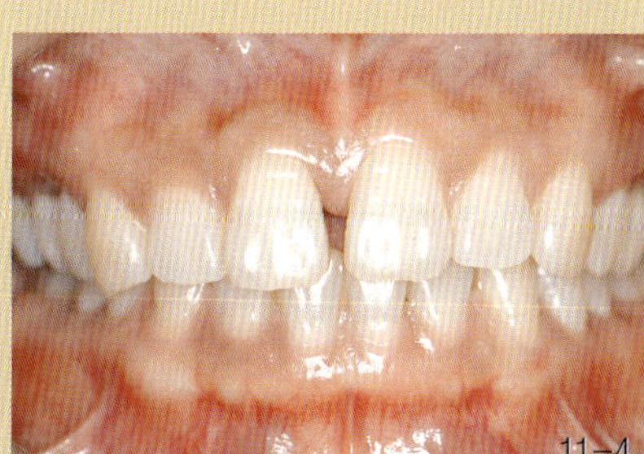

11-4

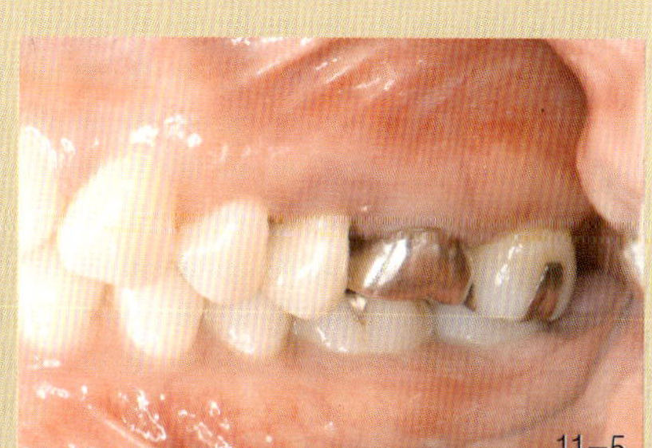

11-5

그림 11-2d(1~5). 염증성 인자보다 힘의 스트레스에 의한 치주조직의 파괴가 강하게 의심된다. |6 의 교두전개각이 다른 치아와 확연히 다른 점에 주목. 교합이 낮고 측방가이드가 결여된 보철물이 주위치아에 2차성 교합성 외상을 유발하였다.

힘과 치주조직의 파괴에 관한 깊은 관련성

구강이 구강으로의 역할을 다할 때 치아는 늘 교합력을 받게 되며, 임상에서 그 힘이 외상성으로 작용하는지 늘 진단할 필요가 있다.

필자도 오랜 임상에서 교합에 충분히 대처하지 못해 결국 치아를 상실하게 된 쓰라린 경험이 있다(증례 11-1). 또한 1치의 크라운 보철이라도 교합면 형태에 부주의해 보철물 이외 치아의 치주조직을 크게 훼손한 증례(증례 11-2)도 많이 접한다. 이 증례는 보철이 장착되어 있는 1개 치아의 지지조직만 확실하고 그 외의 곳은 매우 불량하다. 구강 내를 관찰하면 크라운을 장착한 치아의 교두전개각이 치아와 확연히 다르다. 본 증례에서는 측방 가이드나 인접치, 대합치에 대한 jigging force를 충분히 고려하지 않았다. 그래서 치료한 보철물은 확실하게 보호되었지만 다른 치아에 피해를 주는 결과가 되었다. 우리들이 시행한 보철치료가 원인이 되어 그 치아가 갖는 구강내 역할을 상실하면 인접치나 대합치가 나쁜 영향을 받게 된다.

이러한 경험에 비춰 보면 유명한 치주질환학자가 '교합성 외상은 부착의 파괴를 야기하지 않는다' 고 아무리 주장해도 임상현상에서는 교합의 조절을 무시하고 치주치료를 진행할 수는 없다.

교합성 외상이란

일단 교합성 외상에 대해 정리해 보자. 치과의학 대사전에는 교합성 외상을 '본래 교합력에 의해 야기된 치주조직의 손상을 의미하는 용어였는데 현재는 보다 폭넓게 사용되며 외력(주로 교합력)에 의해 발생한 저작계(치주조직과 저작근과 악관절)의 손상을 의미한다' 고 정의하고 있다. 즉 '교합성 외상' 은 외상성 교합력에 의한 치주조직의 손상 또는 파괴를 의미하는 용어이다. 그러나 그 배경에 있는 다양한 요인, 시간 축을 충분히 설명할 수 없고 반드시 치주질환에 국한되어 사용되는 것은 아니다.

교합성 외상이 치주질환의 진행에 어떤 식으로 관여하는지는 1960년대 Glickman을 비롯해 1970년부터 1980년대 Lindhe나 Polson 등 저명한 치주질환 학자가 논쟁을 벌이고 있다. 국내에서는 加藤[3]이 자신의 연구결과에서 교합성 외상과 치주질환의 학병에 의한 파괴 mechanism을 다음과 같이 정리하고 있다. ① 치태 세균에 의한 치은염증이 치간유두부에서 치간수평섬유에 미친다; ② 치간수평섬유의 치관측부분은 변성이나 흡수를 일으키고 섬유는 감소한다; ③ 강한 힘에 의해 치간수평섬유에 치근막과 유사한 교합성 병변, 즉 섬유의 단렬이나 변성, 국소 혈류악화가 발생한다; ④ 염증성세포는 치간수평섬유속에 쉽게 침윤하게 되어 섬유는 급속도로 파괴된다; ⑤ attachment loss, 골연하낭이 형성된다. 그리고 그 교합성 외상을 야기하는 원인으로 이갈이가 중요한 역할을 한다고 지적하고 있다.

또한 임상의인 下川[4]은 그 저서에서 '교합성 외상이란 어떠한 원인으로 생리적인 적응능력을 넘어선 강력한 교합력이 작용한 결과 발생한 치근막의 조직장애라고 정의하고 있다. 필연적으로 치근막의 조직장애로 염증이 발생한다. 그것은 교합력이 치근막의 적응능력을 넘어선 정도에 비례해 존재한다. 일반적으로 타박, 신발마찰 등의 일과성 외상은 조직이 바로 수복되어 염증이 소실된다. 그러나 이들 타박, 신발마찰이 지속적으로 존재하는 중에 조직표면의 상피가 파괴되면 상해부에 대한 감염가능 확률은 매우 높아진다. 생체에서 세균에 대한 최초의 방어기구는 상피이다. 상피는 생체의 전체 표면을 덮고 있어 세균이 체내로 침입하는 것을 막는다. 유일한 예외인 구강은 치아가 상피를 관통해 존재하므로 상당히 특이적인 세균방어기구가 존재한다. 즉, enamel질과 부착상피에 의한 접착기구이며 치은구 상피에서 호중구의 유주이다. 그러한 환경에서 점점 나이가 들면 치은구에서의 감염을 방어하고 항상성을 유지하는 기능은 떨어진다. 나이가 들어감에 따라 나타나는 퇴행성 변화 중에 치근이 노출하기 시작해 접착관계가 시멘트질과 부착상피에 변화를 주면 그 방어기구는 위험해지고 어떠한 형태로든 치근막에 장애를 일으킨다. 즉 치주질환이 발병하기 쉬운 환경으로 변화해 가게 된다. 건강한 치근막의 존재는 상피를 관통한 상태에서 치아의 안정과 기능의 항상성에 중요한 의미를 갖고 있다. 즉 일반 의학상식으로 생각해 보더라도 교합성 외상을 입은 치아의 치주조직은 치주질환이 발병하기 쉬운 조건을 구비하고 있으며 부착상피가 본래의 역할을 다할 수 있는 환경은 아니다' 고 치주질환의 위험요소인 교합성 외상에 대해 임상의로서 그 중요성을 지적하고 있다.

임상에서 힘의 요인 진단

다양하게 호소하며 내원하는 환자에 대해 정확한 진단과 처치가 가능하다면 아무 문제가 없지만 주소와 상관있는 문제(이상상)가 구강 내에 확실한 형태(예, 우식, 파절선 등)로 존재하지 않는 경우 방사선적으로도 어떠한 이상상을 읽을 수 없다면 진단은 어려워진다. 특히 힘의 요소와 밀접한 관계가 있더라도 그 생체의 허용범위내의 손상이라면 방사선 사진에서 이상소견을 찾아내기는 어렵다. 앞의 下川은 정상적인 치주조직의 방사선상으로 ① 치근 전체가 치조골 내에 식립되어 있다. ② 선명한 치조정선과 치조경선의 연속선이 직각적으로 관찰된다. ③ 선명한 치근막선과 치조경선을 가능한 한 얇고 균일한 폭으로 확인할 수 있다, ④ 선명하고 명료한 치조골능이 관찰된다고 하였다. 그래서 정상상과 비교한 후 충분히 검토해 힘의 인자를 진단할 수 있도록 평소부터 훈련할 수 있는 진료 시스템을 만들 필요가 있다. 방사선사진상에 확실한 상으로 관찰되지 않는 경우 증상으로 눈에 보이지 않기 때문에 간과되는 부분이 많지 않을까? 그러나 생체는 어떠한 표시를 보내고 있는 경우가 많다. 지각과민 및 우식이나 치주질환이 없음에도 불구하고 호소하는 교합통이나 위화감 등 생체가 보내는 신호를 간과해서는 안 된다. 표 11-1에 구강 내에 관찰되는 힘의 흔적을 정리해 보았다. 이들 항목을 검사하고 그 신호에서 구강내 힘의 존재를 간과하지 않도록 하는 것이 중요하다.

악구강계에 장애가 되는 힘을 찾을 수 있다면 그 원인제거 치료는 가능하다. 筒井[6]은 저서 '포괄적 치과임상(대한나래출판사, 2007)' 에서 '포괄적 치과치료' 란 염증과 힘의 요소에 대해 포괄적인 시점에서 진단하고 '최소의 침습에서 최대의 치료효과를 올리기' 위한 치료라고 기술하고 있다. 즉 이 힘의 요인에 대해 진단할 수 없다면 예후의 안정을 고려했을 때 처치가 과장될 수밖에 없고 예후가 불안한 잔존치를 모두 발치하거나 지지조직이 부족한 경우 모두

표 11-1. Parafunction에 의한 형태의 표시(참고문헌5에서 인용)

<table>
<tr><td rowspan="20">구강내</td><td rowspan="5">치아</td><td colspan="2">치경부 설상결손</td><td rowspan="20">구강외</td><td rowspan="4">안면</td><td colspan="2">구순</td></tr>
<tr><td colspan="2">교합면의 함몰</td><td colspan="2">안면의 비대칭성</td></tr>
<tr><td colspan="2">파상선</td><td colspan="2">근육형태</td></tr>
<tr><td colspan="2">균열선, 파절</td><td colspan="2">근육통</td></tr>
<tr><td colspan="2">교모</td><td rowspan="3">하악</td><td colspan="2">편위</td></tr>
<tr><td rowspan="4">수복물</td><td colspan="2">파괴, 변형</td><td colspan="2">변형</td></tr>
<tr><td colspan="2">루더선상, 파형 평행선</td><td colspan="2">교합고경의 저하</td></tr>
<tr><td colspan="2">마모면</td><td rowspan="7">악관절</td><td colspan="2">잡음</td></tr>
<tr><td colspan="2">금속맛, 신맛</td><td colspan="2">동통</td></tr>
<tr><td rowspan="5">치주조직</td><td colspan="2">치근막과 치조백선의 비후</td><td colspan="2">운동장애</td></tr>
<tr><td colspan="2">치은퇴축, 주름</td><td colspan="2">머리위치와 공간</td></tr>
<tr><td rowspan="3">치조골</td><td>수직성 흡수</td><td rowspan="3">형태변화</td><td rowspan="3">Screrosis, Ebunation
Erosion (Flat, Concavity)
Marginal proformity
Defomity</td></tr>
<tr><td>열개, 개창</td></tr>
<tr><td>치밀성골염(골양)</td></tr>
<tr><td rowspan="4">변위</td><td colspan="2">치아의 동요</td><td rowspan="6">전신증상</td><td colspan="2">두통</td></tr>
<tr><td colspan="2">치아의 이동</td><td colspan="2">어깨 결림</td></tr>
<tr><td colspan="2">치열의 변형</td><td colspan="2">근육통</td></tr>
<tr><td colspan="2">교합면의 불규칙</td><td colspan="2">자세, 손발저림</td></tr>
<tr><td colspan="3">악골의 흡수, 조성, 변형</td><td colspan="2">눈, 귀, 코</td></tr>
<tr><td colspan="3">혀</td><td colspan="2">기타</td></tr>
</table>

증례 11-3

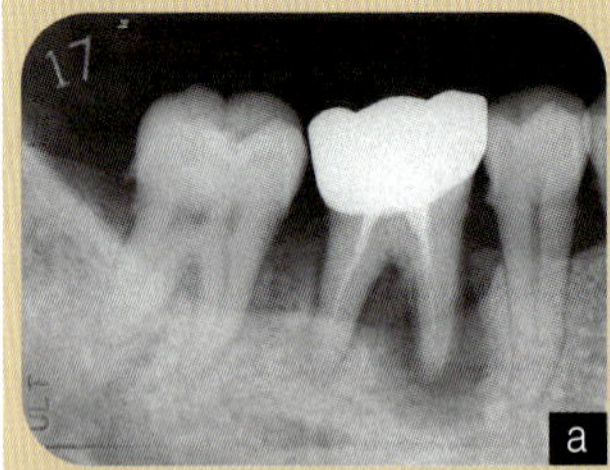
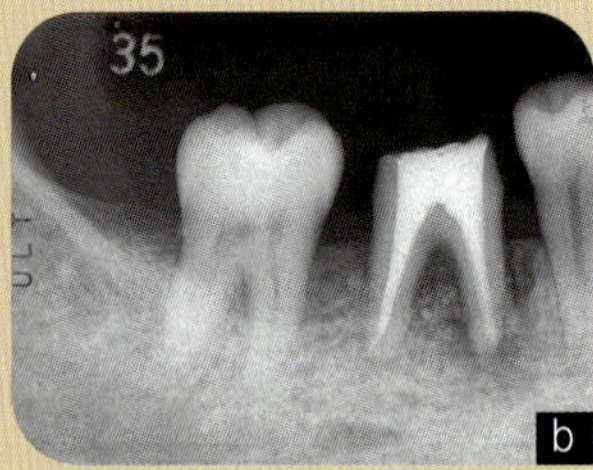

그림 11-3. a, 초진시. $\overline{76|}$은 교합성 외상으로 인한 동요와 현저한 골파괴상을 보인다. **b,** 근관치료, 치주외과 처치를 하고 자연정출을 촉진한다. Provisional restoration으로 교합을 평가하고 보철처치에 들어간다.

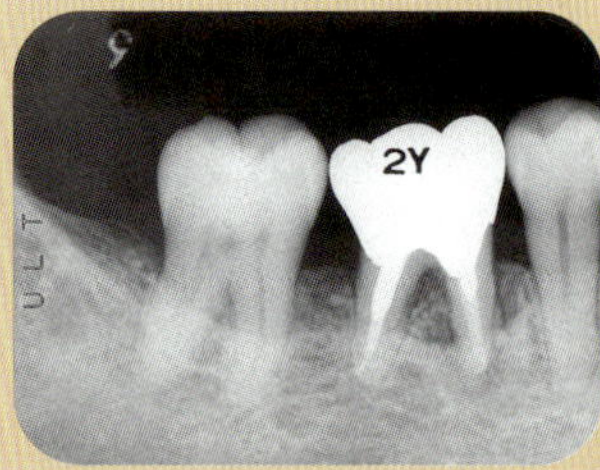

그림 11-3c. 술후 2년. $\overline{6|}$의 치주조직은 개선되고 있다.

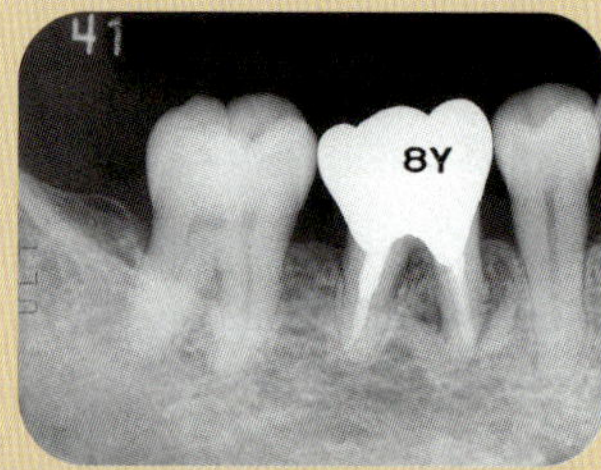

그림 11-3d. 술후 8년. 파괴된 치주조직의 개선이 관찰된다.

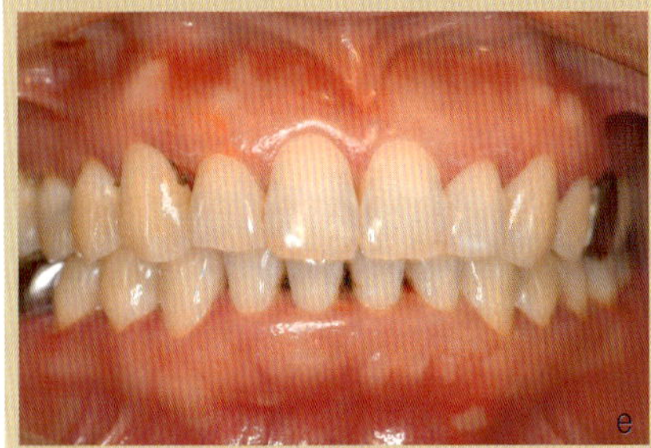
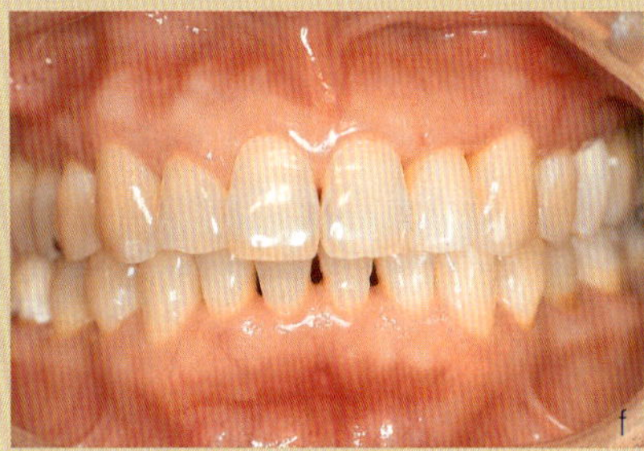
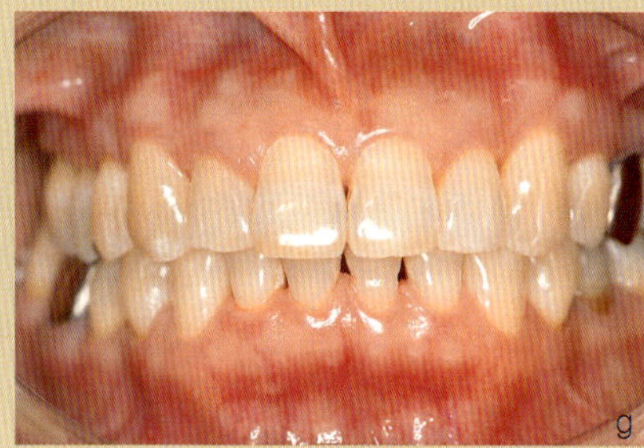
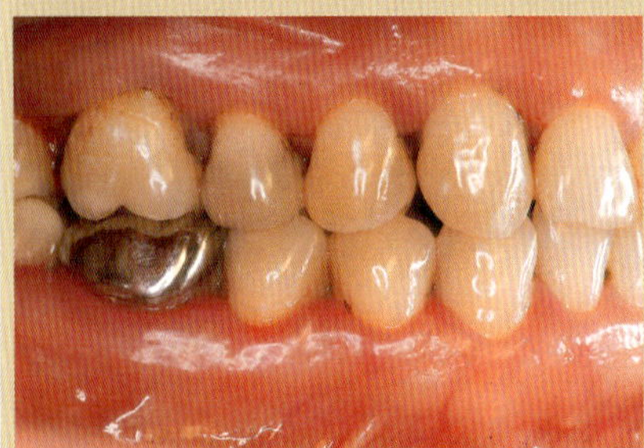

그림 11-3h. 초진시 우측면.

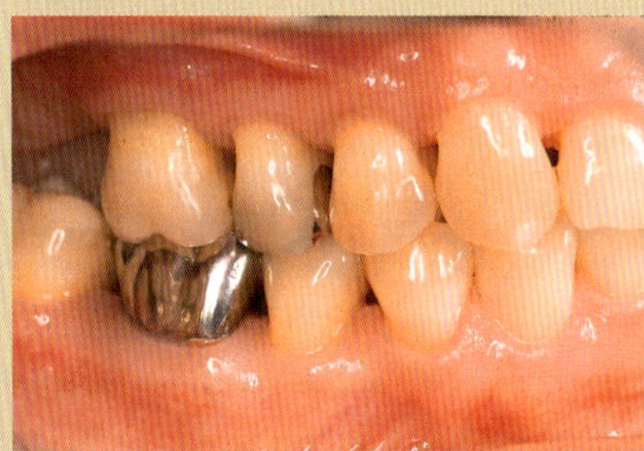

그림 11-3i. 술후 8년된 측면. Vertical stop, anterior guidance가 정상적으로 기능하고 있다.

그림 11-3e. 초진시 구강내. $\frac{1|1}{1|1}$ 정중의 변위에 주목. 악위편위로 교두간섭이 발생하고 jiggling force가 출현하고 있다.
그림 11-3f. 교합을 조정하고 기존 보철물을 provisional restoration으로 교체해 하악위를 적절하게 개선하고 교합의 안정을 목표하였다. 하악의 편위가 개선되고 상하악 정중이 일치하였다.
그림 11-3g. 술후 8년된 정면. 안정적인 교합상태가 유지되고 있다.

splint하는 경우도 있다. 교합지지를 확실하게 하기 위해 많은 임플란트를 식립하거나 보철물에 많은 지대치를 사용하게 된다. 이에 대해 환자의 악구강계와 관계가 있는 힘을 이해한다면 가능한 한 연결을 피할 수 있으며 무리 없는 힘으로 치아를 이동시킬 수 있다. 그러기 위해서는 힘의 인자에 대한 진단과 그에 대응하는 다양한 치료수단을 갖고 있어야 한다. 이것은 더 진행된 치주질환에 대한 다양한 치료술식을 구사해 보철 및 maintenance로 진행해가는 치료과정에서 우리들이 명심해야 할 부분이다(증례 11-3, 11-4).

예를 들어 증례 11-4처럼 환자가 비교적 젊은 연령이라면 '힘의 요인'을 늘 염두에 두고 신중하게 진단해야 할 것이다. 그러나 50~60대 환자라면 주소인 통증을 제거하기 위해 안이하게 깊게 개입해 본래는 필요 없는 과잉처치를 하게 될 수도 있다. 즉 힘의 요인이 간과되어 적절한 진단이 이루어지지 않으면 건강한 치질이나 치수를 손상시킬 수도 있다.

본원에도 중년 · 노년층의 남성이 주초에 교합통과 냉온통을 호소하며 내원한 적이 있다. 타진에도 강하게 반응하고 치수염증상과 유사한 증상을 보여 당장 발수가 필요하다고 생각한 증례였다. 그러나 방사선에 아무 이상이 없어 더 깊은 대화를 나눴더니 주말에 친구와 골프를 갔다고 한다. 그때 강하게 깨물어 치아에 스트레스가 가해졌다고 생각한다. 환자는 이전에도 이와 유사한 경험이 있었다는 것을 문진을 통해 알게 되면서 확실히 힘의 요소에 의한 증상의 발현이라 진단을 하게 되었다. 근육에서도 허용능력을 넘어선 부하에 대해서는 근육통이 발생하므로 동일한 생체기관인 치아 · 치주조직에 같은 현상이 일어나는 것은 전혀 이상한 일이 아니라고 설명하고 경과를 보면서 문제를 해결하였다.

증례 11-4

그림 11-4a. 초진시, 교합성 외상치의 방사선소견 화상. 치조정선과 치조경선의 연속성이 소실되고 골투과상이 근단방향으로 확대되어 주위 치조골능이 선명하지 않다. ▶

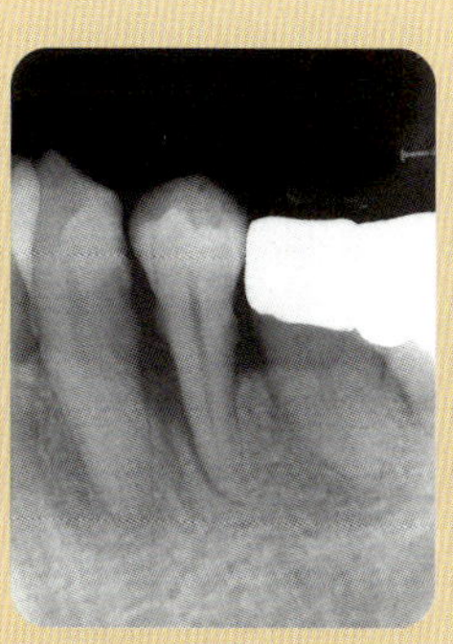

그림 11-4b. 초진시, 전악 10매법 방사선사진. ▶

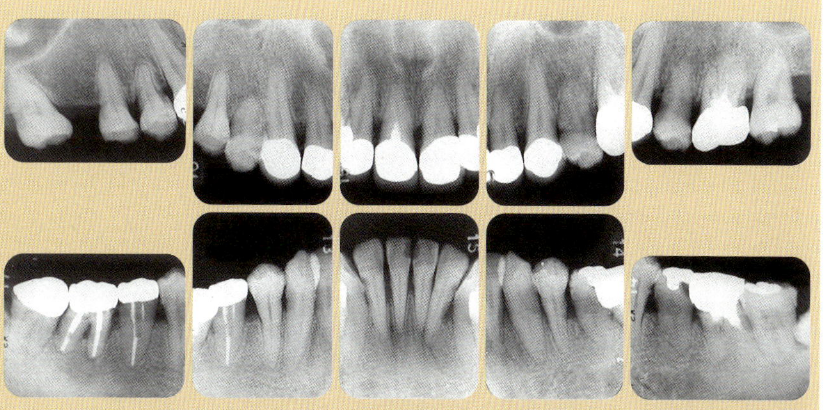

그림 11-4c. 술후 12년, 정상적인 방사선 소견으로 개선되고 있다. ▶

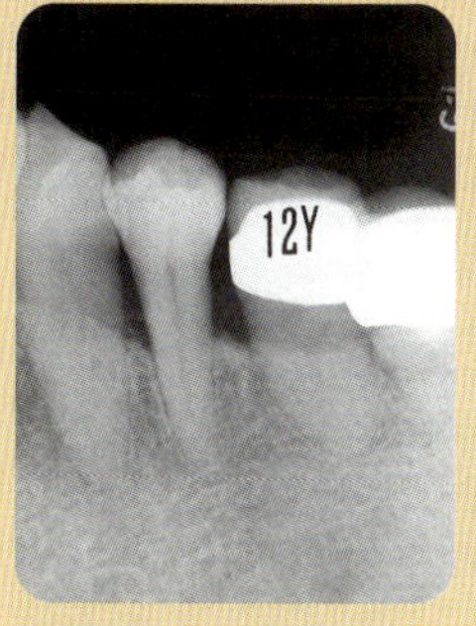

그림 11-4d. 술후 12년이 경과했고 전악 10매법 방사선사진. ▶

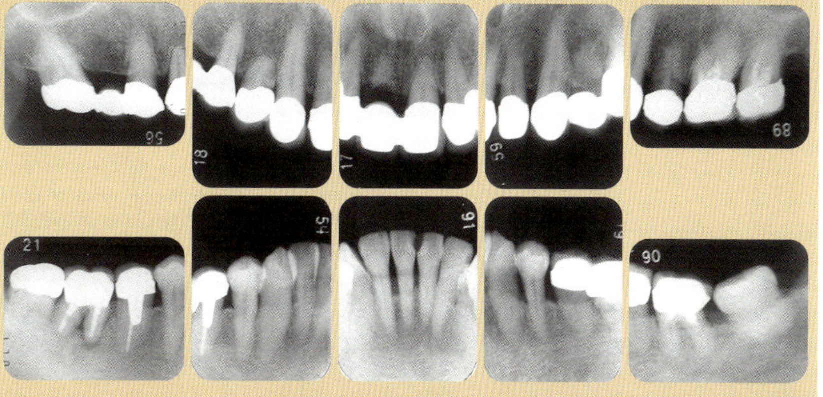

그림 11-4e. 초진시 구강내(1990. 9. 21).
그림 11-4f. 술후 8년된 정면. Maintenance 중.

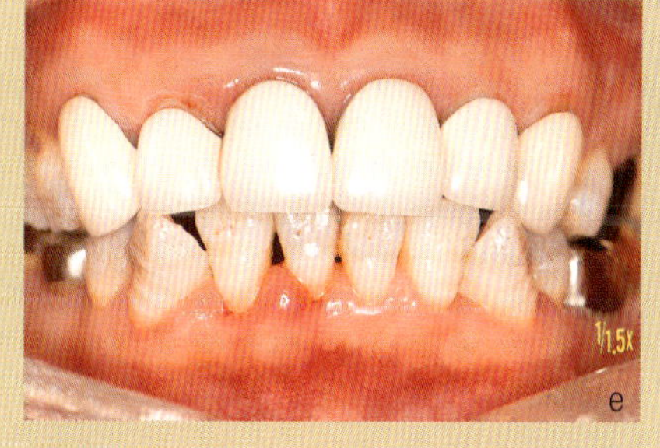

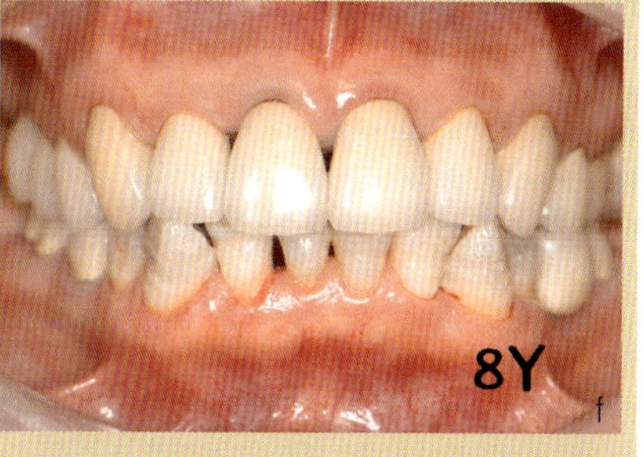

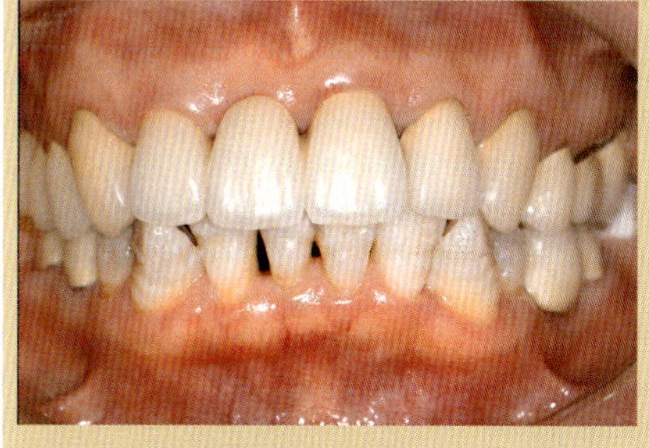

그림 11-4g. 술후 15년. 1⌋은 치근파절로 발치(술후 12년)하게 되었다. 다양한 위험요소를 평가하면서 maintenance(SPT) 중(2005. 5. 20).

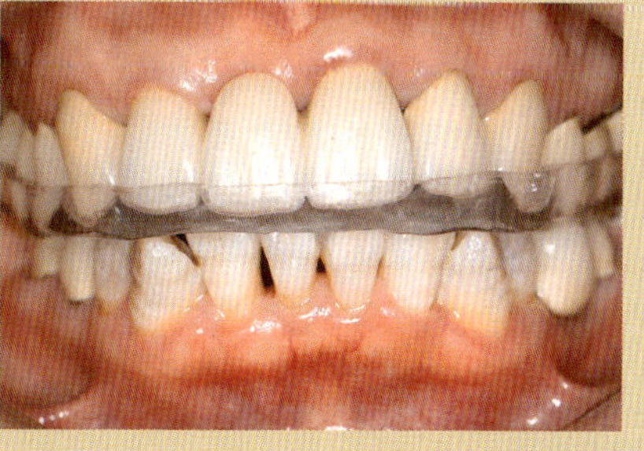

그리 11-4h. 1⌋ 발치 후 night guard를 장착. 가령이라는 최대의 위험요소가 앞으로의 과제이다(2005. 5. 20).

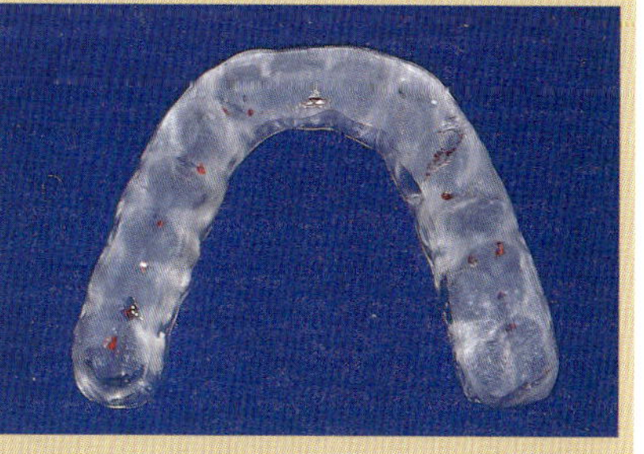

그림 11-4i. 현재 장착한지 3년 후. 장착시보다 상당히 개선되었지만 야간에 꽉 무는 습관은 여전히 남아 있다.

누구나 이러한 증례를 많이 경험할 것이다. 만약 이때에 더 깊게 개입해 실활치가 되고 스트레스가 계속 가해지면 근파절되어 발치하는 상황을 맞이하게 될 것이다.

이 환자 입장에서 일상생활에서 잠재해 있던 힘의 요인에 의해 구강이 파괴될 수 있다는 인식을 가질 수 있게 되어 앞으로 구강 건강유지 측면에서 큰 수확이 있었다고 생각한다.

증례 11-5

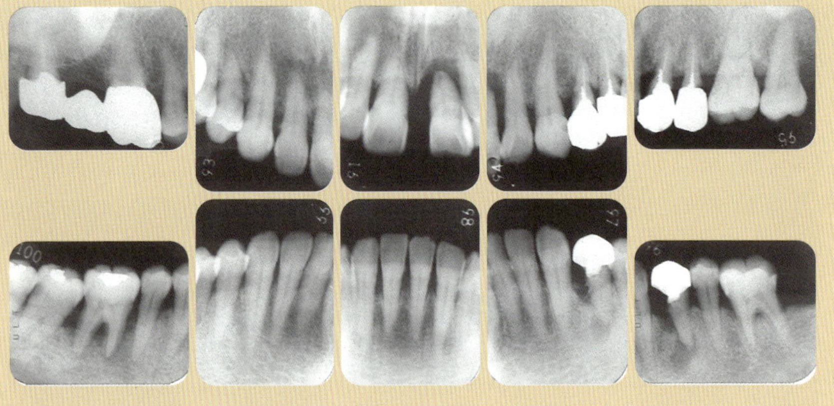

그림 11-5a. 초진시 10매법 방사선사진(1992. 6. 30).

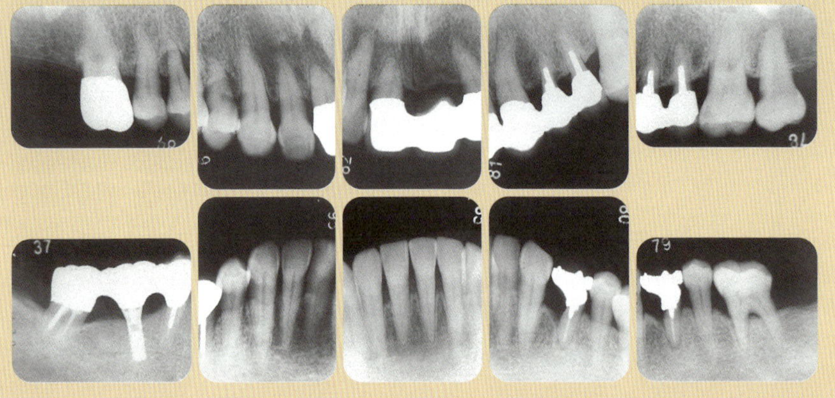

그림 11-5b. 술후 11년 된 10매법 방사선사진(2003. 8. 27).

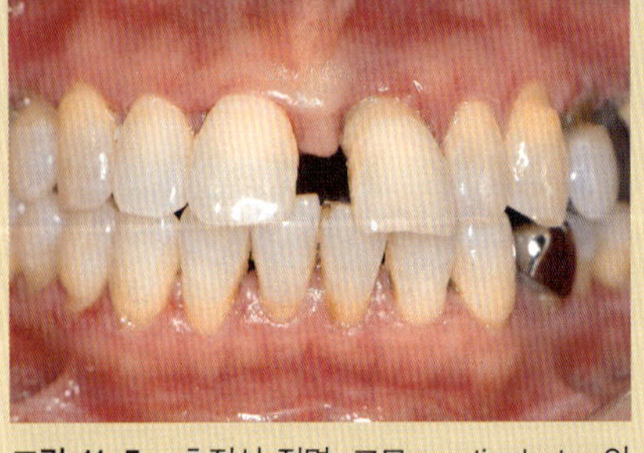

그림 11-5c. 초진시 정면. 교모, vertical stop의 붕괴, 하악위의 변화, flare out과 교합성 인자가 치주조직의 파괴와 깊은 관계가 있다는 것을 상상할 수 있다.

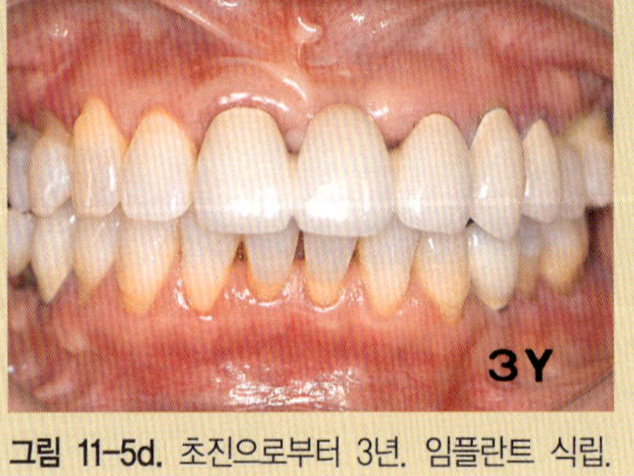

그림 11-5d. 초진으로부터 3년. 임플란트 식립. Vertical stop을 부여하고 anterior guidance도 회복시켜 maintenance에 들어간다.

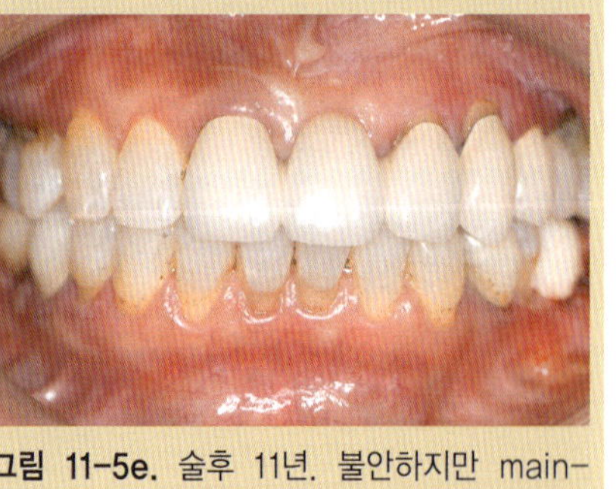

그림 11-5e. 술후 11년. 불안하지만 maintenance해서 일단 치주질환의 진행이 억제되고 있다.

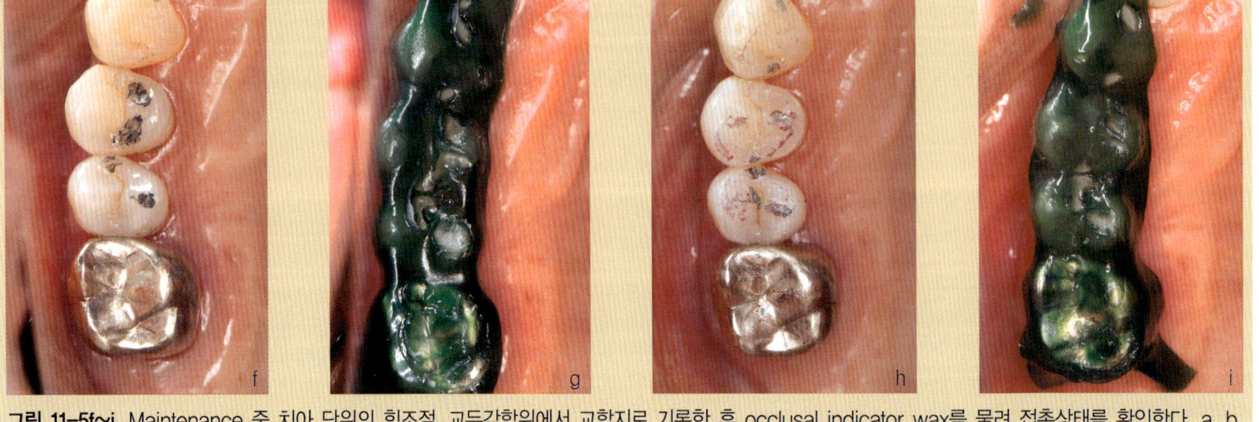

그림 11-5f~i. Maintenance 중 치아 단위의 힘조절. 교두감합위에서 교합지로 기록한 후 occlusal indicator wax를 물려 접촉상태를 확인한다. a, b, c의 접촉상태 포인트를 남겨 면접촉하고 있는 부분이 좁아지도록 교합을 조정한다. 이때 삭제해서 교합고경이 낮아지지 않도록 주의한다.

염증과 교합의 조절에 관한 대응(특히 교합요인)

상당히 진행된 치주질환 치료를 진행해 갈 때 잔존자연치를 보존하면서 치주조직의 수복 및 재생을 목적한다. 그중에서 술식은 물론, 치주기본치료, 치주외과 처치, 보철처치, maintenance도 포함해 교합의 확립과 안정, 그것을 영속성을 갖고 유지 · 관리할 수 있는 것이 가장 중요하다고 할 수 있다(증례 11-5). 그렇다면 이 교합의 안정이란 일상 임상에서 구체적으로 무엇을 의미할까? 치주질환의 진행과정에서 위험요소로서 교합의 문제에 대해 통일된 견해가 없는 것이 현실이지만 일반적으로 다음의 항목에 준해 교합을 치료해 간다.

1. Centric
2. Guidance
3. Chewing cycle
4. Parafunction

이들 개념에 대한 상세한 설명은 다음 장에서 하기로 하고 이들 포인트를 확인해 재평가하면서 교합의 안정과 조화를 달성하는 것이 필요하다. 그중에서 치주조직의 안정과 개선을 달성한 후 지지조직이 빈약해 단독 보철로는 그 동요의 수속이 곤란한 경우 치주보철 개념에 의한 연결고정(splint), cross arch splint같은 대응이 필요하게 된다.

물론 연결고정에 의한 장단점을 충분히 이해한 후 어디까지 개입할지 충분한 informed consent에 기초해 informed choice가 강조되어야 한다(표 11-2).

표 11-2.

교합력을 어떻게 분산시킬까?	
교합양식	치아 평가와 보철
• 교합평면, 교합만곡	• Splint
	• 치주조직
• 치열궁의 형태	• Crossarch · splint
	↓
• 잔존치 개수와 대합관계	어디까지 개입할까?
(교합지지, 수압가압)	• 보철에 의한 효과와 위험요인 평가
• 잔존치의 치주환경	
(지지조직양)	
• Parafunction	

참고문헌

1. 北川原　健編著. 力の見方. DENTAL CLINICAL SERIES BASIC PERIODONTICS(２). 東京：医歯薬出版, 2002；68 73.
2. 宮田隆, 辰巳順一. 歯周病診断のストラテジー　歯周・咬合コンプレックス(POC)の診断. 東京：医歯薬出版, 1999，48 79.
3. 加藤熈. 歯周病研究の現状と将来展望. GC 友の会臨床シリーズ No.78　歯周病の予防と治療, 1998；4 21.
4. 下川公一. 歯周病におけるリスクファクターとしての咬合性外傷. 東京：デンタルダイヤモンド, 1997；22(306)48-55.
5. 筒井昌秀, 筒井照子. 包括的歯科治療・その理論と実際・その２. 補綴臨床　1995；28(４)・480.
6. 筒井昌秀, 筒井照子. 包括歯科臨床. 東京：クインテッセンス出版, 2003.

임플란트 보철의 교합

우에다치과
上田秀朗

제12장

서론

오늘날 임플란트 치료는 원칙을 엄수하면 누구나 성과를 얻을 수 있는 예지성 높은 치료방법이며 이미 특별하지 않은 치료가 되고 있다. 한편 최근 임플란트 치료의 발전과 변화가 빠르게 진행되어 새로운 부품의 개발, 술식이나 치료 개념의 변화와 함께 임플란트 상부구조에 부여하는 형태나 교합도 변화하고 있다(그림 12-1~12-3). 과거 상부구조의 교합면은 협설폭을 좁히거나 대구치를 소구치 형태로 제작해 과도한 부담을 피하려는 시기도 있었다. 그러나 현재는 심미적 및 기능적 관점에서 자연치의 형태를 모방하고 있다. 자연치와 임플란트의 커다란 차이는 치근막의 존재에 기인하는 거동의 차이이며 혼재시켜 교합력을 균등하게 부담시키는 것이 이론적으로 매우 어렵다고 생각한다. 동요하

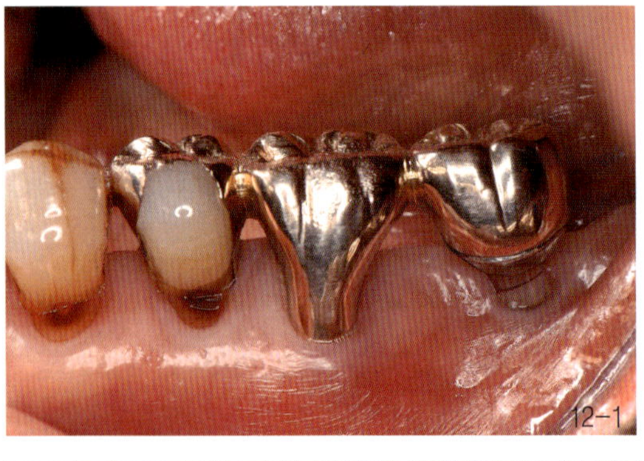

그림 12-1. 1985년. 잔존치와 연결할 수밖에 없어 교합지지가 확실하다고 할 수 없다.

그림 12-2. 1990년. 골결합 타입의 임플란트며, 교합지지는 확립되어 있고, 기능적으로 만족스러워졌다.

그림 12-3. 2002년. 임플란트 보철의 부품도 개량되고 심미적 및 기능적으로 자연치를 모방한다는 점에서 완성도가 높아졌다.

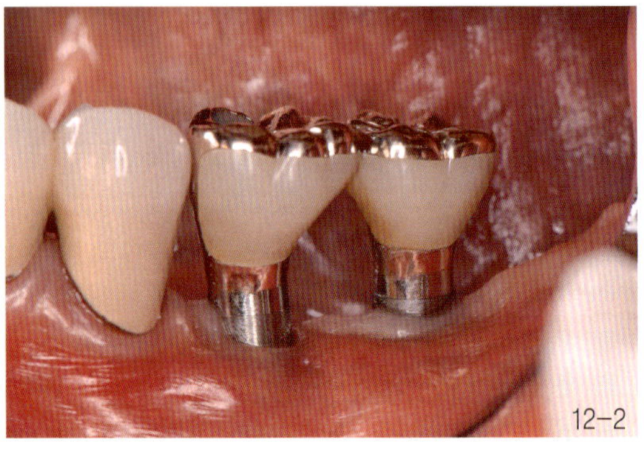

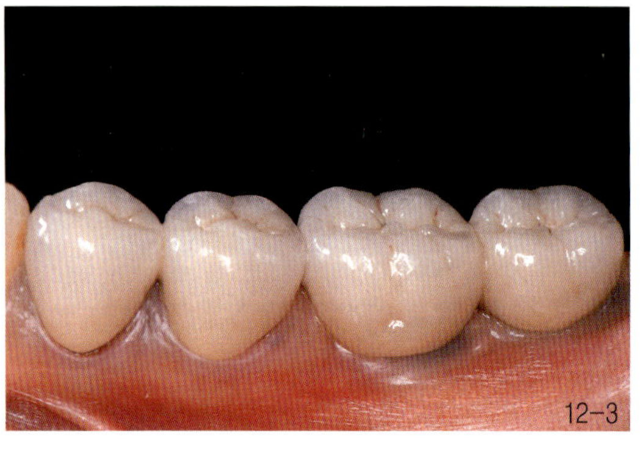

고 치주질환이 있는 치아를 포함하는 치열에 임플란트를 진행할 경우 충분한 배려가 필요하다.

또한 임플란트는 견치를 포함하는 결손보철이나 무치악을 포함하는 다수치결손에 있어서 임플란트의 식립방향이 규제받고 측방압을 받기 쉽다. 또한 임플란트의 치관치근비가 불리한 경우 자연치에 준하는 교합양식과 동일한 견해로는 대응이 불가능한 증례가 많다.

그 외에도 환자의 고유한 저작패턴이나 과도한 교합력 또는 parafunction 등 임플란트에 유해한 응력이 집중되지 않도록 최종보철물의 설계, 교합면형태 및 교합양식을 결정하지 않으면 안 된다.

안정적인 교합의 확립은 임플란트의 장기적인 예후에 중요하므로 실제 임상에서 시행착오를 거치면서 provisional restoration을 조정해 교합을 적절하게 확립하고 최종보철물에 반영시킬 필요가 있다.

이번에는 다양한 질병 및 결손 형태에 임플란트로 대응한 증례를 소개하며 반성할 점과 교합에 대한 임상적인 견해를 기술하겠다.

구치부 임플란트 교합면형태의 변천

임플란트는 과도한 교합력, 특히 측방력에 약하다고 한다. 그래서 과거에는 그 힘을 배제하는 다양한 방법이 고안되었다. 대구치부를 소구치형태로 수복하거나 교합면의 협설적 폭을 2/3 정도로 좁게 처리하곤 하였다(그림 12-4a, b). 또한 협설적 교합접촉점에 ABC contact를 부여하는 것이 아니라 AB contact이나 BC contact를 부여해 임플란트에 대한 힘을 감소시켰다(그림 12-5a, b). 이 방법은 과도한 교합력을 피하는 의미에서는 상당히 일리가 있는 방법이며 필자도 short 임플란트 등 식립조건이 불량한 증례에 응용하고 있다. 그러나 현재 다양한 악운동해석장치가 소개되면서 기능운동이 해명되고 있으며, 이상적으로는 기능적 및 심미적으로 자연치형태의 수복이 요구된다.

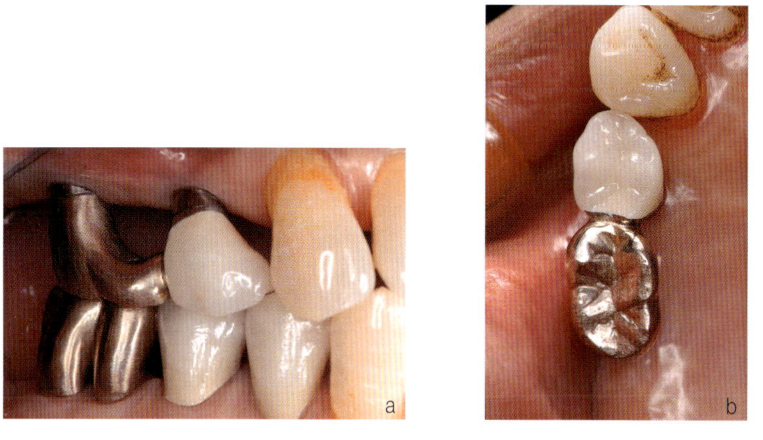

그림 12-4a. 상악 우측 구치부 결손에 2개의 임플란트로 대처하였다.

그림 12-4b. 대구치부 임플란트 상부구조의 협설폭이 매우 좁다.

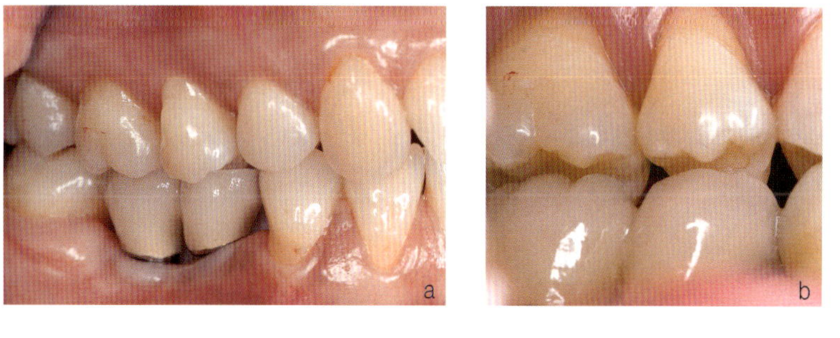

그림 12-5a, b. 6 5|부 임플란트. 우측방면에서 보면 교두감합위에서는 치아의 접촉상태를 최대한 부여한 것처럼 보이는데 실제 A contact는 접촉하지 않는다.

이상적으로 생각되는 교합재구성(증례 12-1)

이상적인 교합재구성이 가능하기 위해서는 하악위를 모색한 후 교합평면을 시정하는 것이 가장 중요하다. 가상평면은 camper 평면을 기준으로 하고 전후, 좌우 조절만곡을 부여해 균형 잡힌 교합평면을 구축해 간다. 적절한 교합평면의 부여는 보다 안정적인 교합을 구축하는 데 반드시 필요하다. 치열은 이상적으로 좌우 대칭적인 발굽형의 연속성을 갖는 치열을 완성한다. 구치부 중심와선(centric fossa line)은 완만한 곡선으로 연속성을 갖고 있어야 하며, 변연융선은 높이에 차이가 없도록 주의한다. 또한 전치부와 마찬가지로 구치부도 좌우 차이가 없도록 over bite 및 over jet을 부여한다. 교두전개각은 과로각이나 절치로각 등의 개체 차이에 의해 결정되는데 이것도 좌우 차이가 없어야 한다. 임상에서 provisional restoration으로 모색하고 cross mount법으로 가능한 한 충실하게 최종보철물에 반영한다.

과거 임플란트의 교합접촉점은 잔존치보다 교합지 1장 정도(25㎛) 약하게 한다고 했는데 임상에서는 대합치의 이동이나 기술적인 문제 때문에 곤란하므로 잔존치와 마찬가지로 occlusal contact을 부여해 교합력이 분산되도록 한다.

이상적이라 생각되는 교합재구성 - 증례 1: 술전(그림 12-6a~f)

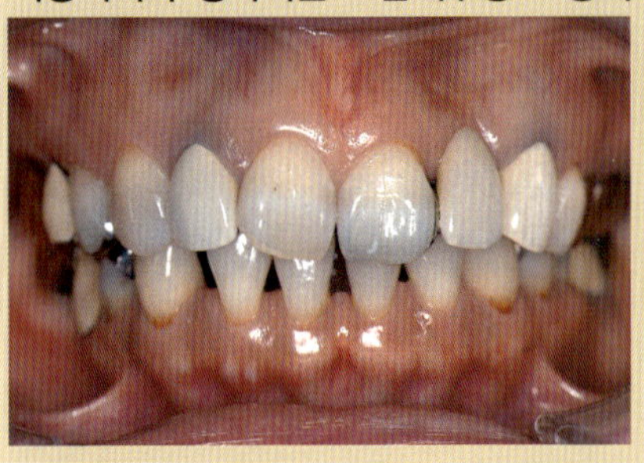

그림 12-6a. 술전 정면. 중절치의 익상염전같은 치열부정은 존재하지만 정면에서는 불규칙한 교합평면을 볼 수 없다.

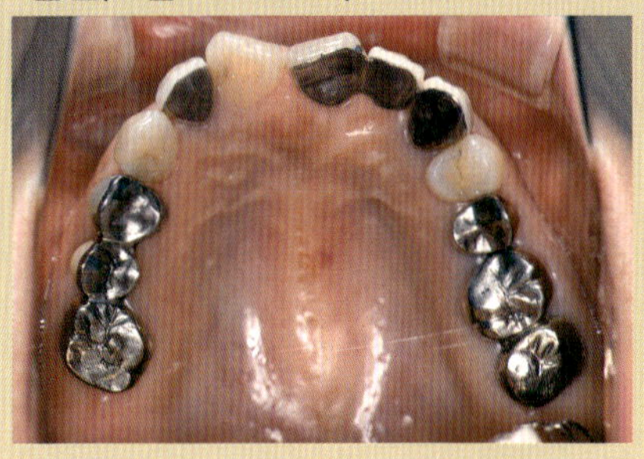

그림 12-6b. 술전 상악 교합면. 치열의 좌우대칭성, 구치부 보철의 중심와선의 연속성이 유지되지 않고 있다. 또한 교모가 관찰된다.

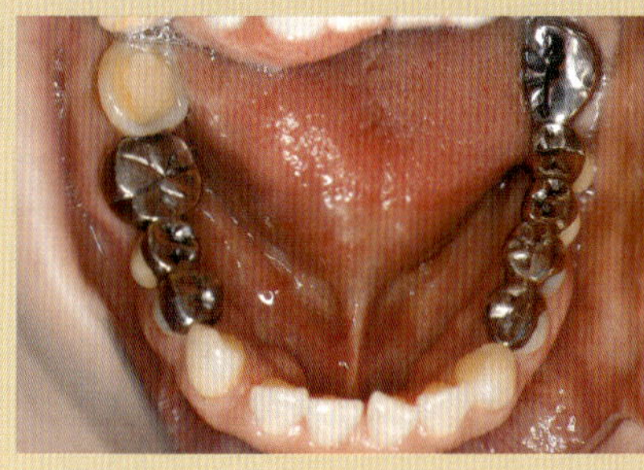

그림 12-6c. 술전 하악 교합면. 치열은 공간치열로 되어 있으며, 대구치부 보철은 소구치형태로 되어 있다.

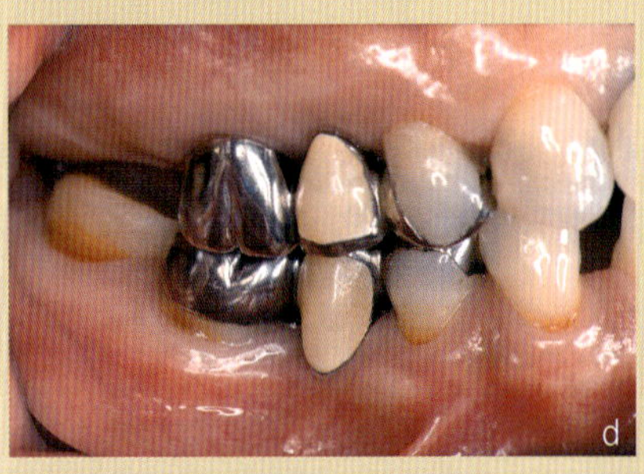

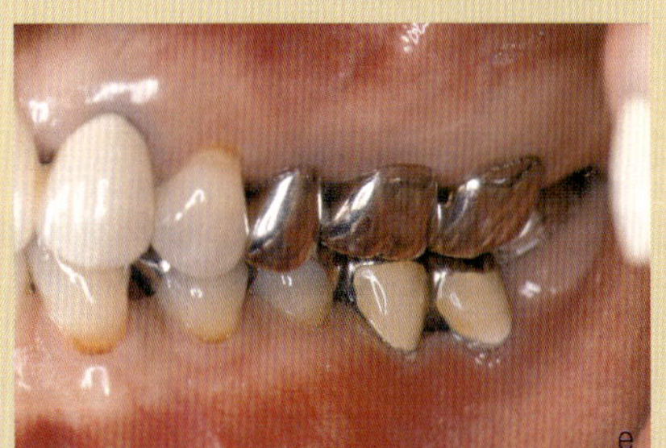

그림 12-6d. 술전 우측방면. 7| 결손의 방치와 대합치의 정출로 교합평면이 불규칙하다.
그림 12-6e. 술전 좌측방면. 하악 대구치의 결손에 대해 근심경사한 지치를 지대치로 해 브릿지가 장착되고 Spee만곡이 강하다.

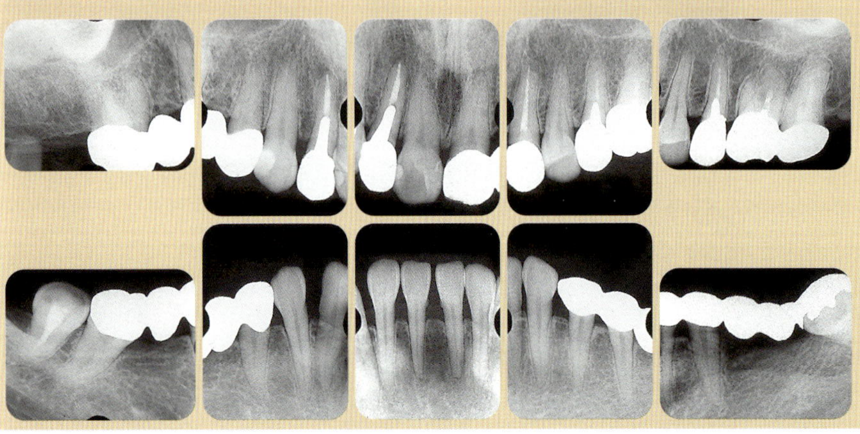

그림 12-6f. 술전 10매법 방사선사진. 근관요법이 필요한 치아이지만 치주질환에 의한 골흡수는 볼 수 없다.

1. 환자 개요와 교합에 관한 문제점

2002년 4월 초진. 환자는 48세 여성, 심미장애를 주소로 내원하였다. 술전 구강 내를 보면 교합을 재구성할 때의 문제점은 양측방면에서 Spee만곡이 강하고 저작 등의 기능운동시 하악위를 후방으로 이동시킬 위험이 있다는 것을 알 수 있다. 또한 상하악 교합면에서는 치열의 혼란, 좌우 대칭성, 연속성이 유지되지 않고 있다는 것을 알 수 있다. 교합면 형태는 중심와선의 연속성도 유지되지 않고 보철물의 교모도 현저하다(그림 12-6a~f).

2. 치료 개요와 결과

본 증례에서는 일반 치주초기치료 후 치열부정을 개선하기 위해 보철전 교정을 진행하였다(그림 12-6g). 8┐은 Spee만곡을 시정하기 위해 발치하고 유리단이 된 대구치 결손부에는 임플란트를 시술하였다. 그후 provisional restoration으로 교합을 재평가한 후(그림 12-6h) 최종보철물을 장착하였다(그림 12-6i~n).

ME기기에 의한 평가가 있는데 occluser 좌우 교합의 균형은 거의 중앙에 위치하고 있어 문제가 없지만 좌우 교합 접촉면적은 좌측이 더 크다(그림 12-6o).

기능운동에 대해서는 나소헥사를 사용해 좌우 저작운동을 해석했는데 리버스나 수속 등의 이상 사이클은 관찰되지 않지만 구치부 교두경사각이 급해서인지 저작 사이클의 폭이 좁아 앞으로 충분한 경과관찰이 필요하다(그림 12-6p, q).

가까운 장래 ME기기에 의한 교합의 해석이 중요해지리라 생각한다.

이상적이라 생각되는 교합재구성 - 증례 1: 술중(그림 12-6g, h)

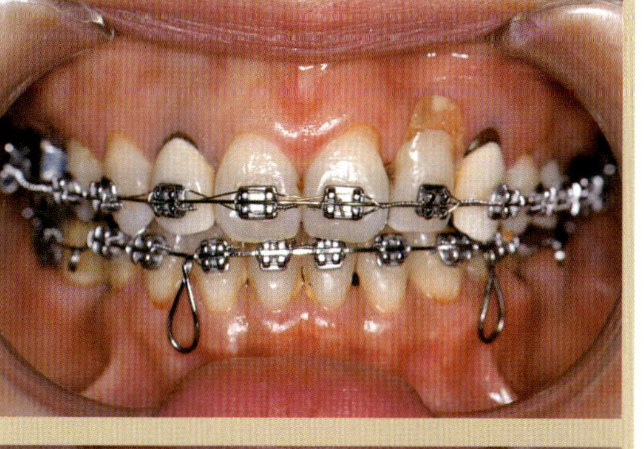

그림 12-6g. 보철전교정. 보다 안정적인 교합을 위해 이상적인 치열의 획득이 중요하므로 치열부정을 개선할 필요가 있다.

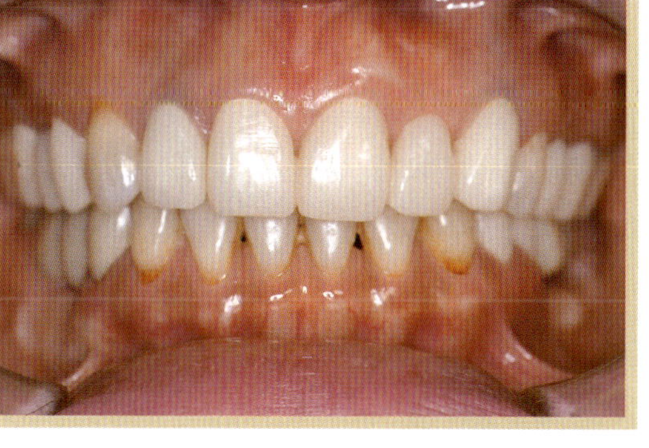

그림 12-6h. 최종 provisional restoration. 교합을 최종적으로 재평가하고 교합평면, 교합양식 및 심미성을 결정해 간다.

이상적이라 생각되는 교합재구성 - 증례 1: 술후(그림 12-6i~o)

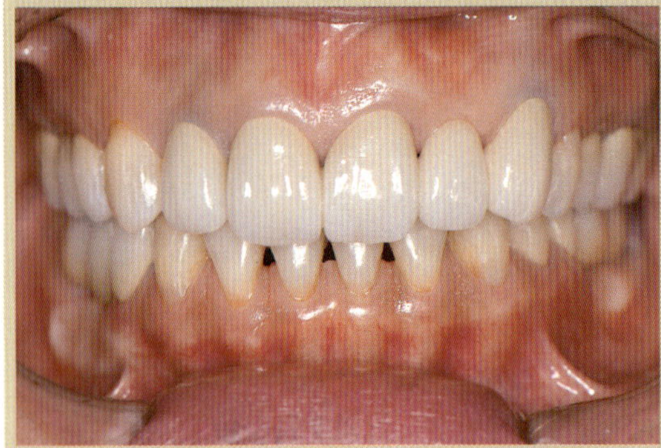

그림 12-6i. 술후 정면. 중절치의 익상염전이나 전치부 치경선의 부조화가 개선되었다.

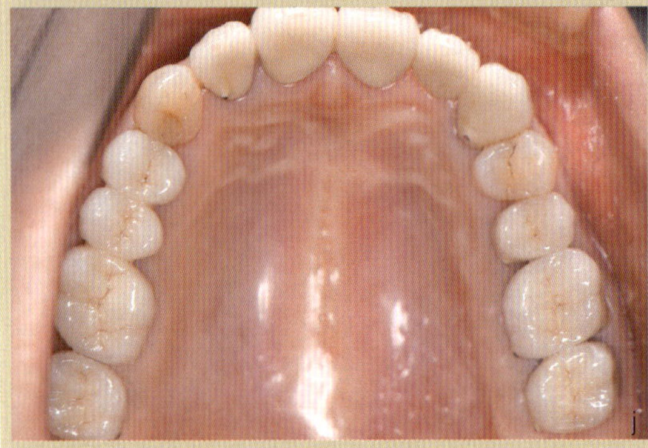

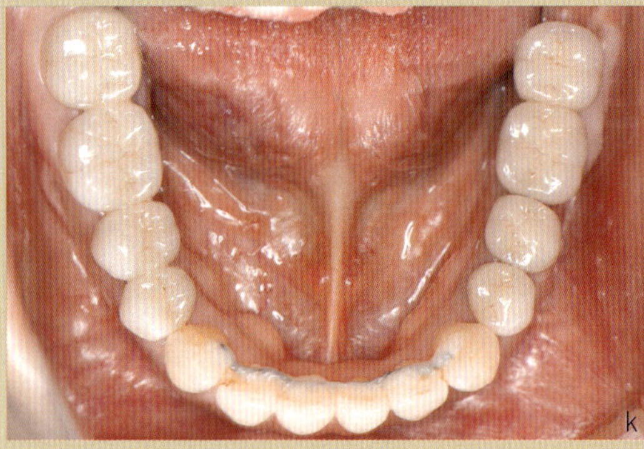

그림 12-6j, k. 술후 상하악 교합면. 좌우 대칭적인 치열의 획득과 구치부 중심와선(central fossa line)의 연속성을 부여할 수 있었다. |6 7, 7|이 임플란트 보철이다.

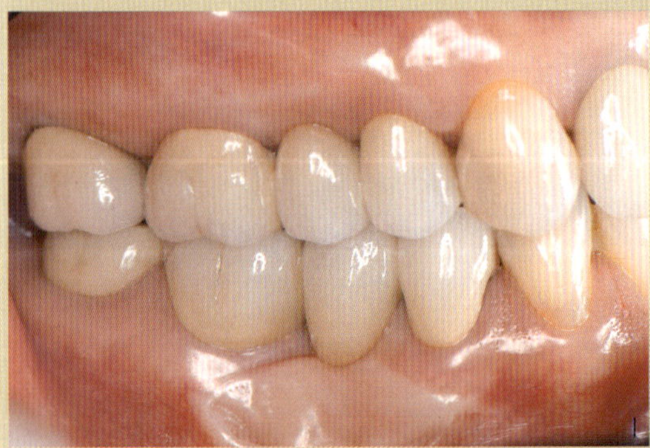

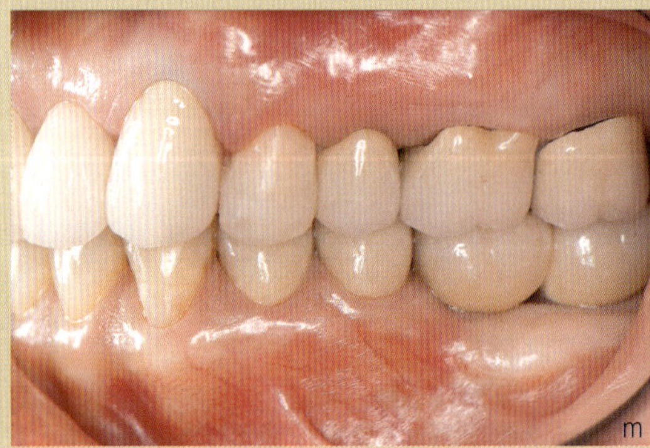

그림 12-6l, m. 술후 양측방면. Spee만곡이 자연스러워지고 편심운동시 구치부는 이개한다.

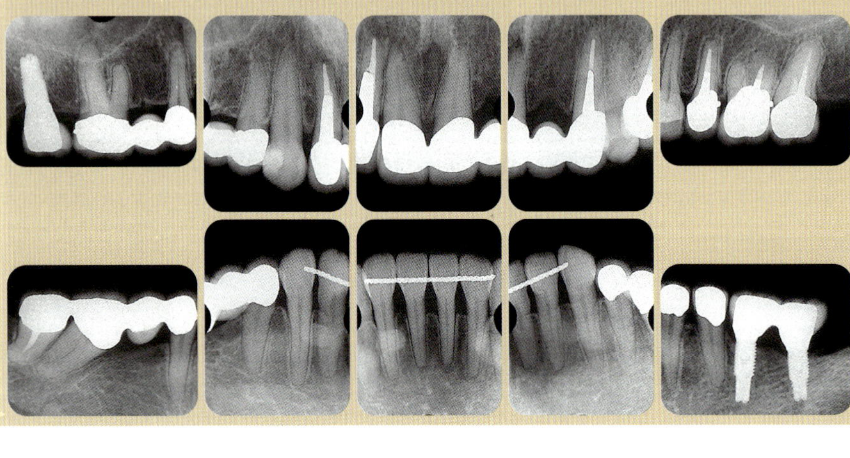

그림 12-6n. 술후 10매법 방사선사진. 자연치와 임플란트 주위골은 안정적이다. 정기검사와 maintenance로 장기적인 유지를 지향한다.

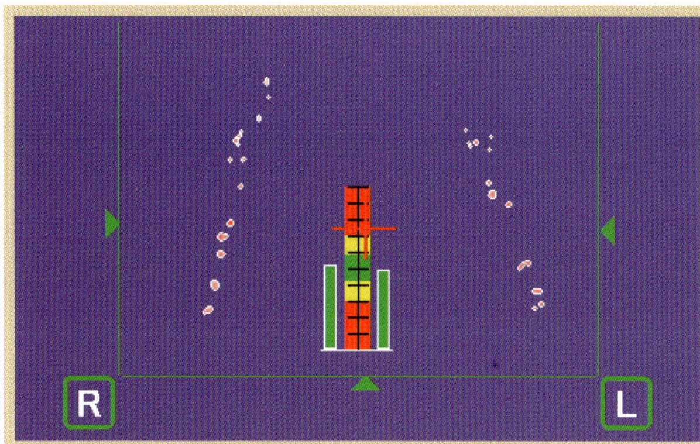

면적 (mm^2)	평균압 (MPa)	최대압 (MPa)	교합압 (N)
9.2	37.3	95.5	342.9

그림 12-6o. ME기기에 의한 평가. 치과프레스케일 occluser 시스템에 의해 악구강계에 가해지는 '힘'을 데이터화할 수 있다.

이상적이라 생각되는 교합재구성 – 증례 1: 술후(그림 12-6p, q)

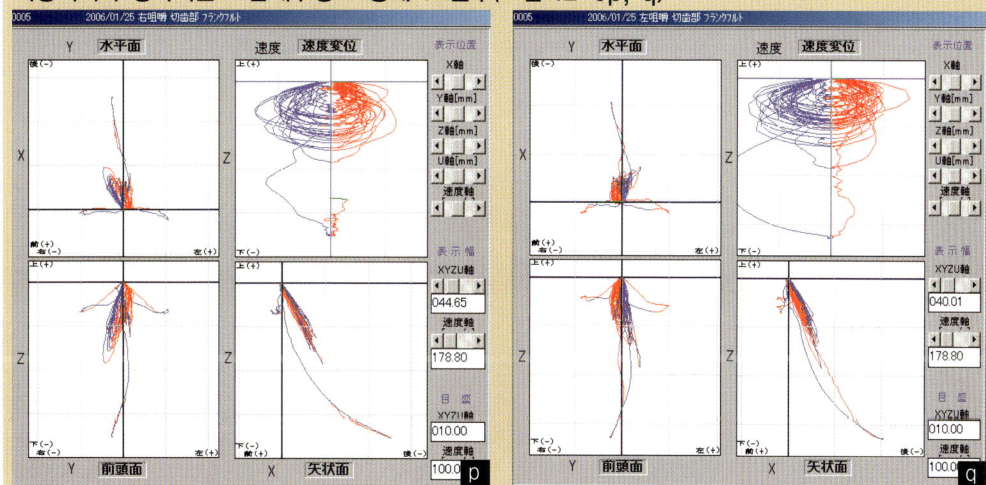

그림 12-6p, q. 나노헥시에 의한 저작운동의 해석. 저작 사이클의 폭은 다소 부족하며 좁은 상을 보인다.

유리단결손치열의 임플란트 진행시 주의사항(증례 12-2)

유리단결손치열은 구치부에서 교합지지가 상실되었기 때문에 악관절이 압박되고 구치부가 저위 교합하게 된다. 임플란트는 확실한 교합지지를 획득하고 악관절의 압박을 방해하는 수단으로 가장 유효하다. 또한 악관절의 압박을 해소하거나 리모델링 시기가 어느 정도 필요하므로 provisional restoration으로 교합을 충분히 모색하고 구치부의 교합접촉점이 안정된 후 최종보철물 제작에 들어갈 필요가 있다.

1. 환자 개요와 교합에 관한 문제점

2001년 1월 초진. 환자는 70대 여성, 하악 구치부결손에 의한 저작장애를 주소로 내원하였다. 술전 구강 내에서 상악 구치부가 정출하고 denture 공간이 없는 상태가 되어 교합평면은 시상면에서 후방이 내려와 있다. 또한 상하악 교합면에서 치열부정이 관찰된다. 술전 10매법에서 치주질환은 경도로 관찰되지만 치아의 동요는 없다(그림 12-7a~f). 본 증례처럼 단순한 유리단결손이지만 악관절의 임상증상이 없는 경우라도 교합지지가 상실되어 악관절이 압박되고 구치부가 저위교합이 되기도 한다(그림 12-1, 12-2).

2. 치료 개요와 결과

치열부정의 개선과 $\frac{|7}{|7}$ 부까지의 임플란트 보철을 진행할 계획인데 연령을 고려해 상의한 결과 단념하기로 하였다. 본 증례에서의 교합지지는 $\overline{4|4}$ 까지밖에 존재하지 않고 후방에 교합지지가 없기 때문에 악관절이 압박되고 있다. 따라서 provisional restoration에 의한 교합의 재평가가 중요하고 구치부에서 교합접촉점을 관찰해 접촉이 약해진 부분에 레진을 추가하고 교합접촉점이 안정되자 최종보철물을 제작해 장착하였다. 양측방면에서 보면 구치부의 교합고경이 높아졌다(그림 12-7g~k).

유리단결손치열의 임플란트 처치시 주의사항 - 증례 2: 술전(그림 12-7a~f)

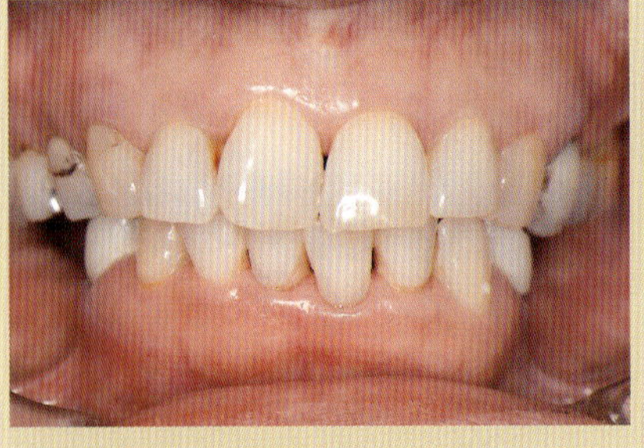

그림 12-7a. 술전 정면. 치열부정이 관찰되며 가상교합평면이 불규칙하다.

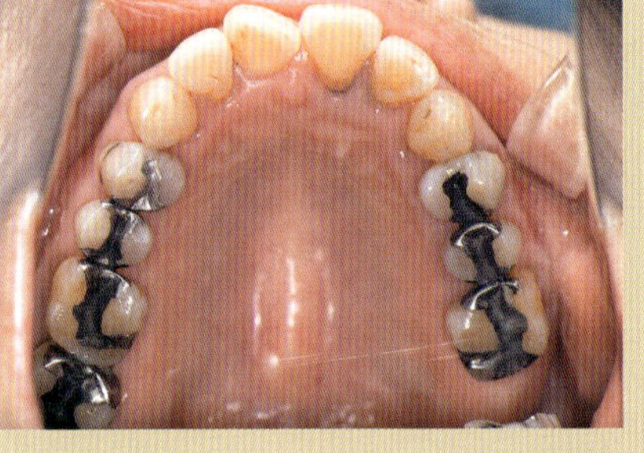

그림 12-7b. 술전 상악 교합면. 치열부정이 관찰되며 구치부에서 중심와선(central fossa line)의 연속성을 볼 수 없다.

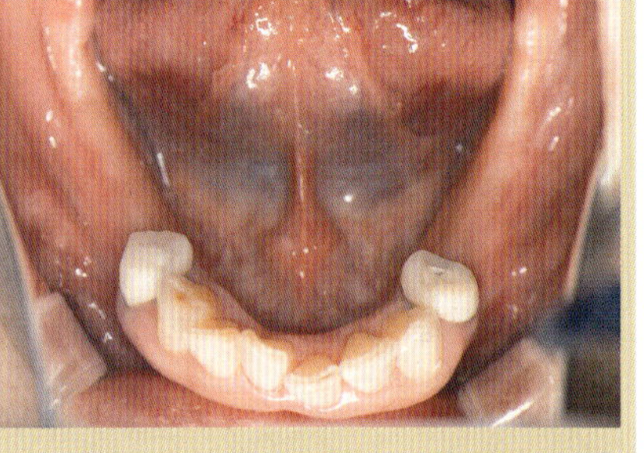

그림 12-7c. 술전 하악 교합면. 하악 전치부의 총생이 관찰된다. 구치 결손부의 악제상태는 거의 양호하며 임플란트를 식립하는 데 지장이 없다.

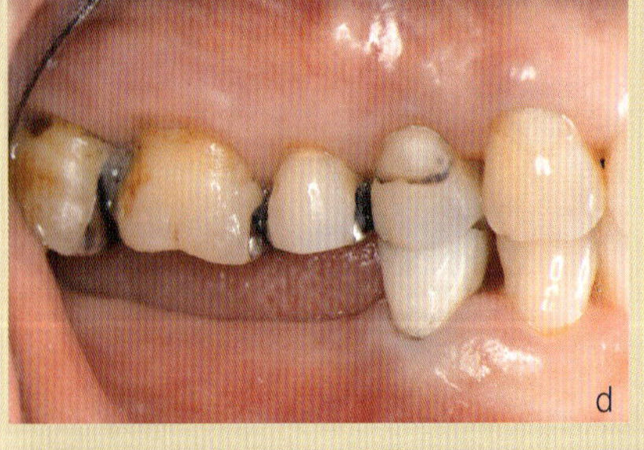

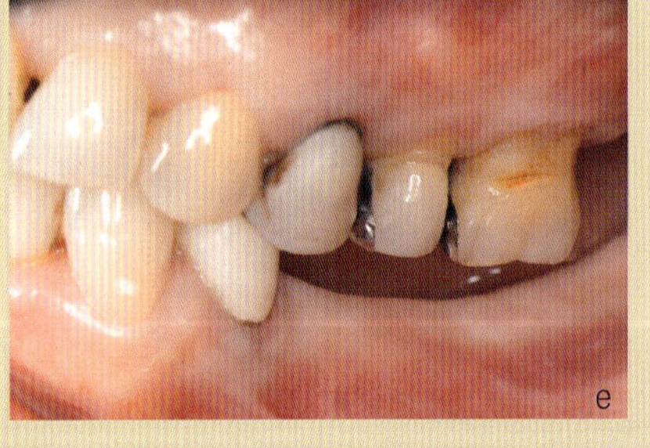

그림 12-7d, e. 술전 양측방면. 우측은 1치 대 1치, 좌측은 1치 대 2치의 교합상태를 보인다. 상악 구치부의 정출로 의치 공간이 존재하지 않는다.

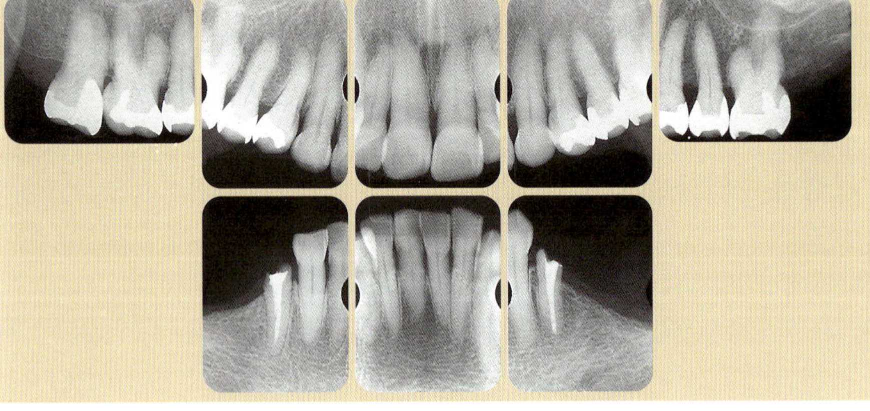

그림 12-7f. 술전 10매법 방사선사진. 치주질환에 의한 골흡수는 심하지 않다.

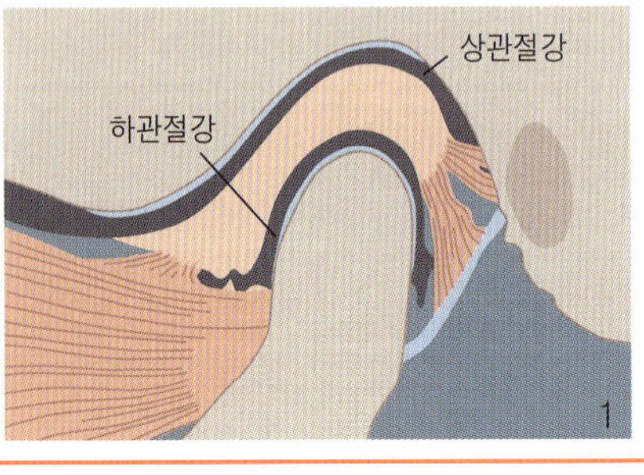

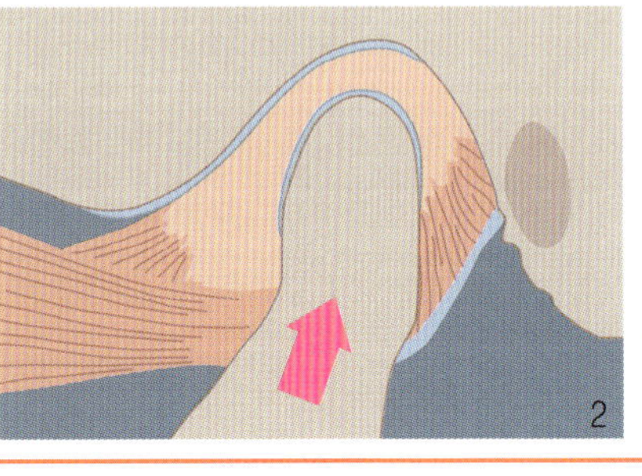

그림 1. 정상적인 악관절.

그림 2. Compress된 악관절. 구치부의 교합지지가 상실된 환자나 clenching 등의 습관이 있는 환자는 악관절이 압박된다.

유리단결손치열에 임플란트 처치시 주의사항 – 증례 2: 술후(그림 12-7g~l)

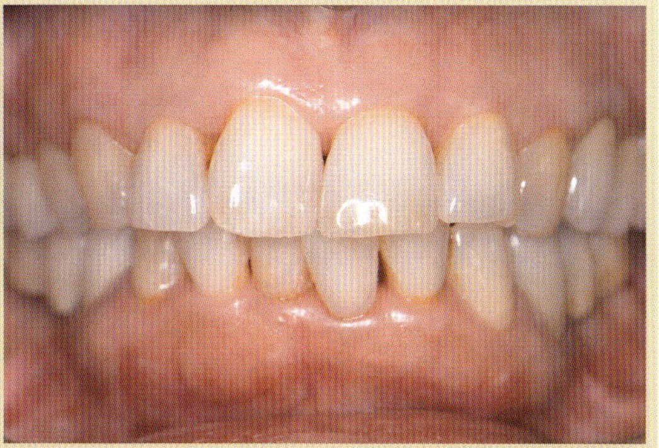

그림 12-7g. 술후 정면. 구치부에 어느 정도 교합평면을 시정할 수 있었다.

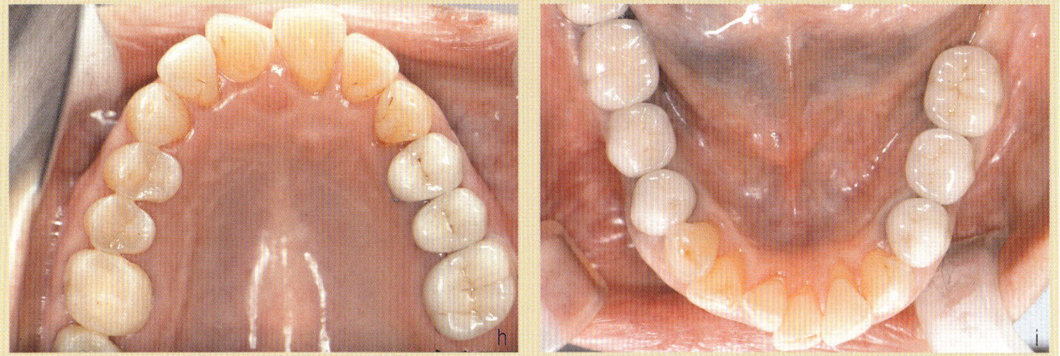

그림 12-7h, i. 술후 상하악 교합면. 치아를 이동하지 않았기 때문에 좌우 대칭적인 치열획득은 곤란했지만 구치부에서 중심와선의 연속성은 부여할 수 있었다.

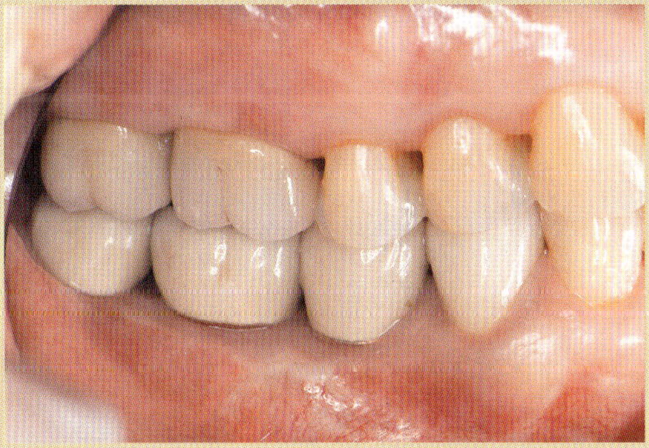

그림 12-7j. 술후 우측방면. 구치부의 교합상태는 1치 대 1치인데 가능한 치아의 접촉상태를 부여하기로 하였다.

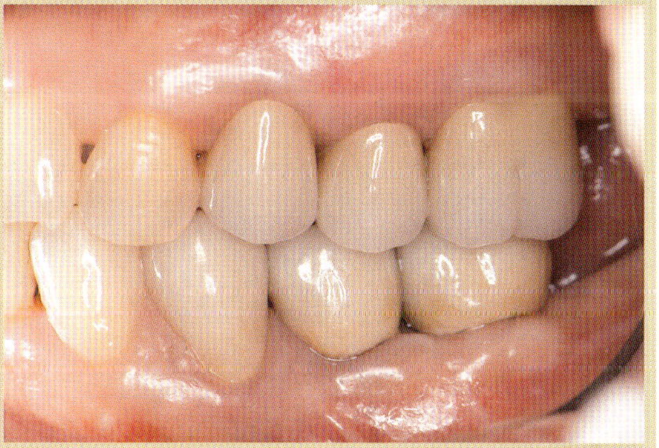

그림 12-7k. 술후 좌측방면. 구치부에 교합지지가 확립되어 악관절의 compress된 상태가 개선되고 구치부 교합이 거상되었다. 교합상태는 1치 대 2치였다.

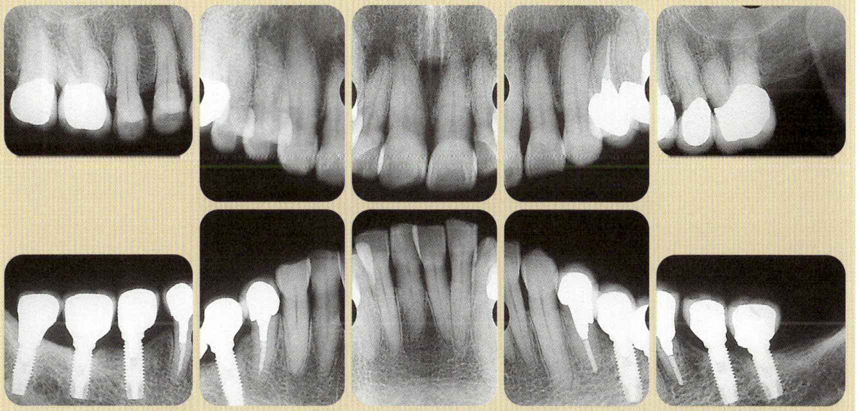

그림 12-7l. 술후 10매법 방사선사진. 잔존치, 임플란트 모두 골이 안정적이다. 상악 대구치보철은 유수상태에서 진행되었다.

치주질환 증례에 대한 임플란트 치료시 주의사항(증례 12-3)

임플란트는 확실한 교합지지를 획득해 잔존치의 부담을 경감시키는 처치로 매우 유효하지만 치주질환이 있는 증례를 임플란트로 대응하기 위해서는 임플란트와 치주질환치의 거동에 큰 차이가 있다는 것이 문제가 된다. 임플란트는 골과 유착돼 전혀 동요가 없는데 반해 치주질환 치아는 지지조직이 상실되어 건전 자연치와 비교해 동요가 크다. 따라서 임플란트와 치주질환 치아를 그대로 혼재시키면 임플란트가 교합력을 직접 받게 된다. 그래서 두 존재를 혼재시키기 위해서는 우선 철저한 치주치료를 거친 후 보철적인 연결고정 등의 배려, 어느 정도 자연치의 거동을 억제하고 전악적으로 균형잡힌 교합력을 분배할 필요가 있다.

1. 환자 개요와 교합에 관한 문제점

1997년 6월 초진. 환자는 48세 여성, 우측 하악 브릿지의 이탈에 의한 저작장애와 전치부 심미장애를 주소로 내원하였다. 치주질환의 진행도는 경도에서 중등도이지만 상악 전치부의 동요로 anterior guidance에 지장을 초래하였다. 상하악 교합면에 교모나 치열부정이 관찰된다(그림 12-8a~d). 이러한 증례는 잔존치에 치주치료가 진행되어 지지조직이 안정되어도 치아가 동요해 교합이 수평적 및 수직적으로 불안정해지고 건전치 같은 교합지지를 기대할 수 없다는 것을 기억해야 한다. 또한 하악위도 변위할 가능성이 높다.

치주질환 증례에 임플란트 처치시 주의사항 - 증례 3: 술전(그림 12-8)

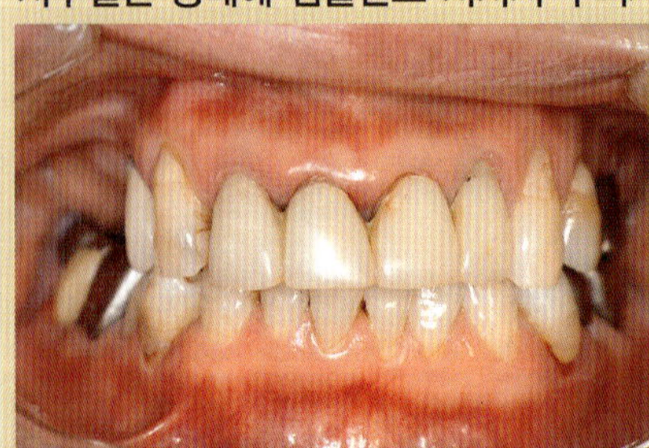

그림 12-8a. 술전 정면. 교합평면은 좌측으로 경사지고 불규칙하다. 교합(parafunction)이 원인이라 생각되는 치은퇴축이 관찰된다.

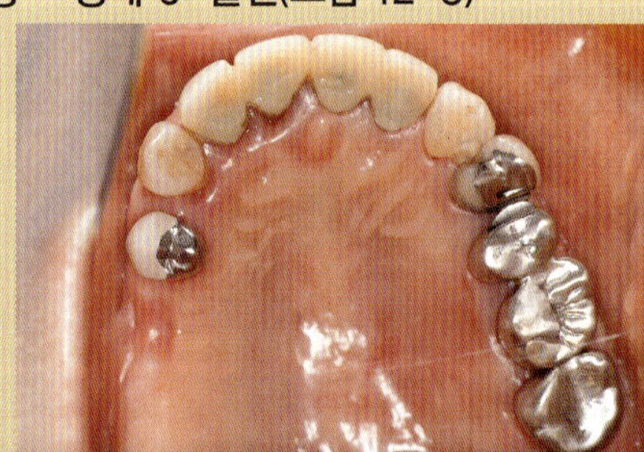

그림 12-8b. 술전 상악 교합면. 교합지지가 없는 상악 우측 구개측에서 치주질환이 악화되는 경향을 보이며 4|는 치아의 이동이 관찰된다. 이갈이, 이악물기가 의심되는 교모가 존재한다.

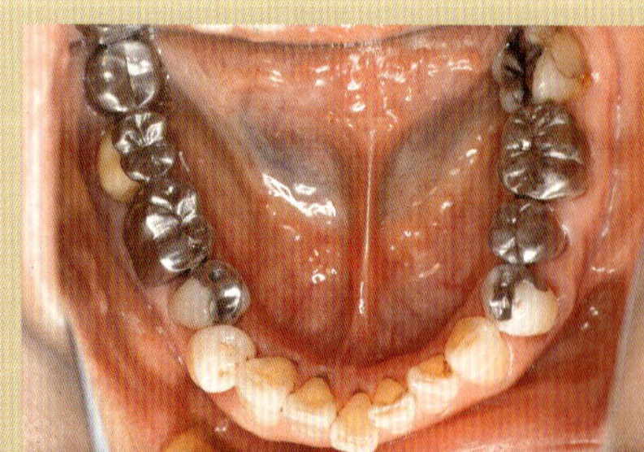

그림 12-8c. 술전 하악 교합면. 태벽(態癖)이 의심되는데 좌측 구치부는 설측 근심으로 경사져 아치가 좁다. 전치부는 총생이 관찰된다.

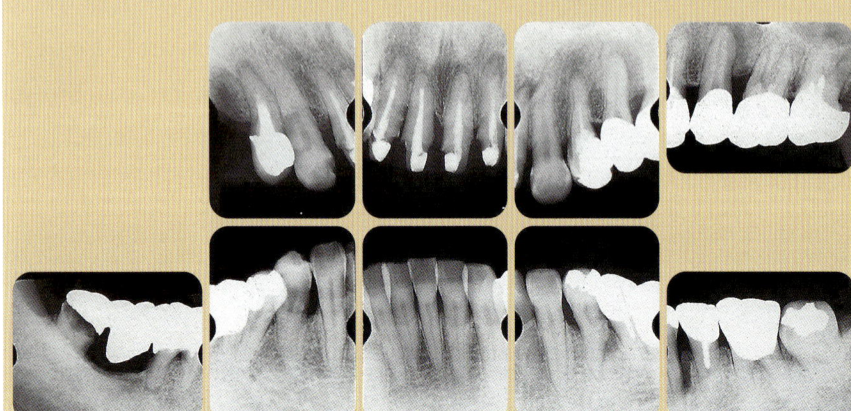

그림 12-8d. 술전 10매법 방사선사진. 수평적 및 수직적 치조골의 흡수가 혼재해 있다. 또한 근관요법의 미숙으로 근단병변이 관찰된다.

2. 치료 개요와 결과

이러한 치주질환을 갖고 있는 증례는 치주치료에 의한 치아동요의 수속이 중요하다. 철저한 치주 초기치료 후 하악 전치부 이외는 치주외과 처치를 하였다. 하악은 교정해 치열부정을 개선하고 치아에 대한 측방적인 힘을 배제해 안정적인 교합과 치주환경을 정비하였다. Provisional restoration에 의한 보철적인 재평가는 시행착오법으로 하악위, 잔존치의 연결범위, 교합평면, 교합양식을 모색해 교합의 안정을 목표하였다(그림 12-8e). 최종보철물의 측방면에서 이상적으로 좌우 동일한 교합양식을 재현하고 싶었지만 우측은 I급 관계, 좌측은 II급에 가까웠다. 편심운동시 구치부 이개교합을 부여하고 있다. 또한 교합면에서 본 증례는 임플란트 상부구조의 교합면 협설폭이 약간 좁게 제작되었다(그림 12-8f~m).

치주질환 증례에 임플란트 처치시 주의사항 – 증례 3: 술중 · 술후(그림 12-8e~j)

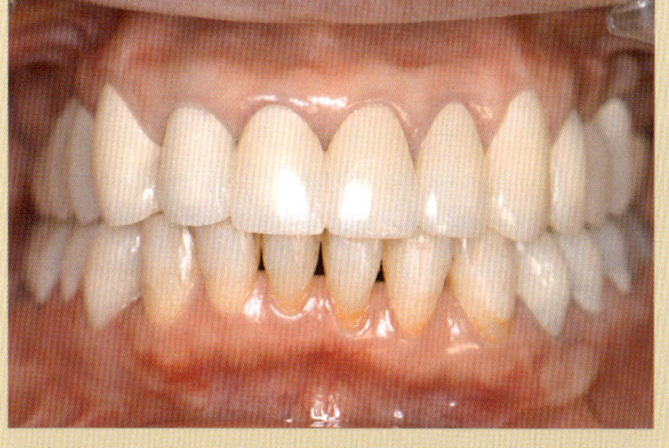

그림 12-8e. 최종 provisional restoration. 보철을 재평가하고 최종보철물의 연결범위, 교합평면, 교합양식 및 심미성을 시행착오를 거쳐 모색해 간다.

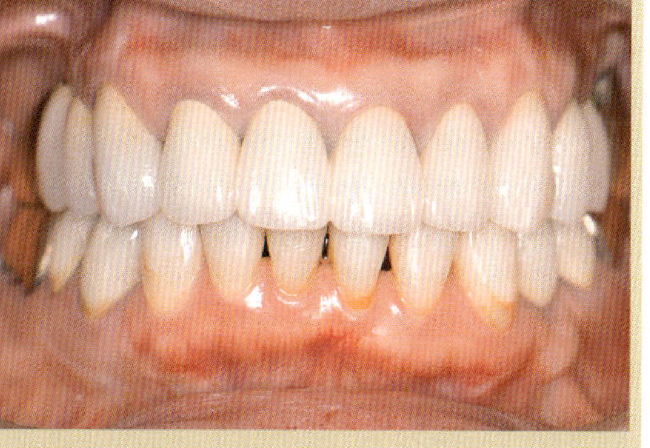

그림 12-8f. 술후 정면. 심미적 및 기능적으로 어느 정도 만족할 수 있는 결과가 완성되었다.

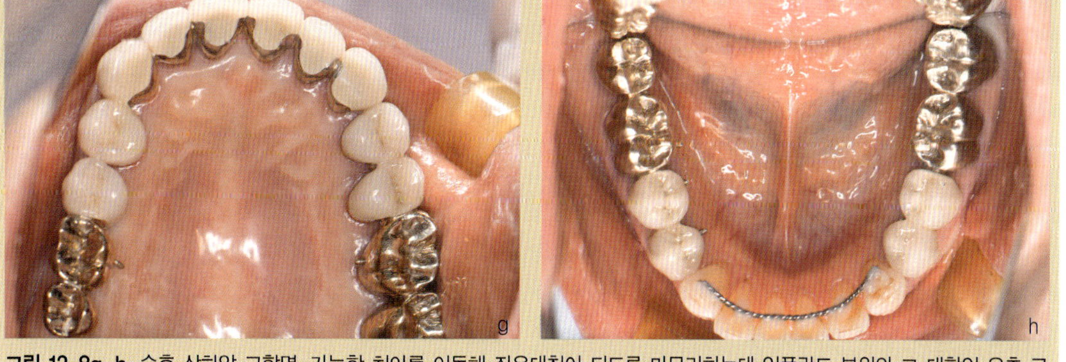

그림 12-8g, h. 술후 상하악 교합면. 가능한 치아를 이동해 좌우대칭이 되도록 마무리하는데 임플란트 부위와 그 대합인 우측 구치부는 교합면형태가 협설적으로 다소 좁다.

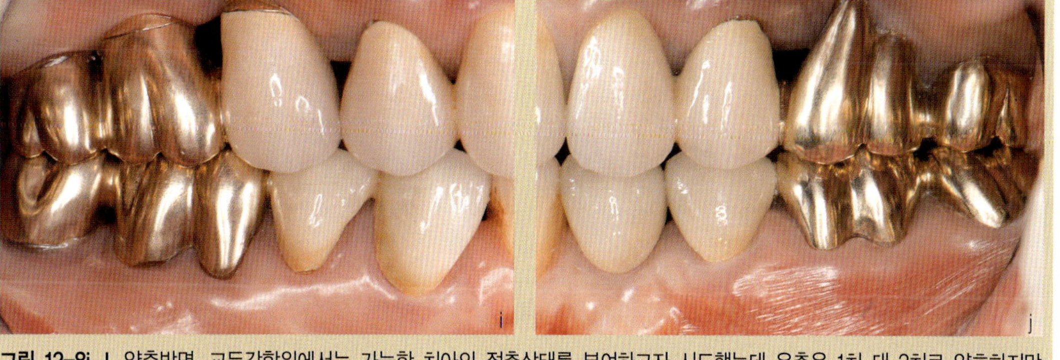

그림 12-8i. l. 양측방면. 교두감합위에서는 가능한 치아의 접촉상태를 부여하고자 시도했는데 우측은 1치 대 2치로 양호하지만 좌측은 1치 대 1치 교합이 되어 다소 불안하다.

치주질환 증례에 임플란트 처치시 주의사항 – 증례 3: 술후(그림 12-8k~m)

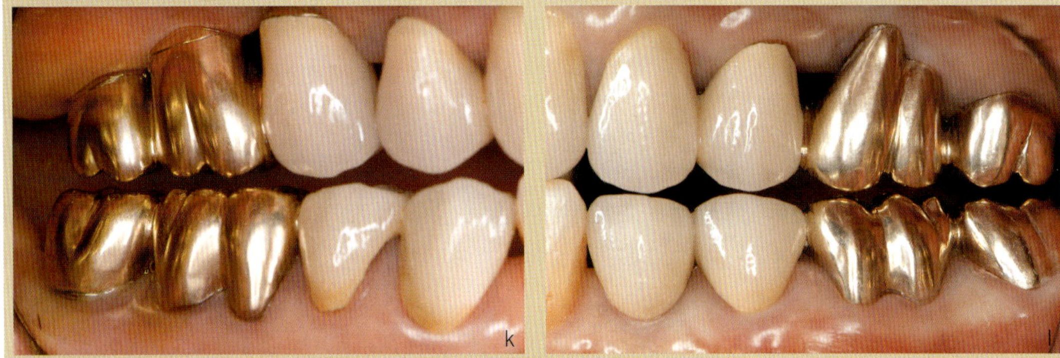

그림 12-8k, l. 양측방면. 편심운동시 구치부 임플란트 교합의 기본인 이개교합을 부여하고 있다.

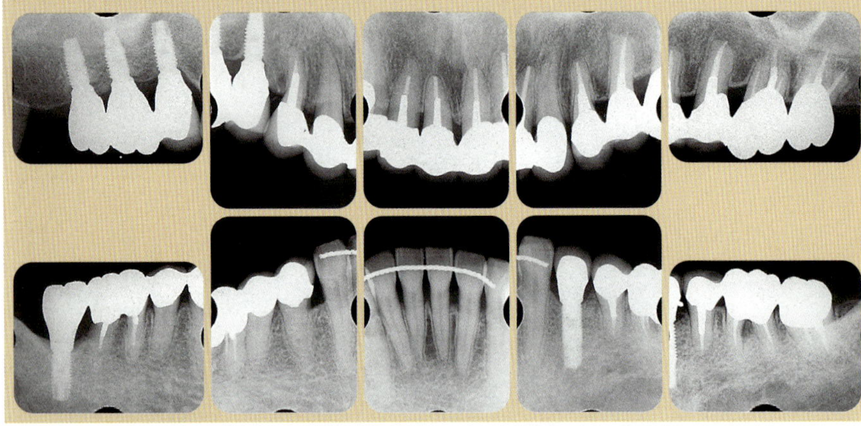

그림 12-8m. 술후 10매법 방사선사진. 치조골의 평탄화, 치조경선의 출현 등 치주질환은 상당히 개선되었다.

상악 견치부 임플란트 처치시 주의사항(증례 12-4)

견치는 교합의 핵심이며 심미적인 요소도 높기 때문에 임플란트로 결손 보철할 때는 특히 주의가 필요하다. 과도한 측방력을 받기 쉽기 때문에 임플란트의 예지성은 일반적으로 낮다고 한다. 또한 근이 파절되어 발치에 이른 증례는 임플란트 협측경사를 피할 수 없고 식립조건이 불량하다. 따라서 견치부 임플란트에 의한 가이드의 부여는 회전을 동반하는 측방력이 가해지므로 특히 주의가 필요하다. 견치부에 가해지는 과도한 교합력을 피하려면 구치부에서 확실한 교합지지의 획득이 반드시 필요하다.

1. 환자 개요와 교합에 관한 문제점

2000년 3월 초진. 환자는 38세 여성, 저작장애와 전치부 심미장애를 주소로 하며 전악치료를 희망하며 내원하였다. 치주질환은 없지만 치은퇴축이나 3|의 치근파절을 통해 clenching 등의 이상습관(parafunction)이 의심되며 하악의 결손부위는 치근이 파절되어 확대되었다고 추측할 수 있다. 또한 하악위는 우측으로 변위하고 구치부 결손 때문에 교합고경이 낮아질 가능성이 높다(그림 12-9a~c)

2. 치료 개요와 결과

치주초기치료후 하악 양측 구치부와 |3 부에 7개의 임플란트를 식립하고 조기에 provisional restoration에 의한 교합지지를 획득하기로 계획하였다. 3|은 골흡수가 현저해 깊게 협측으로 경사시켜 임플란트를 식립할 수밖에 없고 임플란트의 식립조건이 좋지 않다. 또한 일반적으로 견치부에 진행되는 단독 임플란트는 편심운동시 가해지는 하중이 측방력 주체가 되므로 위험이 높다고 생각한다. 하악 결손부를 임플란트로 수복해 교합지지를 회복하고 편심운동시

교두전개각을 완만하게 설정해 교합양식을 group function으로 처리하고 견치부 임플란트에 가해지는 측방력를 분산시켰다. 또한 하악위의 미묘한 변화로 하중이 견치부 임플란트로 집중될 위험이 있으므로 정기적인 교합검사가 중요하다(그림 12-9d~k).

상악 견치부 임플란트 처치시 주의사항 - 증례 4: 술전(그림 12-9a~c)

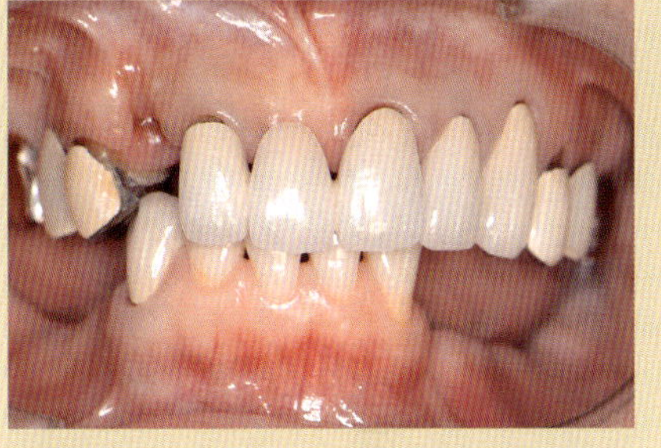

그림 12-9a. 술전 정면. 하악 구치부에 국조상의 치가 장착되어 있었는데 전치부 돌출로 3|의 치근이 파절되었다. 또한 악위는 우측으로 변위하고 교합고경도 저하되었다고 생각한다. 가상교합평면은 좌측으로 경사져 있다.

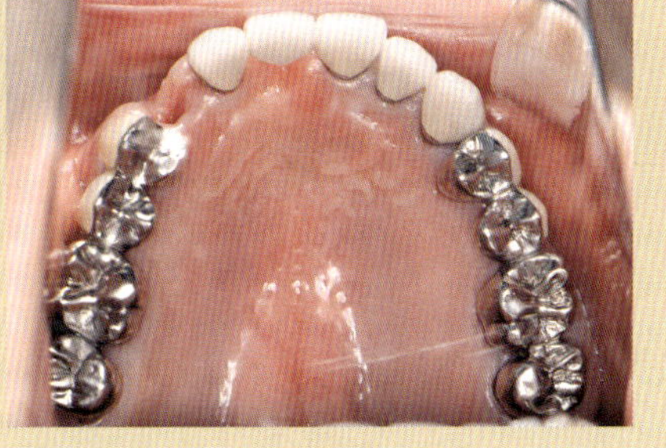

그림 12-9b. 술전 상악 교합면. 아치는 거의 좌우대칭인데 치근파절로 인해 치아가 상실되어 3의 협측에 골흡수가 관찰된다.

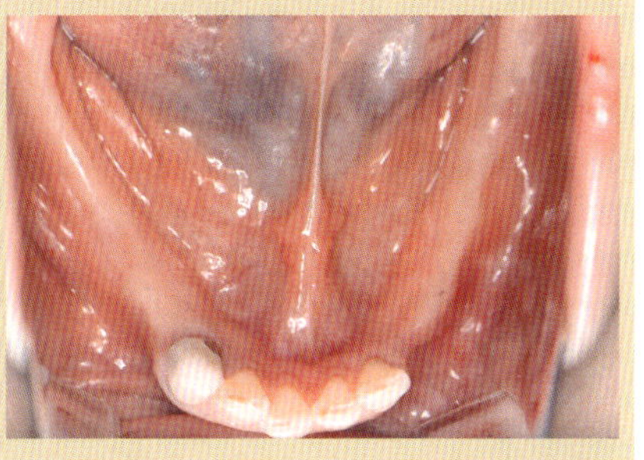

그림 12-9c. 술전 하악 교합면. 견치 및 소구치부근 협측에 골흡수가 관찰되며 상악보다 하악의 아치가 더 좁다.

상악 견치부 임플란트 처치시 주의사항 - 증례 4: 술후(그림 12-9d~g)

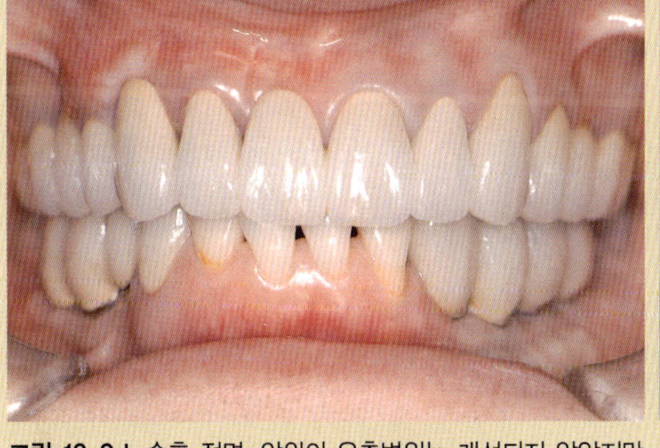

그림 12-9d. 술후 정면. 악위의 우측변위는 개선되지 않았지만 구치부의 교합은 거상되었다.

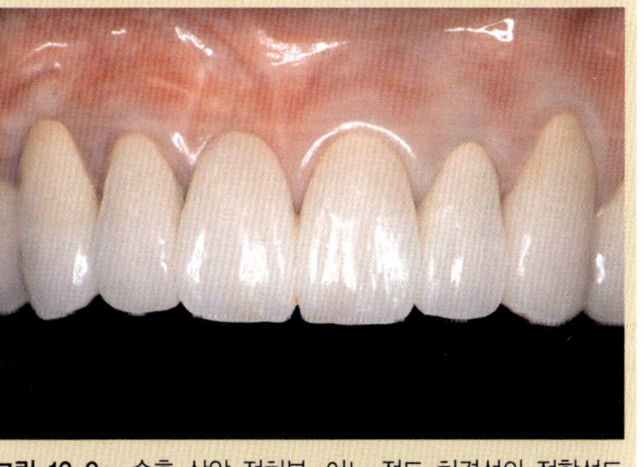

그림 12-9e. 술후 상악 전치부. 어느 정도 치경선의 정합성도 달성되었고 심미적으로 만족할 수 있는 보철물이 완성되었다. 전치부 임플란트는 심미성의 획득이 중요하다.

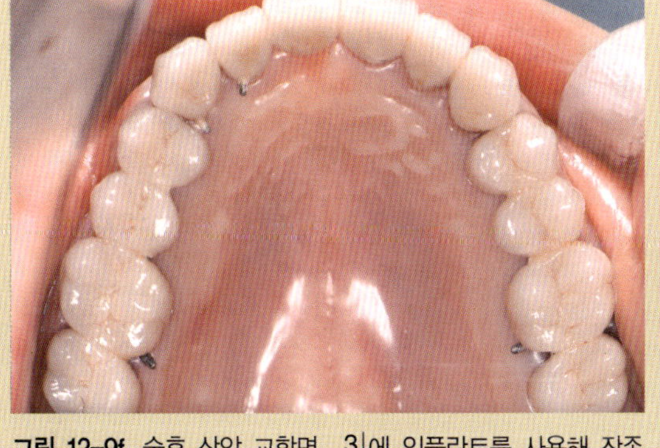

그림 12-9f. 술후 상악 교합면. 3|에 임플란트를 사용해 잔존치는 3 unit으로 나눠 보철하였다. 치열은 연속성이 있는 좌우대칭의 말굽형을 목표한다.

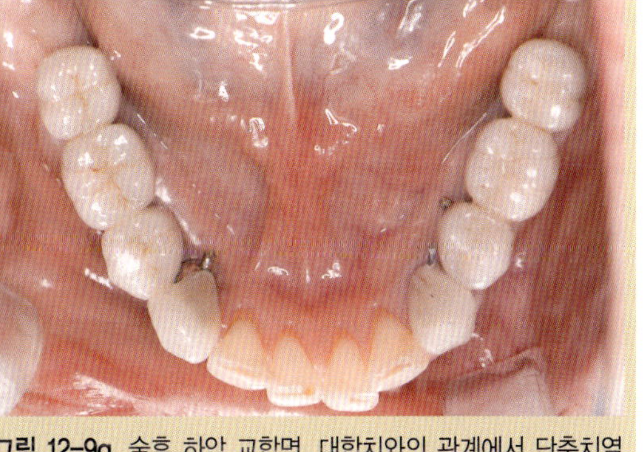

그림 12-9g. 술후 하악 교합면. 대합치와의 관계에서 단축치열로 하고 좌우대칭이 되도록 노력하였다. 구치부의 중심와선(central fossa line)은 완만한 곡선을 갖고 연속성을 갖도록 부여할 수 있었다.

상악 견치부 임플란트 처치시 주의사항 - 증례 4: 술후(그림 12-9h~k)

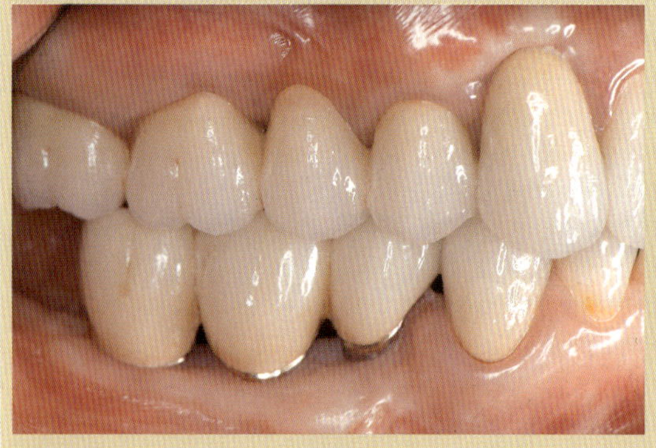

그림 12-9h. 우측방면. 교두감합위에서 1치 대 2치로 교합하고 있다.

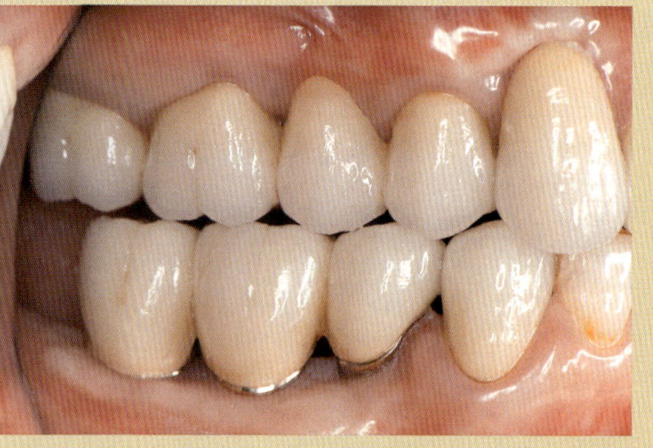

그림 12-9i. 우측방운동시. 측방운동시 임플란트 부위인 견치에 측방압이 가해지지 않도록 group function으로 유도시키고 있다.

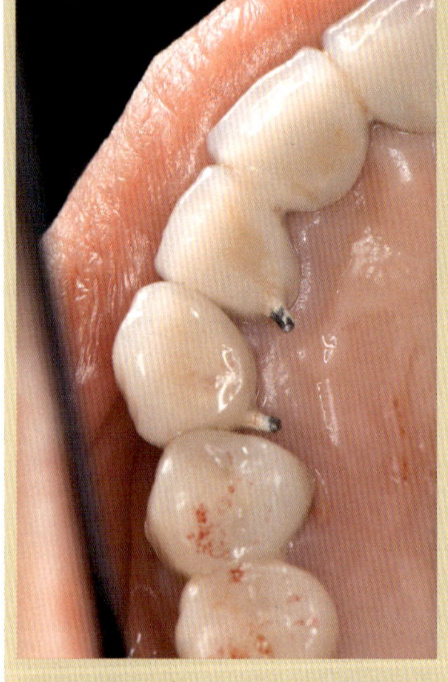

그림 12-9j. 3|부 교합면. 설면형태를 연구해 가능한 측방압을 받지 않도록 교합 접촉면을 접시형태로 처리하고 있다(Modified canine).

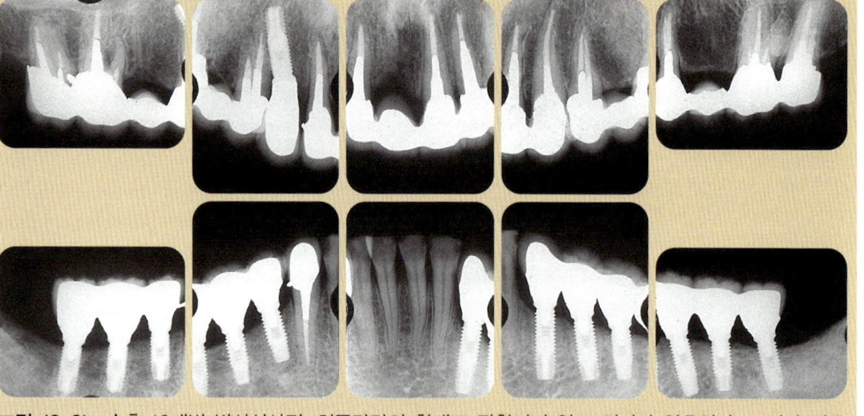

그림 12-9k. 술후 10매법 방사선사진. 치근막강의 확대도 관찰되지 않고 경과가 양호하다. 그러나 잔존치는 하악 전치를 제외하고 근관요법이 되어 있으며 근파절의 위험이 있어 주의 깊은 maintenance가 필요하다.

다수치결손에 대한 임플란트 처치시 주의사항(증례 12-5)

다수치결손 증례는 악제의 흡수가 심한 경우가 많아 골조성이 필요하다. 그러나 이상적인 악제의 획득은 곤란하므로 임플란트 식립방향이나 심도가 규제받아 식립조건으로는 불량하다. 또한 임플란트에는 치근막에 의한 감각수용기가 존재하지 않기 때문에 과도한 교합력이 가해질 수 있으며 특정 임플란트에만 부담을 시키면 과도한 힘에 의해 임플란트가 상실될 수 있다. 따라서 좌우 균형 잡힌 교합력의 분배가 중요하다.

1. 환자의 개요와 교합에 관한 문제점

2001년 2월 초진. 환자는 47세 남성, 치아 동요에 의한 저작장애를 주소, 임플란트 치료를 희망하며 내원하였다. 술전 10매법에서 전악적으로 중도의 치주질환이 있고 동요가 심하였다. 술전 정면 및 측방면에서 우측은 하악 구치부, 좌측은 상악 구치부가 결손되었으며, 교합평면은 우측으로 경사져 있다. 또한 상하 교합면에서 중도의 치주질환과 tongue habit으로 인해 치열이 flare out되어 있고 교합고경이 낮다(그림 12-10a~f).

다수치결손에 있어서 임플란트 처치의 주의사항 – 증례 5: 술전(그림 12-10a~f)

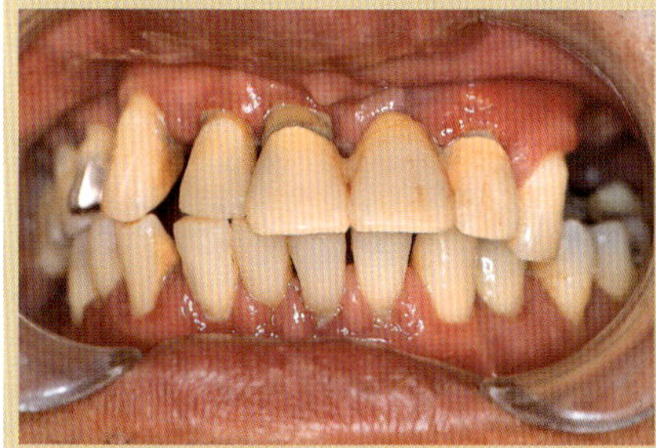

그림 12-10a. 술전 정면. 가상교합평면은 우측으로 심하게 경사져 있다. 치주질환이 심각해 치은이 심하게 발적해 있었다. 치아의 flare out이 관찰되며 교합이 낮다.

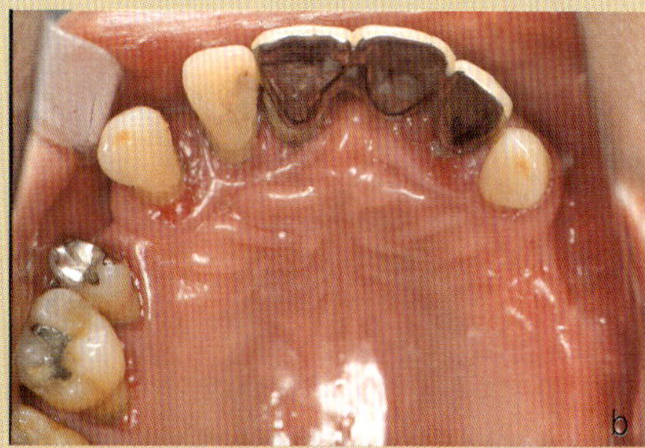

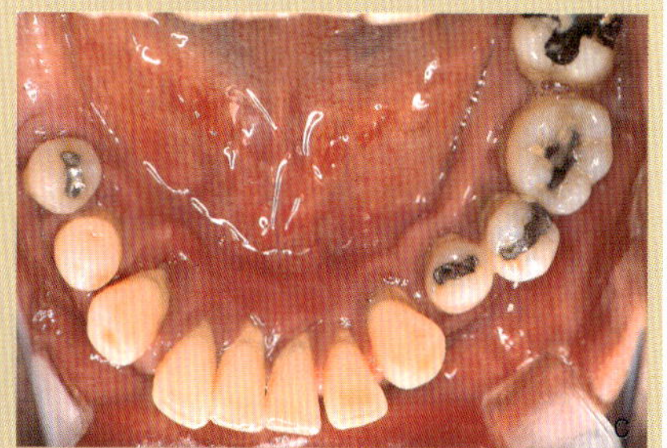

그림 12-10b, c. 술전 상하악 교합면, 현저한 치석침착과 발적종창이 관찰되며 치열은 공간치열이다. 하악과 비교해 상악의 치열궁이 좁고 상악 다수치결손에 있어서 임플란트로서 난이도가 높다.

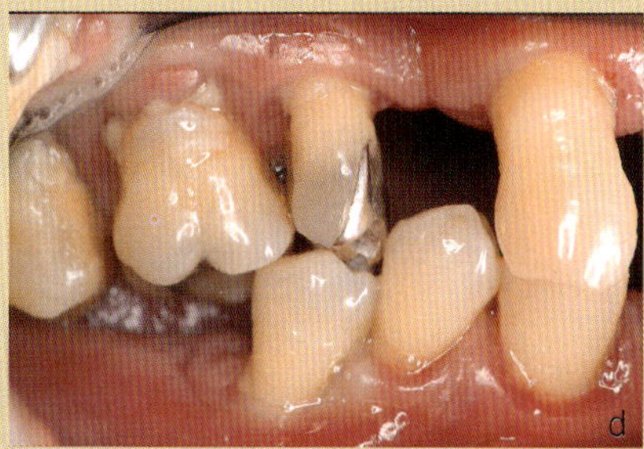

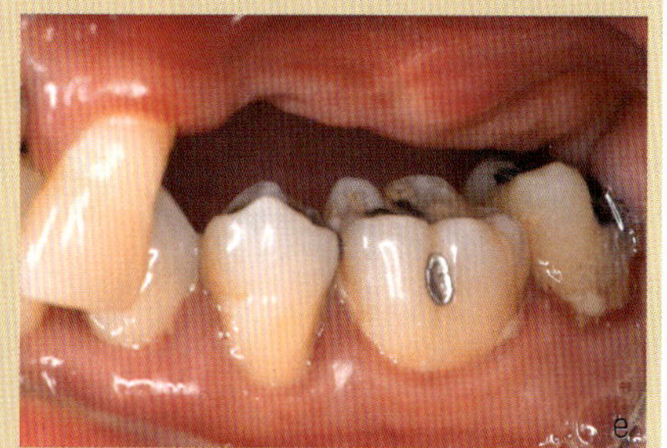

그림 12-10d. 술전 우측방면. 우측 상악 대구치는 정출해 있으며 가상교합평면으로서 역Spee 만곡을 보이고 있다.
그림 12-10e. 술전 좌측방면. 구치부의 교합이 낮고 denture space는 존재하지 않는다.

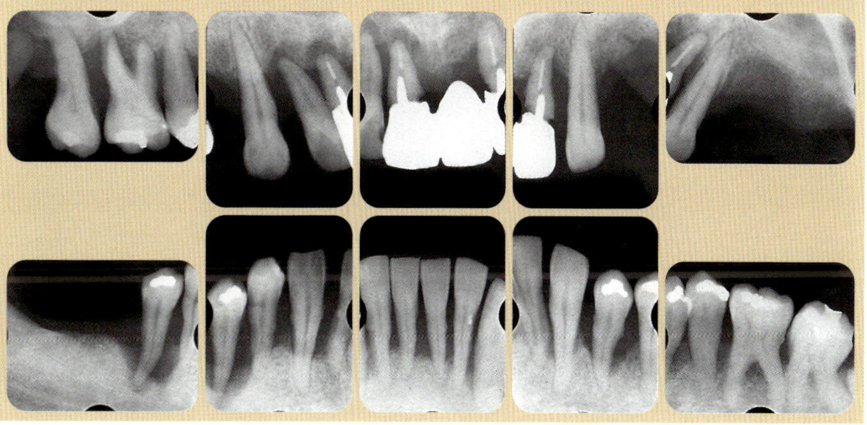

그림 12-10f. 술전 10매법 방사선사진. 전악에 걸쳐 심각한 골흡수가 관찰된다.

2. 치료의 개요와 결과

본 증례처럼 소위 교합이 붕괴된 증례는 조기 저작기능의 회복이 요구된다. 우선 치주 초기치료와 병행해 상악은 발치와 임간의치 장착을 조기에 진행하고 그후 잔존치를 치주외과 처치하였다. 하악에는 치주외과 처치 후 치열부정을 개선하기 위해 교정치료 하였다. 임플란트는 특히 상악의 경우 골흡수가 현저하고 난이도가 높아 충분히 진단한 후 결손부를 골조성하고 10개의 임플란트를 식립하였다. 하악에 대해서는 어느 정도 치열부정을 개선한 후 구치부에 임플란트를 식립하였다. 보철설계는 provisional restoration에 의해 하악 잔존치의 지지조직이 상실되어 동요가 관찰되므로 보철로 연결 고정해 거동을 억제하기로 하였다. 본 증례처럼 교합이 좌우로 편위되고 구치부가 결손된 경우 치아가 성출되므로 교합평면의 설정은 곤란하지만 어느 정도 균형을 잡을 수 있었다. 상하 교합면은 가능한 좌우 대칭적으로 마무리한다. 편심운동시 상악 견치부의 설면형태나 구치부 교두전개각을 완만하게 설정해 임플란트나 잔존치에 가해지는 측방력을 분산시켰다(그림 12-10g~l).

다수치결손에 대한 임플란트 처치시 주의사항 - 증례 5: 술후(그림 12-10g~l)

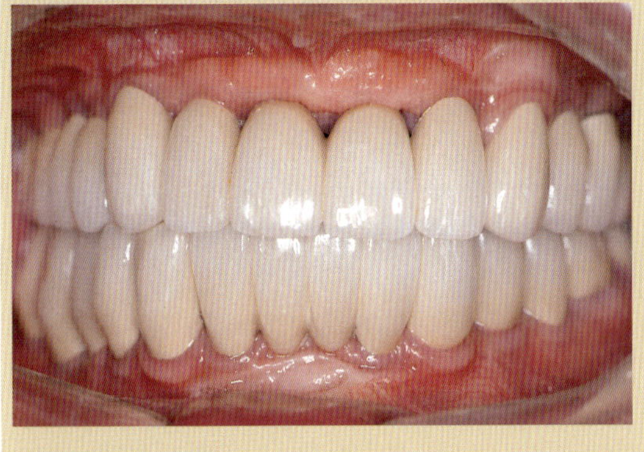

그림 12-10g. 술후 정면. 전치부의 심미성에 문제가 있지만 교합평면도 시정되어 기능적으로 만족스럽다.

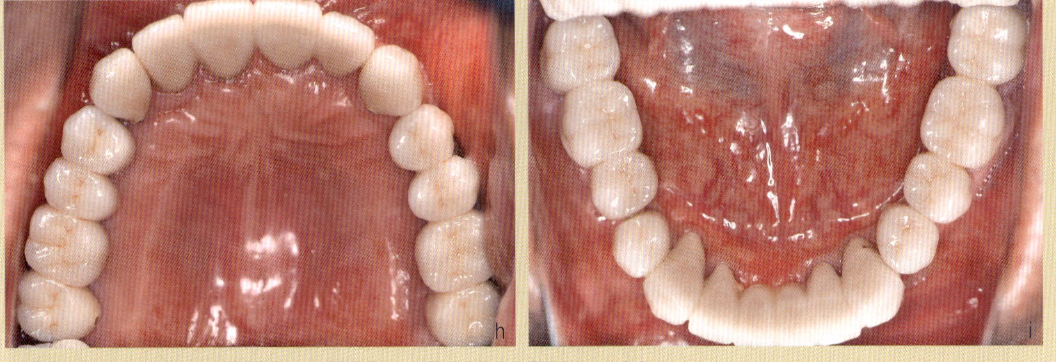

그림 12-10h, i. 술후 상하악 교합면. 치열은 어느 정도 좌우대칭을 이루고 있다.

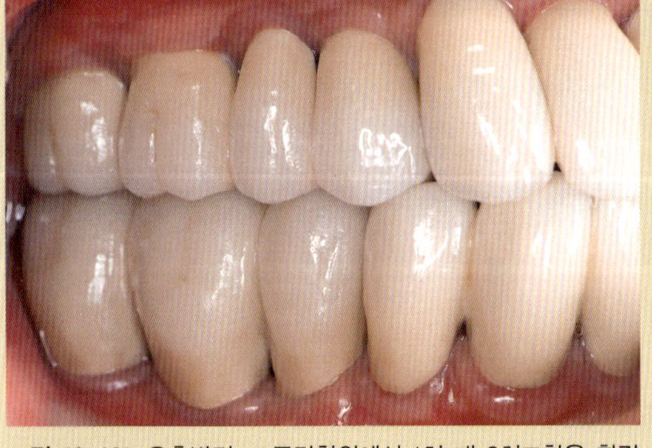

그림 12-10j. 우측방면. 교두감합위에서 1치 대 2치교합을 확립할 수 있었다.

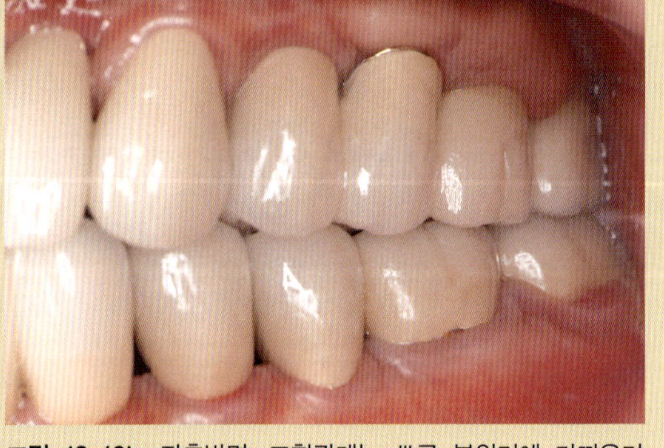

그림 12-10k. 좌측방면. 교합관계는 Ⅲ급 분위기에 가까우며 교두감합위에서 최대 치아접촉상태는 역시 엉성해 다수치결손에 있어서 교합재구성의 곤란함을 깨달았다.

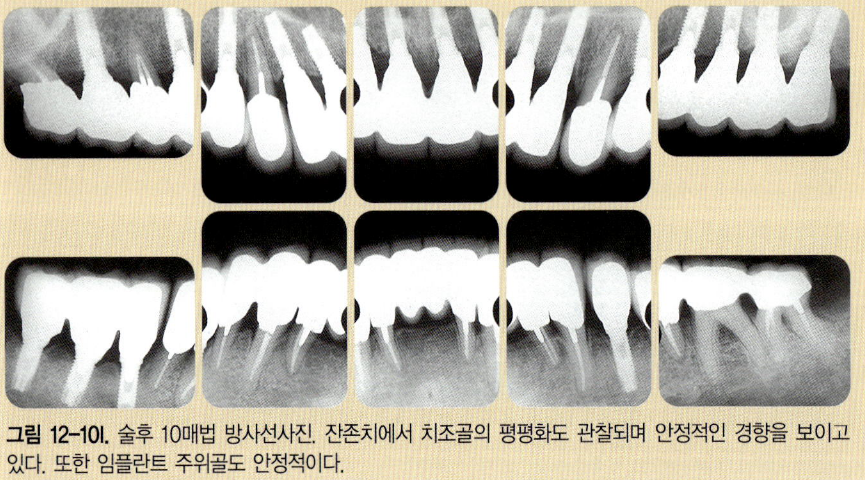

그림 12-10l. 술후 10매법 방사선사진. 잔존치에서 치조골의 평평화도 관찰되며 안정적인 경향을 보이고 있다. 또한 임플란트 주위골도 안정적이다.

결론

이번에 임상적으로 다양한 병태나 결손형태를 갖는 임플란트 보철의 교합증례를 들어 해설했는데 구강 내를 장기적으로 유지, 안정시키기 위해서는 교합의 균형이라는 요소가 중요한 열쇠이다. 특히 임플란트는 단독으로 교합지지를 획득할 수 있는 장점이 있으므로 이 부위에만 눈이 가기 쉬운데 임플란트와 자연치가 혼재해 있는 경우라도 기존 자연치의 교합양식과 마찬가지로 전악적인 조화를 고려한 후 교합을 부여하지 않으면 안 된다.

그러나 임플란트 자체에는 치근막에서 보이는 감각수용기나 완압기구가 없기 때문에 교합의 균형이 결여되어 문제가 발생하는 증례가 많다. 따라서 임플란트의 교합관리는 자연치에서의 보철 이상으로 중요하다. 임플란트의 교합은 다양한 병태나 결손형태에 의해 교합양식도 달라지므로 특정 개념이나 증거가 적다. 실제 임상에서는 시행착오를 거치면서 provisional restoration을 조정해 교합을 적절하게 확립하고 최종보철물에 반영하고 있는데 앞으로 ME기기의 발달로 더 이상적인 교합이 해명되는 날도 멀지 않다고 생각한다.

참고문헌

1. 筒井昌秀, 筒井照子. 包括的歯科臨床. 東京：クインテッセンス出版, 2003.
2. 河原英雄, 糸瀬正通, 井川宗太郎. 歯を直すは愛の業. 1984.
3. 下川公一. インプラント治療と残存天然歯. the Quintessence DENT Implantol 2000；7(5)：26-38.
4. 山﨑長郎, 本多正明, 伊藤雄策ほか. 臨床歯周補綴III. 東京：SJCD出版, 1997.
5. 榎本紘昭. FRIALIT-2システムによる審美修復の実際. インプラントYEAR BOOK 2002. 東京：クインテッセンス出版, 2002；44-47.
6. 佐藤直志. インプラント周囲のティッシュ・マネージメント. 東京：クインテッセンス出版, 2001.
7. 小野善弘, 中村公雄, 船登彰芳, 石川知弘, 浦野智. 歯周治療の視点からのインプラント治療. the Quintessence 2002；21(2)：105-117
8. 城戸寛史, 榊　恭範, 上田秀朗, 白石和仁, 大村祐進. 総合治療からみたインプラントにおける診査・補綴設計の要　第7回　多数歯欠損における補綴設計のデシジョンメーキンググ. Quintessence DENT Implantol 2002；9(6)：71-81.
9. 城戸寛史, 榊　恭範, 上田秀朗, 白石和仁, 大村祐進. 総合治療からみたインプラントにおける診査・補綴設計の要　第6回　前歯部欠損における補綴設計のデシジョンメーキング―その2. Quintessence DENT Implantol 2002；9(5)：70-75.
10. 城戸寛史, 榊　恭範, 上田秀朗, 白石和仁, 大村祐進. 総合治療からみたインプラントにおける診査・補綴設計の要　第5回　前歯部欠損における補綴設計のデシジョンメーキング. Quintessence DENT Implantol 2002；9(4)：61-70.
11. 城戸寛史, 榊　恭範, 上田秀朗, 白石和仁, 大村祐進. 総合治療からみたインプラントにおける診査・補綴設計の要　第4回　上顎遊離端欠損における補綴設計のデシジョンメーキング. Quintessence DENT Implantol 2002；9(3)：71-78.
12. 城戸寛史, 榊　恭範, 上田秀朗, 白石和仁, 大村祐進. 総合治療からみたインプラントにおける診査・補綴設計の要　第3回　下顎遊離端欠損における補綴設計のデシジョンメーキング. Quintessence DENT Implantol 2002；9(2)：71-80.
13. 城戸寛史, 榊　恭範, 上田秀朗, 白石和仁, 大村祐進. 総合治療からみたインプラントにおける診査・補綴設計の要　第2回　中間欠損における補綴設計のデシジョンメーキング. Quintessence DENT Implantol 2002；9(1)：77-85.
14. 城戸寛史, 榊　恭範, 上田秀朗, 白石和仁, 大村祐進. 総合治療からみたインプラントにおける診査・補綴設計の要　第1回　複合型欠損中の1歯欠損における補綴設計のデシジョンメーキング. Quintessence DENT Implantol 2001；8(5)：65-72.
15. 上田秀朗. リレー連載 補綴処置とティッシュ・マネージメント4. インプラントのティッシュ・マネージメントと補綴処置. the Quintessence 2002；21(4)：111-117.
16. 上田秀朗. 包括歯科医療におけるインプラントの位置づけ. Dental Frontier QA 2002 Summer；20：16-23.
17. 上田秀朗. インプラント治療における補綴設計のデシジョンメーキング. 別冊 Quintessence DENT Implantol OJ 抄録集 2004；62-71.
18. 上田秀朗ほか. 山﨑長郎, 高橋常男, 勝山英明, 井上孝, 林揚春(編). Ultimate Guide IMPLANTS, 第8章プロビジョナルストレーション 2. プロビジョナルストレーションに求められる物性. 東京：医歯薬出版, 2004；296-301.
19. 上田秀朗ほか. 山﨑長郎, 高橋常男, 勝山英明, 井上孝, 林揚春(編). Ultimate Guide IMPLANTS, 第8章プロビジョナルストレーション 2. プロビジョナルストレーションに求められる物性. 東京：医歯薬出版, 2004；302-307.
20. 上田秀朗ほか. 山﨑長郎, 高橋常男, 勝山英明, 井上孝, 林揚春(編). Ultimate Guide IMPLANTS, 第8章プロビジョナルストレーション 2. プロビジョナルストレーションに求められる物性. 東京：医歯薬出版, 2004；308-318.

교합치료의 기본원칙과 교합 maintenance의 의의

일본악교합학회 차기 이사장
Dental Health Associate 대표
岩田健男

제13장

서론

상하악 치아의 교합의 목적은 하악의 폐구를 생리적인 위치에서 제어하는 데 있다. 치아 결손, 치주질환, 부정교합, 불량수복물, 악관절질환 및 어떠한 원인으로 그 목적에 지장이 생기면 교합붕괴 과정이 진행된다. 이러한 원인을 제거해 변화가 생긴 교합상태를 개선하거나 재구축하는 것이 교합치료의 목표이다. 원인은 근관, 치주, 보철, 교정, splint 및 구강외과 등 다양한 분야의 술식이 필요한데 치료목표는 교합의 안정(occlusal stability)을 장기적으로 유지하는 데 있다.

본 장에서는 교합을 안정시키기 위한 교합치료의 기본원칙을 해설한 후 치료종료 후 maintenance시 점검해야 할 사항을 제시하겠다. 술후 교합을 충실하게 관리하고 악관절질환의 감별진단법과 splint의 선택 및 사용법에 대해 언급하겠다.

내용의 이해를 돕기 위해 아래에 큰 제목들을 정리해 보았다.

(1) 교합치료의 기본원칙

1. 원칙 1. 구치의 중심위교합
2. 원칙 2. 전치의 anterior coupling
3. 원칙 3. Anterior disclusion
4. 원칙 4. 교합의 장기적 안정

(2) 교합의 maintenance

(3) 악관절질환의 감별진단법

1. 의과적 악관절질환과 치과적 악관절질환의 감별
2. 치과적 악관절질환의 감별진단
3. 치과적 악관절질환에서 splint의 선택 · 사용법

교합치료의 기본원칙

교합치료의 기본원칙은 ① 구치의 중심위교합, ② 전치의 anterior coupling, ③ anterior disclusion, ④ 교합의 장기적 안정, 이 4원칙으로 구성된다. 치료할 때 이러한 원칙을 달성해 그 결과로 상하악치아가 하악을 생리적인 위치에서 제어하는 기구가 부여된다. 이 상태를 장기적으로 유지하고 교합의 안정을 지속시키는 것이 교합치료의 목적이다.

1. 원칙 1 – 구치의 중심위교합 (그림 13-1a~d)

구치가 중심위에서 교두감합하고 하악의 폐구를 제어하는 것이 원칙 1이다(centric related occlusion). 중심위에서는 과두가 관절결절의 후벽에 대해 관절원판을 매개로 안정적으로 대항한다. 이 해부학적 관계를 악관절부로 지지하

교합치료의 기본원칙(그림 13-1)

원칙 1 구치의 중심위교합

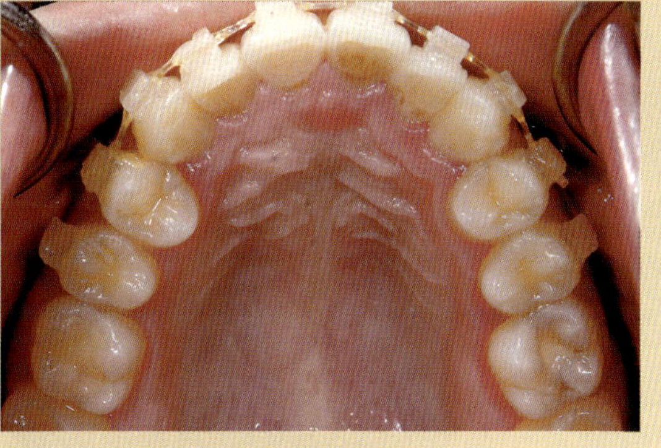

그림 13-1a. 교정치료 종료직전의 상악치열.

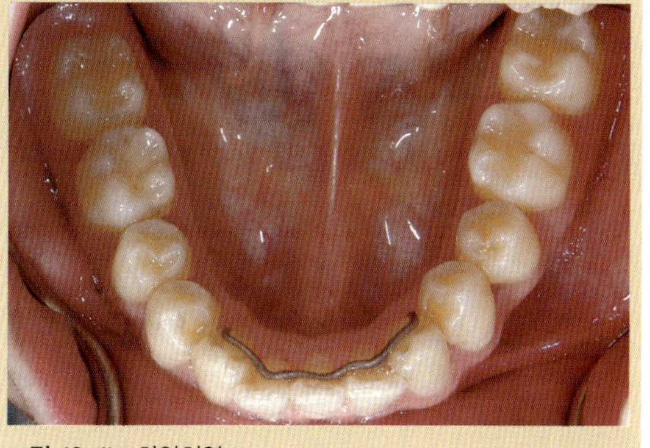

그림 13-1b. 하악치열.

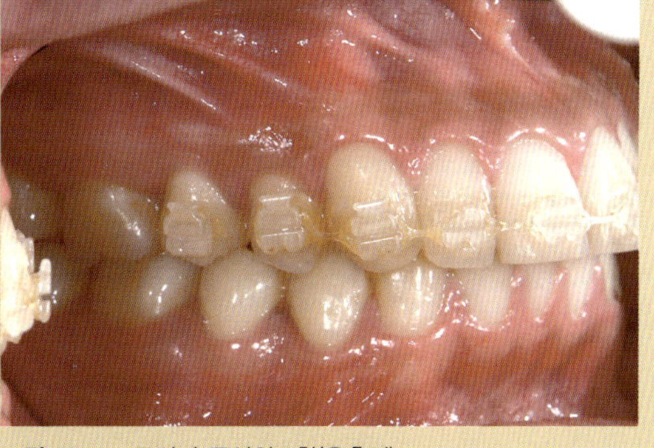

그림 13-1c. 구치의 중심위교합(우측면).

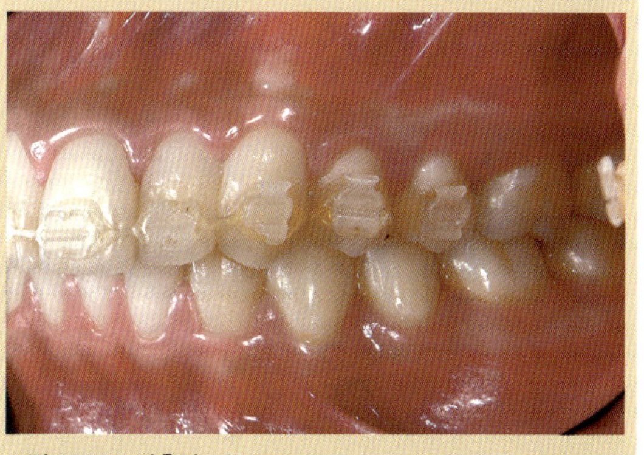

그림 13-1d. 좌측면.

원칙 2 전치의 anterior coupling

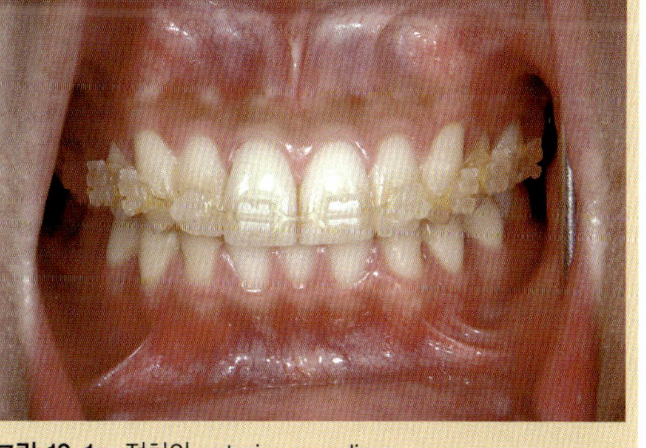

그림 13-1e. 전치의 anterior coupling.

원칙 3 Anterior disclusion

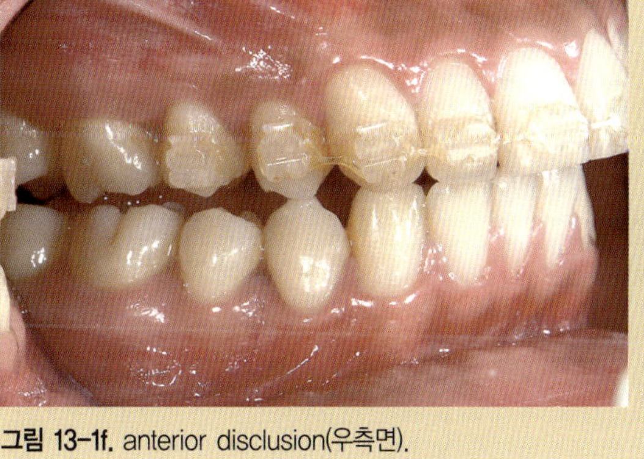

그림 13-1f. anterior disclusion(우측면).

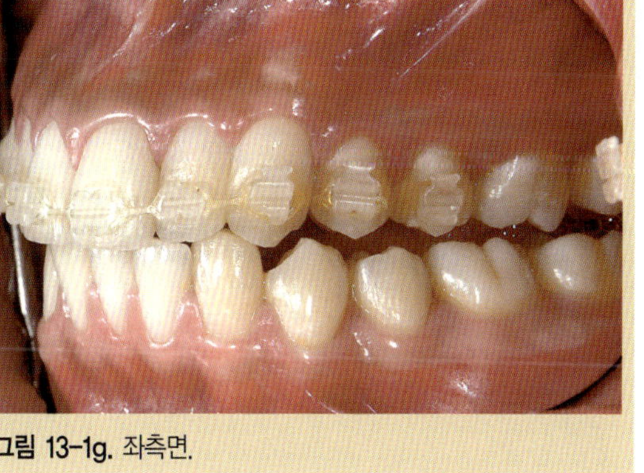

그림 13-1g. 좌측면.

는 것이 저작군근의 생리적인 기능활동이다. 중심위에서는 외측익돌근 상복과 측두근이 주체가 되며 과두-원판집합체를 관절결절 후벽에 시트시킨다. 이 과두위에서 하악이 폐구하고 구치가 교두감합하면서 동시에 교근과 내측익돌근이 기능적인 수축활동을 해 저작이 가능하게 된다.

한편 이 과두위에서 폐구했을 때 구치에 조기접촉이 있으면 하악은 전방으로 활주하고 교두감합위에 도달하는데 과두와 원판집합체는 불안정한 전방으로 유도된다. 이때 하악과 과두의 편위에 관여하는 것은 외측익돌근 하복이다.

중심위에서 생리적인 근활동을 잘 이해하고 해부학적으로 안정적인 과두-원판집합체와 관절결절 후벽과의 관계를 확립할 수 있다면 이것들과 조화를 이루는 상하악 구치의 교합을 재현함으로써 원칙 1이 만족된다.[1]

2. 원칙 2 - 전치의 anterior coupling (그림 13-1e)

전치의 교합상태는 교합진단과 치료를 진행할 때 핵심이다. 구치가 중심위 교합할 때 상하악 전치는 교합접촉하지 않고 소량의 공간(약 10~20㎛)을 유지하며 대향한다. 이것을 anterior coupling이라 한다.[2]

전치는 하악의 폐구를 제어하는 기능을 갖고 있지 않다. 구치교합면이 교모되거나 구치가 결손되어 교합고경이 감소하면 전치는 교모하거나 하악전치에 의해 부딪혀 상악 전치가 순측이동(flaring)한다. 즉 구치의 중심위교합이 붕괴되어 vertical stop이 상실되면 전치의 anterior coupling도 훼손된다. 구치부결손의 유리단 partial denture 증례에서 5~10년간 경과를 관찰한 결과 상의 침하나 교합면의 마모로 인해 교합고경이 감소하고 전치부, 특히 상악 전치의 flaring 또는 하악 전치절연의 마모(교모)를 일으킨다고 잘 알려져 있다. Full denture는 상악 전치결손부에 flabby gum이 종종 관찰되는데, 이것도 교합고경의 감소로 인해 anterior coupling이 손상된 결과 상악 denture가 충돌해 전치결손부의 치조골흡수가 진행되었기 때문일 것이다.

한편 상하악 전치가 적절하게 anterior coupling되어 있다면 폐구위에서 전방이나 측방으로 하악이 소량 이동하면 상하악 전치가 교합접촉하고 하악을 하방으로 가이드하도록 근육에 지령한다. 그 결과 전치의 가이드(anterior guidance)에 의한 구치의 이개(posterior guidance)가 가능해진다. 이것을 통해서도 전치의 적절한 anterior coupling이 없이는 전치에 의한 구치의 이개(anterior disclusion)는 곤란하다는 것을 이해할 수 있을 것이다. 전치의 개교나 Angle Ⅱ급 1류의 부정교합치열에서는 anterior coupling이 적절하지 않기 때문에 disclusion 기능이 결여되어 있다. 따라서 교합의 안정을 유지하기가 곤란한 교합상태라 할 수 있다.

3. 원칙 3 - Anterior guidance (그림 13-1f, g)

원칙 1과 원칙 2를 달성하면 중심위에서 상하악 치아의 교합관계가 확립된다. 이어 편심위에서의 교합상태가 과제이다. 교두감합위에서 하악의 편심이동, 상하악 전치가 교합접촉해 하악을 하방으로 유도하고 상하악 구치가 이개하는 현상을 anterior disclusion이라 부른다.[3]

하악이 폐구했을 때 상하악 치아는 폐구로상에서 교합간섭하지 않고 교두감합위에 도달한다. 또한 개구할 때도 상하악 치아는 개구로상에서 교두간섭하지 않고 개구한다. 저작이나 연하 등의 기능운동 중에는 이 mechanism이 작용한다. 한편 이갈이 등의 이상기능운동 중에 하악은 한계운동로상에 도달하는 경우가 많고 이 경우에 전치가 구치를 보호하는 교합관계가 중요하다.

하악은 Ⅲ급 지렛대의 역학적 원리로 기능하고 있다. 악관절부가 지점, 저작근이 힘점에서 치아가 작용점이 된다. 이 지렛대는 구치부에서 커다란 힘이 작용하며 전치부에서는 작은 힘밖에 발휘할 수 없는 역학적 구조를 형성하고 있다. 설골근군을 포함하는 저작근군의 대부분은 하악골 이융기보다 후방에 위치하고 있어 그것보다 전방에 존재하는 견치와 절치는 커다란 응력으로부터 역학적 및 생리학적으로 보호된다고 할 수 있다.

전치가 하악을 유도해 최소한의 스트레스로 구치를 이개할 수 있다. 즉 최소한의 근활동으로 anterior disclusion을 달성할 수 있다. 편심위에서 구치가 교합접촉하고 하악을 가이드하면 교근과 내측익돌근, 과두위를 안정시키고 있는 외측익돌근과 측두근, 설골근이 과잉으로 활동해 악구강계에 막대한 스트레스를 부하할 가능성이 있다.

상하악 구치가 교합접촉하면 교근과 내측익돌근의 수축

활동이 현저해진다. 한편 상하악 전치가 교합접촉해도 교근과 내측익돌근은 현저하게 활동하지 않는다. 이렇게 강력한 두 가지 저작근이 전부 활동하기 시작하면 치아-치주조직-악관절을 파괴하게 된다. 저작시 이들 근육이 파괴적으로 작용하는 것이 아니라 공구시(空口時), 특히 야간 이갈이(nocturnal 이갈이)시 이상기능을 발휘한다. 그래서 이갈이 시 전치부만이 접촉하게 되어 교근과 내측익돌근이 파괴적으로 작용하지 않도록 조절할 수 있게 된다. 이것이 anterior disclusion의 의의이기도 한다. 이 결과 치아에게 가장 효율성이 떨어지는 지렛대(교합력의 부담이 최소가 된다)의 역학적 구조가 달성된다.

다만 전치 가이드의 경사가 급하기 때문에 저항감이 있거나 환자가 실제 전방이나 측방으로 유도했을 때 마찰을 느껴서는 안 된다. 이렇게 급경사의 anterior disclusion은 외측익돌근 하복의 수축활동을 방해할 뿐만 아니라 편심운동 중 과두-원판집합체를 관절결절 후벽에 대향유지하고 있는 외측익돌근 상복과 측두근의 활동에 부조화를 초래하고 하악의 개폐운동에 관여하는 설골근군에도 이상수축을 강요한다. Anterior guidance를 보철하거나 교정해서 경사가 급해지면 근기능장애의 결과로 개구장애나 악관절잡음을 유발하는 경우가 많다.

4. 원칙 4 – 교합의 장기적 안정

상하악 치아가 악관절, 근육과 조화로운 기능을 발휘하기 위해서는 '원칙 1 구치의 중심위교합', '원칙 2 전치의 anterior coupling', '원칙 3 anterior disclusion'이 반드시 필요하다고 전술하였다. 그리고 이 상태가 유지되기 위해서는 상하악치아의 교합이 장기에 걸쳐 안정될 필요가 있다(long-term occlusal stability). 안정적인 교합을 확립하는 요건을 열거하겠다.[4]

A. 기능압

① 치아 장축방향으로 가해지는 교합압
근원심적 안정 closure stop과 equalizer
협설적 안정 – A · B · C contact
치근막의 동통역치 – 장축압:측방압=1:1/3

② 기능시 치아는 장축방향뿐만 아니라 수평방향으로도 동요하고 있다.

B. 생체압

① 근력(순협설적 방향으로 작용)
치열궁형태의 결정요소

② 치주인대(근원심적 방향으로 작용)
치간섬유
인접면 contact

③ 치아와 치주조직의 정출(수직방향)

C. 이상기능압

① 야간 이갈이

② 강력한 교합력
장기간 지속
측방압
치주조직의 상태
} 이들 총화로 다양한 교모, 동요 및 치아의 이동이 발생한다.

(1) 기능압(그림 13-2)

저작이나 연하 등의 기능운동시 상하악 치아에는 치아의 장축방향으로 교합압이 가해지는 것이 바람직하다.[5]

구치가 중심위교합(교두감합)할 때 근원심적 안정은 closure stop과 equalizer에 의해 유지된다. 특히 하악 전방편위를 제어하는 closure stop은 중요하다. 협설적 안정은 A · B · C contact으로 유지된다. 증례에 따라 A · B contact이나 B · C contact을 구치교합면에 부여한다. 상하악 구치와 함께 B contact과 closure stop을 확보하는 것이 중요하다.[6]

치근막은 치이 장축방향으로 가해지는 교합압에 대해 비교적 커다란 힘을 수용할 수 있지만 측방압에 대해서는 작은 힘에도 동통을 느껴 개구반사를 야기하는 mechanism을 갖고 있다.[7]

이상을 통해 교합압을 치아의 장축방향으로 작용시키도록 교합양식을 정돈하는 것은 교합의 안정을 기대할 수 있는 한 가지 조건이라 생각한다. 다만 기능시 치아는 장축방향 뿐만 아니라 수평방향으로도 동요한다는 견해도 있어[8], 장축방향으로의 교합압만이 교합의 안정을 기대할 수 있는 절대조건이라 할 수 없다고도 이해해야 할 것이다.

(2) 생체압(그림 13-3)

교합의 장기적 안정에 관여하는 생체압으로 근력, 치주인대와 인접면 contact, 치아와 치주조직의 정출을 들 수 있다.

교합의 안정과 기능압(그림 13-2)

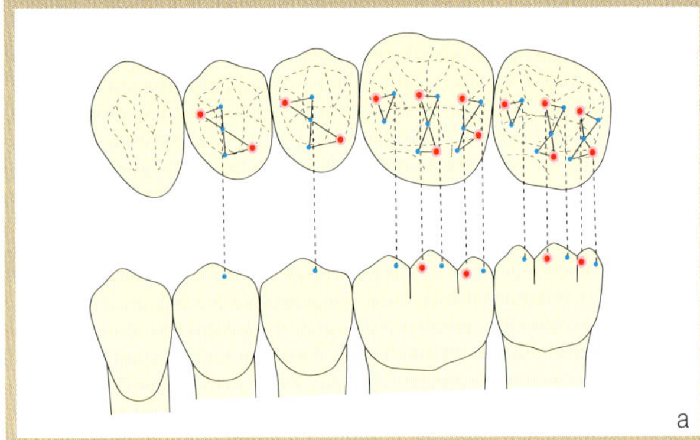

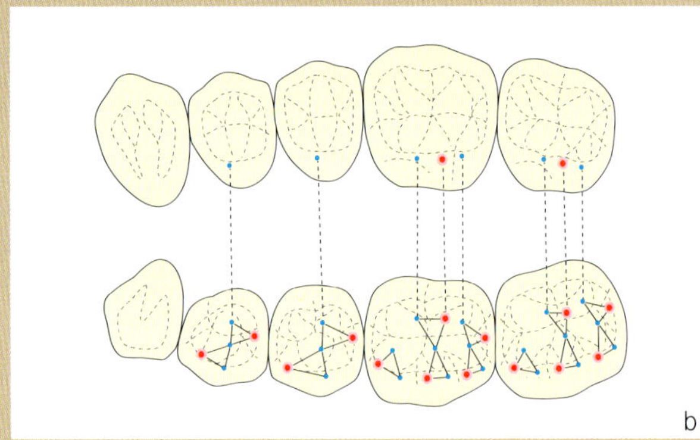

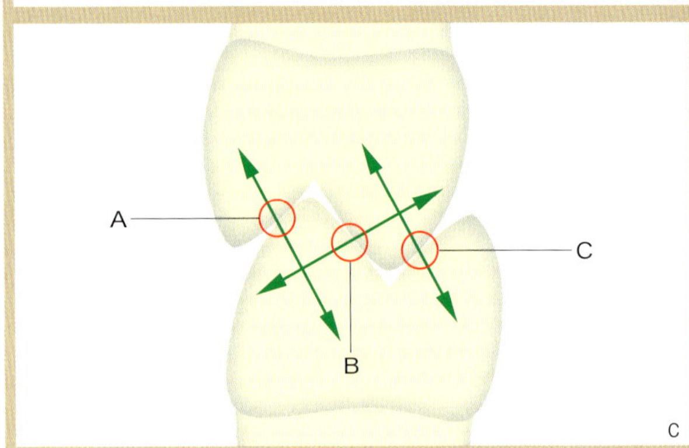

그림 13-2a. 치아의 장축방향으로 가해지는 교합압. Closure stop과 equalizer는 치아의 근원심적 안정에 기여한다. 상악 교합면의 모식도.
그림 13-2b. 하악 교합면의 모식도.
그림 13-2c. 치아의 장축방향으로 가해지는 교합압. A-B-C contact은 구치 협설적 안정에 기여한다.

생체압 중에 근력은 치열궁형태의 결정요소이다. 치열궁의 순협설측에서 기능하고 있는 저작근, 협근, 구륜근 및 설근 등의 근육이 순협설적인 치아의 위치와 치열형태에 영향을 미친다. 따라서 순협설적인 근력의 조화를 깨는 악습관, 예를 들면 혀습관, 손가락을 빠는 습관 및 취침시 자세 등 다양한 악습관은 전치부 개교나 Angle Ⅱ급 1류의 부정교합, 협착치열 등의 상태를 유발하는 원인이 되므로 진단시 간과하지 않도록 한다.

건전한 치주환경과 확실한 인접면 contact은 치아의 근원심적 위치를 안정시키는 데 반드시 필요한 요소이다. 특히 치간섬유는 치열궁의 근원심적 형태를 유지하는 중요한 조직이다.[9] 또한 치아가 결손되면 인접치가 경사지거나 인접면 contact이 마모되므로 치아가 전방으로 이동하는 현상이 쉽게 관찰된다. 하악 전치부의 총생은 이러한 현상의 한 가지 결과라 생각한다.

(3) 이상기능압(그림 13-4~13-7)

안정적인 교합압을 유지하려면 이상기능압, 특히 야간 이갈이가 미치는 영향은 가장 중요하다. 기능압으로 구치는 장축방향 뿐만 아니라 수평방향으로도 동요하는데 이갈이시 측방압에 의한 치아의 동요와 비교하면 위해성은 적다. 이상기능압은 교근과 내측익돌근의 활동으로 발생한다. 이들 근육의 과잉수축은 치아-치주조직-악관절을 파괴한다. 강한 교합력이 장기간 지속적으로 측방압으로 작용하면 치아의 교모, 동요, 위치이동이 발생하며 치주조직의 상황은 골의 수직성 흡수나 낭의 심행(深行)을 더 악화시키게 된다. 또한 악관절에 대한 부하를 강요한다.

보철물의 교합면도 장기적으로 이갈이의 영향을 받고 교합면 재료의 마모, 깨짐 및 파절 등을 유발한다. 야간 이갈이의 악영향을 가장 잘 받는 것은 대구치이며 이어 견치이다. 이들 치아를 보철할 때는 교합에 관여하는 부분을 장기

교합의 안정과 생체압(그림 13-3)

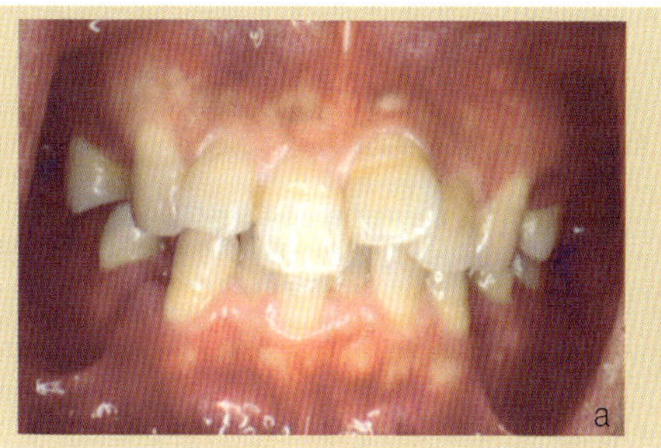

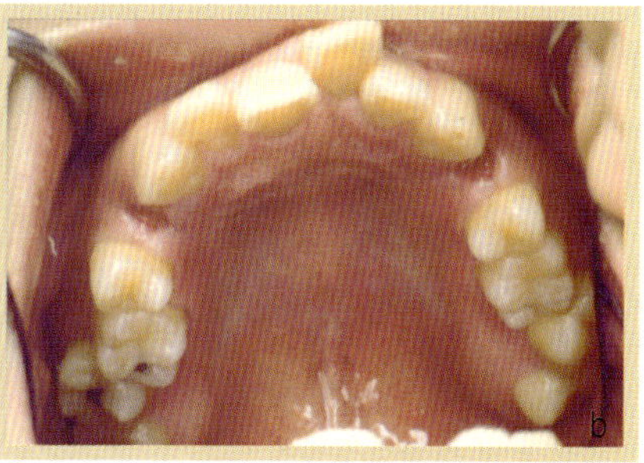

그림 13-3a. 교정치료 술전 정면.
그림 13-3b. 상악 교합면. 치료에 착수할 때 부정교합의 원인을 고찰한다. 근력(筋力)이 치열궁 형태에 영향을 미치는 경우가 많다.

교합의 안정과 이상기능압(그림 13-4)

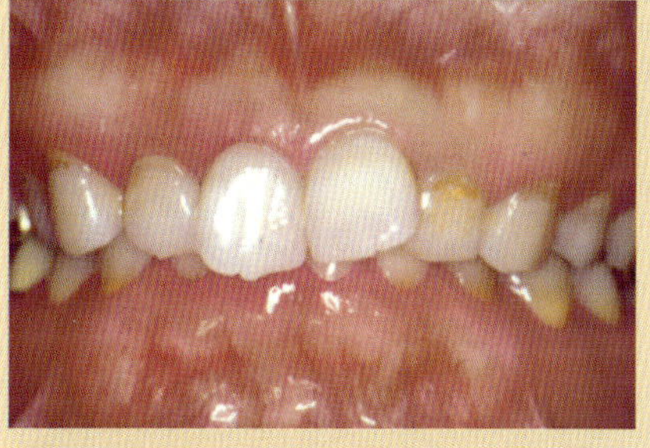

그림 13-4a. Bruxier이며, Angle Ⅱ급 2류 부정교합. 정면.

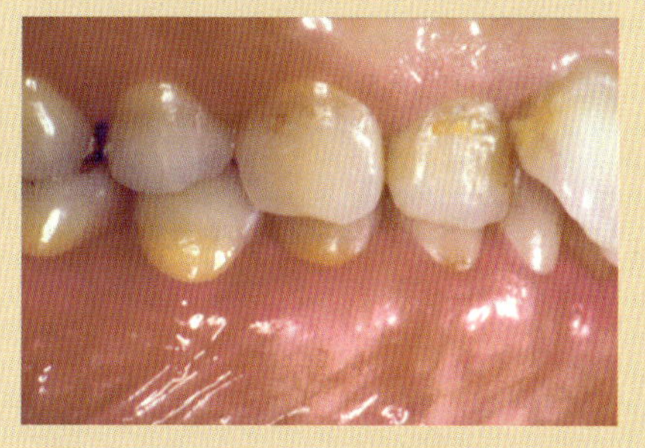

그림 13-4b. 우측면.

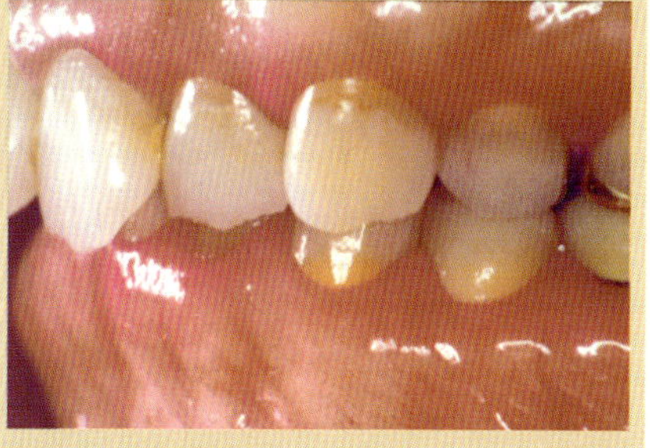

그림 13-4c. 좌측면.

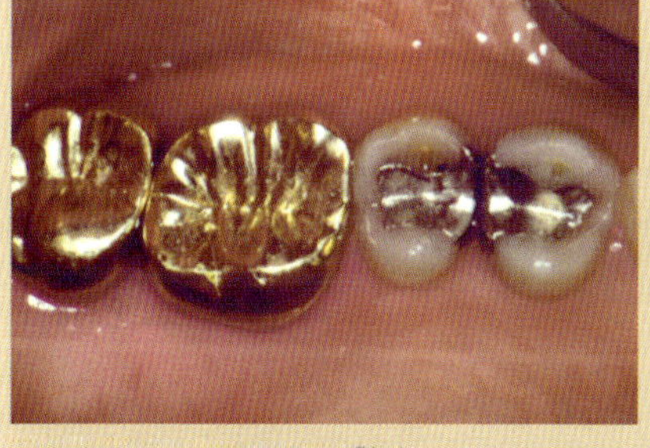

그림 13-4d. 상악 우측 교합면.

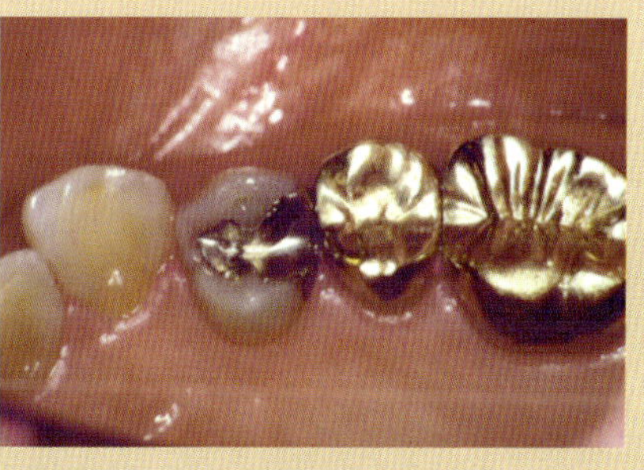

그림 13-4e. 상악 좌측 교합면.

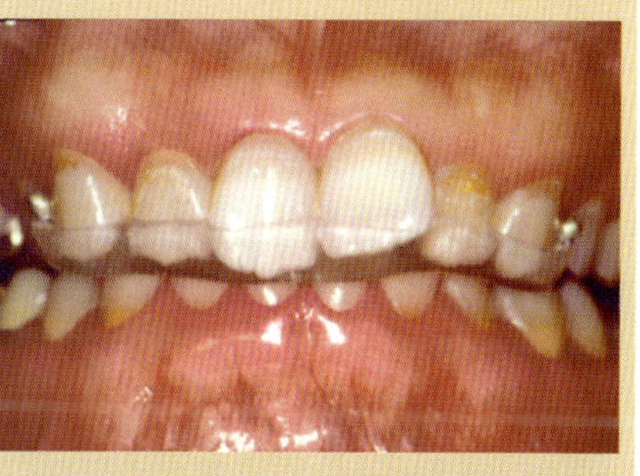

그림 13-4f. Segmental splint로 야간 이갈이의 악영향에 대처.

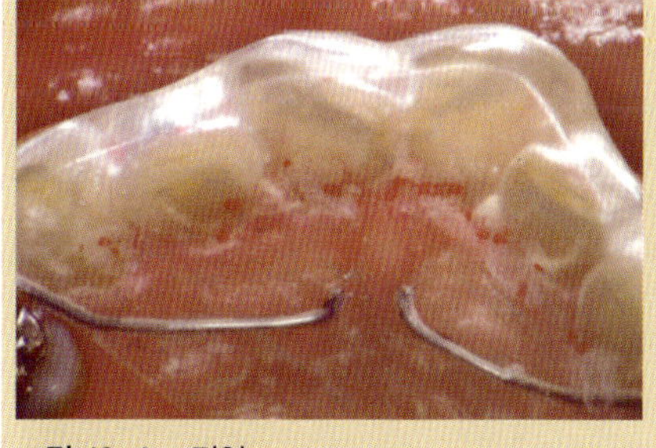

그림 13-4g. 절연.

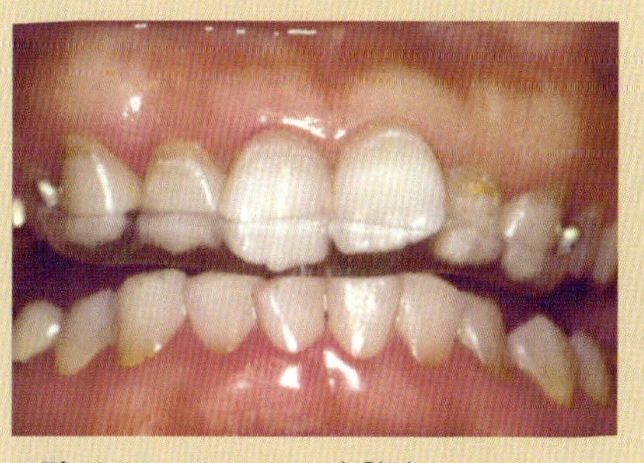

그림 13-4h. Disclusion의 확인.

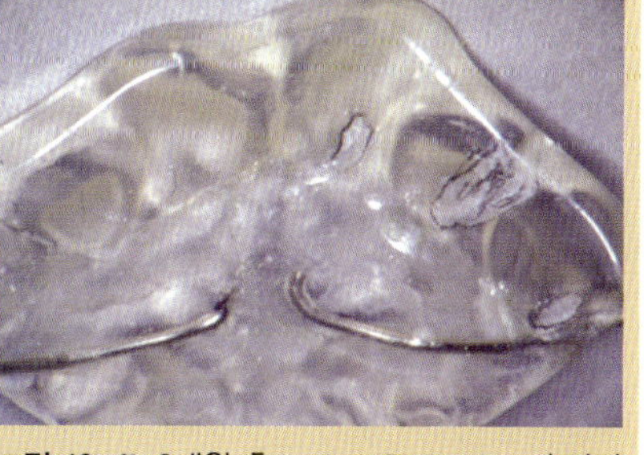

그림 13-4i. 3개월 후 splint. Clenching 습관이 남아 있어 splint의 교합접촉면이 마멸되어 있다. 근육통과 치아의 교모는 감소하고 있다.

적인 내구성이 뛰어난 타입 Ⅳ금합금이나 기타 귀금속합금으로 제작하는 것이 대책이다. 금합금은 자연치 enamel질과 유사한 마모도를 갖고 있다. 금합금은 심미성이 떨어지므로 porcelain이나 hybrid resin처럼 심미성에 뛰어난 재료를 교합면에 사용할 수도 있다. 다만 porcelain은 대합치의 마모, 깨짐, 파절, hybrid resin은 교모, 파절 등의 과제를 안고 있다.

이갈이 습관이 분명한 환자에게는 anterior segmental

이상기능압과 메탈 교합면 재료(그림 13-5)

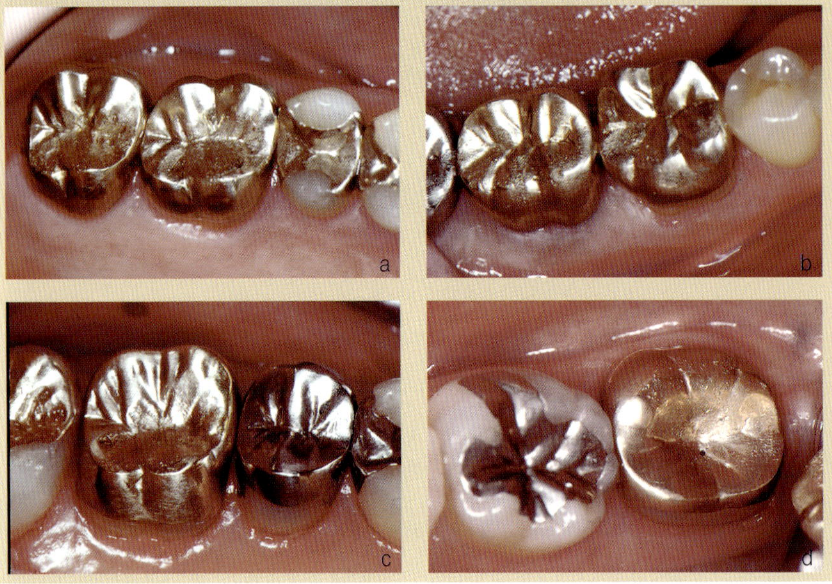

그림 13-5a. 술후 약 10년 경과한 metal 교합면. 상악 우측.
그림 13-5b. 하악 우측.

그림 13-5c. 술후 15년 경과한 metal 교합면. 상악 구치부.
그림 13-5d. 술후 20년 경과한 metal 교합면. 하악 구치부.

이상기능과 porcelain 교합면(그림 13-6)

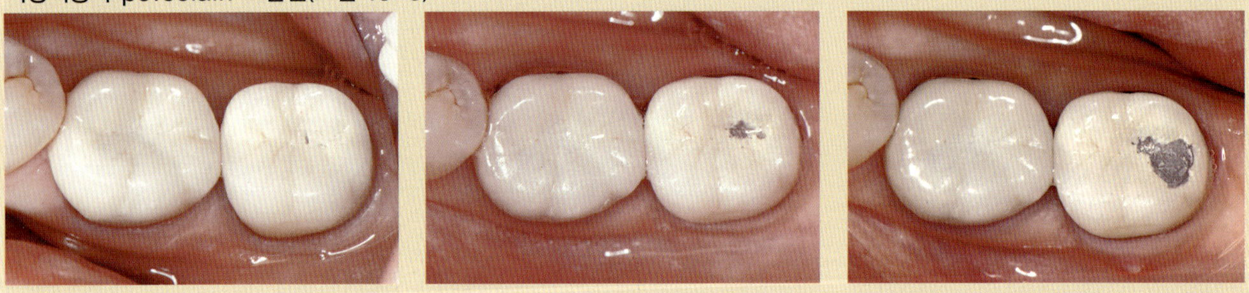

그림 13-6a. 술후 약 5년이 경과한 porcelain 교합면. 하악 구치부.
그림 13-6b. 술후 약 10년이 경과한 porcelain 교합면.
그림 13-6c. 술후 15년이 경과한 porcelain 교합면.

이상기능압과 교합면. metal VS porcelain(그림 13-7)

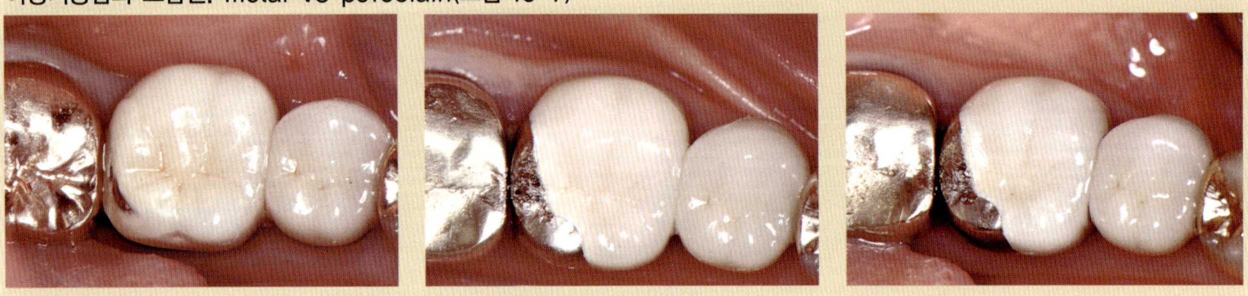

그림 13-7a. 술후 5년이 경과해 porcelain이 파절되었다.
그림 13-7b. 재제작 후 5년이 경과한 교합면.
그림 13-7c. 재제작 후 10년이 경과한 교합면.

splint를 야간에 장착하도록 한다. 전치의 개교나 Angle Ⅱ급 1류의 부정교합치열처럼 전치의 anterior coupling과 anterior guidance에 결함이 있는 증례도 장착하도록 한다. 이것으로 야간 이상기능압에 의해 교합이 부정해지는 상황을 회피할 수 있게 된다.

교합의 maintenance

Maintenance시 교합은 다음의 순서대로 점검한다.

1. 구치의 중심위교합

좌우 양측 상하악 구치는 균등한 힘으로 동시에 교두감합해야 한다. 이때 과두-원판집합체는 관절결절에 대향하고 관절와 내에서 안정적인 위치를 유지하지 않으면 안 된다. 교두감합위에서는 occlusal registration strips가 구치부에서 확실하게 유지되어야 한다. 일부 구치에 대한 교합압의 부하는 장기적으로 부담하중(over loading)을 야기한다.

2. 전치의 anterior coupling(그림 13-8)

교두감합위에서 확실하게 감합했을 때 상하악 전치는 10㎛ 정도의 공간을 유지하며 대향하고 직접 교합접촉하지 않는 것이 바람직하다. 이것은 전치에 대한 교합성 외상을 회피하는 데 유효하다. 절치부에서는 교두감합위에서 registration strips가 저항 없이 통과해야 한다. 견치부에서는 registration strips가 약하게 저항을 하면서 통과되면 된다.

전치부에서 registration strips가 유지되는 증례는 교합고경(수직악간거리)의 감소가 있다고 생각하면 된다. 구치

교합의 maintenance와 anterior coupling(그림 13-8)

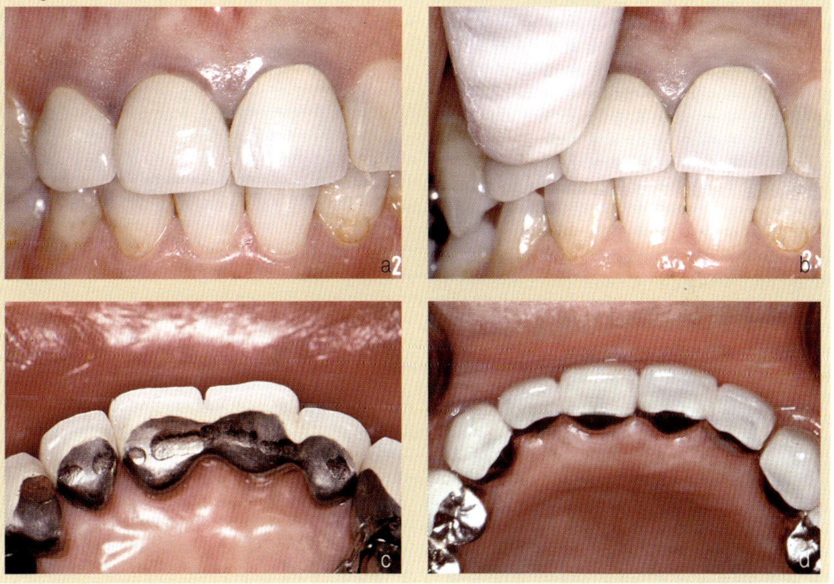

그림 13-8a. 2 1|부의 위화감을 호소하고 있다.
그림 13-8b. 프레미터스를 확인하고 antcrior coupling을 평가.

그림 13-8c. 하악 유리단 의치의 교합고경이 감소했기 때문에 상악 전치가 충돌한 증례.
그림 13-8d. 수직악간거리가 저하되면 상악 전치가 충돌된다. 본 증례는 납착이 파괴되었다.

교합의 maintenance와 anterior disclusion(그림 13-9)

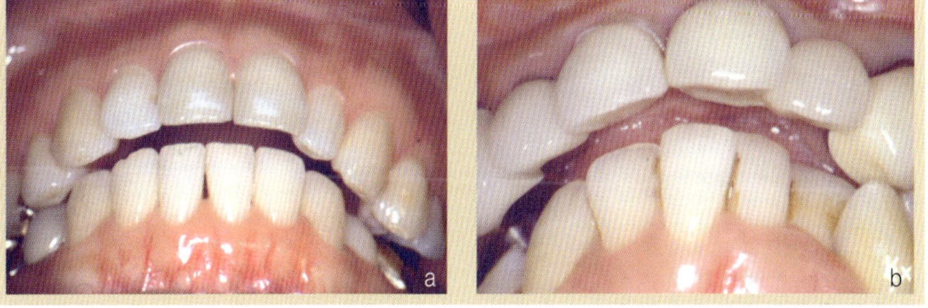

그림 13-9a. 전치의 개교증례에서는 anterior disclusion이 결여되어 있다. 구치의 교합접촉 빈도가 높아지므로 근육에 스트레스가 가해지기 쉽다.
그림 13-9b. Angle Ⅱ급 1류 부정교합의 증례는 교합의 안정을 유지하기가 곤란하다.

교합의 maintenance와 장기적 안정(그림 13-10)

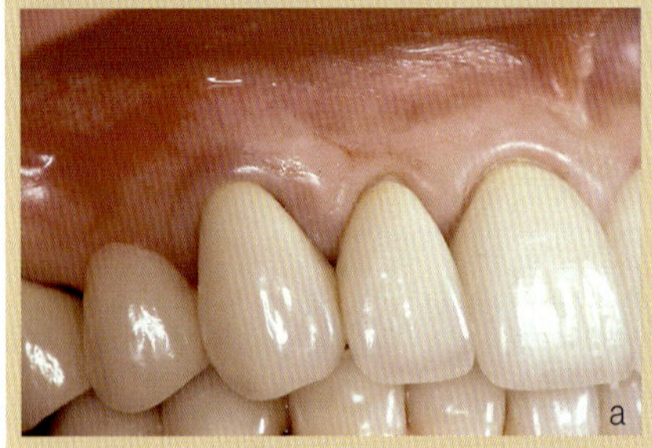

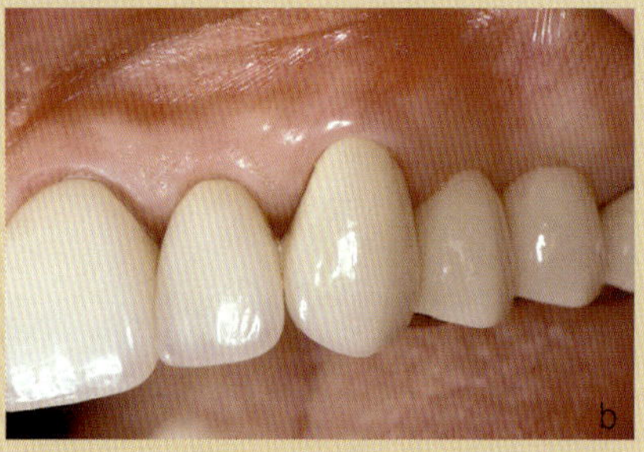

그림 13-10a. 술후 recall 8년째 우측면.
그림 13-10b. 좌측면. 강하게 무는 습관과 근육통을 호소하기 시작하였다.

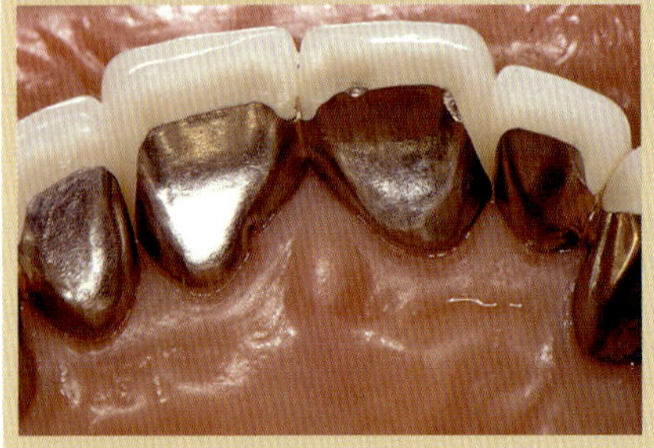

그림 13-10c. 전치부 구개면.

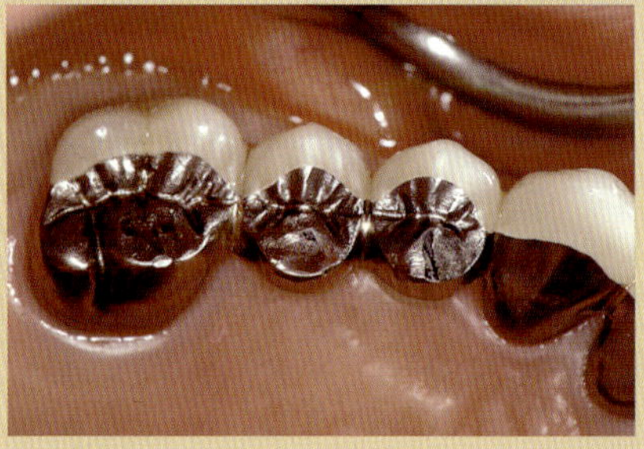

그림 13-10d. 상악 우측 교합면. Facet 형성이 명백하다.

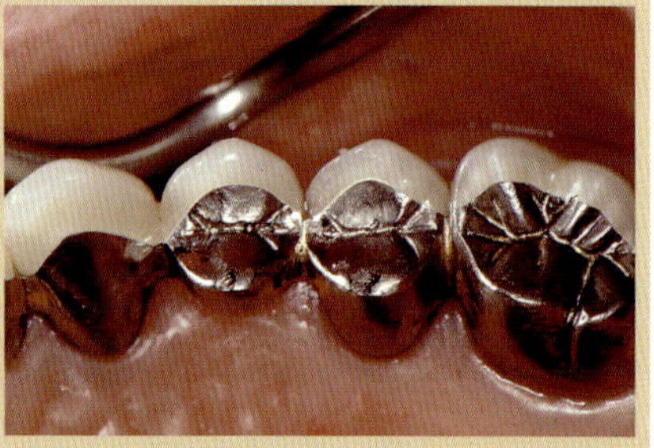

그림 13-10e. 상악 좌측 교합면. 구치부에서의 clenching과 grinding이 명백하다.

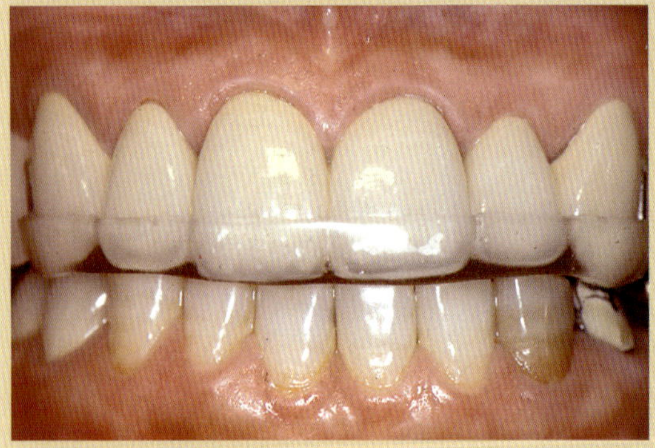

그림 13-10f. Anterior segmental splint를 이용해 야간 이상 기능압을 배제한다.

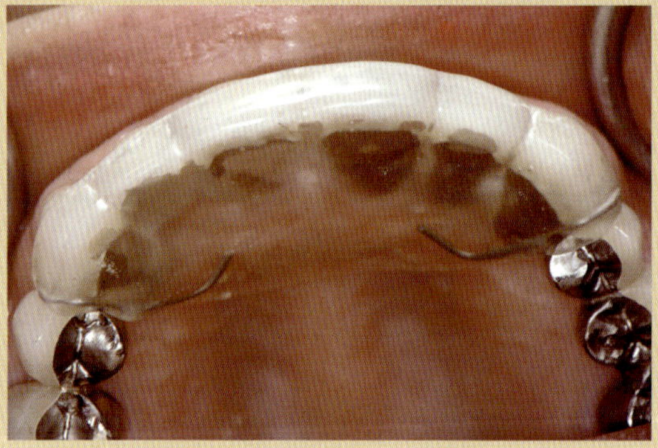

그림 13-10g. 절연.

부의 교합고경이 저하하면 전치의 anterior coupling이 상실되고 상악 전치 순면에서 프레미터스를 감지할 수 있게 된다. 케네디 I급(양측유리단결손)의 가철식 국소의치 증례에서는 특히 교합고경의 유지가 중요하다. 인공치 교합면의 마모나 치조제와 상내면의 부적합으로 교합고경은 쉽게 감소하고 상악 전치를 순측방향으로 밀어올리게 된다.

3. Anterior disclusion(그림 13-9)

전치의 anterior disclusion이 적절하게 기능하고 있다면 하악의 개폐운동시 구치부는 교합간섭하지 않기 때문에 근활동은 최소로 억제되며 그 결과 악구강계의 스트레스도 감소한다. 한편 anterior guidance의 경사가 급하고 하악 개폐운동이 좁은 경우에는 근육에 부자연스러운 활동을 강요하므로 근·근막기능장애를 발증하는 경우가 있다. 또한 전치의 개교처럼 anterior guidance가 결여되면 하악 폐구시 구치부는 교합간섭하고 저작근이 과잉으로 긴장되어 악구강계 스트레스가 이상하게 높아진다.

구치를 보호하는 전치의 기능이 결여된 증례는 야간 이갈이시 발생하는 구치의 교두간섭을 회피하기 위해 anterior segmental splint를 야간에 장착하도록 한다.

4. 교합의 장기적 안정(그림 13-10)

교합의 장기적인 안정에 영향을 미치는 요소로 연하시, 저작시 가해지는 기능압, 근육이나 치주조직으로부터 가해지는 생체압, 이갈이가나 악습관 결과로 가해지는 이상기능압을 들 수 있다. 이중에서 maintenance시 가장 중요한 것은 이상기능압의 관리일 것이다.

생체압 중에서 치주조직과 인접면 contact는 치아의 위치 안정에 반드시 필요한 요소이므로 반드시 확인한다. 근육의 기능장애에 대해서는 후술하겠는데 이갈이가 심각하고 치아의 위치이동, 근육의 spasm(경련)과 동통, 교합의 불안정화를 야기하고 있는 증례는 splint를 사용해 증상을 개선하도록 한다.

교합성 외상을 관찰하는 순서는 교두나 절연의 교모 및 마모 정도, 치경부 치질의 결손(예, 설상결손)을 들 수 있다. 외상이 장기간 지속되면 순협부 또는 설측의 치조골흡수가 진행되며 낭형성에 의한 치주염을 병발한다. 치주질환이 선행하는 2차성외상의 경우에는 치주치료를 우선하고 잠간고정이나 교합조정을 시행한다. 교합부전이 선행하는 1차성 외상에서는 교합의 조절이 보다 중요하다.[10]

일상임상에서 자주 접하는 교합성 외상은 abfraction일 것이다.[11] 전술했듯이 구치부의 교합고경이 저하하면 전치의 적절한 anterior coupling이 손상되고 전치의 치경부에 응력집중이 발생한다. 또한 anterior guidance가 결여된 증례는 구치에 측방압이 가해져 치경부에 응력집중이 발생한다. 어쨌든 치경부의 실질결손을 징후로 보이는데 경시적으로 지각과민, 골흡수, 치주질환, 치아의 동요와 이동을 병발하는 경우가 많기 때문에 경과관찰이 필요하다.

악관절질환의 감별진단법

악관절 주변이나 두개, 안면, 경부의 근육에 위화감이나 동통을 느끼거나 개구장애, 저작장애, 치아의 지각관민, 교합통 및 교합이상을 주소로 내원하는 환자가 많다. 그 대부분은 악관절질환이라 불리는 만성 비감염성질환이며 원인으로는 심인성 스트레스와 부정교합이 지적되어 왔다. 그러나 최근 이 질환의 병인 및 증상의 복잡성과 동통발현 양식의 다양성을 고려해 악안면두개, 악저작계, 근육·근막동통 등의 용어를 빌어 기능장애증후군으로 다루어지고 있다. 또한 치료도 단과가 아니가 여러 진료 과의 연계로 이루어지는 경향을 보인다.

유감스럽게 치과개입의 입장에서 현실적으로 종합의과적인 접근은 불가능하다. 병원의 구강외과 외래적인 대책으로 약제에 의한 동통 조절법도 생각할 수 있는데 이것도 한 치과의원에서 담당하기에 무리가 있는 것도 사실이다. 약제의 종류가 다양하며, 소수의 악관절질환 환자를 위해 이러한 내용을 완비하는 것은 불가능하기 때문이다. 신경내과적 및 정신과적인 대책도 있겠지만 이러한 내용에 대해서는 치과에서 철저하게 대응할 수 없다. 또한 이 질병의 주요 요인이라 생각되는 심인성 스트레스에 관해서는 가령 스트레스의 원인이 판명되더라도 치과의사가 그것을 제거하기는 곤란하다. 또한 정형외과적, 정체적(整體的)인 입장에서 신체의 왜곡을 교정해 그 질병을 개선하는 치료도 시행되고 있는데 physiotherapy 전문교육을 받지 않고 치료를 실천하는 것은 위험하다.

이상과 같이 이 질병에 대해 치과의사는 무력한 경우도 많다. 그러나 스트레스나 기타 원인의 결과로 발현한 악구강계의 증상은 상당부분 치과의사가 대처할 수 있다는 것을 자주 경험하고 있다. 특히 교합 유래의 증상은 치과의사가 전문이다.

1. 의과적 악관절질환과 치과적 악관절질환의 감별(표 13-1)

현재 두개-안면-악-경부영역의 동통은 발생부위별로 혈관·순환기계, 근·근막계, 신경계, 관절·관절포내계의 네 가지로 분류된다. 따라서 진단할 때 동통이 어느 부위에서 발현하는지를 명확하게 할 필요가 있다. 혈관 및 순환기계와 신경계의 동통은 의과적 악관절질환으로 일반의과에 치료를 의뢰해야 할 것이다. 한편 근·근막계와 관절·관절포내계의 동통은 치과적 악관절질환으로 치과의사가 치료를 담당하면 좋다고 생각한다. 특히 교합유래의 치과적 악관절질환 치료는 치과의사의 전문분야이다.

표 13-1. 악관절질환의 감별진단법과 splint의 선택과 사용

감별진단 1

부하테스트

방법: Anterior deprograming device
예를 들어 leaf gauge, lucia jig 등을 전치부로 물도록 한다.
시간: 5~10분
근육: 측두근(양측)은 수축
외측익돌근 상복(양측)은 수축
외측익돌근 하복(양측)은 이완하는 길이로 긴장되어 있다
악관절: 압박된다(과두-원판집합체와 관절구조에 부하)

동통이 없다면 →

의과적 악관절증

→ **다른 과와 협력**

동통이 있다면 →

치과적 악관절증

- 5~10분 이내에 동통 발현
- 동통은 악관절부 주변에서 확산

감별진단 2

Anterior deprograming device(leaf gauge 등)를 철거(무는 것을 중지시킨다)

동통이 서서히 진정된다 →

근육성

- 환자 교육
- 근육의 이완(home care)

악관절부 동통이 지속 →

관절성

A: 염증성 동통이 심하다
관절염, 관절포염, 골막염 등

B: 비염증성 동통이 적다
꽉무는 습관으로 과두와 교합의 불안정

근육성

- Anterior segmental splint 야간에만 장착
- 외측익돌근에 대한 이학요법

관절성(염증성)

- 양측성 full splint
- 최초 1개월은 24시간(식사중 철거)
- 월 1회 교합조정
- 부하테스트로 염증 개선을 평가
- 악관절에 가해지는 부하 경감과 압박 해소
- 6개월~1년은 증상이 해소되는지 관찰한다

관절성(비염증성)

- 4 부 mini splint
- 롤와테 판정법(石幡)으로 저작습관측 감별
- 저작습관측 위화감이 해소될 때까지
- 움직임이 불량한 과두에 가동성을 부여한다

감별진단 1. 의과적 악관절질환과 치과적 악관절질환의 감별

부하테스트법: leaf gauge를 전치부로 물게 한다.

→ 부하테스트 중 악관절주변이나 근육의 동통이 악화되지 않는지, 동통이 없다면 의과적 악관절질환과 감별. 일반의과, 특히 환자를 pain clinic에 의뢰한다.

→ 부하테스트 중 악관절주변이나 근육의 동통이 방사성으로 발현하면 치과적 악관절질환과 감별. 다음의 감별진단으로 이행한다.

2. 치과적 악관절질환의 감별진단

감별진단 2. 치과적 악관절질환의 감별(근육성이나 관절성)

부하테스트법: leaf gauge를 전치부로 물게 한다.

→ 부하테스트를 종료하고 leaf gauge를 전치부에서 철거해 무는 것을 중지하면 즉시 악관절주변이나 근육의 동통이 소실되는 증례는 근육성과 감별

→ 부하테스트를 종료하고 leaf gauge를 전치부에서 철거해 무는 것을 중시시켜도 즉시 악관절주변 동통이 방산성으로 남아 소실되지 않는 경우는 관절성과 감별한다. 동통의 강약과 무는 습관의 유무에 따라 염증성과 비염증성으로 분류한다.

3. 치과적 악관절질환에서 splint의 선택 및 사용법

(1) 근육성 치과적 악관절질환(그림 13-11)

Splint 종류: anterior segmental splint*

장착시간: 야간 취침시만

2주마다 splint의 마모를 확인

증상이 없어지면 사용을 중지

작용기전: 외측익돌근의 relaxation. Splint에 의한 anterior disclusion의 확인

제작법: 1. 상하악 치열의 인상채득과 작업모형의 제작

2. 교합채득

1) leaf gauge의 매수 결정

2) 구치부 양측성 wax bite

3. 모형의 교합기장착

4. Splint 제작의 기공조작

5. 구강내시적, 교합조정, 장착

6. 2주마다 재평가.

***Anterior segmental splint**

Segmental splint는 상악의 양측 견치간에 장착하는 가철식 부자(副子)이다. 보통은 상하악간 거리에 1mm 정도의 공간이 생기도록 교합채득한다. 개구증례(Angle II급 1류)는 교두감합위의 악간거리라고도 부른다. 전치부에 splint를 장착해 교근과 내측익돌근의 활동이 억제되고 다른 폐구근군(측두근이나 외측익돌근 상복 등)의 활동이 부활된다. 구치의 교두간섭은 배제되므로 과두-원판집합체는 하악와 내 안정적인 위치로 유지되기 쉽다. 이갈이의 주역은 교근과 내측익돌근인데 구치부의 대합은 splint에 의해 감소하므로 결과적으로 악구강계의 근육에 편안한 상태가 발생한다. 이갈이가 다발하는 야간에 장착하면 근육경련이나 동통, 치아의 지각과민 등 악관절질환의 증상이 소기에 개선된다. 또한 야간장착을 몇 개월간 지속하면 비치태성 치주질환, 치아의 동요 및 개구장애가 해소되는 경우도 많다. 동통이나 기능장애의 개선이 관찰되면 야간장착을 지속하도록 지도한다. 증상이 해소되면 장착을 중지해도 좋다. 다만

근육성 치과적 악관절질환(그림 13-11)

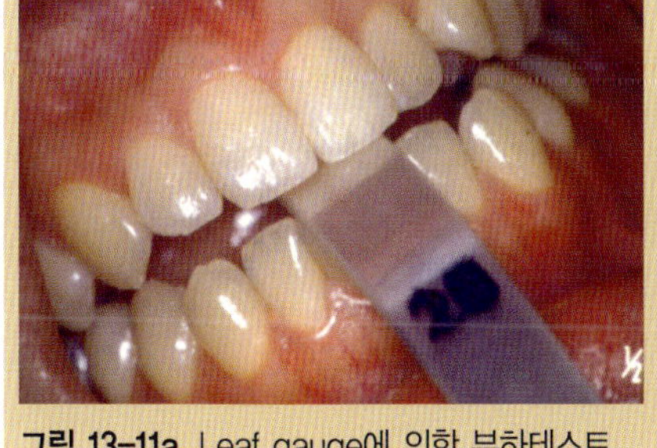

그림 13-11a. Leaf gauge에 의한 부하테스트.

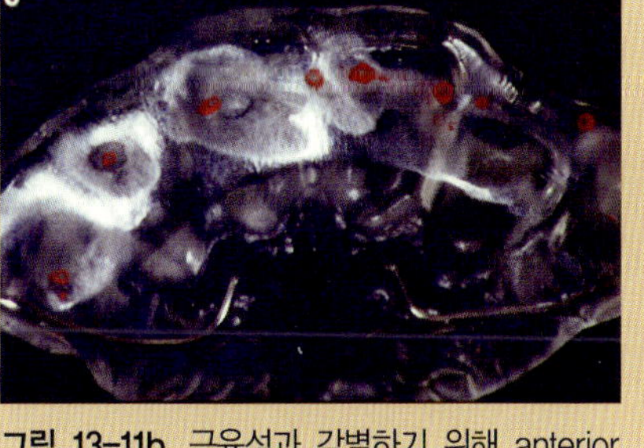

그림 13-11b. 근육성과 감별하기 위해 anterior segmental splint를 제작한다.

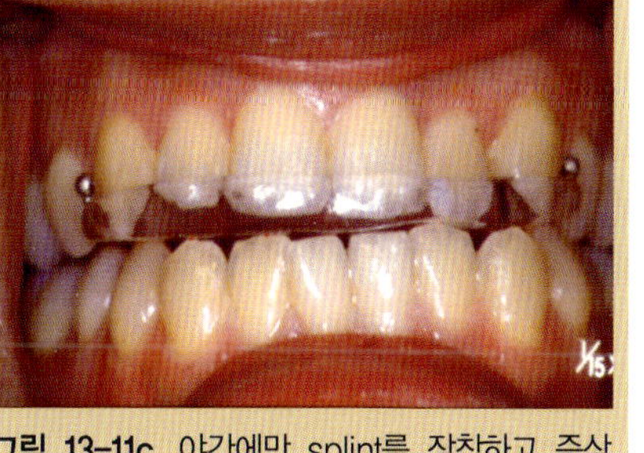

그림 13-11c. 야간에만 splint를 장착하고 증상이 해소되기를 기다린다.

관절성이며 염증성 치과적 악관절질환(그림 13-12)

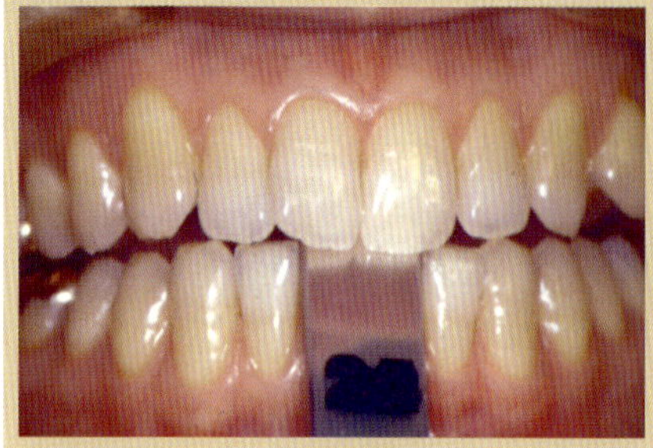

그림 13-12a. Leaf gauge에 의한 부하테스트로 관절성과 판정. 동통상태에서 염증성과 감별.

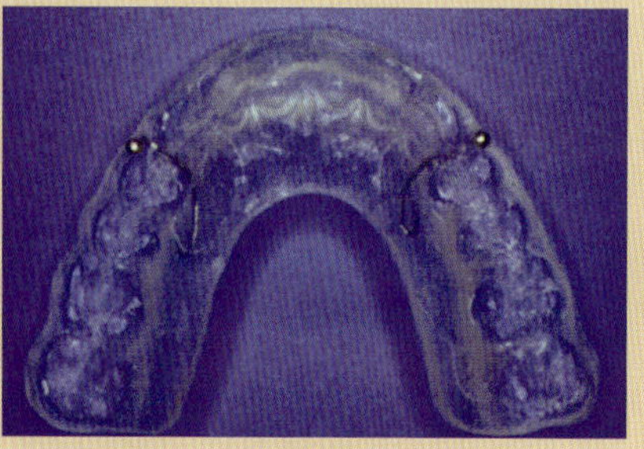

그림 13-12b. Full splint를 제작.

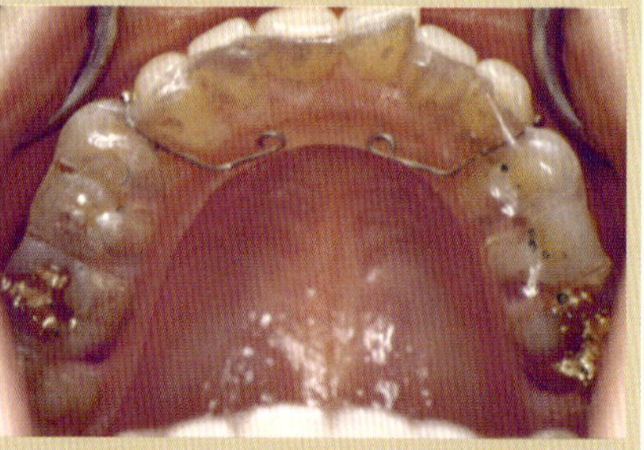

그림 13-12c. Splint를 24시간 장착(식사중 철거)하고 장기적으로 증상이 해소되었는지 경과를 관찰한다.

관절성이며 비염증성 치과적 악관절질환(그림 13-13)

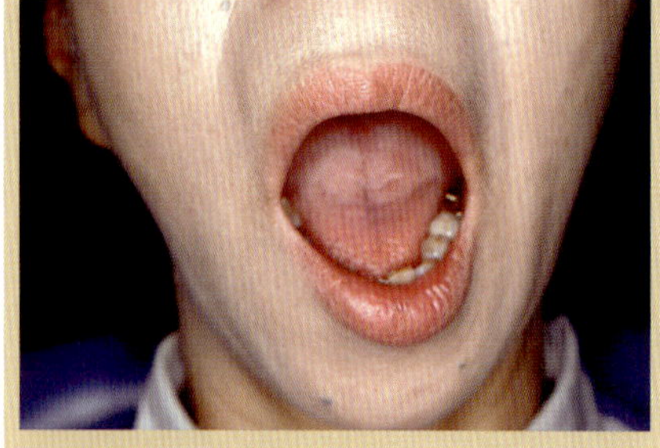

그림 13-13a. 개구시키면 확실히 하악은 좌측으로 편위.

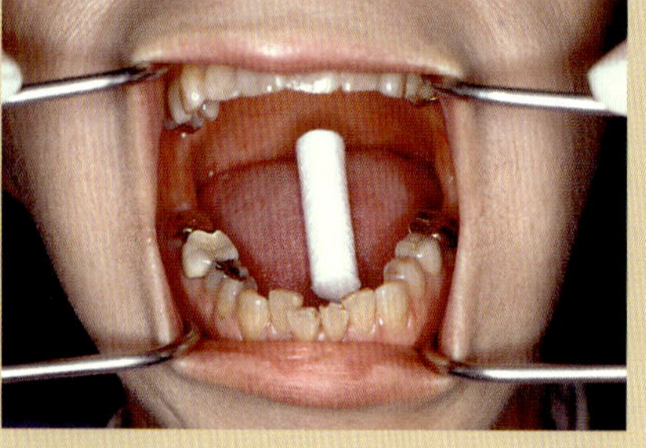

그림 13-13b. 롤와테법(石幡의 판별법)으로 저작습관측을 찾는다.

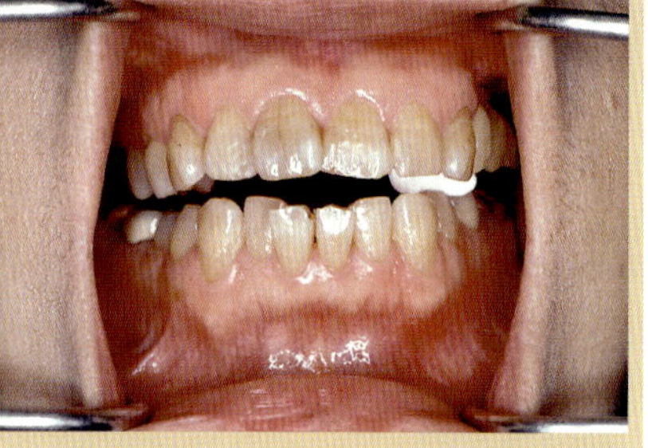

그림 13-13c. 본 증례에서는 좌측 구치부에 저작습관이 있다고 판명.

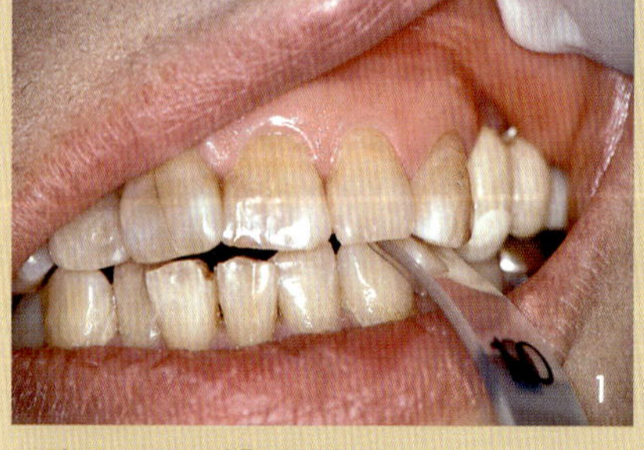

그림 13-13d. 좌측 견치부에 leaf gauge 10매를 물리고 |4 부 교합면에 즉시중합레진을 축성.

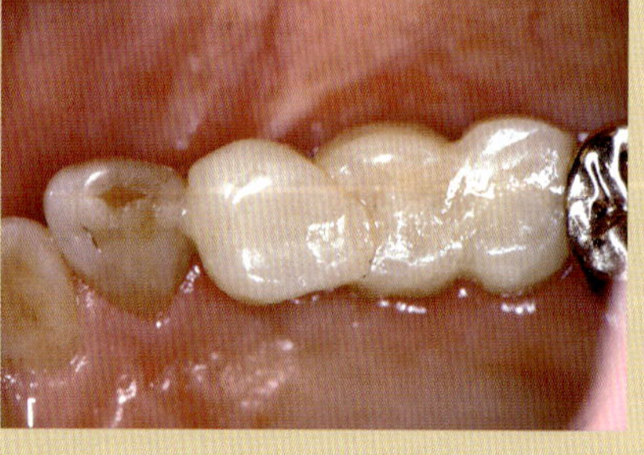

그림 13-13e. |4 부만 높여 저작습관측에 간섭을 만들고 반대측으로 하악을 유도한다.

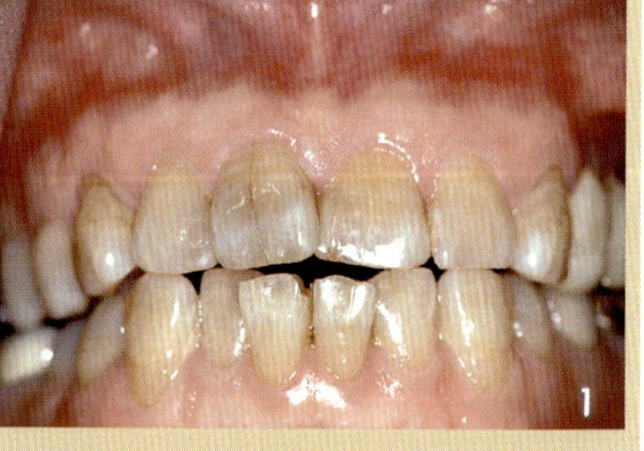

그림 13-13f. Mini splint 설치 후 1주째.

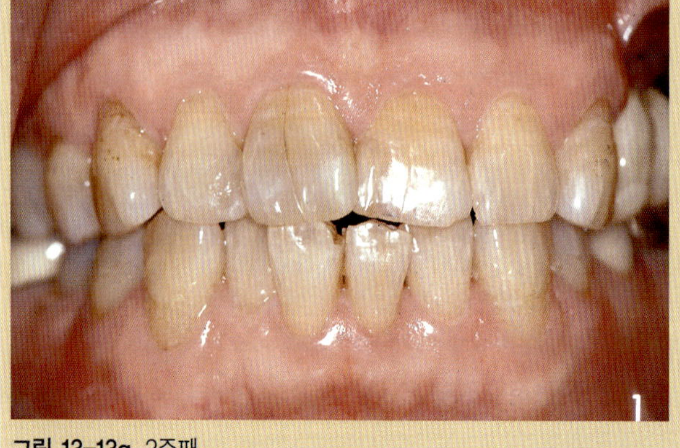

그림 13-13g. 2주째.

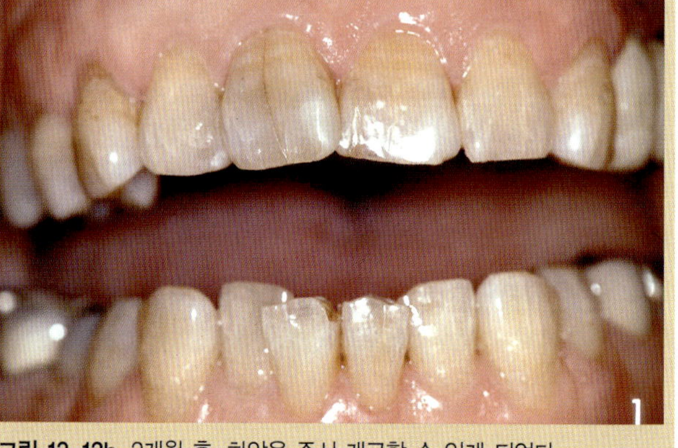

그림 13-13h. 2개월 후. 하악을 즉시 개구할 수 있게 되었다.

segmental splint법은 일종의 대증요법이며 일과성으로 증상에 대처할 수 있다 하더라도 재발할 가능성도 있다. 환자에게 그 취지를 잘 설명하고 증상이 재발했을 때 splint의 야간장착을 재개하도록 주의시키는 것이 중요하다.

(2) 관절성 치과적 악관절질환(그림 13-12, 13-13)

A: 염증성. 동통이 현저한 증례, 특히 관절포염, 활막염, 관절염 등

Splint의 종류: full splint(stabilization type)

장착시기: 최초의 1개월은 24시간(식사 중 철거)
2개월 이후는 야간 장착시간을 서서히 줄여간다. 동통과 기타 증상이 줄어들 때까지 장착(6개월~1년)
1개월마다 splint의 마모를 점검. 부하테스트를 반복하고 악관절의 치유상황을 평가

작용기전: 악관절에 부하나 압박을 해제
Splint로 구치의 중심위교합, 전치의 anterior coupling, anteior disclusion을 부여

B: 비염증성. 동통은 강하지 않지만 치우친 저작습관으로 과두위치와 교합이 불안정한 증례 石幡(2003)의 감별법-롤와테에 의한 판정법을 아래에 소개한다.[12]

1. 가볍게 개구시킨다.
2. 롤와테를 설배 중심구에 올린다.
3. 물기 편한 곳으로 물도록 한다.
4. 처음 롤와테를 씹은 부위를 관찰

롤와테 판정법으로 습관적으로 저작하는 측이 판명되면 그 치료법으로 저작하는 습관교정용 splint를 사용한다. 이를 위한 mini splint에는 다양한 형태가 있는데 이번에는 효과적이고 활용빈도가 높은 4부 mini splint에 대해 설명하겠다.

Splint의 종류: 4부 mini splint

장착시간: 악관절부의 증상이 개선되고 저작하는 습관측의 교합 위화감이 해소될 때까지 지속한다.

작용기전: 운동이 불량한 하악두에 가동성을 부여한다.
4부 조기접촉을 지점으로 해 스스로 깨무는 힘에 의해 하악을 반대측으로 유도하고 교합습관측의 후상방으로 견인하는 힘을 약화시켜 움직임이 불량한 저작습관측 하악두에 전하내방으로 가동성을 부여한다.

4부 mini splint의 제작법

1. 저작습관측 견치부에 leaf gauge를 끼운다.
2. 꽉물었을 때 반대측 견치가 접촉하도록(하악이 반대측으로 이동한다) 높이를 조정
3. 저작습관측 4부위에 즉시중합레진을 축성한다.
4. 4부와 소면으로 교합접촉
5. 5부는 꽉물지 않는다.

적응증: 저작습관측과 증상이 있는 측이 일치하는 증례

금기증: Open bite(전방으로 지지할 수 없다). 극단적인 과개교합(교합거상이 곤란하다). Splint를 씹는 증례

*저작습관에 의한 치과적 악관절질환에 대해(石幡伸雄, 2003)

石幡은 치우친 저작습관에 의한, 치아, 치주조직, 악관절에 대한 스트레스를 저작습관이라 정의하고 그것이 원인이 되어 ① 지각과민, 치통, 교합통, ② 치관, 치근의 파절, ③ 수복물의 수명 단축, ④ 발수, 감염근관치료후 경과불량, ⑤ 치주질환, ⑥ 구내염, 구각염, 설통, ⑦ 악관절질환, ⑧ 다양한 전신증상을 보인다고 기술하고 있다. 그리고 저작습관의 특성은 하악두의 움직임이 불량한 측이 저작습관측이 되기 쉬우며 저작습관측의 대구치, 견치, 소구치, 반대측 내구치가 저작하기 쉬운 부위가 되기 쉽다고 하였다.

또한 저작습관교정의 기본원칙으로 나음 5항목을 들고 있다.

1. 저작습관측의 하악두가 전하내방으로 움직이도록 유도한다.
2. 양측 하악두가 똑바로 전방으로 움직이도록 유도한다.
3. 양측 하악두가 전하내방으로 이동하도록 한다.
4. 치열의 각 부위 어디로든 저작하도록 한다.
5. 특히 힘이 들어가기 쉬운 대구치부에만 힘이 집중되지 않도록 주의한다.

저작습관의 감별진단법은 안면 비대칭성의 관찰, 교두감합위에서 빠르게 최대 개구시켰을 때 하악의 편위, 좌우 측방운동의 정도, 롤와테에 의한 저작습관측과 저작습관부위의 판정 등을 들 수 있다.

결론

보철처치가 종료되어 저작기능, 구강위생 및 심미성에 대한 요구가 만족되면 시멘트 합착을 거쳐 recall과 maintenance로 이행한다. 많은 환자는 보철물의 합착과 동시에 치과치료가 종료되었다고 생각하기 쉽다. 치과의사도 그러한 견해에 일부 영합하는 것이 아닐까 생각한다. 그러나 10년, 20년 장기적으로 경과를 관찰하거나 양호한 치료결과를 달성하려면 정기적인 recall(보통은 3~6개월)과 적절한 maintenance요법이 반드시 필요하다는 것을 환자에게 이해시킬 필요가 있다.

정기적인 recall을 몇 개월 주기로 시행할지를 결정하는 한 가지 기준은 초진시 치주조직과 교합의 붕괴 정도를 기준으로 하면 된다. 국소적인 치주질환 증례에서 다수치 보철이나 교정치료를 한 경우 3개월 주기로 recall을 시행한다. 또한 구치부 1/4악이나 전치부를 복수치 치료한 증례는 3~6개월 주기로 recall한다. 단관이나 충전을 소수치로 처치한 성인의 경우 구강위생이 양호한 환자는 6개월 주기로 한다. 즉 초진시 치주환경과 교합상태를 기준으로 정기적인 recall 간격을 결정하도록 한다.

본 지의 목적상 치주 maintenance 해설은 생략하였다.

교합의 maintenance에서 중요한 것은 야간 이갈이에 의한 외상의 점검이다. 이악물기나 이갈이에 의해 교합성 외상이 야기되고 치아의 마모나 지각과민, 비치태성 치주조직의 붕괴, 근육경련(spasm)과 동통, 악관절 증상이 유발된다. 보철물 교합면의 마모상태와 수직악간거리의 감소(특히 가철식 denture)를 평가한다. 그리고 구치에 의한 중심위교합, 전치의 anterior coupling, 쾌적한 anterior disclusion, 교합의 안정이 유지되고 있는지를 확인한다.

만약 이갈이가 원인이 되어 교합이 붕괴될 것 같은 증례는 segmental splint 장착에 의한 외상성 교합의 회피수단으로 취해야 할 것이다. 교합의 이상기능과 관련지어 치아치경부 abfraction(지각과민이나 설상결손)이나 치조골의 흡수가 발생하는 증례도 많은데 이것들도 segmental splint의 적응증이다. 이상기능이 원인의 증례에 보존수복이나 치주처치를 시행해도 원인이 제거되지 않아 병변의 개선은 기대할 수 없다.

참고문헌

1. 岩田健男．日常臨床のためのオクルージョン．東京：クインテッセンス出版，2002.
2. McHorris W H. Occlusal adjustment via selective cutting of natural teeth, Part 1. Int J Periodont Rest Dnt 1985；5：9-25.
3. 岩田健男(監訳)．パメヤーの歯冠補綴学—歯周組織と咬合を考慮したクラウン・ブリッジの臨床—．東京：デンタルヘルスアソシエート，1992；85-144.
4. Wiscott A H W, et. Al. A rationale for a simplified occlusal design in restorative dentistry—Historical review and clinical guidelines. J. Prosthet. Dent 1995；73(2)：169-183.
5. Dawson, PE. Evaluation, diagnosis, and treatment of occlusal problems. St. Louis, Mosby, 1989：88-89.
6. Thomas PK, Tateno G. Gnathological Occlusion. 東京：書林，1980.
7. Adler P. Sensibility of teeth to loads applied in different directions. J Dent Res 1947；26：279-289.
8. Graf H, Geering A H. Rational for clinical application of different occlusal philosophies. Oral Sci Rev 1977；10：1-10.
9. Southard TE, Southard KE, Tolley EA. Periodental force—a potential cause of relapse. Am J Orthod Dentofoc Orthop 1992；101：221-227.
10. The American Academy of Periodontology. Position Paper—Supportive Periodontal Therapy(SPT). J Periodontal, 1998；69：502-506.
11. Estafan A, Furnari PC, Goldstein G, Hittelman EL. In vivo correlation of non-carious cervical lesions and occlusal wear. J Prosthet Dent 2005；93：221-226.
12. 石幡伸雄．顎関節症はなおせます．東京：クインテッセンス出版，2003.

【 역자 약력 】

조 영 환 (曺 永 煥)

주소: 서울시 강남구 삼성동 59-9 로덴하우스內 로덴치과의원
Tel: (02)516-3322 Fax: (02)516-4422

[학력 및 경력]
부산고등학교 졸업
서울대학교 치과대학 졸업, 동대학 석사, 박사 학위 취득
USC(남가주)치대 임상교수, International Continuing Education division
UCLA치대 심미치과센터 Visiting Scholar
Fellow of the American College of Dentists
일본악교합학회 지도의
국제악교합학회 한국지회 회장 겸 아시아지부 부회장
로덴치과 원장
SDI RODEN ACADEMY & Implant Center 소장

[저서]
1. 심미접착치과학, 군자출판사, 1994
2. Contemporary Esthetic Dentistry, Quintessence, UCLA교수 4인 공저, 1995
3. 교학합, 군자출판사, 1996
4. 악교합학 용어와 최신정의, Quintessence, 1996
5. The Immediate Load Implant, Quintessence, 1998
6. Oral Rehabilitation, Quintessence, 1998

[논문]
1. 저작근의 Silent Period에 관한 연구
2. 뇌간절제가 하악운동에 미치는 영향
3. Occlusion for Osseointegrated Prosthesis (Journal of Gnathology)
4. Sargon Immediate Load Implant (Korea Quintessence Journal)
5. Freestanding and Multiunit Immediate Loading of the Expandable Implant: An up-to-40-month prospective survival study (The Journal of Prosthetic Dentistry, USA)

악교합학 입문

– 젊은 임상의와 치과기공사를 위한 –

발행일 2007년 11월 3일
저 자 日本顎咬合學會 編
역 자 조 영 환
발행인 최 용 원
편 집 이 은 의
표 지 이 은 의
발행처 **대한나래출판사**
등 록 제6-0365호(1994. 12. 14)

주 소 서울특별시 동대문구 용두동 102-65
전 화 (02) 922-0840
팩 스 (02) 922-0841
이메일 dhpub@chol.com

ISBN 978-89-5741-097-4 **정가 60,000원**